Die Steinheilkunde

Michael Gienger

Die Steinheilkunde

Mit Fotos von

Ines Blersch

NEUE ERDE

Hinweis des Verlages

Die Angaben in diesem Buch sind nach bestem Wissen und Gewissen zusammengestellt und die Heilwirkungen der Steine wurden vielfach erprobt. Da Menschen aber unterschiedlich reagieren, kann der Verlag oder der Autor im Einzelfall keine Garantie für die Wirksamkeit oder Unbedenklichkeit der Anwendungen übernehmen. Bei ernsten gesundheitlichen Beschwerden wenden Sie sich bitte an Ihren Arzt oder Heilpraktiker.

Die Steinheilkunde
Michael Gienger
mit Fotos von Ines Blersch

20. Auflage 2019
2. Auflage der vollständig durchgesehenen, überarbeiteten und erweiterten Neuausgabe von 2014

Titelseite: Rauchquarz
Foto: Ines Blersch
Gestaltung: Dragon Design, GB

Satz und Grafiken: Dragon Design, GB
Gesetzt aus der Linotype Hiroshige

Abbildungen:
Fotos Seite 9 + 16: GEOPHOT, Bernhard Edmaier, www.geophot.com; Seite 11: Paul Gienger; Seite 24: Rudolf Ihring; Seite 26 oben: Thomas Diener; Seite 323 oben: Rona Keller, www.ronakeller.de

Gesamtherstellung: Appel & Klinger, Schneckenlohe
Printed in Germany

MIX
Papier aus verantwortungsvollen Quellen
FSC® C100257

ISBN 978-3-89060-749-8

Neue Erde GmbH
Cecilienstr. 29 · 66111 Saarbrücken · Deutschland · Planet Erde
www.neue-erde.de

Widmung

Gewidmet meinen Steinheilkunde-Freunden der »ersten Stunde«
und den Mitgliedern der ersten
Forschungsgruppe Steinheilkunde Stuttgart:

Marcella Balzer
Wolfgang Bregger
Sibylle Däschler-Geyer
Anja Gienger
Walter von Holst
Eveline Kopp
Marion Molitor
Lisa Muntwiler
Barbara Newerla
Joachim Rieger
Heide Ruf
Dr. Gerald Rollett
Ulrike Scheffler
Beate Simon
Silvia Weller

Ohne ihre Arbeit würde dieses Buch nicht existieren.

Inhalt

Teil 2: Die Steinheilkunde

Teil 3: Heilsteine

Die Heilwirkungen der Edelsteine 219

Anhänge

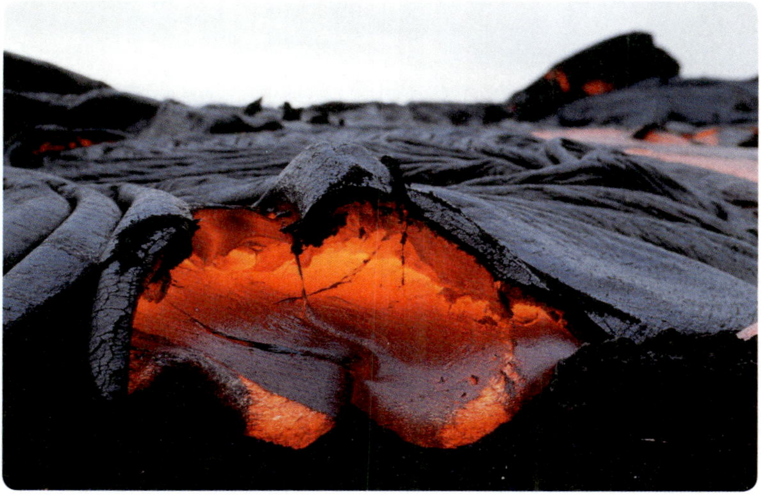

»Lavamaul« an der Stirn eines Pahoehoe-Lavastromes, Hawaii Dezember 1992

Vorwort

In meinen frühesten Erinnerungen sind Steine immer untrennbar verbunden mit fließendem Wasser, Gebirgsbächen insbesondere, deren Fluss ich mit Hilfe der Bachkiesel immer zu lenken versuchte: eine große Rinne in viele kleine Rinnsale zu teilen, diese wiederum zu bündeln, Staudämme zu errichten und Wasserfälle zu bauen, oder einfach ein ruhiges Becken inmitten des reißenden Stromes zu schaffen. Immer waren dabei Steine mein liebstes Material. Wo andere sich zur Verstärkung ihrer Konstruktionen mit Ästen oder Erde behalfen, war dies immer nur ein Notbehelf für mich – es musste auch mit Steinen allein zu lösen sein! Sehr schnell erwuchs aus diesen Beschäftigungen, die mir manche nasse Hose und meinen Eltern etliche Gedulds- und Toleranzprüfungen verursachten, eine besondere Liebe zu den Steinen: Zu den gesprenkelten, gestreiften, gebänderten oder mit sehr eigenwilligen Adern durchzogenen Bachkieseln als erstes, später jedoch auch zu allem anderen, das sich in der Farbe oder Form irgendwie als Besonderheit hervortat. Glücklicherweise unterstützten meine Eltern aktiv (durch das Nachhausetragen meiner vielzähligen Fundstücke) die nun aufkeimende Sammelleidenschaft.

So kam es, dass ich im Sommer 1972 auf einem Südtiroler Geröllfeld über einen ganz besonderen Stein stolperte: Er war sonderbar kantig gewachsen, zeigte gerade rotbraune Flächen mit etwas Glimmerüberzug darauf und war irgendwie anders: Zu regelmäßig, zu exakt, um ein Stein sein zu können, zumindest in meinem bisherigen Verständnis. Irgendeine Scherbe, dachte ich, und warf ihn weg. Als ich jedoch nach wenigen Minuten schon wieder vor ihm stand, steckte ich ihn ein. Den weiteren Urlaub hindurch schenkte ich ihm keine Beachtung mehr, doch lag er bei den Schätzen, die ich nach unserer Heimkehr meinem besten Freund Thomas zeigte. »Wo hast du denn den Granat her?«, meinte dieser und angelte unter all den bunten Steinen genau jenes sonderbare Stück heraus. »Wieso Granat?«, entgegnete ich, »woher weißt du, was das ist?« Und da brachte er ein dünnes Hardcover-Taschenbuch mit dem Titel »Mein kleines Mineralienbuch« zum Vorschein, in dem ein Bild ganz eindeutig zeigte: Dieser seltsame Stein war ein Mineral, ein Granat, also auf jeden Fall etwas ganz Besonderes!

Dieses »Kleine Mineralienbuch« musste ich natürlich auch haben, und mit ihm entdeckte ich nun eine ganz neue Welt: Die Mineralien. Ich lernte, dass alle Steine aus Mineralien bestehen, mindestens aus einem, meistens jedoch aus mehreren, die in der Regel klein und unauffällig bleiben und nur sehr selten schön, groß und auffällig in Form und Farbe werden können, so wie eben der von mir gefundene Granat. Ich lernte weiter, dass Mineralien tatsächlich wachsen, mit einem kleinen Keim beginnen und dann im Laufe vieler Jahre immer größer werden, und sich dabei an einen wunderbaren Bauplan halten, der exakte und regelmäßige Formen entstehen lässt. Diese Formen, so erfuhr ich aus meinem Büchlein, werden dann Kristalle genannt, von denen es nur sieben Gruppen gibt auf der ganzen Welt. So hielten die Kristallsysteme, die Mineralstoffe, die Mohshärte und die Systematik der Mineralien schon Einzug in die Kinderwelt meines achten Lebensjahres, woraus eine neue Leidenschaft erwuchs: Das Mineraliensammeln.

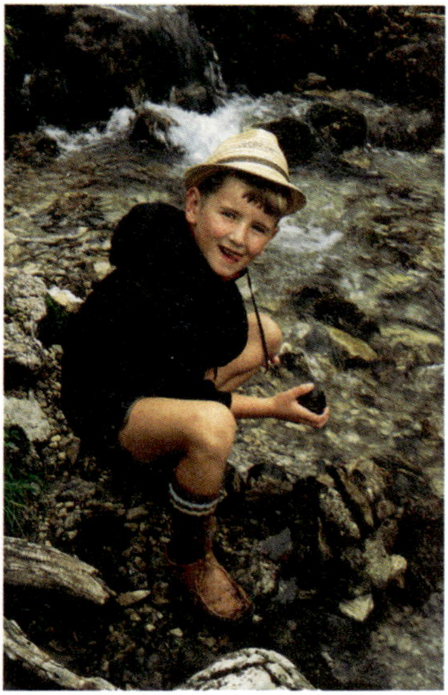

Der Autor im Alter von 6 Jahren beim Steinesammeln

Es durften nun keine »gewöhnlichen Steine« mehr sein, es mussten Mineralien sein! So wurde gezielter gesammelt, der mineralogische Buchbestand wuchs von Jahr zu Jahr, mit der Volkshochschule ging es in die Steinbrüche, und alles, was sich nicht von selbst finden ließ, konnten mir ja immer noch Eltern und Verwandte zu Weihnachten oder zum Geburtstag schenken. Schade nur, dass es nicht noch mehr gesellschaftliche Anlässe dieser Art im Jahr gab! Trotz alledem wuchs im Laufe der Jahre auch die Mineraliensammlung heran, und dank »Kosmos-Bausatz« entstand im Heizungskeller meiner Eltern das erste »mineralogische« Labor, in dem eifrig bestimmt, geprüft und präpariert wurde. Und so war es auch nicht weiter verwunderlich, dass Chemie als nächstverwandtes Unterrichtsfach in der Schule zu meinem Lieblingsfach und zur Stütze meiner Notendurchschnitte wurde, und auch nach der Schule mein Weg mich zunächst ins Chemiestudium an der Universität führte.

Dort setzte die Ernüchterung ein. Die dort praktizierte Chemie führte in eine trockene, kalte, sterile Welt, die nichts mehr gemein hatte mit der Schönheit der Bachkiesel oder der Faszination der Mineralien. Die ganze Welt nur noch als zufällig interagierende Stoffe zu betrachten, raubte aller Existenz jeglichen Zauber und vermittelte mir deutlich das Gefühl, dies könne noch nicht alles sein. So brach ich das Studium ab. In der Folgezeit suchte ich Antworten darauf zu finden, ob wir Menschen nun tatsächlich das Endprodukt einer Kette zufälliger Mutationen oder doch geistige Wesen besonderer Herkunft sind, ob diese Erde mit ihrer Schönheit und Grausamkeit nur ein verirrter Planet im All oder vielleicht doch eine sinnerfüllte Welt darstellt. In mir tobte der Kampf zwischen Materialismus und geistiger Betrachtung, und aus diesen inneren Konflikten heraus resultierte eine sehr chaotische Lebensphase mit einer Reihe von Unfällen und Krankheiten.

Genau dadurch begegneten mir die Steine auf eine völlig neue Weise wieder: Im Unfall- und Krankheitsjahr 1985 erhielt ich zum ersten Mal die Empfehlung, ein Mineral als Heilstein zu verwenden: Ich litt damals an regelmäßig wiederkehrenden Stirnhöhlenvereiterungen, gegen die Antibiotika ebenso versagten, wie homöopathische Medikamente. Dem Hinweis, Smaragd sei gut gegen Entzündungen, den mir ein Bekannter damals gab, begegnete ich mit großer Skepsis. Noch hatte die Vorstellung, Steine seien zwar schön und liebenswert, ansonsten jedoch tote Materie, Oberhand in meinem Bewusstsein. Dennoch probierte ich es aus. »Schaden kann es ja nicht«, war dabei der leitende Gedanke. Ich besorgte mir einen Smaragd, klebte ihn mit einem Pflaster auf die Stirn und – es half! Im wahrsten Sinne des Wortes »über Nacht« war die Krankheitsserie vorüber.

Zunächst versuchte ich, den lieben Zufall zu zitieren, doch zu einschneidend, zu deutlich war das Erlebnis gewesen. Erneut wandte ich mich den Steinen zu, diesmal in der festen Absicht, die Heilwirkungen von Mineralien und Edelsteinen zu ergründen. Alle zu diesem Thema zugängliche Literatur suchte ich zusammen, doch viel war zu diesem Zeitpunkt noch nicht zu finden. Nur wenige Pioniere hatten sich bis dahin mit der Heilkraft von Steinen befasst – eine Tatsache, die sich auch bis heute nur wenig geändert hat: Zwar täuscht das große Literaturangebot anderes vor, doch bei genauer Betrachtung zeigt sich, dass vor allem in jüngerer Zeit viele Veröffentlichungen auf rein »redaktionellem Weg« entstanden sind, d.h. durch Zusammentragen von Sekundärinformationen. Bis auf wenige Ausnahmen werden noch immer die Pioniere der letzten Jahrzehnte zitiert und kopiert.

Beim Studium der Heilsteine-Literatur fiel mir sogleich zweierlei auf: Zum einen enorme Widersprüche, was die beschriebenen Heilwirkungen und Handhabungen der Steine betrifft, zum anderen eine auffällige Übereinstimmung, die Wirkungen von Mineralien und Edelsteinen fast immer mit ihrer Farbe zu begründen. Beides traf in meiner »Wissenschaftler-Seele« auf Widerspruch. Bei dieser Widersprüchlichkeit der Wirkungs-Beschreibungen war das Ganze entweder Humbug, oder es wurden generell subjektive Erfahrungen als objektive Wahrheiten verallgemeinert. Zum zweiten schienen mineralogische Kenntnisse zu fehlen, besteht ein Mineral doch aus sehr viel mehr, als nur seiner Farbe! Entstehungsbedingungen, Struktur und die enthaltenen Mineralstoffe sind für das Wachstum und die spätere Erscheinungsform eines Minerals von solcher Bedeutung, dass sie sicherlich auch ihren Anteil an der Entstehung spezifischer Heilwirkungen besitzen!

Ich sah zunächst keine Möglichkeit, die vorhandenen Widersprüche zu lösen, und beschloss daher, mich anderen Naturheilverfahren zu widmen, und nur »nebenher« mit Mineralien zu experimentieren. Erneut war es eine Reihe von »Zufällen«, die mich in der Folge in Berührung mit Shiatsu, der japanischen Form der Akupressur, der chinesischen Medizin, sowie verschiedenen traditionellen Heilweisen brachte. Den schulmedizinischen Gegenpol brachte die Heilpraktikerschule, deren Besuch ich im Nachhinein nicht missen möchte. Dort wurde ich 1988 durch den Dozenten Wolfgang Bregger, einen hervorragenden Homöopathen, erstmals ermutigt, die bisherigen Erfahrungen mit Steinen weiterzugeben. Die Resonanz überraschte mich: Die Nachfrage nach diesem Themenkreis war so groß, dass sich daraus das erste Seminar und, viel wichtiger noch, eine Forschungsgruppe entwickelte, die von 1989 bis 1993 kontinuierlich die Heilwirkungen von Mineralien und Edelsteinen untersuchte und protokollierte.

Von da an widmete ich mich ausschließlich den Steinen. In der Forschungsgruppe wurden die Steine nach dem altbewährten

Prinzip der Arzneimittelprüfung getestet: über den Zeitraum von vier bis sechs Wochen trugen alle Mitglieder der Gruppe immer denselben Stein; alle auftretenden Phänomene geistiger, seelischer oder körperlicher Art wurden protokolliert und bei regelmäßigen Treffen ausgetauscht. Die Ergebnisse waren verblüffend! Mehr als deutlich zeigte sich bei jedem getesteten Stein ein »roter Faden« durch das Erleben aller. Gemeinsamkeiten und Charakteristika kamen so deutlich zum Vorschein, dass Zufall nun wirklich ausgeschlossen war. Durch die Verschiedenheit der einzelnen Teilnehmer, vom Schüler bis zum Rentner waren alle Altersstufen, sowie die verschiedensten Berufsgruppen vertreten, und durch die Beteiligung mehrerer Personen, ließ sich die »eigentliche« Wirkung des Minerals oder Edelsteins leicht von den anderen beeinflussenden Gegebenheiten in jedem einzelnen Fall trennen. So entwickelte die Forschungsgruppe umfassende und detaillierte Beschreibungen, wie sie zuvor nicht anzutreffen waren.

Diese Erfahrungswerte wurden zunächst Ärzten und Heilpraktikern zur Überprüfung in der Praxis zur Verfügung gestellt und, nachdem immer mehr positive Resonanz zu hören war, auch in Form von Seminaren, Schulungen und Vorträgen einer breiteren Öffentlichkeit vorgestellt. Meine persönliche Aufgabe im Verlauf dieser Forschungen und Lehrtätigkeiten bestand darin, die Parallelen zwischen den mineralogischen Gegebenheiten eines Steins und seinen Heilwirkungen zu analysieren. Aufgrund des durch die Forschungsgruppe reichlich vorhandenen Erfahrungs-Materials konnte dies nun endlich gelingen, und es bestätigte sich die vage Vermutung, die sich bei der ersten Lektüre der Heilsteine-Literatur eingestellt hatte:

Die Heilwirkungen von Mineralien und Edelsteinen lassen sich auf ihre Entstehungsweise, ihre innere Struktur, ihre Mineralstoffe und ihre Farbe zurückführen. Diese vier Prinzipien lassen sich einzeln darstellen und verbinden sich bei jedem einzelnen Stein zu einem individuellen und charakteristischen Steinheilbild.

Damit war die Grundlage für die Steinheilkunde geschaffen. Für eine Heilkunde, deren Prinzipien sich auf das Wesen und die Eigenschaften der Steine selbst beziehen. Bis zu diesem Datum wurden Steine in der Regel als Ergänzung anderer medizinischer Systeme angewandt. Ihre Handhabung vollzog sich im Kontext des jeweiligen Systems und war daher meistens nur auf einen bestimmten Aspekt ihrer Heilkraft begrenzt. Nun ist es möglich, die Wirkung von Edelsteinen und Mineralien umfassend zu verstehen und auf den ganzen Menschen, auf Geist, Seele, Verstand und Körper anzuwenden.

Mitte der 1990er Jahre waren die ersten Erkenntnisse herangereift und begannen, in rascher Folge Früchte zu tragen, so dass es höchste Zeit wurde, die Ergebnisse unserer Tätigkeit in einem Buch zu veröffentlichen. Das Resultat überraschte uns alle: Nach dem Erscheinen der Erstausgabe im Jahr 1995 wurde »Die Steinheilkunde« binnen weniger Wochen zum Beststeller und gab der Forschung einen neuen Schub. Der im selben Jahr gegründete Steinheilkunde e.V. übernahm und erweiterte unser Forschungsprojekt. Im gesamten deutschsprachigen Raum entstanden Forschungsgruppen, so dass zeitweilig bis zu 300 Probanden an den Tests beteiligt waren. Auch die Zahl der Praxiserfahrungen stieg exponentiell und noch in den 1990er Jahren entstanden die ersten Lehrinstitute und Vereinigungen von EdelsteinberaterInnen. Seither hat sich das Verständnis von den Wirkungsweisen der Steine und die Kenntnis praktischer Anwendungen Schritt für Schritt vertieft, so dass die Steinheilkunde neben Homöopathie, Pflanzenheilkunde u.a. einen festen Platz im Kreise der Naturheilverfahren innehat. Das Buch »Die Steinheilkunde« blieb in all den Jahren ein stabiler Grundstein für die folgenden Entwicklungen. Aufgrund neuer mineralogischer Erkenntnisse wurde nun, nach fast 20 Jahren, zwar eine überarbeitete Neuausgabe notwendig – doch die wesentlichen Erkenntnisse, die im vorliegenden Buch geschildert werden, haben an Gültigkeit eher dazugewonnen und sind nach wie vor aktuell. »Die Steinheilkunde« schildert klar und verständlich, weshalb Steine Heilwirkungen besitzen und wie der am besten wirkende Heilstein ermittelt werden kann.

Um diese Wirkungen der Heilsteine tatsächlich verstehen zu können, müssen wir uns sowohl mit der Welt und dem Wesen der Steine als auch des Menschen vertraut machen. Nur dann können wir nachvollziehen, wie und auf welche Weise beide miteinander kommunizieren. Da die Steine in dieser irdischen Existenz die Älteren sind, möchte ich ihnen nun den Vortritt lassen.

Michael Gienger, Sommer 2014

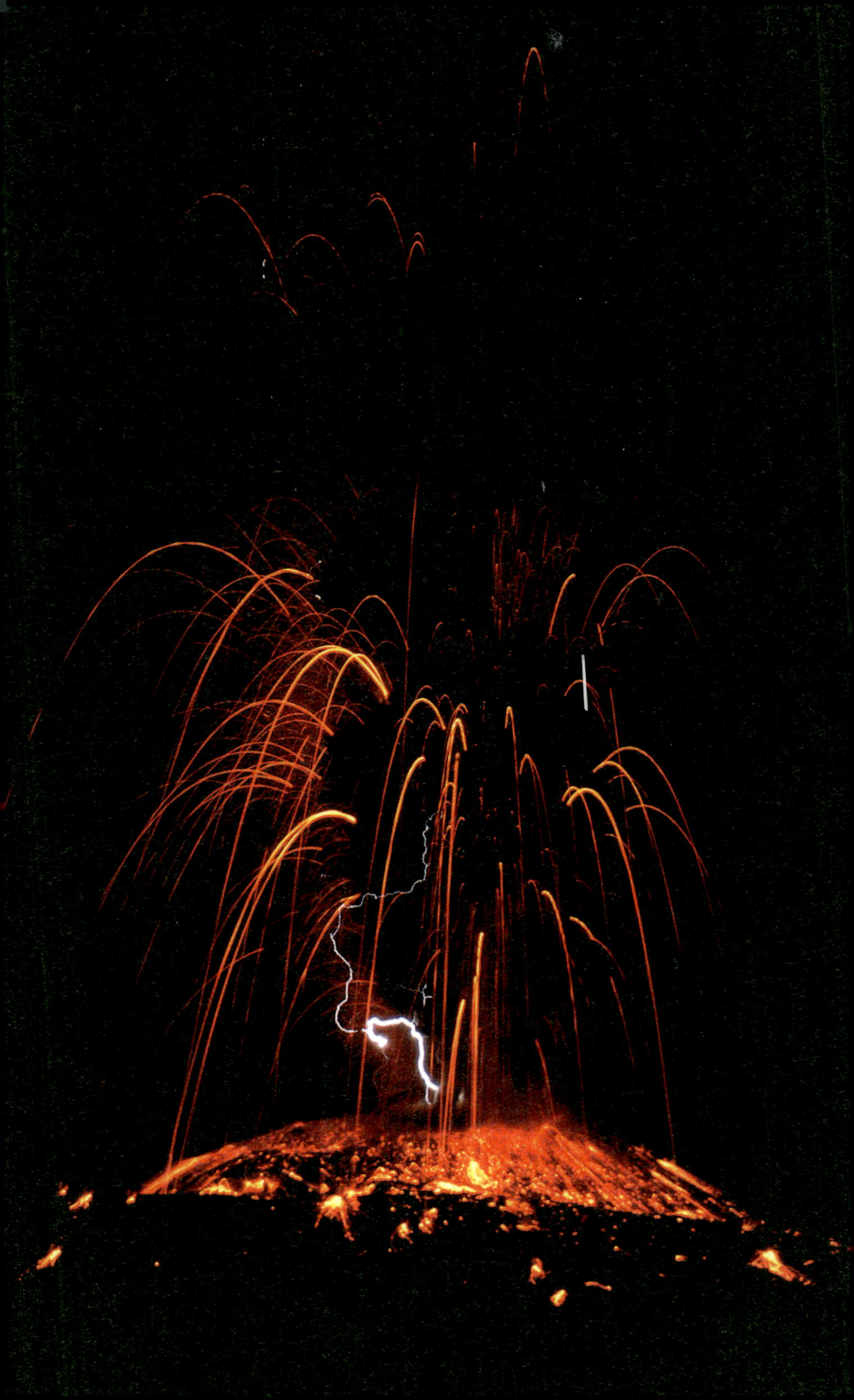

1.1 Die Entstehung der Mineralien

Am Anfang war das Magma

Am Anfang war das Magma. Nicht am Anfang alles Seins, doch am Anfang vieler Mineralien und Gesteine. Am Beginn unseres Sonnensystems entwickelte sich die Erde aus einer Staub- und Gaswolke durch Zusammenziehen und Verdichten zu einem Feuerball. Dieser feurige Ball bestand durch und durch aus einer heißen Schmelze, einer zähflüssigen Glut. – Daran hat sich bis heute nur wenig geändert: Zwar ist die Erde inzwischen durch Abkühlung von einer festen Kruste umgeben, doch ist diese Kruste noch immer recht dünn. Um es in einem Bild zu beschreiben: Die feste Erdkruste ist im Vergleich zur ganzen Erde gerade so dick, wie eine Apfelschale im Vergleich zum ganzen Apfel. Das ist nicht gerade viel! Der Rest ist noch immer glühendheiß und in Bewegung. Und diesem »Rest« entstammt das Magma.

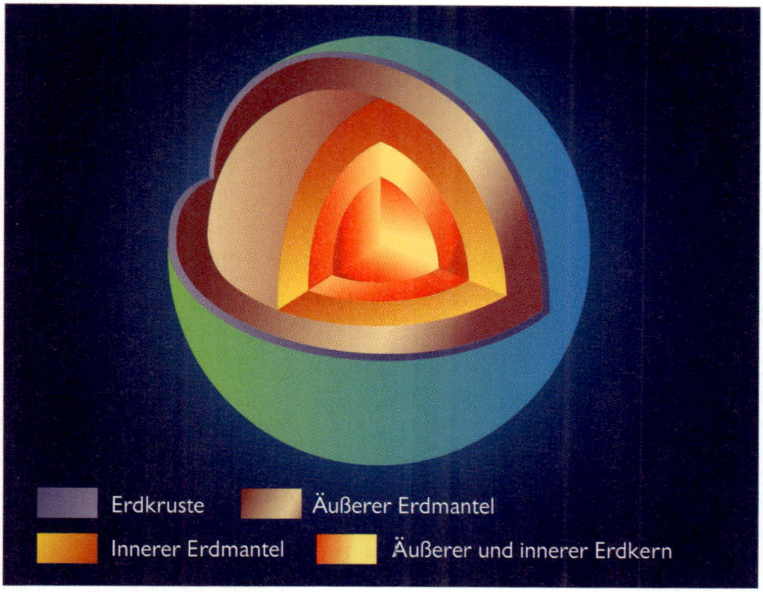

Innerer Aufbau der Erde: Der Erdkern besteht vermutlich aus metallischen Stoffen, der Erdmantel aus beweglich-verformbaren Gesteinen, die Erdkruste (ca. 0,1% des Durchmessers) aus festem Gestein.

Nächtlicher Ausbruch des Vulkans Krakatau, Indonesien 1993

Damit Sie jedoch auch weiterhin unbesorgt vor Ihre Türe treten können: Es sind immerhin mehrere Kilometer Gestein, die zwischen dem heißen Erdmantel und unseren Füßen liegen, und dieses Gestein hat hervorragende isolierende Eigenschaften. Solange ihr Haus also nicht gerade inmitten einer Erdbebenzone, auf einer tektonischen Bruchstelle (d.h. einer bis zum Erdmantel hinabreichenden Spalte) oder gar inmitten eines periodisch ausbrechenden Vulkankraters steht, werden Sie wenig von den Aktivitäten im inneren der Erde zu spüren bekommen. Nur manchmal erinnert uns ein Erdbeben daran, dass der Boden unter unseren Füßen durchaus nicht so unbewegt ist, wie es scheint.

In der Tat ist das Erdinnere ständig in Bewegung: Da die Erdmantel-Gesteine in der Nähe des Erdkerns wesentlich heißer und damit leichter sind, als in den höheren Regionen, steigen die beweglich-verformbaren Gesteine langsam zur Erdkruste empor. Dort kühlen sie etwas ab, werden somit wieder schwerer, und sinken zurück in Richtung Erdkern. Diese ständigen Umwälzungen, auch »Konvektionen« genannt, bringen nun die »obenauf schwimmende« Erdkruste in Bewegung. So entstehen dort Risse, wo die Erdschollen auseinanderdriften (wie heute z.B. im Atlantik, der Europa und Amerika auseinander schiebt), oder Gebirge, wo die Schollen aufeinanderdrücken (noch heute z.B. im Himalaya).

Sammelt sich nun irgendwo in den heißen Gesteinen des oberen Erdmantels oder der unteren Erdkruste Wasser an, schmelzen die Gesteine ein. Die so entstehende Gesteinsschmelze wird Magma genannt. Dieses nimmt mehr Volumen ein, als die (relativ) festen Gesteine, weshalb der steigende Druck die Schmelze nach oben treibt. Mitunter erreicht das Magma dann in einem Vulkanausbruch die Erdoberfläche, häufiger erkaltet und erstarrt es jedoch bereits im Aufstieg wieder. In beiden Fällen werden dabei die ersten, sog. »primären« Mineralien und Gesteine gebildet.

Die primäre Entstehungsweise: Bildung der Magmatite und Primär-Mineralien

Die Entstehung der ersten Mineralien aus dem Magma kann verglichen werden mit der Abscheidung von Zuckerkristallen in einem überzuckerten Gelee. Wer kennt nicht das faszinierende

Phänomen, wenn sich früher in Omas Quittengelee plötzlich freischwebende Kristalle zeigten. Nicht gerade über Nacht, doch nach längerer Lagerung im Keller waren diese plötzlich da. Und wuchsen weiter. – Was war geschehen?

Beim Kochen des Gelees hatte sich der zugefügte Zucker leicht im Gelee aufgelöst. Es ist die Regel, dass heiße Flüssigkeiten mehr Feststoffe lösen können, als kalte. Bei der Abkühlung des Gelees war nun eine sog. »übersättigte Lösung« entstanden, d.h. es war mehr Zucker im Gelee vorhanden, als die nunmehr kalte Flüssigkeit noch lösen konnte: Der Zucker begann, sich abzuscheiden, also vom Gelee zu trennen. Einzelne kleine Zuckerkörnchen entstanden, an denen sich immer neue Zuckerteilchen anlagerten. So wuchsen in Omas Keller allmählich die Zuckerkristalle heran.

Mineral und Gestein

Exakt genau so verläuft auch die Kristallisation der ersten Mineralien aus dem Magma. Magma ist eine Gesteinsschmelze, d.h. aufgrund der hohen Temperatur von über eintausend Grad Celsius liegen alle darin enthaltenen Stoffe in flüssiger Form vor. Beginnt das Magma nun abzukühlen, kann es nicht mehr alle Stoffe im selben Maß lösen, daher beginnen sich die ersten Stoffe abzuscheiden: Auch hier bilden sich zunächst kleine Keime, die allmählich zu größeren Kristallen heranwachsen. Dieser Prozess schreitet nun fort, bis mit Beendigung der Abkühlung alle gelösten Stoffe verfestigt sind. Besteht das »Endprodukt« dann aus einem einheitlichen Stoff, spricht man von einem Mineral, besteht es aus einem Stoffgemisch, also aus mehreren Mineralien, spricht man von einem Gestein.

Wie groß die Kristalle der einzelnen Mineralien dabei werden, hängt davon ab, wie schnell das Magma abkühlt, bzw. welcher Zeitraum dem jeweiligen Mineral zum Wachsen bleibt. Wie schon das Quittengelee zeigt, braucht ein Kristallisationsprozess einfach seine Zeit. Daher bleiben die Kristalle der Mineralien, die bei einem Vulkanausbruch entstehen, wesentlich kleiner, als jene, die sich tief in der Erde bilden. Das ist einsichtig, kühlt Magma, wenn es als »Lava« aus dem Erdinneren freigesetzt wird, an der Erdoberfläche doch innerhalb von Tagen oder Wochen ab, während in der Tiefe gar Jahrmillionen verstreichen können.

Magmatite

Alle direkt aus dem Magma entstandenen Gesteine und Mineralien werden in der Mineralogie nun »Magmatite« oder »Primär-Gesteine« bzw. »magmatische oder Primär-Mineralien« genannt. Ihnen ist zu eigen, dass sie in dem oben beschriebenen Abkühlungs- und Erstarrungsprozess entstanden sind. Ihrem Entstehungsort an der Erdoberfläche oder in der Tiefe entsprechend werden die Magmatite dann einerseits in Gesteine bzw. Mineralien vulkanischen Ursprungs (Vulkanite und vulkanische Mineralien), andererseits in Gesteine plutonischen Ursprungs (Plutonite) unterschieden. »Plutonisch« leitet sich von Pluto, dem Herrn der Unterwelt ab, und bezeichnet die in der Tiefe der Erde gebildeten Gesteine. Die in Plutoniten entstandenen Mineralien werden nochmals in drei Kategorien unterschieden, die sich dann »liquidmagmatisch«, »pneumatolytisch« oder »hydrothermal« nennen. Das wird im folgenden noch genauer definiert.

Vulkanite

Vulkanite bilden meist feinkörnige Gesteine, deren einzelne Mineralien nur winzige Kristalle bilden. Bekannt sind hier die leichten »Lava-Steine«, die durch das in der Lava enthaltene Gas aufgelockert wurden, oder der feste Basalt, ohne diese Gasbläschen ein sehr festes Gestein. In der Steinheilkunde verwendete Vulkanite sind Porphyrit und Rhyolith, wobei letzterer im Handel als Leopardenstein oder Regenwaldstein gehandelt wird. Auch Feueropal bildet sich durch vulkanische Aktivitäten.

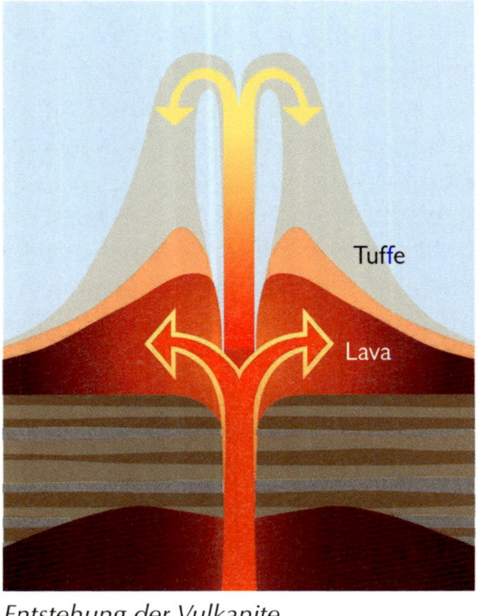

Entstehung der Vulkanite

Kühlt Lava nach dem Vulkanausbruch extrem schnell ab, z.B. durch Einströmen in kaltes Wasser, kann es vorkommen, dass sich gar keine Kristalle bilden. Stattdessen wird die ganze Lava durch den Temperaturschock »eingefroren«, die ganze Schmelze erstarrt zu einer glasartigen Masse: Obsidian entsteht. Da Obsidian nun ein Gemisch vieler Stoffe darstellt, wird er im engeren Sinne nicht zu den Mineralien, sondern zu den Gesteinen gerechnet und auch »Gesteinsglas« oder »vulkanisches Glas« genannt. Durch diese vielfältige Zusammensetzung zeigt Obsidian auch viele Gesichter: Neben dem einfachen schwarzen Obsidian finden sich Mahagony-, Rauch-, Regenbogen-, Silber- und Schneeflocken-Obsidian, um nur die wichtigsten zu nennen.

Plutonite

Bei den Plutoniten nun entstehen nicht alle Mineralien zur selben Zeit. Die ersteren bilden sich noch frei im zähflüssigen Magma, wodurch sie – entsprechend ihrer Dichte – im Magma absinken oder aufsteigen können. So kommt es, dass das Magma

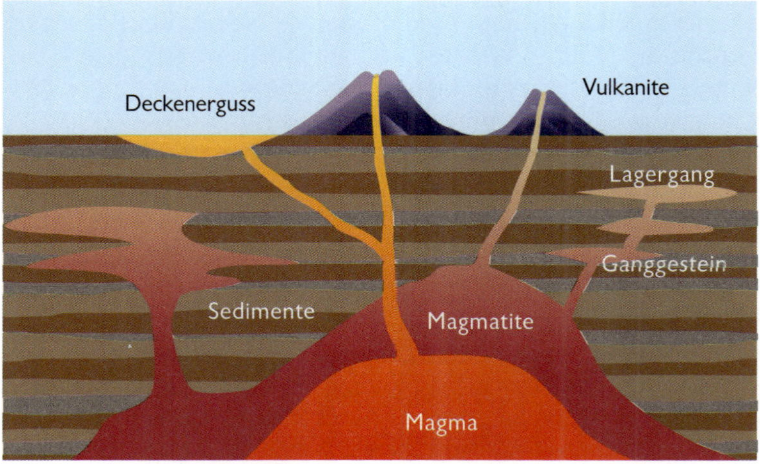

Entstehung der Magmatite und Ganggesteine

sich differenziert (aufteilt) und sich bestimmte Mineralien in einer bestimmten Tiefe ansammeln und »anreichern«. Diesen ersten Schritt der Mineralbildung nennt man die »liquid-magmatische Bildung«, was zu deutsch nichts anderes heißt, als »die Bildung von Mineralien aus dem flüssigen (lat. liquidus = flüssig) Magma«. Dieser Prozess spielt sich bei Temperaturen zwischen 1100° und 700° C und unter der Einwirkung enormen Drucks (mehrere hundert Atmosphären) ab.

Heilsteine liquidmagmatischer Bildung sind z.B. Amazonit, Gabbro, Olivin (Peridot), Rosenquarz und Zirkon (Hyazinth).

Dringen Gase oder Dämpfe aus dem Magma ins Nebengestein ein, so können auch diese zu Mineralbildungen führen, indem aus dem Nebengestein gelöste Stoffe sich mit den Gasen des Magmas verbinden. Diesen Bildungsprozess nennt der Mineraloge »pneumatolytische Bildung«, was von den griechischen Worten »pneuma = Dampf« und »lyein = lösen« abgeleitet ist. Von den pneumatolytischen Mineralien finden in der Steinheilkunde z.B. Lepidolith, Muskovit, Petalit, Topas und Turmalin Verwendung.

Wird mit der fortschreitenden Abkühlung nun die »kritische Temperatur« des Wassers von 375° C unterschritten, so bilden sich wässrige Lösungen. Oberhalb dieser Temperatur ist Wasser immer gasförmig, unabhängig vom einwirkenden Druck. Unterhalb von 375° C kann sich Wasser verflüssigen. Aus den im Wasser gelösten Stoffen bilden sich nun weitere Mineralien, deren Bildung man »hydrothermal« nennt, abgeleitet von griechisch »hydro = Wasser« und »therme = heiße Quelle«. Bekannte hydrothermal gebildete Heilsteine sind u.a. Bergkristall, Chalcedon, Fluorit, Karneol, Kunzit und Larimar.

Da Wasser nun wesentlich leichtflüssiger ist, als das zähfließende Magma, dringt es viel schneller in Spalten und Risse des umgebenden Nebengesteins ein, wo sich die Mineralien an den Wänden dieser sog. »Adern« und »Gänge« abscheiden. So entstehen die sog. »Ganggesteine«. Da durch die isolierende Wirkung des umschließenden Gesteins die Mineral-Lösung nur langsam abkühlt (mitunter in über 10 000 Jahren nur um 1° C), können die entstehenden Mineralien hier schöne große Kristalle bilden. Und das nicht zuletzt auch, weil sie hier genügend Raum

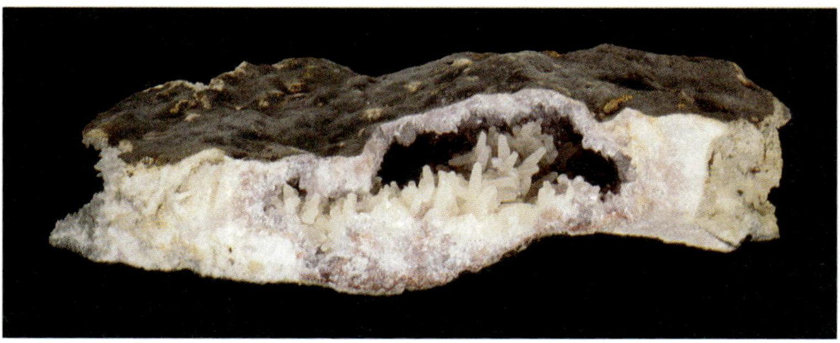

Ganggestein, in dem sich Quarz- und Calcit-Kristalle gebildet haben

finden, in dem sie ungestört wachsen können. So bilden sich in Gängen und Klüften viele der besonders schönen und beliebten Heilsteine, wie z.B. Apophyllit, Bergkristall, Chalcedon, Rauchquarz, Turmalin und viele mehr...

Das primäre Bildungsprinzip

Eine Flüssigkeit verfestigt sich. So einfach könnte man das primäre Bildungsprinzip der Mineralien beschreiben. Doch es ist wichtig – auch um die Folgewirkungen dieser Mineralien auf uns Menschen zu verstehen – etwas genauer zu durchleuchten, was dieser Vorgang bedeutet:

Den Anfang bildet ein freier, ungeordneter Zustand. Frei, da beweglich, und ungeordnet, da alle Inhaltsstoffe sich ungebunden durcheinandermischen. So enthält das Magma viele Mineralstoffe, d.h. chemische Elemente, doch noch ist kein Mineral entstanden. Das Magma ist das Potential (= die Möglichkeit), aus dem viele Mineralien und Gesteine sich bilden können. Es legt die Grenzen und den Inhalt fest, denn je nachdem, welche Stoffe es enthält, können bestimmte Mineralien entstehen, und andere nicht. Magma ist nicht überall gleich, daher finden sich bestimmte Mineralien oftmals auch nur in bestimmten Regionen der Erde.

Doch außer dem Magma selbst bestimmen weitere Faktoren die Bildung der Mineralien: Druck und Hitze, sowie die Geschwindigkeit der Abkühlung. Dieselben Ausgangsstoffe können zu sehr verschiedenen Erscheinungsformen führen, je nachdem, ob das Magma als Lava die Erdoberfläche erreicht und sehr schnell abkühlt, ob in liquidmagmatischer Bildung viele eng »aneinandergepresste« Kristalle entstehen, oder ob das Mineral in einem Gang bzw. einer Kluft wirklich Raum und Zeit hat, sich zu entfalten, zu wachsen und schöne große Kristalle zu bilden.

Kurz gefasst: Das primäre Bildungsprinzip zeigt einen Kristallisationsprozess aufgrund der Abkühlung und Erstarrung einer magmatischen Flüssigkeit. Die Mineralstoffe des Magmas stellen dabei das Bildungspotential, die Veranlagung dar, denn durch sie ist bereits entschieden, was überhaupt entstehen kann. Den Kristallisationsprozess jedoch legen die Faktoren Druck, Hitze, Raum und Zeit fest, wodurch entschieden wird, auf welche Weise das vorhandene Potential ausgebildet und verwirklicht wird.

Dieses Prinzip sollten wir uns merken, es wird für die Steinheilkunde noch sehr wichtig. Doch wenden wir uns zunächst der sekundären Entstehungsweise zu, die sich ganz anders als die erstere vollzieht.

Die sekundäre Entstehungsweise: Bildung der Sedimente und Sekundär-Mineralien

Aus der Tiefe magmatischer Bildungen führt uns der Weg nun an die Oberfläche der Erde: Dort wird offensichtlich, dass auch —Steine und Gesteine nicht von ewiger Lebensdauer sind: Am stärksten Felsen nagt der Zahn der Zeit, genauer gesagt, es nagen Sonne und Regen, Hitze und Kälte, Frost und Wind an ihm und lösen ihn allmählich wieder auf. Verwitterung nennen wir diesen Einfluss von Wind und Wetter so treffend, der nichts unberührt lässt.

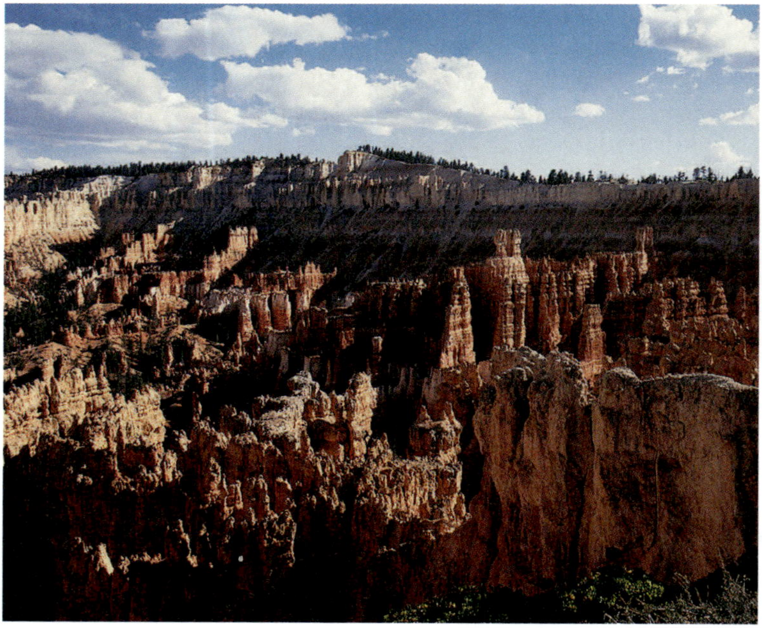

Sedimentgestein

Erosion

So werden die Berge wieder abgetragen. Die meist durch den Frost gesprengten Felsen werden zu Geröll, wie wir es dann an Berghängen in Form großer Halden wiederfinden. Dort bleibt es nicht ewig liegen, sondern wandert talwärts – gefürchtet sind die Geröll-Lawinen – wo es von Bächen und Flüssen abtransportiert wird. Diese verwandeln das kantige Geröll in runde Kiesel, indem sie es allmählich »abrollen« und rundschleifen. Dabei entstehen auch eine Menge kleiner Splitter, nämlich Sand, und staubfeine Schwebeteilchen, die wir dann als Schlamm kennenlernen. Eine kleine Menge von Mineralstoffen wird im Wasser sogar ganz aufgelöst, insbesondere z.B. Kalk oder Steinsalz.

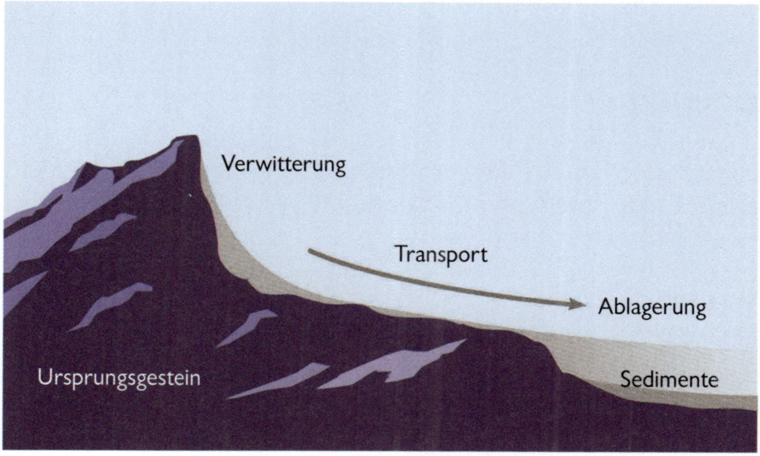

Entstehung der Sedimente

Sedimentation

Wasser transportiert jedoch nur, solange es fließt. Überall wo der Fluss sich verlangsamt, in Seen, Mündungsdeltas oder spätestens im Meer setzt es seine Mitbringsel wieder ab. So können mächtige Ablagerungen entstehen, aus denen sich neue Gesteine bilden. Eine solcher Ablagerungsvorgang wird Sedimentation genannt, das daraus gebildete Gestein entsprechend Sediment. In diesen Gesteinen finden wir z.B. die Heilsteine Angelit (Anhydrit), Calcit, Dolomit, Oolith, Selenit (Gips) und Pyrit, insbesondere die als »Pop-Rocks« bekannten Kugelpyrite.

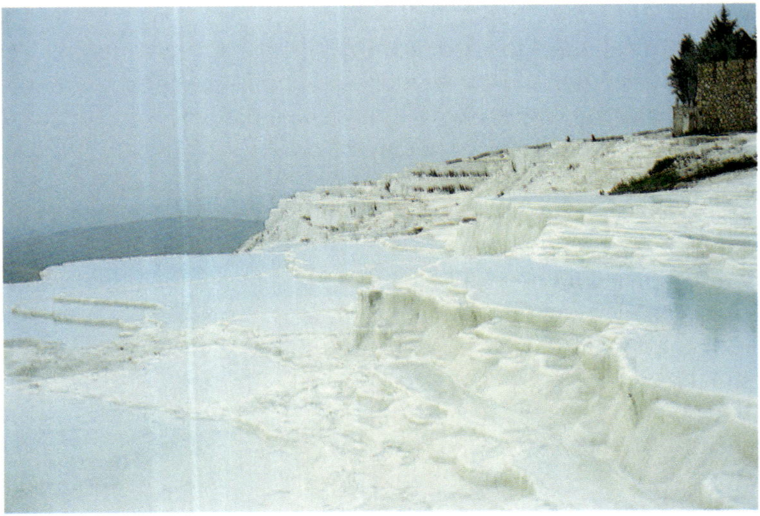

Kalksinter-Ablagerungen

Derselbe sekundäre Prozess findet sich in der Natur noch ein zweites Mal, zwar wesentlich unauffälliger, aber dennoch genauso wirksam:

Verwitterung

Überall dort, wo Gesteine der Erdoberfläche nahe sind, dringt Oberflächenwasser aus Regen oder Gewässern ins Gestein ein. Dieses Oberflächenwasser bringt immer Sauerstoff, Kohlendioxid oder Säuren mit sich, die nun in Rissen und Spalten beginnen, das Gestein anzulösen und Mineralstoffe freizusetzen. Auch das ist ein Verwitterungsvorgang, in kleinerer Dimension zwar, doch vollzieht er sich ständig unter unseren Füßen – weltweit und unabhängig davon, ob das Gestein offen zutage tritt (»aufgeschlossen« ist), oder ob sich Humusboden darüber befindet.

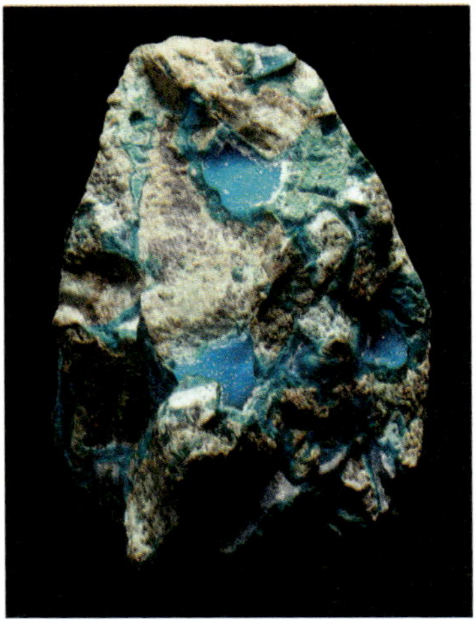

Spaltenfüllung durch Chrysokoll

Oxidations- und Zementationszone

Die freigesetzten Mineralstoffe verbinden sich nun mit den im Wasser enthaltenen Stoffen und lagern sich entweder an Ort und Stelle als neues Mineral ab, oder werden weitertransportiert, um an tiefergelegenen Orten ausgefällt und abgelagert zu werden. Durch diese »Miniatur-Sedimentation« werden insbesondere in erzreichen Gesteinen viele neue Mineralien gebildet. Diese Vorgänge spielen sich zwischen der Erdoberfläche und dem Grundwasserspiegel ab.

Der Bereich über dem Grundwasser wird dabei die »Verwitterungs- oder Oxidationszone« genannt, da hier auch Luftsauerstoff (lat. »oxygenium«) noch wirksam wird. Außerdem bedeutet »Oxidation« chemisch »Elektronenabgabe«. Durch eine solche Elektronenabgabe werden Metalle z.B. zu geladenen Teilchen (Ionen), und nur als Ionen gehen sie Verbindungen ein bzw. können sie in Flüssigkeiten gelöst werden. Typische Minerale der Oxidationszone sind z.B. Azurit, Malachit, Chrysokoll, Dioptas, Türkis oder Variscit.

Der Bereich des Grundwasserspiegels nennt sich die »Zementationszone«, da hier gelöste Stoffe ausgefällt werden (Ausfällung = Zementation). In der Zementationszone finden »Reduktions«-Vorgänge statt, durch welche z.B. Metall-Ionen wieder zu neutralen Metall-Atomen werden. »Reduktion« bedeutet chemisch »Elektronenaufnahme«, ist also das Gegenteil der Oxidation. Da neutrale Metall-Atome nicht in Lösung bleiben, finden wir als typische Minerale der Zementationszone z.B. gediegenes Kupfer oder Silber. Weitere Mineralien dieser Region sind Kupfer-Chalcedon und Covellin.

Das sekundäre Bildungsprinzip

»Verwitterung und Ablagerung« wäre die Kurzfassung für dieses Prinzip. Wobei insbesondere die Umwelt als einwirkende Kraft in Form von Wind und Wetter bzw. verdünnten Säuren hier eine entscheidende Rolle spielt. Den Anfang bildet in diesem Fall also ein bereits vorhandenes Gestein, das durch äußere Einflüsse ganz oder teilweise aufgelöst wird. Dieses Gestein stellt nun jedoch nur einen Teil des Potentials, der späteren Bildungsmöglichkeiten dar! Zwar können logischerweise nur die in ihm vorhandenen Mineralstoffe in die Auflösung und Neubildung miteinbezogen werden, doch stellen die wässrigen Lösungen in Form von Säuren etc. eine zweite, ebenso maßgebliche Komponente dar. Denn genau aus der Verbindung beider Einflüsse werden schließlich die neuen Mineralien gebildet.

Kurz gefasst: Das sekundäre Bildungsprinzip stellt einen Prozess dar, bei dem feste Strukturen eines bestehenden Gesteins durch Umwelteinfluss aufgelöst werden. Die aus dem Gestein freigestetzten Mineralstoffe bilden dabei gemeinsam mit den von der Umwelt herangetragenen Stoffen anschließend neue Mineralien.

So weit hierzu; bekanntlich sind aller guten Dinge drei – so folgt nach primär und sekundär nun noch die tertiäre Entstehungsweise:

Die tertiäre Entstehungsweise: Bildung der Metamorphite und Tertiär-Mineralien

Von der Erdoberfläche geht es hier wieder in die Tiefe, unter Umständen kilometertief in den Erdmantel hinein. Auch in der Tiefe finden Gesteine keine Ruhe, ist doch die Hitze und der gewaltige Druck des Erdinneren immer gegenwärtig. Daher können hier verschiedene Faktoren dazu beitragen, dass im Laufe der Zeit nicht alles so bleibt, wie es ursprünglich war.

Die Natur der Erdkruste

Um dies verstehen zu können, müssen wir zunächst die leichtfertige Vorstellung einer rundum gleichmäßigen, festen Erdkruste verwerfen. Dem ist beileibe nicht so: In Wirklichkeit besteht die Erdkruste aus einzelnen Schollen oder Platten, die auf den beweglichen Erdmantel-Gesteinen schwimmen, ähnlich wie Eisschollen auf dem Wasser. Die einzelnen Schollen sind dabei unterschiedlich dick: So sind die ozeanischen Platten nur ca. 5 - 10 km, die Kontinentalplatten dagegen 20 - 60 km dick. Es ist wie bei einem Eisberg: Nur der geringste Teil der Masse ragt oben heraus, der größte Teil befindet sich in der Tiefe. Aus diesem Grund ragen auch die Kontinentalplatten höher heraus als die ozeanischen, weshalb wir die Trennung von Meer und Festland auf diesem Planeten vorfinden.

Gebirgsbildungen

Durch die bereits erläuterten Konvektionen des Erdmantels bleiben die verschiedenen Schollen der Erdkruste ständig in Bewegung. Da sie dabei auch aufeinandergedrückt werden, gibt es Zonen, in denen sie sich übereinanderschieben, zusammenquetschen, auffalten und Gebirge bilden. Ein Blick auf die Weltkarte zeigt im Verlauf der großen Gebirge präzise diese Knautschzonen der Erde: Die größten derzeit im Himalaya, den Rocky Mountains und den Anden. An diesen Stellen finden wir nun auch die dicksten Stellen der Erdkruste: Dem »Eisberg-Prinzip« folgend wird nämlich nur rund 10% der Masse in die Höhe, der weitaus größere Rest dagegen in die Tiefe gedrückt.

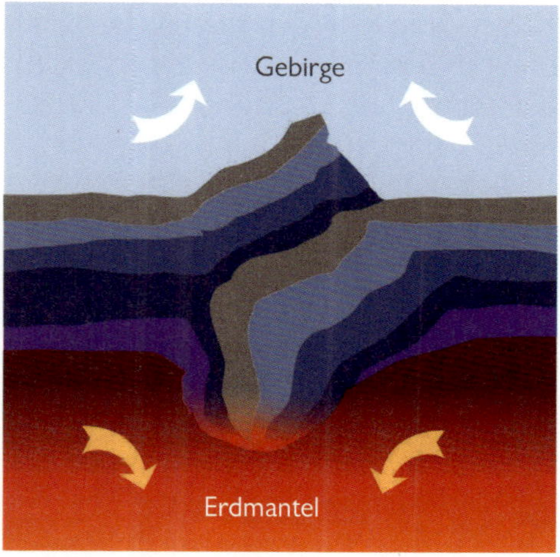

Regionalmetamorphose bei der Gebirgsbildung

Die Metamorphose

Diese Vorgänge gehen natürlich nicht spurlos an den beteiligten Gesteinen vorüber. Ein Blick auf unsere Gebirge lässt schließlich auch erahnen, wie gewaltig die Kräfte des Erdinneren sein müssen, um solche Auffaltungen zu bewirken. So beginnen die in einem solchen Prozess ja massiv unter Druck geratenen Gesteine, sich umzustrukturieren. Die ursprünglich willkürlich ineinander verwobenen und in alle möglichen Richtungen ausgerichteten Kristalle beginnen, sich zu ordnen, um dem Druck »auszuweichen«. Sofern möglich, regeln sie sich quer zur Druckrichtung ein. Aus manchen Mineralien werden bestimmte Stoffe dabei regelrecht »herausgequetscht«, die sich dann sammeln, um neue, widerstandsfähigere Mineralien zu bilden. Mitunter werden auch benachbarte Gesteinsschichten so zusammengepresst, dass sie Stoffe austauschen und in ihren Grenzschichten neue Mineralien bilden. Alles, was Raum spart und mehr Widerstand gegen den einwirkenden Druck bietet, vollzieht sich: So entsteht ein völlig neues Gestein.

Gefördert wird dieser Vorgang zusätzlich durch einwirkende Hitze. Gerade in den Gesteinsschichten, die bei der Gebirgsbildung in die Tiefe gedrückt werden, nimmt vom Erdinneren her die Temperatur im Gestein wieder zu. Dabei können durchaus höhere Temperaturen auftreten, als bei der liquidmagmatischen Bildung von Primärgesteinen, wenn das Wasser zum Einschmelzen des Gesteins fehlt. Die Umbildung eines Gesteins unter Druck und Hitze ohne Einschmelzen desselben wird Metamorphose genannt, was »Gestaltwandlung« bedeutet, die neugebildeten Gesteine nennen sich »Metamorphite«, die darin gebildeten Mineralien heißen »metamorphe oder Tertiär-Mineralien«

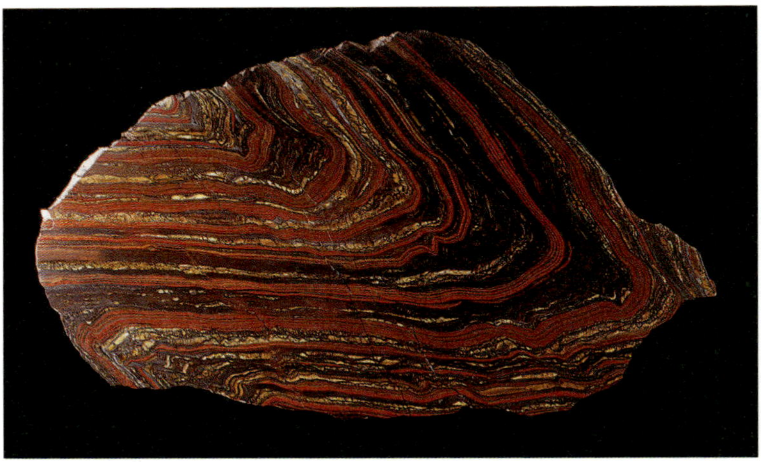

Metamorphose: Durch Druck und Hitze umgewandeltes und gefaltetes Gestein (Tigereisen)

Regionalmetamorphose

Außer dem geschilderten Beispiel bei der Auffaltung von Gebirgen vollzieht sich eine solche Metamorphose auch, wenn Gesteine durch die Überlagerung mit neuen Schichten immer mächtiger und schwerer werden, und dadurch in die Tiefe absinken. In beiden Fällen spricht man von einer »Regional-Metamorphose«, da große Regionen von dieser Umwandlung betroffen sind. Typische Gesteine sind z.B. die sog. Kristallinen Schiefer mit den in ihnen gebildeten Mineralien Disthen (Kyanit), Granat, Jadeit, Nephrit, Serpentin, Thulit, Tigereisen und Zoisit oder der bekannte Marmor (umgewandelter Kalkstein), in dem wir auf manchen Lagerstätten Lapislazuli oder Smaragd finden.

Kontaktmetamorphose

In kleinem Umfang ereignen sich Metamorphosen in der Umgebung von aufsteigendem Magma. Durch dessen enorme Hitze wird z.B. das Gestein rings um einen Vulkanschlot einer kleinräumigen Metamorphose unterworfen. In diesem Fall spricht man von einer »Kontakt-Metamorphose«. Durch einen solchen Prozess können z.B. auch Rubin und Saphir gebildet werden.

Metasomatose

Findet hier außerdem auch ein Stoffaustausch im umliegenden Gestein statt, z.B. indem pneumatolytische Dämpfe bestimmte Stoffe aus dem Gestein herauslösen und durch andere ersetzen, so wird dieser Vorgang »Metasomatose« (Stoffaustausch) genannt. Beispiele hierfür sind die Mineralien Charoit und Rhodonit, sowie Chalkopyrit und Lapislazuli.

Das tertiäre Bildungsprinzip

Verwandlung wäre das Stichwort, eine Umwandlung bestehenden Gesteins unter Druck und Hitze, deren Ursachen im Erdinneren zu finden sind. Wichtig dabei: Das Gestein wird nicht eingeschmolzen, trotzdem verändert sich sein Gefüge und sein Mineralgehalt. Es nimmt eine völlig neue Gestalt an, doch vollzieht sich diese Umwandlung quasi von innen heraus. Eine Metamorphose unterzieht das Gestein einer Prüfung: Nur was gegen Druck und Hitze beständig ist, bleibt unverändert, alles andere wird verwandelt, bis ein neuer, stabiler Zustand erreicht ist.

Kurz gefasst: Das tertiäre Bildungsprinzip stellt einen Umwandlungsprozess dar, bei dem von innen heraus alles in eine neue Form überführt wird, was unter Druck und Hitze nicht beständig war. So bilden sich aus den bestehenden durch Gestaltwandlung und Stoffaustausch neue Mineralien.

Der Kreislauf der Gesteine

Es wird nun deutlich, dass auch Gesteine mit ihren Mineralien durchaus nicht so ewig und unveränderlich sind, wie sie dem menschlichen Auge oft erscheinen. Lediglich die gigantischen Zeitdimensionen, in denen sich solche geologischen und mineralogischen Veränderungen abspielen, erwecken in der relativ kurzen Verweildauer unserer irdischen Existenz diesen falschen Eindruck. Wie sollten wir, die wir in unserem persönlichen Leben kaum drei Generationen überschauen, auch Zeiträume von Jahrmillionen erfassen können? Vielleicht kann ja ein Vergleich diese Zeitdimensionen veranschaulichen:

Wenn unser ca. 70jähriges Leben den symbolischen Zeitraum von einer Minute einnimmt, dann ist ein alpiner Bergkristall z. B. schon fast ein Jahr alt, die Dinosaurier sind bereits vor ca. 2 Jahren ausgestorben, Diamanten bringen es auf stolze 30 Jahre und mehr, die ältesten Gesteine sind wahre Methusaleme von über 90 Jahren und die Erde selbst hat insgesamt immerhin 150 Jahre auf dem Buckel. Betrachten Sie diese Zahlenangaben bitte immer in Relation zu einer Minute!

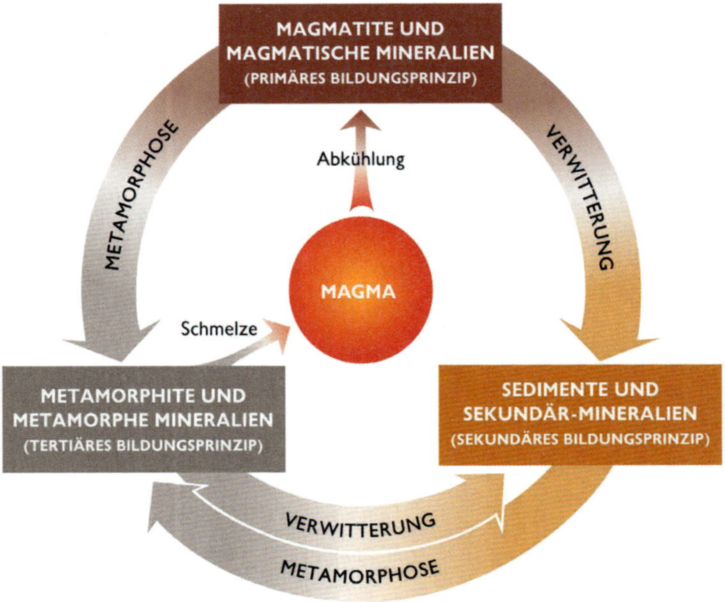

Kreislauf der Gesteine

In diesen Dimensionen betrachtet sieht man jedoch, dass auch Gesteine und Mineralien sich ständig verändern: Auch hier gibt es Entstehung, Verwandlung und Auflösung: Aus dem Magma entstehen die Magmatite mit den Primärmineralien, durch Verwitterung wandeln sich diese um in Sedimente bzw. Sekundär-Mineralien. Beide, primäre, wie sekundäre Bildungen, können eine Metamorphose zu Metamorphiten bzw. Tertiär-Mineralien durchlaufen, die natürlich ebenfalls durch Verwitterung in Sedimente bzw. Sekundär-Mineralien zurückverwandelt werden können. Und schließlich kann die Hitze in einer Metamorphose auch so sehr ansteigen, dass das Gestein wieder eingeschmolzen wird. So schließt sich der Kreis: Gestein wird wieder zu Magma.

Die Bildungsprinzipien in der Steinheilkunde

Schon nach den ersten Erfahrungen mit der Heilkraft von Mineralien und Edelsteinen drängte sich mir sehr schnell die Frage auf, inwiefern auch der Boden unter unseren Füßen prägend für unser menschliches Dasein ist. Immerhin enthalten die Gesteine, auf denen wir uns tagein, tagaus bewegen, eine Menge Mineralien, und sind zudem in einer solchen Masse vorhanden, dass ein möglicher Einfluss nicht von der Hand zu weisen war, sollte den Mineralien tatsächlich eine gewisse Kraft innewohnen.

Sofort grub ich meine alten Tagebücher aus und besorgte mir geologische Karten von allen bisherigen Wohnorten, war ich doch allein im Zeitraum zwischen 1984 und 1987 sechs Mal umgezogen, und damit selbst ein hervorragendes Forschungsobjekt für evtl. Veränderungen durch den jeweiligen Gesteinswechsel. Umso mehr war ich erstaunt, dass von den insgesamt sieben Wohnorten die ersten fünf genau auf demselben Gestein lagen. Konnte das noch Zufall sein? Oder hatte ich intuitiv, ohne es auch nur zu ahnen, immer wieder Wohnungen auf demselben Grund und Boden gewählt? Selbst in Nürtingen, einem immerhin größeren Städtchen, hatte ich genau eine der beiden Straßen erwischt, in denen es dieses Gestein gab.

Um vielleicht auch die Skeptiker unter meinen Lesern denselben Zweifeln und Überlegungen auszusetzen, die mich selbst damals befielen und beschäftigten: Mit »Gestein« meine ich hier nicht irgendetwas übergreifendes, das sehr häufig und mächtig (d.h. in großer Masse vertreten) ist, sondern eine ganz spezifische

Schicht: Lias alpha, eine schmale Schicht des schwarzen Jura, die in mehreren Wohnorten nur wenige Meter dick war. Zudem brachte ein weiterer Blick in geologische Karten noch zutage, dass auch die Klinik meiner Geburt sich auf derselben Gesteinsschicht befand.

Der Moment, als ich nach immerhin 23 Jahren das vertraute Gestein verließ, um mich auf einem anderen anzusiedeln, brachte auch einen sichtbaren Wendepunkt in meinem Leben: Es war der Moment, in dem der Kampf zwischen Materialismus und geistiger Betrachtung unserer Existenz sich für den Geist entschied, der Moment, dem die Begegnung mit wichtigen Lehrern folgte und der Moment, in dem ich mich entschloss, mich der Naturheilkunde zu widmen und die Heilpraktikerschule zu besuchen. Mein Leben verwandelte sich von da an so vollständig, dass es wirklich kein Zufall sein konnte.

Dieser Erkenntnis folgte eine sehr intensive Zeit, in der ich mich sehr viel im Freien aufhielt, um auf verschiedenen Gesteinen sitzend, gehend, essend und schlafend deren Wirkungen herauszufinden. Auch hier gab es natürlich das Problem, die tatsächlichen Einflüsse des Gesteins von den anderen Umwelteinflüssen zu unterscheiden, um herauszufinden, ob es nun der Boden, oder das Wetter, oder die Begleiter waren, die eine bestimmte Stimmung o. ä. hervorriefen. Schließlich verlegte ich mich auf Wanderungen, um bei ähnlichen Bedingungen verschiedene Gesteine erfahren zu können.

Den Gipfel bildeten Seminare, die ich nicht nur dazu nutzte, meine gewonnenen Erfahrungen weiterzugeben, sondern vor allem auch dazu, sie mit mehreren Teilnehmern zu überprüfen. Diese Seminare fanden allesamt in Form von Exkursionen statt, auf denen wir solange trainierten, bis wir in unbekanntem Gelände, ohne vorherigen Blick in die geologische Karte, beim Wandern genau die Übergänge von einem zum nächsten Gestein erspüren konnten.

Trotz vieler begeisterter Seminarteilnehmer und Freunde sollte es doch insgesamt sieben Jahre dauern, bis der Zusammenhang zwischen den Bildungsprinzipien der Gesteine und Mineralien und ihrer Wirkung auf uns Menschen klar und deutlich formulierbar war. Manche Forschungen führten in Sackgassen, doch die nachvollziehbaren Ergebnisse, die sich im Jahr 1994 nun endlich beschreiben ließen, möchte ich im folgenden nun gerne vorstellen.

Heilwirkungen von Magmatiten und Primär-Mineralien

Rufen wir uns das Bildungsprinzip dieser Gesteine und Mineralien nochmals in Erinnerung, so fällt auf, dass auch unser Leben vom ersten Moment an sehr ähnliche Prozesse kennt:

»Das primäre Bildungsprinzip zeigt einen Kristallisationsprozess aufgrund der Abkühlung und Erstarrung einer magmatischen Flüssigkeit. Die Mineralstoffe des Magmas stellen dabei das Bildungspotential, die Veranlagung dar, denn durch sie ist bereits entschieden, was überhaupt entstehen kann. Den Kristallisationsprozess jedoch legen die Faktoren Druck, Hitze, Raum und Zeit fest, wodurch entschieden wird, auf welche Weise das vorhandene Potential ausgebildet und verwirklicht wird.«

Vom ersten Moment unseres Daseins an, sind wir, neben essen und schlafen, hauptsächlich damit beschäftigt, zu lernen. Betrachten wir die immensen Lernleistungen eines kleinen Kindes in den ersten Lebensjahren, so sind diese doch zugegebenermaßen immens: Greifen, Sitzen, aufrechte Haltung, Gehen, Reden; Menschen, Dinge, Situationen erkennen und verstehen, all das sind so komplexe Dinge, die in einer so kurzen Zeit erlernt werden, dass bestimmte Veranlagungen schon in der Wiege vorhanden sein mussten.

Diese Veranlagungen sind es ja, die uns von anderen Wesen unterscheiden. So können wir z.B. reden, jedoch nicht fliegen wie ein Vogel, und werden auch nicht so alt wie ein Baum. Das liegt schlicht und ergreifend an unserer Veranlagung. Diese Veranlagung, mag sie nun aus unserer geistigen Herkunft oder der Vererbung stammen, ist für uns so bestimmend, wie das Magma für das Primär-Gestein. Sie stellt das Potential dessen dar, wer oder was wir werden können.

Doch gibt es auch den zweiten Faktor: Was nützt uns unsere Veranlagung, wenn wir nicht den Raum, die Zeit, die Energie und die Möglichkeit haben, sie zu entwickeln und auszubilden? Nur wenn das uns innewohnende Potential den optimalen Rahmen findet, hat es die Chance, sich vollständig zu entfalten. Um es in einem Bild zu beschreiben: Was nützt uns die Veranlagung zum Konzertpianisten, wenn wir nie Klavierstunden nehmen, bzw. warum wird nicht jeder Klavierschüler schließlich Konzertpianist?

Mineralien und Gesteine können nun zwar unsere Veranlagung nicht ändern, jedoch können sie uns helfen, dieses innere Potential zu entwickeln und zu entfalten. Dabei unterstützen insbesondere Magmatite und Primär-Mineralien aufgrund des ähnlichen Bildungsprinzips die notwendigen Lernprozesse. Jedes magmatische Mineral repräsentiert bestimmte geistige Werte, deren Ausbildung es unterstützt. Damit zusammenhängend fördert es auch ein bestimmtes seelisches Erleben, korrespondierende Gedanken- und Verhaltensmuster, und kann zur Heilung beitragen, wenn diese Werte, dieses Erleben, die Gedanken- und Verhaltensmuster der Gesundheit im gegebenen Fall zuträglich sind.

In allen Lebenssituationen, in denen wir einen Neuanfang in unserem Leben vollzogen haben, der uns mit vielen neuen Eindrücken konfrontiert oder eine Menge Lernaufgaben beschert, sind Primär-Mineralien die Heilsteine erster Wahl. Sie fördern den notwendigen Wachstumsprozess und helfen bei jenen Krankheiten, die für uns typischerweise in diesen Situationen auftreten.

Heilwirkungen von Sedimenten und Sekundär-Mineralien

Sedimente und Sekundär-Mineralien lenken den Blick auf einen anderen Aspekt unseres Daseins: Die Einflüsse der Umwelt. Dass unsere Umwelt, begonnen mit dem Elternhaus, dem Kindergarten, der Schule, der Ausbildung, dem Beruf, dem Partner, den Kindern, den Freunden und Verwandten bis hin zur Gesellschaft bzw. der gesamten Welt, in der wir leben, einen massiven Einfluss auf uns hat, ist uns dank der Psychologie inzwischen nichts Neues mehr.

Da verwundert es sicherlich auch nicht, dass die unter Umwelteinwirkung entstandenen Sedimente und Sekundär-Mineralien genau diesen Aspekt wiederspiegeln: »Das sekundäre Bildungsprinzip stellt einen Prozess dar, bei dem feste Strukturen eines bestehenden Gesteins durch Umwelteinfluss aufgelöst werden. Die aus dem Gestein freigesetzten Mineralstoffe bilden dabei gemeinsam mit den von der Umwelt herangetragenen Stoffen anschließend neue Mineralien.«

Dasselbe spielt sich in unserem Leben ab: Wir werden entscheidend geprägt von den Erfahrungen unserer Vergangenheit. Dabei nehmen vor allem unsere Kindheitserlebnisse einen besonderen Stellenwert ein. Hier legen wir aufgrund schöner oder schmerzlicher Erfahrungen fest, was »gut« und »schlecht« ist für uns. Wir entwickeln außerdem unsere Überlebensstrategien (»Wie bekomme ich Mama und Papa dazu, zu tun, was ich will?«) und übernehmen in diesem Alter die sog. »Erklärungen der Welt«: So können wir z.B. als Kind weder nachprüfen, ob es stimmt, dass »Alkohol von Übel« ist, noch ob »Bier flüssiges Brot« ist. Wir werden daher geneigt sein, einfach die Meinung dessen zu übernehmen, dem wir mehr vertrauen.

Auf diese Art und Weise entstehen zunächst in der Kindheit, aber auch in späteren Jahren noch bestimmte Übereinstimmungen (»bei roten Ampeln muss man halten«) und Glaubenssätze (»die Männer wollen alle nur das eine«), die unser Leben, unser Verhalten, unsere Gefühle, sowie unsere Vorstellungen, Ideale, Ziele und Weltanschauungen entscheidend prägen.

Solange diese Prägungen unsere Entwicklung fördern, ist dagegen nichts einzuwenden. Doch sehr häufig kommt es vor, dass die festen Muster in späteren Zeiten oder veränderten Situationen plötzlich nichts mehr nützen. Hatten wir z.B. als Kind die Überlebensstrategie: »Mund halten bedeutet, keine drauf zu kriegen!«, die zum gegebenen Zeitpunkt durchaus nützlich war, so brauchen wir uns nicht zu wundern, wenn wir später im Beruf immer die übelsten Aufgaben bekommen, sind wir doch bekannt dafür, dass wir nie protestieren. Oder funktionierte bei den Eltern die Taktik: »Laut brüllen, dann krieg ich alles!«, so brauchen wir uns nicht zu wundern, wenn wir später alle damit nerven.

Sedimente und Sekundär-Mineralien erleichtern uns, Prägungen durch Übereinstimmungen und Glaubenssätze, sowie aus schmerzlichen Erfahrungen aufzudecken, bewusst zu machen und aufzulösen. Sie helfen, sich neu zu orientieren, neue Erfahrungen von einem anderen Standpunkt zu betrachten und der aktuellen Situation angemessenere Strategien zu entwickeln. Die uns innewohnenden Bedürfnisse können so viel besser mit den Anforderungen unserer Umwelt in Einklang gebracht werden. Dadurch werden Spannungen abgebaut und Harmonie entsteht, was bei allen Krankheiten zur Heilung beiträgt, die aus Konflikten mit unserer Umwelt resultieren.

In allen Lebenssituationen, in denen wir in Auseinandersetzung mit unserer Umwelt oder unseren Mitmenschen sind, unabhängig davon, ob diese nun aktueller Natur sind oder längst der Vergangenheit angehören, sind Sedimente und Sekundär-Mineralien die Heilsteine erster Wahl. Die Heilung aller Krankheiten, die durch die Auseinandersetzung oder auch die Vermeidung solcher Konflikte entstehen, wird durch sie gefördert.

Heilwirkungen von Metamorphiten und Tertiär-Mineralien

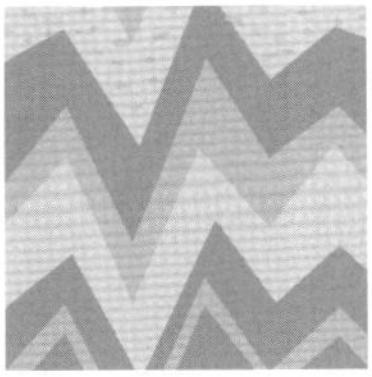

So wie sie selbst in ihrer Entstehung auf ihre Beständigkeit geprüft wurden, so scheinen Metamorphite und Tertiär-Mineralien auch die Aspekte unseres Lebens auf ihre Beständigkeit hin zu prüfen. Alles, was für uns selbst nicht von dauerhaftem Wert ist, beginnt sich zu verwandeln und neue Formen anzunehmen. Viele Dinge unseres Lebens finden natürlicherweise irgendwann ein Ende, ohne dass es eigentlich eine Notwendigkeit dafür gab: Theoretisch hätten wir vieles noch länger beibehalten können: Den Job, die Wohnung, eine Gemeinschaft oder Partnerschaft, doch irgendwann war es vorbei, ausgelebt, zuende. Wenn wir in diesem Moment aufhören, eine Trennung vollziehen und etwas Neues beginnen, dann geschieht diese Veränderung in der Regel schmerzfrei und ohne Schwierigkeiten.

Doch allzuoft lassen wir das alte nicht los, halten es fest, weil wir es gewohnt sind, oder weil wir (noch) nicht wissen, was Neues auf uns zu kommt. So machen wir weiter, wie bisher, nur plötzlich mit dem Beigeschmack, dass »irgendetwas nicht mehr stimmt«. Dieser Beigeschmack wird stärker, nimmt zu und verdichtet sich immer mehr zu dem Gefühl, dass wir uns und unser Leben verändern müssen. Vielleicht jedoch haben wir den Punkt vergessen oder gar nicht bemerkt, an dem die Veränderung eigentlich stattfinden sollte. Daher findet unser Drang zur Erneuerung keinen Ansatzpunkt, und es entstehen ein Druck und eine Hitze in uns, die alles gründlich in Frage stellen.

»Das tertiäre Bildungsprinzip stellt einen Umwandlungsprozess dar, bei dem von innen heraus alles in eine neue Form überführt wird, was unter Druck und Hitze nicht beständig war.

So bilden sich aus den bestehenden durch Gestaltwandlung und Stoffaustausch neue Mineralien.«

Der Druck und die Hitze in uns können in eine Phase der Unzufriedenheit führen, in der wir uns selbst gegenüber sehr kritisch werden. Alles wird auf seinen Sinn und Wert für unser Leben überprüft, und wir beginnen, radikal aufzuräumen: Faule Kompromisse, überflüssige Gewohnheiten, nostalgische Relikte, sowie sinnlose Regeln und Gesetze werden abgestellt und durch aufrichtige Einigungen, notwendige Tätigkeiten, zeitgemäße Ansichten und sinnvolle Vereinbarungen ersetzt. So gestalten wir unser Leben zu einer vollkommen neuen Form.

Metamorphite und Tertiär-Mineralien regen den inneren Umwandlungsprozess an: Sie fördern die kritische Selbst-Reflektion und helfen uns, zu erkennen und zu verstehen, was keinen Bestand in unserem Leben hat und was wir beenden müssen, weil es uns unzufrieden macht. Diese Mineralien und Gesteine bringen radikale Veränderungen hin zu einem erfüllteren, sinnvollen Leben mit sich. Sie helfen daher auch bei allen Krankheiten, die ihre Wurzel in der Angst, etwas loszulassen, in nicht vollzogenen Veränderungen oder in einer Lebensführung haben, in der wir keinen Sinn mehr finden. Indem sie die innere Transformation anregen, helfen sie uns, Verhaftungen, Gewohnheiten und Kompromisse zu überwinden.

In allen Lebenssituationen, in denen wir eine starke innere Unzufriedenheit empfinden, das Gefühl haben, etwas verändern zu müssen, aber nicht wissen, was; oder wenn wir vor einer Veränderung stehen, jedoch Angst haben, weil wir nicht wissen, was danach kommt, sind Metamorphite oder Tertiär-Mineralien die Heilsteine erster Wahl. Die Heilung aller Krankheiten, die durch solch innere Konflikte verursacht sind, wird durch sie angeregt und beschleunigt.

Die Anwendung der Bildungsprinzipien

Da sich die Bildungsprinzipien der Mineralien und Gesteine sehr deutlich in typischen Lebenssituationen wiederspiegeln, stehen uns sehr einfache Möglichkeiten offen, mit Hilfe der entsprechenden Mineralien oder Gesteine die Lösung anstehender Schwierigkeiten oder Probleme zu finden. Auch die Heilung aller aus den jeweiligen Lebenssituationen entstandenen Krankheiten wird gefördert. Wichtig für die richtige Zuordnung ist lediglich eine genaue und sorgfältige Analyse der Situation.

Skizzieren sie hierfür zunächst den Sachverhalt, d.h. heben Sie für sich die wichtigsten Merkmale hervor. Und spielen Sie dann in Gedanken immer alle drei Möglichkeiten durch: »Was müsste gegeben sein, dass das primäre / sekundäre / tertiäre Bildungsprinzip zur Wirkung kommt?« Wenn Sie alle drei Möglichkeiten gedanklich durchspielen, wird viel klarer, welche zutrifft, als wenn Sie die gegebene Situation nur betrachten.

Ist die Wahl dann getroffen, wird es sehr einfach. Wählen Sie nun einen Ort, wo das entsprechende Gestein den Untergrund bildet, und halten Sie sich mindestens einen, besser jedoch mindestens drei Tage an diesem Ort oder in dieser Gegend auf.

Typische Gesteine wären z.B. für das primäre Bildungsprinzip: Als Plutonite: Granit, Syenit, Diorit und Gabbro, als Vulkanite: Rhyolith, Trachyt, Basalt, Phonolith und Vulkantuff (»Lavagestein«).

Typische Sedimente (sekundäres Bildungsprinzip): Sandstein, Brekzien, Konglomerat, Tongesteine, sowie Kalkstein, Dolomit und Gipsgesteine.

Typische Metamorphite (tertiäres Bildungsprinzip): Gneis, Glimmerschiefer, Phyllit, Amphibolit, Serpentinit, Hornfels und Marmor.

Geologische oder petrographische (gesteinskundliche) Karten, mit denen Sie den richtigen Boden aufspüren können, erhalten Sie bei den Landesvermessungsämtern oder dem geologischen Landesamt.

Verbringen Sie dort viel Zeit im Freien und in Bewegung. Mehr müssen Sie nicht tun. Die Einwirkungen der Gesteine sind so stark, dass Sie in diesem Fall schon sehr schnell Veränderungen erleben werden. Interessant ist immer der dritte Tag, an dem der Einfluss des neuen Bodens am deutlichsten spürbar wird. Es ist auch der sog. »kritische Tag«, was Ihnen alle Bergführer und Skilehrer bestätigen werden, da hier das neue Lebensgefühl beginnt, sich gegen das alte durchzusetzen, und wir zu diesem Zeitpunkt oftmals sehr unkonzentriert und nachlässig werden. Den Blick (unbewusst) nach innen gerichtet, widmen wir äußeren Anforderungen oder Gefahren zu wenig Aufmerksamkeit. Nehmen Sie sich am dritten Tag auf jeden Fall also Zeit für sich – auch wenn Sie an diesem Tag bereits wieder zuhause sind!

Die zweite Möglichkeit besteht darin, aus der Tabelle im Kapitel »Die Analytische Steinheilkunde« Mineralien entsprechender Bildung auszuwählen. Vielleicht entdecken Sie dabei sogar Mineralien, die Sie bereits kennen und zu denen ein Bezug bereits existiert. Wenn nicht, dann wählen Sie entsprechend den Darstellungen im Teil 3 das passende Mineral aus. Tragen Sie dieses Mineral ständig bei sich. Da die Einwirkung hier nicht so stark ist, wie bei einem Aufenthalt auf entsprechendem Grundgestein, kann die Wirkung etwas langsamer spürbar werden. Beachten Sie jedoch auch hier besonders den dritten und zusätzlich den siebten Tag.

Diese Tage haben sich in unseren Forschungen als besondere Schwerpunkte herauskristallisiert. Offenbar scheinen Erneuerungsprozesse Dreier- und Siebener-Rhythmen zu unterliegen. Denken Sie z.B. auch an die Tatsache, dass alle Zellen unseres Körpers sich im Zeitraum von sieben Jahren einmal erneuern. Und sicherlich ist es auch kein Zufall, dass in alter Zeit für den Wochenrhythmus ein Zyklus von genau sieben Tagen gewählt wurde.

Doch wenden wir uns nun einem ganz anderen Aspekt unseres Lebens zu: So wie die Bildungsprinzipien der Mineralien Licht auf (und in) unsere momentane Lebenssituation werfen, so gibt es ein zweites Prinzip im Reich der Mineralien, das unseren Lebensstil beleuchtet. Dieses Prinzip offenbart sich uns in den Kristallen.

1.2 Die Kristalle

Die Entdeckung der Kristalle

Aufgefallen ist es den Menschen zu allen Zeiten, dass Mineralien und Edelsteine schon in ihrem natürlichen Wachstum recht auffällige und faszinierend regelmäßige Erscheinungsformen zeigen. Lange Zeit wurden diese sonderbar exakten Formen daher als Beweis für das unmittelbare Eingreifen der Götter bei der Bildung der Edelsteine gewertet. Wer sonst wäre in der Lage gewesen, so etwas zu erschaffen? Erst vor etwas mehr als 300 Jahren, im Jahr 1669, veröffentlichte der dänische Naturforscher Nils Stensen, genannt Nicolaus Steno, erste Untersuchungen

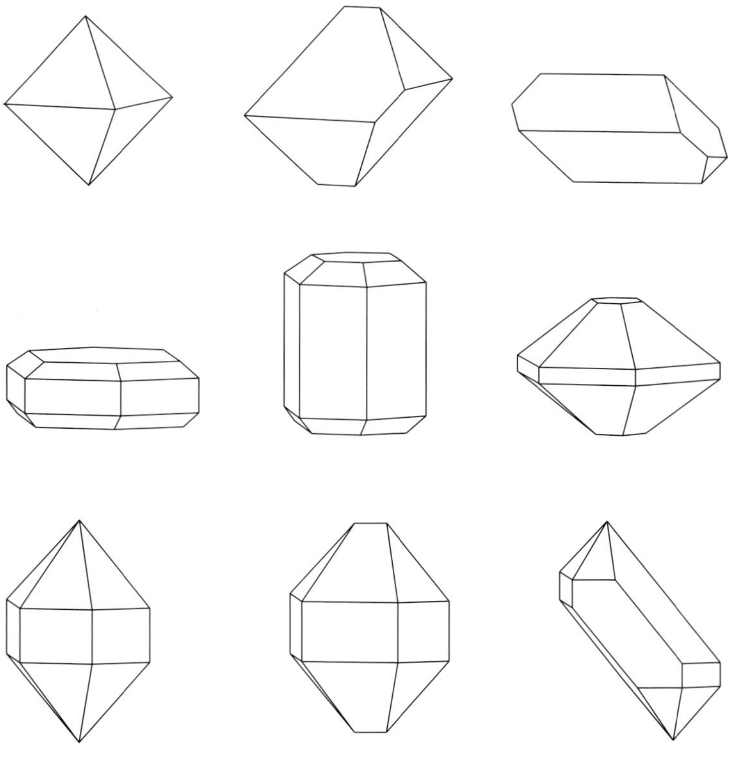

Die Kristallformen eines Minerals können unterschiedlich aussehen, die Winkel zwischen den einzelnen Flächen bleiben jedoch immer dieselben.

über die mathematischen Gesetzmäßigkeiten der Kristalle. Stensen entdeckte, dass die Winkel zwischen den Flächen eines bestimmten Minerals unabhängig von Größe, Erscheinungsform oder Fundort immer gleich sind, und formulierte daraus das »Gesetz der Winkelkonstanz«.

Von diesem Zeitpunkt an war offenbar, dass nicht zufällige Einwirkungen des Entstehungsortes einem Mineral seine Gestalt geben, sondern dass es eine ihm innewohnende Eigenschaft sein muss, die das Mineral immer und immer wieder veranlasst, nur ganz bestimmte Formen auszubilden. Es stellte sich sogar heraus, dass die jeweils typische Form mitunter sogar ein verlässlicheres Merkmal für ein bestimmtes Mineral war, als z.B. seine durchaus veränderliche Farbe. Damit waren die Kristalle entdeckt, und im bis heute gültigen Sinn definiert:

Ein Kristall ist ein fester, geometrisch regelmäßig geformter Körper.

Der Name »Kristall« wurde übrigens schon früher dem Bergkristall entwendet, den die Griechen »krystallos = Eis« getauft hatten, da sie ihn für tief gefrorenes Wasser hielten, das nicht mehr auftauen kann. Dieser Glaube herrschte zur Zeit Nils Stensens immer noch! Er wurde erst vier Jahre später, 1673, durch den Briten Robert Boyle erstmals angezweifelt. Nichtsdestotrotz wurde nun mit Eifer nach den Gesetzen geforscht, die dem Phänomen »Kristall« zugrundeliegen mussten. Doch es sollte noch mehr als 100 Jahre dauern, bis der französische Lehrer Rene-Just Hauy 1784 seine Theorie über die Struktur der Kristalle veröffentlichte. Ihm war ein sog. »Zufall« zu Hilfe gekommen: Beim Betrachten des Calcit-Kristalls eines Freundes fiel dieser zu Boden und zersprang. Dies war einerseits sicher sehr ärgerlich, andererseits gelang so eine sehr wichtige Entdeckung: Die Einzelteile des zersprungenen Kristalls zeigten nämlich alle eine auffallend ähnliche Form! Hauy folgerte daraus, dass Kristalle schon in ihren kleinsten »Elementarzellen«, also im Bereich der Atome und Moleküle (der kleinsten Bauteilchen der Materie) bestimmte geometrische Formen aufweisen müssen.

Das Kristallgitter

Damit war er der Wirklichkeit sehr nahe gekommen. Zwar sind nicht die Atome und Moleküle selbst geometrisch geformt, wie Hauy vermutete, sie sind jedoch räumlich in exakten geome-

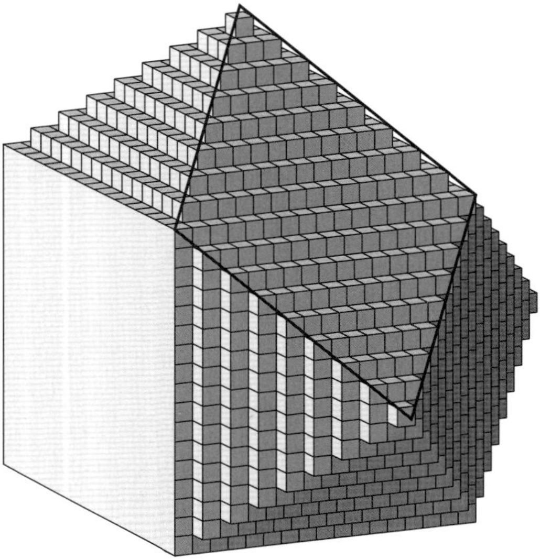

Nach der Vorstellung Hauys, kann sowohl der Würfel, als auch der Rhombendodekaeder (Zwölfflächner mit rautenförmigen Seiten) aus würfelförmigen Teilchen gebildet werden.

trischen Mustern angeordnet, den sog. »Kristallgittern«. Diese perfekte Ordnung liegt darin begründet, dass die einzelnen, meist unterschiedlich großen Atome und Moleküle des Minerals beim Wachstum so eng wie möglich aneinandergelagert werden. Teils deshalb, weil sie durch starke elektromagnetische Kräfte zueinandergezogen werden, teils, weil der äußere Druck keine Platzverschwendung zulässt. (Denken Sie zurück an die mitunter doch ziemlich herben Entstehungsbedingungen eines Minerals!). Ein streng geordnetes System bietet dabei immer eine bessere Raumausnutzung, als ein wahlloses Durcheinander!

Ein kleines Beispiel soll die Natur der Kristallgitter etwas veranschaulichen: Stellen Sie sich vor, sie müssten eine leere, weiße Fläche wie die rechts abgebildete in viele gleiche Felder einteilen, ohne dass dazwischen irgendwelche Lücken entstehen. (Die Ränder brauchen Sie nicht zu beachten.) Mit welchen geometrischen Formen ist das möglich?

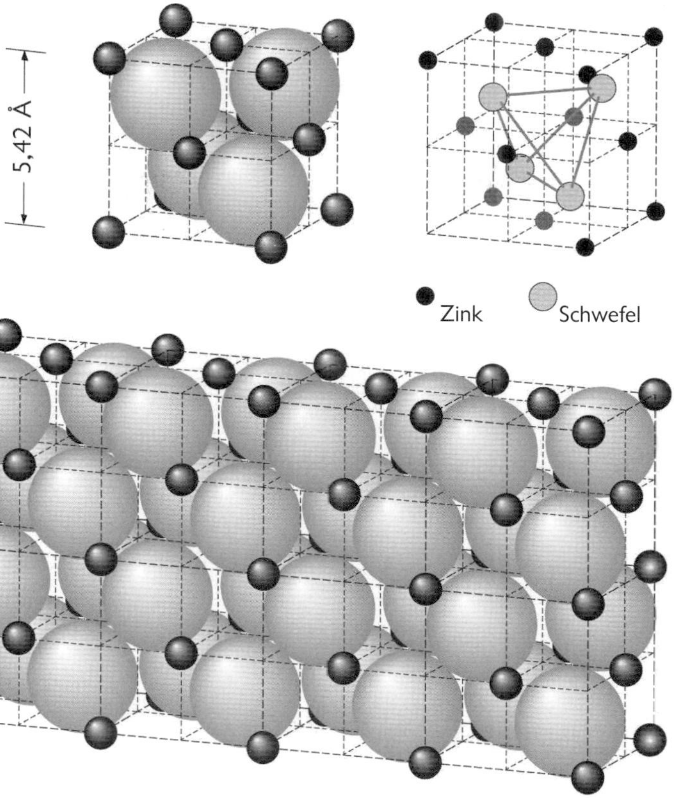

Links: *Kristallstruktur von Schalenblende; nicht die Atome selbst sind eckig, doch ihre Anordnung im Kristall ergibt ein streng geometrisches Gitter.*
Rechts: *Um das Gitter zu verdeutlichen, werden die Atome hier nicht in ihrem Größenverhältnis, sondern nur als »Massepunkte« dargestellt.*
Unten: *Größerer Ausschnitt des Kristallgitters; das Gitter ist in allen drei Raumrichtungen fortgesetzt zu denken.*

Wenn Sie es eine Weile versuchen, werden Sie feststellen, dass Sie nur die folgenden sieben geometrischen Formen verwenden können: Quadrat, Sechseck, Dreieck, Rechteck, Raute, Parallelogramm und Trapez.

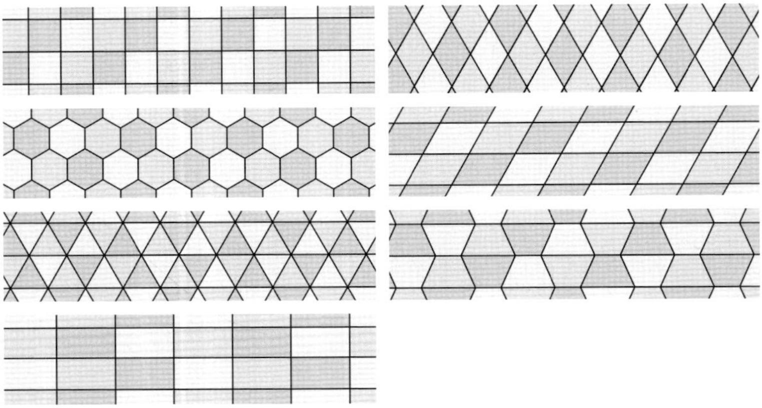

Nur mit diesen Formen gelingt es Ihnen, die Fläche lückenlos auszufüllen. Bei Fünfecken, Siebenecken, Achtecken, Zwölfecken oder gar Kreisen entstehen immer Lücken zwischen den Feldern, also freier Raum, den es in einem vollständig ausgefüllten Kristall natürlich nicht geben darf! Aus diesem einfachen Grund gibt es nur Kristallgitter mit den Grundstrukturen Quadrat, Sechseck, Dreieck, Rechteck, Raute, Parallelogramm und Trapez. Keine anderen!

Diese Grundstrukturen bewirken nun, dass Kristalle immer nur ganz bestimmte Formen zeigen. So führt die Grundstruktur des Quadrats z.B. typischerweise zu Formen wie Würfel, Oktaeder, Rhombendodekaeder, das Sechseck zu sechseckigen Säulen etc. Alle Kristalle, nicht nur die der Mineralien, auch Kristalle der organischen Welt, wie z.B. die schon früher erwähnten Zucker-Kristalle, unterliegen dieser Gesetzmäßigkeit. Daher lassen sich die Kristalle nach ihrer inneren Struktur in sieben Systeme gruppieren, die sog. »sieben Kristallsysteme«.

Die Kristallsysteme

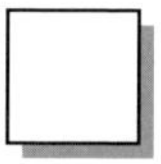

Das ***kubische Kristallsystem*** fasst alle Kristalle mit einer *quadratischen inneren Struktur* zusammen. Das Wort »kubisch« leitet sich dabei von lat. »Kubus = Würfel« ab. Kubische Mineralien bilden als Kristalle mitunter tatsächlich auch Würfel (z.B. Diamant, Fluorit, Pyrit), Oktaeder (Diamant, Fluorit, Magnetit), Rhombendodekaeder (Granat, Lapislazuli), Tetraeder (Pyrit, Zinkblende), Pentagondodekaeder (Pyrit) und andere ...

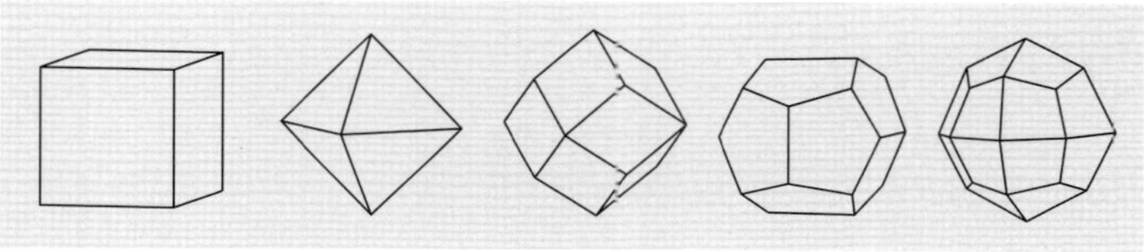

Kubische Kristallformen

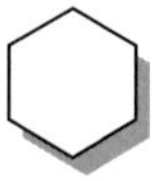

Das ***hexagonale Kristallsystem*** fasst alle Kristalle mit einer *sechseckigen inneren Struktur* zusammen. Das Wort »hexagonal« leitet sich dabei von griech. »Hexagon = Sechseck« ab. Hexagonale Mineralien bilden als Kristalle in der Regel auch sechseckige Säulen, wie z.B. Apatit, Aquamarin, Beryll, Morganit und Smaragd.

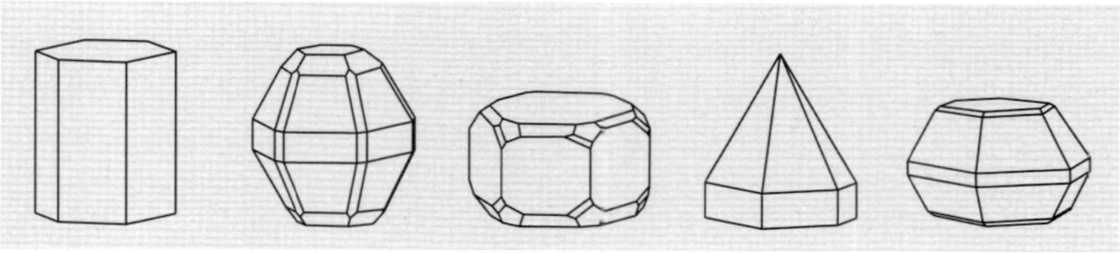

Hexagonale Kristallformen

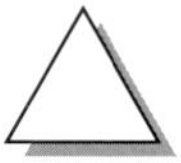

Das ***trigonale Kristallsystem*** fasst alle Kristalle mit einer *dreieckigen inneren Struktur* zusammen. Das Wort »trigonal« leitet sich dabei von griech. »Trigon = Dreieck« ab. Trigonale Mineralien bilden als Kristalle entweder dreieckige Säulen (Turmalin) oder ebenfalls sechseckige Säulen, die jedoch nicht so gleichmäßig sind, wie die hexagonalen (Bsp:

Amethyst, Bergkristall, Citrin, Rauchquarz, Rubin, Saphir, Turmalin) oder rhomboedrische Formen (Calcit, Dolomit, Magnesit, Rhodochrosit). Besonders schön wird die innere trigonale Struktur bei Turmalinscheiben sichtbar, die dreieckige oder dreizackige Farbzonen zeigen.

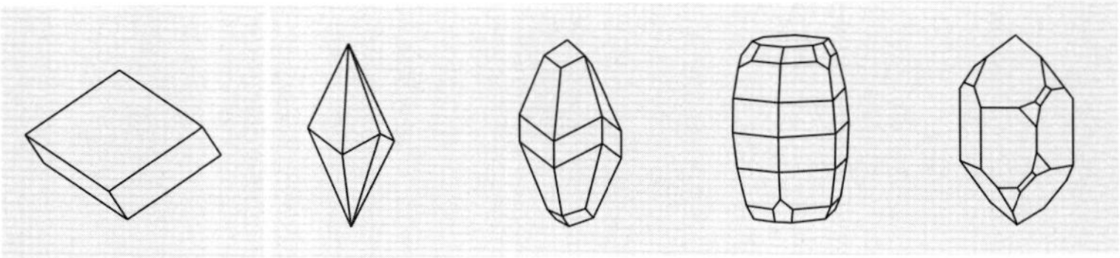

Trigonale Kristallformen

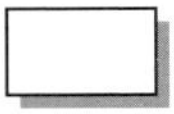

Das ***tetragonale Kristallsystem*** fasst alle Kristalle mit einer *rechteckigen inneren Struktur* zusammen. Das Wort »tetragonal« leitet sich dabei von griech. »Tetragon = Viereck« ab. Tetragonale Mineralien bilden als Kristalle in der Regel rechteckige Säulen, manchmal flach begrenzt, manchmal mit viereckigen Spitzen. Bsp: Apophyllit, Rutil, Zirkon (Hyazinth).

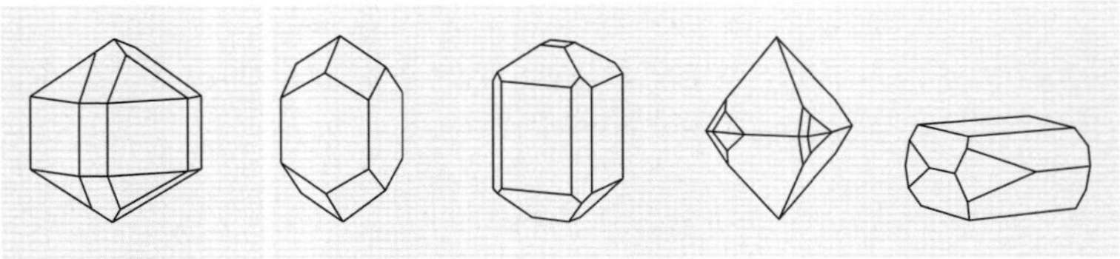

Tetragonale Kristallformen

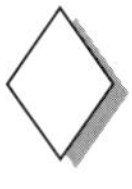

Das ***rhombische Kristallsystem*** fasst alle Kristalle mit einer *rautenförmigen inneren Struktur* zusammen. Das Wort »rhombisch« leitet sich dabei von griech. »Rhombus = Raute« ab. Rhombische Mineralien bilden entweder rautenförmige Kristalle, Bsp. Aragonit, Olivin (Peridot) oder Topas, manchmal jedoch auch sechseckige, da drei zusammengefügte Rauten ein Seckseck ergeben. Dieses Wachstum nennt sich dann ganz treffend »pseudohexagonal«, Bsp. Aragonit.

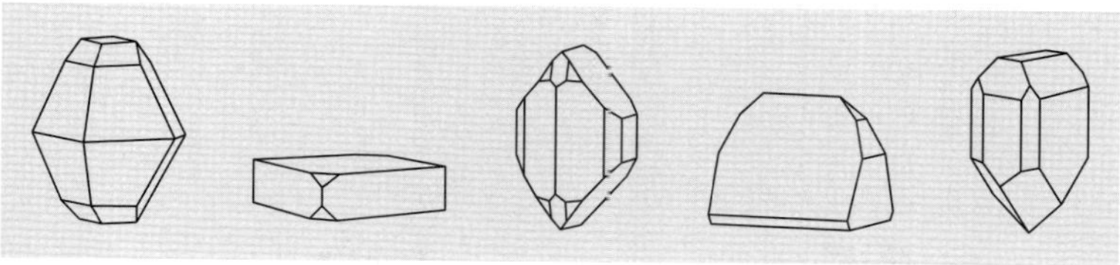

Rhombische Kristallformen

Das ***monokline Kristallsystem*** fasst alle Kristalle mit der *inneren Struktur in Form eines Parallelogramms* zusammen. Das Wort »monoklin« bedeutet dabei soviel wie »mit einem geneigten Winkel« (griech.: »mono« = »eins« und »klinein« = »neigen, beugen«). Monokline Kristalle zeigen auch diesen schiefen Winkel: Am deutlichsten sichtbar wird er beim Gips, der oftmals schiefe Kristalle mit wunderbar sichtbarer Parallelogramm-Form zeigt (als solcher Kristall dann auch Selenit genannt). Weitere monokline Mineralien sind Azurit, Epidot, Jadeit, Kunzit, Lepidolith, Malachit, Mondstein und Nephrit.

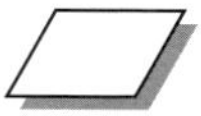

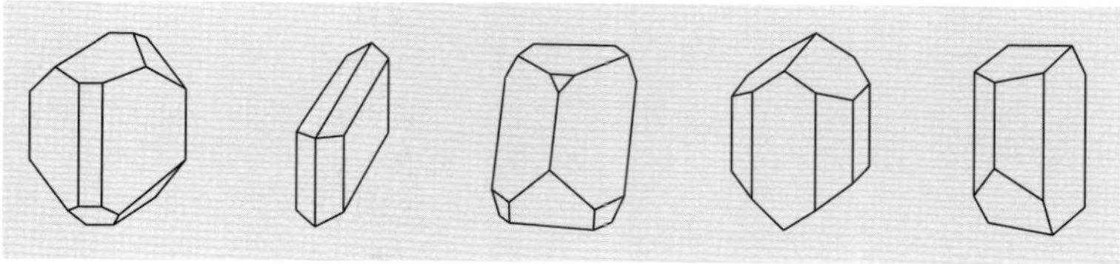

Monokline Kristallformen

Das ***trikline Kristallsystem*** fasst alle Kristalle mit der *inneren Struktur in Form eines Trapezes* zusammen. Das Wort »triklin« bedeutet dabei soviel wie »mit drei geneigten Winkeln« (griech.: »tri« = »drei« und »klinein« = »neigen, beugen«). Tatsächlich gibt es auch nichts schieferes, als trikline Kristalle, die keinen rechten Winkel mehr kennen. Die innere Struktur dieses Kristallsystems offenbart sich am deutlichsten bei Amazonit-Kristallen, die die Form zweier aneinandergefügter Trapeze bilden. Weitere trikline Mineralien sind Disthen (Kyanit), Labradorit, Rhodonit, Sonnenstein und Türkis.

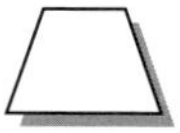

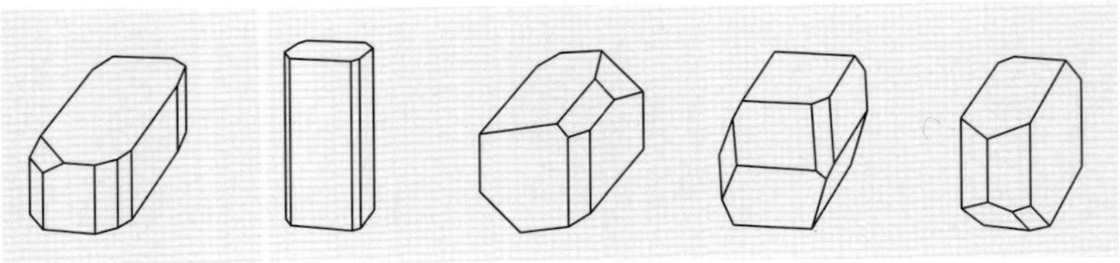

Trikline Kristallformen

Keine Regel ohne Ausnahme! So ist es auch hier. Manchmal kommt es vor, dass aufgrund besonderer Entstehungsbedingungen ein Mineral keine Möglichkeit hat, kristalline Strukturen auszubilden. Diese Mineralien werden dann ***amorph*** genannt (griech. »gestaltlos«), sie besitzen *keinerlei innere Struktur*. Die Ursachen liegen in der zu schnellen Entstehung, wie z.B. bei Moldavit und Obsidian, wo keine Zeit blieb, Kristalle zu bilden, oder in der Tatsache, dass zu viele verschiedene Stoffe ineinandergemischt sind, wie z.B. bei Bernstein und Opal.

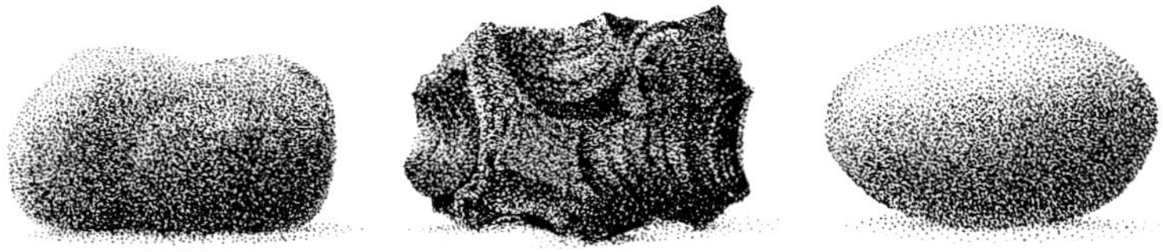

Erscheinungsbild amorpher Mineralien

Die Entdeckung der Kristallstruktur als Lebensstil

Für mich waren die Kristalle mit ihren regelmäßigen Formen immer das interessanteste Phänomen im gesamten Mineralreich, waren es doch die sonderbar geraden Kristallflächen meines Granats, mit denen die Entdeckung der Mineralien für mich begonnen hatte. Diese Struktur und Ordnung faszinierte mich, und so warf ich bereits als Zehnjähriger munter mit Begriffen wie »Gitterstruktur«, »Kristallsystem«, »Symmetrieachsen« und ähnlichem um mich. Ich will nicht behaupten, damals alles richtig verstanden zu haben, zumal vielen modernen Büchern über Mineralogie noch derselbe Makel anhaftet, über den sich Franz von Kobell in seiner »Geschichte der Mineralogie« im Jahr 1864 schon beklagte:

»Es hat sich ferner zu jeder Zeit gezeigt, wie wohl einzelnen Forschern ein unbefangener scharfer Blick und eine Gabe für klare Darstellung zukommt, anderen aber zum Hemmniß des Fortschritts ein noch größeres Talent verliehen ist, das Einfachste möglichst compliciert wiederzugeben und Schwierigkeiten aller Art zu sehen und zu schaffen, wo gar keine vorhanden sind!«

Ob also damals verstanden oder nicht, auf jeden Fall waren mir die Kristallsysteme so vertraut, dass ich mich in den Anfängen meiner steinheilkundlichen Studien sehr wunderte, dass kaum ein Forscher oder Autor von ihnen Notiz nahm, geschweige denn, sie in seine Überlegungen zur Heilkraft von Mineralien und Edelsteinen mit einbezog. Nur sieben Kristallsysteme auf der ganzen Welt (zuzüglich der amorphen Ausnahme)! Das roch doch geradezu nach kosmischer Gesetzmäßigkeit. Gottseidank bewahrte mich jedoch der letzte verbliebene Rest naturwissenschaftlichen Misstrauens davor, sogleich eine Tabelle anzufertigen, um die Kristallsysteme in eine Reihe mit den sieben Planeten, sieben Chakren, sieben Tönen etc. einzuordnen. Stattdessen begann ich zu beobachten, welche Menschen sich zu bestimmten Mineralien besonders hingezogen fühlten, und welche Wirkungen diese Mineralien dann hervorriefen.

Eines der eindrücklichsten Erlebnisse hierbei war der Besuch in der Wohnung eines Bekannten, der im ganzen Freundeskreis für seine Exaktheit, Genauigkeit, Gründlichkeit, aber auch für seine außergewöhnliche Ausdauer, Disziplin, Lernfähigkeit, sein immenses Wissen und seine unermüdliche Besserwisserei bekannt war. In seiner Wohnung stieß ich unvermutet auf ein Regal voller Mineralien – ich wusste zu diesem Zeitpunkt noch nicht, dass er überhaupt Mineralien sammelte. Dieses Regal beherbergte ausschließlich Fluorite. Insofern muss ich mich auch korrigieren, denn er sammelte nicht Mineralien, sondern Fluorite. Nur Fluorite! Nun, Fluorite gehören zu den kubischen Mineralien … Als ich dann später beim Essen außerdem feststellen musste, dass ich noch nie jemanden beobachtet hatte, der sich mehr Salz (auch kubisch!) ins Essen schüttet, als er, begann ein Verdacht in mir zu keimen …

Könnte es sein, dass es zwischen den Kristallstrukturen der Mineralien und dem Lebensstil der Menschen eine Beziehung gibt? Dass die innere Ordnung eines Minerals sich in der Art und Weise unserer Lebensführung widerspiegelt?

Als ich mich gerade mit dieser Idee auseinandersetzte, wurde mir von einer Stuttgarter Buchhandlung angeboten, dort regelmäßig Edelstein-Beratungen durchzuführen. In diesem Angebot sah ich eine Herausforderung, zum einen, das bisher erarbeitete Wissen zu überprüfen, zu sehen, ob es auch praktisch anwendbar ist, und zum anderen, durch den Kontakt mit vielen Menschen neue Erfahrungen zu sammeln. Damit begann eine sehr fruchtbare Phase in meiner Arbeit mit Mineralien und Edelsteinen. Rückblickend bin ich heute dankbar, dass es zu dieser Zeit (1988 / 89) noch vergleichsweise wenig Informationen über Heilsteine gab. So waren nur wenige Meinungen vorgegeben, und wir waren gezwungen, die passenden Steine in den Beratungen immer gemeinsam in intensiven Gesprächen zu erarbeiten.

Im Laufe dieser Beratungen konnte ich sehr schön beobachten, dass es tatsächlich eine Verbindung zwischen Kristallstruktur und Lebensstil gibt. Mineralien mit bestimmten Kristallsystemen wurden immer von ganz bestimmten Menschen ausgewählt. Im Laufe der Zeit wurden mir die Ähnlichkeiten dadurch zunehmend bewusster, bis ich schließlich von der Art zu gehen, zu reden, sich zu bewegen, vom ersten Auftreten im Raum auf ein bestimmtes Kristallsystem tippen konnte, das sich in vielen Fällen dann unter den intuitiv ausgewählten Mineralien auch wiederfand. So kristallisierte sich im Laufe der Zeit die Beobachtung heraus, dass es in der Fülle menschlicher Lebensweisen tatsächlich ebenfalls acht Grundstrukturen gibt, die den Kristallsystemen und dem amorphen Zustand entsprechen. Die Ursache dafür liegt in der individuellen Realität jedes Einzelnen.

Die menschliche Realität

Jeder von uns lebt in seiner eigenen Realität. Diese ist bestimmt von unseren Erfahrungen und Kenntnissen, von unseren Meinungen und Betrachtungen und von den für uns gültigen Wertvorstellungen. Die von uns selbst definierte Realität schafft nun Gemeinsamkeiten mit anderen Menschen oder grenzt uns von ihnen ab. Wenn Sie mit jemandem gemeinsame Erfahrungen teilen, haben Sie dieselbe Realität. Was machen z. B. alte Freunde? – Sie reden über »vergangene Zeiten«, sprich: gemeinsame Erlebnisse.

Wenn Sie jemanden finden, der dieselben Kenntnisse hat wie Sie, haben Sie ebenfalls ein und dieselbe Realität. Zwei Experten auf demselben Gebiet beginnen sehr schnell zu fachsimpeln, auch wenn sie sich erst seit fünf Minuten kennen. Ein Außenstehender (interessantes Wort!), der diese Kenntnisse nicht hat, wird von einer solchen Konversation wahrscheinlich kaum etwas verstehen, ihm fehlt diese Realität.

Dieselbe Meinung oder Betrachtung schafft Realität, so finden sich politisch, weltanschaulich oder religiös Gleichgesinnte schnell zusammen. Und umgekehrt gibt es auch kaum etwas, das tiefere Gräben zieht. So zeigen z.B. Glaubenskriege, dass verschiedene Realitäten sogar dazu führen können, dass Menschen in der Lage sind, sich gegenseitig umzubringen, ohne daraus in irgendeiner Form einen Vorteil zu erzielen.

Doch auch im Alltag kennen wir diese Problematik: Interviewen Sie die Zeugen eines Verkehrsunfalls, so werden Sie erstaunt sein, auf wieviele verschiedene Realitäten Sie treffen! Insofern können auch gemeinsame Erlebnisse durchaus verschiedene Realitäten zur Folge haben: Die gemeinsame Schulstunde wird für den Musterschüler eine andere Realität darstellen, als für den Prügelknaben!

Oder kennen Sie die verschiedenen Realitäten von Optimisten und Pessimisten? Für die einen ist ein zur Hälfte gefülltes Glas halb voll, für die anderen halb leer.

Realität ist also etwas Subjektives, das der Einzelne jedoch als absolut und gültig erlebt! Das ist sehr wichtig zu wissen und zu beachten. Gerade in der Heilkunde ist es sehr wichtig, die persönliche Realität des anderen anzuerkennen. Wir helfen niemandem, wenn wir seine Realität angreifen, verneinen oder abwerten. Nur wenn wir sie als gegeben akzeptieren, können wir ihm helfen, sie zu verändern, sofern er Schwierigkeiten oder Probleme damit hat und diese verändern möchte.

Um solche Veränderungen herbeizuführen oder zu fördern, können wir uns in der Steinheilkunde der Kristalle bedienen. Interessanterweise zeigt sich nämlich in der Beobachtung der menschlichen Realitäten ein interessantes Phänomen: Wenn wir alle Gemeinsamkeiten, die durch gemeinsame Erlebnisse, Erfahrungen, Kenntnisse, Meinungen, Betrachtungen und Wertvorstellungen entstanden sind, ignorieren, zeigen sich trotzdem immer noch bestimmte Grundstrukturen. Auch dann lassen sich die Menschen aufgrund ihrer Art immer noch in verschiedene »Typen« unterscheiden.

Diese »Grundstrukturen der menschlichen Realität« wurden zu allen Zeiten beobachtet, und viele Systeme wurden geschaffen, diese Strukturen zu beschreiben: Die Temperamente, die Jungschen Archetypen, die Prinzipien der Astrologie, die Bilder des Tarots, u.v.m. Alle diese Beschreibungen haben in ihrem Rahmen ihre Gültigkeit, und im jeweiligen System angewendet, lassen sie sich sehr gut handhaben.

Schwierig wird es immer nur dann, wenn man versucht, die jeweiligen Definitionen auf ein anderes System zu übertragen. Hier kommt man in Konflikt mit den verschiedenen Realitäten der Systeme selbst. Als Beispiel mag das typische Problem der Ethnologen gelten, die in einen fremden Kulturkreis kommen, diesen untersuchen und dann beschreiben, aber nur äußerst selten die »Brille« der eigenen Kultur, die mitgebrachten Betrachtungen ablegen können. Doch eben dann fehlt ihnen die notwendige Realität.

Aus diesem Grund war ich trotz intensiver Studien vieler verschiedener Systeme immer sehr vorsichtig, in anderen Bereichen gewonnene Erkenntnisse vorschnell auf die Steinheilkunde zu übertragen. Die Entdeckung der »Lebensstile« als »Grundstrukturen menschlicher Realität« in Korrespondenz mit den Kristallsystemen war daher einer der glücklichsten Momente in den ersten zehn Jahren steinheilkundlicher Forschung, hatten wir damit doch ein einfaches System in der Hand, das mit einer enormen Präzision anwendbar war.

Kristallstruktur und Lebensstil

Die Beschreibungen der verschiedenen »Lebensstile« zeigen acht grundlegende Möglichkeiten des menschlichen Verhaltens, des persönlichen Erlebens und der individuellen Lebensführung auf. Diese Möglichkeiten sind unabhängig von Alter, Herkunft, Geschlecht, Weltanschauung oder Lebenserfahrung. Es sind Grundmuster, aus denen wir eines als Überlebensstrategie für unser gesamtes Leben oder unsere momentane Situation gewählt haben. Da diese Grundmuster im Zusammenhang zu den Kristallsystemen der Mineralien stehen, sind jene Mineralien, die die uns entsprechende Kristallstruktur besitzen, in besonderer Weise als Heilsteine für uns geeignet.

Der kubische Lebensstil

Beginnen wir mit dem kubischen Lebensstil, der im vorangegangenen Beispiel des »Fluorit-Sammlers« schon etwas angedeutet wurde. So wie das kubische Kristallsystem sich durch eine quadratische Struktur kennzeichnet und dadurch sehr regelmäßig wird, so kennzeichnet sich auch der entsprechende Lebensstil durch geregelte Strukturen. Wenn wir unser Leben im kubischen Stil führen, werden wir nichts dem Zufall überlassen. Ordnung und Überschaubarkeit ist uns sehr wichtig. Um alles »im Griff« zu behalten, schaffen wir Strukturen in allen Bereichen: Unser Lebensraum wird strukturiert, indem z. B. alle Dinge ihren Platz erhalten. Wir wissen z. B. sowohl zuhause als auch am Arbeitsplatz genau, wo sich was befindet. Zumindest in den Aufgabenbereichen, die wir als »unsere Bereiche« definieren oder anerkennen.

Auch die Zeit hat ihre Struktur: Bestimmte Gewohnheiten nehmen einen festen Platz in unserem Tageslauf ein. Wir pflegen die täglichen Rituale, seien es der gleichbleibende Ablauf morgendlicher Waschungen, festgelegte Mahlzeiten, die Abendnachrichten oder irgendetwas anderes. In der Regel ist auch der Terminkalender eine wichtige Angelegenheit für uns, und wir sind in der Regel auch pünktlich. Pünktlich auf die Minute oder immer um genau dieselbe Zeit verspätet, was auch eine Art Pünktlichkeit ist! Wir planen gerne weit voraus, um schon früh detaillierte Vorkehrungen für die Zukunft treffen zu können.

Unsere Handlungen sind generell sehr regelmäßiger Natur. Wir lieben es, wohlüberlegt und bedacht zu handeln, und sind daher auch in der Lage, die Konsequenzen unseres Tuns zu überblicken. Zumindest so weit, wie uns diese Konsequenzen auch interessieren. Wir verschaffen uns schnell einen Überblick in allen Situationen, und schaffen überall Ordnung – unsere Ordnung – wo nötig. Bestimmte Vorgänge und Abläufe, die wir als sinnvoll und effektiv erkannt haben, behalten wir bei, so wie wir Bewährtes generell unüberlegten Experimenten vorziehen. Sicherheit ist sehr wichtig für uns.

Logisches Denken fällt uns sehr leicht. Meist ist es auch kein Problem, Überblick in komplexen Systemen zu bewahren oder systematisch nach der Ursache bestimmter Phänomene zu forschen. Auch in unseren Überlegungen sind wir sehr präzise und genau, was uns Sicherheit verschafft und in Auseinandersetzungen unseren Standpunkt stärkt. Wir sind sehr vorsichtig bei allzu freien Assoziationen oder waghalsigen Spekulationen. Die kausale Folge von Ursache und Wirkung muss in allen Vorstellungen schon erkennbar sein. Auch Risiko sollte kalkulierbar sein.

Gefühle haben ihren Platz. Wir haben zwar tiefe Gefühle gegenüber den Menschen, die wir lieben, auch je nach Neigung gegenüber Tieren, Pflanzen, Steinen oder auch Ideen, die uns begeistern. Doch wir lassen uns ungern von Gefühlen in unseren Handlungen leiten. Zu unsicher ist der Boden dabei, zu wenig überschaubar, und die Gefahr ist zu groß, durch Gefühle zu unüberlegten Handlungen hingerissen zu werden. Außerdem ist uns auch Objektivität zu wichtig, als dass wir sie aus einer Laune heraus aufgeben würden. Daher sind wir in der Lage, unsere Gefühle zu kontrollieren und Herr darüber zu bleiben.

Äußerlich lieben wir ebenfalls ein gleichbleibendes Erscheinungsbild: Wir haben bestimmte Lieblingsfarben, bevorzugte Kleidungsstücke, die wir u. U. bis zur völligen Abnutzung tragen können, wir lieben ein bestimmtes Ambiente und treten eher konservativ als extravagant auf. Ähnliches gilt für die Pflege unseres Körpers: Natürlich sind wir bestrebt, ihn gesund zu erhalten, daher lassen wir uns regelmäßig untersuchen, versäumen nicht den halbjährlichen Zahnarztbesuch und halten eine geregelte Körperpflege bei. Doch leider sind unsere schlechten Angewohnheiten genauso beständig. Der Haupterkrankungsgrund des kubischen Lebensstils sind die Gewohnheiten: Fehlernährung, Rauchen, Alkohol, ungesunder Lebensrhythmus u.v.m. Dinge, von denen wir uns mitunter kaum trennen können, auch wenn der Arzt uns noch so bedrängt.

Unsere größte Schwäche ist die mangelnde Flexibilität. Auch geistig macht uns am meisten Probleme, dass wir zu sehr am Bekannten hängen und zuwenig Spontaneität zeigen, wenn Unvorhergesehenes dazwischenkommt. Ein Zusammenbruch eines wohlüberlegten Plans kann eine schwere Krise nach sich ziehen und vorübergehende Orientierungslosigkeit hervorrufen. Solche Niederlagen verstärken den Drang nach Sicherheit und Kontrolle außerdem so sehr, dass die Gefahr besteht, völlig »verkopft« zu werden, Ratio und Logik überzubetonen und Intuition, Gefühle und Empfindungen so sehr zu verdrängen, dass ihre Existenz gar nicht mehr wahrzunehmen ist. Doch damit beginnt erst recht der Teufelskreis, der sich nach unten dreht.

Gewohnte Verhaltensmuster loszulassen, wird uns dann völlig unmöglich, da wir nun gar keine andere Möglichkeit zu handeln mehr sehen. Unsere Vorstellungen und Meinungen werden so festgefügt, dass ihr Erhalt uns wichtiger wird, als die Wirklichkeit selbst. Unter Umständen sind wir sogar bereit, die Realität zu zwingen, sich unserer Vorstellung anzupassen, statt umgekehrt. Im Extremfall scheuen wir dafür auch keine Mittel. Je nach Charakter entsteht ein starker missionarischer Drang oder gar die Bereitschaft, Gewalt zur Durchsetzung der eigenen Vorstellungen einzusetzen. Auch der Wunsch, unsere Ordnungssysteme aufrechtzuerhalten, kann hier zu unnötigen Komplikationen führen: Statt nach offensichtlichen Fakten eine Situation zu regeln, müssen wir planen, überlegen, erfassen, registrieren, analysieren, strukturieren, Prioritäten definieren, delegieren, verwalten und absichern: Aus einer Gartenparty wird ein Staatsempfang …

Noch problematischer werden unsere ganzen Regeln und Gesetze, wenn wir sie so überbetonen, dass wir wirklich nur noch in den vorgefertigten Mustern lebensfähig sind. Dann wird jede von außen bedingte Veränderung zur Bedrohung, jede Kritik zum persönlichen Angriff, alle anderen Lebensformen oder Weltanschauungen zur Gefahr, die wir bekämpfen müssen. Unser Denken wird dadurch extrem negativ gepolt: Wir sehen nur noch die Fehler, Schwierigkeiten, Misserfolge und Gefahren, und unsere Logik und Ratio verwenden wir ausschließlich dazu, diese Betrachtungen durch das Sammeln »passender« Informationen zu stützen. Selbst angebotene Hilfe weckt dann Misstrauen. Der Standpunkt »Die Welt ist schlecht (zu mir)« lässt sich ausbauen, wodurch zwangsläufig die eigenen Denk- und Verhaltensmuster zu (»kleinkarierten«) Festungen werden.

Der Gipfel ist schließlich erreicht, wenn wir bereit sind, uns selbst zu töten, nur um eine Vorstellung, Weltanschauung oder Ideologie aufrecht zu erhalten. Damit ist jetzt nicht der Kamikaze-Einsatz oder die Bereitschaft, für eine gute Sache zu sterben, gemeint, sondern der millionenfache alltägliche Fehler, aufgrund der Verhaftung an bestimmte Verhaltens- oder Denkmuster sein Leben wegzuwerfen: Aufgrund von Vorurteilen als Schwerkranker z.B. wirkungsvolle »alternative« Therapien abzulehnen; trotz Schmerzen nicht zum Arzt zu gehen; die Ernährung nicht zu ändern, weil man nicht glaubt, dass das hilft; betrunken Auto zu fahren, weil man ganz sicher ist, dass man alles unter Kontrolle hat; sich zu Tode zu arbeiten, weil einem Geld, Stellung oder Karriere wichtiger ist als Gesundheit oder Leben u.v.m. Viele dieser Dinge geschehen aus dem einfachen Grund heraus, dass man an bestimmten Betrachtungen stur festhält bzw. neue Perspektiven nicht zulässt. Und das ist eben »typisch kubisch«.

Doch keine Sorge: So muss man als »kubische Persönlichkeit« nicht enden. Ebenso wie diese negative Entwicklung lässt der kubische Lebensstil auch eine Entwicklung zum Positiven zu! Dann entwickeln sich vor allem die Eigenschaften, die es uns ermöglichen, »groß zu denken«. Darin ist z.B. die Fähigkeit eingeschlossen, viele verschiedene Abläufe im Überblick behalten zu können: Die Arbeitszusammenhänge einer großen Firma z.B., die Komplexität eines Computer-Programms oder auch die vielen sog. »Zufälle« des eigenen Lebens, die sich in ihrer Gesamtheit oftmals sehr deutlich als Fingerzeige des Himmels entpuppen, wenn man diesen Zusammenhang eben sieht ... Wir haben dann die Chance, uns wirklich als Teil eines größeren Plans zu sehen. Nicht zu spüren oder zu empfinden, wie andere Lebensstile dies vermitteln, sondern tatsächlich zu sehen.

Das beginnt damit, dass wir die eigenen Lebens»muster« als Teil übergeordneter Strukturen erkennen. Mit der Bereitschaft, uns nicht an die eigenen Vorstellungen zu hängen, gewinnen wir die Möglichkeit, uns einzuordnen in die Strukturen unserer Familie, unserer Gemeinschaften, der menschlichen und irdischen Existenz sowie den Gesetzen des physikalischen und geistigen Universums. Abgrenzung, Absicherung, Misstrauen und gewaltsame Veränderung verlieren so jegliche Notwendigkeit. Natürlich vertrauen wir nicht blind auf Gott und die Welt, doch sind wir bereit, uns von neuen Möglichkeiten stets überzeugen zu lassen. Wir bleiben offen für neue Erfahrungen. Und – typisch kubisch – wir werden extrem lernfähig. Jedes neue Erlebnis, jede neue Information wird sofort in Verbindung gebracht mit dem Bekannten, eingeordnet, verknüpft und ist sofort wieder anwendbar.

Unsere Fähigkeit, Ordnung zu schaffen und größere Zusammenhänge zu überschauen, können wir nun auch hilfreich für andere einsetzen. Da wir weit vorausdenken können, sind wir in der Lage, schon die richtigen Weichen zu stellen, wenn andere noch gar nicht erkennen, was auf sie zukommt. Unsere Prognosen sind in der Regel sehr fundiert und zuverlässig. Egal, in welchem Aufgabengebiet wir tätig sind, werden wir bestrebt sein, die Arbeit zu effektivieren, Abläufe zu optimieren und die Ergebnisse zu verbessern. Große Ziele sprechen uns an, daher gelangen wir sehr schnell in verantwortliche Positionen und füllen diese auch aus. Schwierigkeiten sind Herausforderungen für uns, die sich meistern lassen, und an Problemen lernen und wachsen wir. Erfüllung gewinnen wir mit der erfolgreichen Umsetzung jeder Idee und – für eine kubische Persönlichkeit, die die Konsequenzen und Ergebnisse Ihrer Handlungen schon zum Zeitpunkt der Tat sieht, ist Erfolg ein Naturgesetz!

Der hexagonale Lebensstil

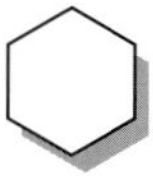

Unter den sieben genannten Formen ist das Sechseck die Form mit dem geringsten Umfang im Verhältnis zum eingeschlossenen Flächeninhalt. Diese Effizienz bewegte schon die Bienen dazu, ihre Waben als hexagonales Strukturgitter anzulegen, und solche Effizienz ist auch ein zentrales Thema des hexagonalen Lebensstils. Als »hexagonaler« Mensch sind wir sehr zielstrebig. Das gilt für langfristige Ziele ebenso wie für die einzelnen »Tagesetappen«: Was wir anstreben, erreichen wir auch. Unser Lebensstil ist sehr konsequent: Wir wählen unsere Ideale bewusst, wissen genau um unsere Vorbilder und setzen das, was wir für richtig erkannt haben, Schritt für Schritt in die Tat um. Wir lieben Geradlinigkeit und Aufrichtigkeit. Der kürzeste Weg ist uns der liebste, Ablenkungen und Umwege dagegen ein Greuel.

Zeit ist eines unserer kostbarsten Güter: Wir sind bestrebt, sie so sinnvoll wie möglich einzuteilen, Zeitverschwendung kennen wir nicht. Da uns das Erreichen des Ziels wichtiger ist als der Weg, unterscheiden wir genau zwischen Notwendigem und Überflüssigem. Ersterem widmen wir uns, letzteres ignorieren wir. Unsere Tage sind ausgefüllt, Leerzeiten oder gar Langeweile ist uns fremd. In der Regel haben wir immer noch etliches vor, d.h. »vor uns«, und ist ein Ziel erreicht, so suchen und finden wir schnell ein anderes.

Unsere Handlungen sind wohl überlegt und gut vorbereitet. Für unser Ziel, das persönlicher, gesellschaftlicher, politischer oder religiöser Natur sein kann, materiell wie ideell, arbeiten wir unermüdlich, eifrig und fleißig. Dieses Ziel verlieren wir nie aus den Augen, und daraus beziehen wir die Kraft, immer weiter zu gehen, mögen die Treppen auch lang und die Stufen hoch sein. Auch wenn es unterwegs Schwierigkeiten und Widerstände gibt, ist die Kraft, sich wieder und wieder zu überwinden, stets vorhanden. Wir machen gerne Karriere. Etwas zu erreichen, spornt uns an, und was wir erreicht haben, erfüllt uns mit Stolz.

Unser Denken ist klar und analytisch. Wir besitzen eine schnelle Auffassungsgabe und eine starke Absicht. Daher bestimmen wir in der Regel selbst, was unser Interesse findet, und lassen uns kaum ablenken. Sinn und Nutzen aller Angelegenheiten verstehen wir rasch, so dass wir sie in unsere Pläne miteinbeziehen können, wenn es angebracht ist. Doch auch wenn wir Strategien oder Taktiken bei Bedarf schnell wechseln können, so bleiben wir unseren Grundüberzeugungen doch treu. Wir sind sehr gründlich, manchmal penibel, und nur zufrieden, wenn alles bis ins kleinste Detail stimmt. In der Regel ist uns das Beste gerade gut genug.

Unser Leben ist deutlich rational betont. Wir können Gefühle sehr intensiv erleben, uns jedoch auch sofort von ihnen lösen, wenn sie uns behindern oder handlungsunfähig machen. Auch hier ist die angeborene Fähigkeit zur Überwindung ein großer Gewinn. Außerdem sind wir sehr individualistisch. Auch die Tatsache, dass wir uns ungern von anderen einschränken lassen, und schon gar nicht bremsen oder unterdrücken, ist mit der Grund für den »Drang nach oben«, den Wunsch nach einer Position im Leben, in der wir über uns selbst bestimmen können.

Interessanterweise machen wir jedoch meistens kurz vor dem obersten Ende der Leiter halt. Offenbar ist es uns lieber, noch ein Ziel vor Augen zu behalten, als ohne weitere Richtschnur ganz an der Spitze zu stehen. Der beste Schüler eines Lehrers oder die rechte Hand des Chefs zu sein, ist in vielem doch angenehmer, als Lehrer oder Chef selbst. Viele Staatsekretäre bleiben im Amt, auch wenn der Minister geht ... Der heimliche Herrscher regiert länger!

Auch unser Körper zeigt unser Ideal an. Wir lieben einen trainierten, funktionsfähigen Leib, treiben genau so viel Sport wie nötig, achten in der Regel auf unsere Gesundheit und eine ordentliche Ernährung. Allerdings nur, solange nicht andere Dinge wichtiger werden. Wenn die Zeit zum Erreichen eines gesteckten Ziels knapp wird, haben wir keine Probleme damit, Essen auch mal (mehrmals) ausfallen zu lassen. Der Kaffee im Stehen und der Imbiss zwischendurch sind dann schnell angewöhnt. Askese fällt uns leicht, wenn sie zweckdienlich ist; auf die Idee, vier Wochen Urlaub für eine Fastenkur zu opfern, kommen wir dagegen sicherlich nie.

Werden wir körperlich krank, dann ist Hauptursache meist Überarbeitung, zuwenig Rücksicht und zu hohe Anforderungen an uns selbst. Im Genesungsprozess sind wir sehr ungeduldig, und die Gefahr, eine Krankheit zu verschleppen, Rückfälle zu erleiden oder durch Unterdrückungsversuche akute Erkrankungen in chronische zu verwandeln, ist bei keinem Lebensstil größer, als beim hexagonalen. Auch an die vielen Tabletten gegen Müdigkeit oder für den Schlaf, für den Magen oder zur Beruhigung gewöhnen wir uns ebenfalls leicht, solange sie uns Funktionsfähigkeit garantieren.

Gerade unsere größten Stärken sind auch unsere größten Schwächen! Zu leicht fixieren wir uns auf ein einziges Ziel, wodurch wir nicht mehr nach rechts oder links schauen. Eine Scheuklappen-Mentalität entsteht, die unser Leben verarmen lässt, und wir werden getrieben von dem Gefühl, ständig zuwenig Zeit zu haben. Hektik, Ungeduld und Stress nimmt zu. Es fehlt dann die aus Muße, Erholung und Abwechslung bestehende seelische Ernährung, sowie die Kraft, die daraus erwächst. Selbst Urlaub kommt oft zu kurz, oder wird wiederum zum leistungsorientierten Erfolgsprogramm. Das fällt lange Zeit nicht auf, da wir dieses Manko durch unsere Willenskraft eine gewisse Zeit überbrücken können, bis unsere letzten Reserven aufgebraucht sind. Dann allerdings kommt der Zusammenbruch.

Genauso sicher kommt die Krise, wenn es uns gelingt, eines der »großen Ziele« unseres Lebens zu erreichen. Dann nämlich fehlt uns plötzlich etwas: Der Sinn, die Aufgabe, das Gefühl, gebraucht zu werden oder wichtig zu sein. Wir brauchen Ziele vor uns, nicht hinter uns. Daher wird der Erfolg oft gar nicht gefeiert, die Früchte der Arbeit werden nicht genossen. Statt Erholung, Pause, Entspannung folgt sofort die Suche nach einem neuen Ziel, einer neuen Ausrichtung, der nächsten Dimension. Ist dieses nicht schnell genug zu finden, wird die innere Leere durch äußere Aktivitäten überbrückt, so lange zumindest, bis der Körper »die Notbremse zieht«.

Aus diesem Grund werden »hexagonale« Ziele oder Ideale oft so hoch angesetzt, dass sie mit Sicherheit nie erreicht werden. Dann besteht zwar die Gefahr der »großen Leere« nicht, aber wehe allem, was »im Wege« steht. In »Orientierungs-Krisen« finden vor allem hohe Ideale oder Heilslehren einen fruchtbaren Nährboden bei uns: Die Erleuchtung, das Nirvana, die Unsterblichkeit oder die ewige Seligkeit. Wo immer das versprochen wird, setzt die uns eigene Kritikfähigkeit plötzlich aus: Wir übernehmen die angebotene Lehre ungeprüft, erheben sie zu unserem neuen Ziel, identifizieren uns damit, und finden zu unserer Kraft und unseren gewohnten Fähigkeiten zurück. Dabei fällt uns oftmals nicht auf, dass nur die Tatsache, ein neues Ziel zu haben, diese positiven Wandlungen in Gang setzt, das Ziel selbst dabei jedoch zweitrangig ist.

Schreiben wir die positiven Veränderungen dem Inhalt unseres neuen Ideals zu, so wird die Fixierung auf das neue Ziel sehr stark. Je nachdem, welchen Inhalten wir uns nun verpflichtet fühlen, kann unsere hexagonale Neigung zu Fanatismus verschiedenster Abstufungen führen. Auf eine gewisse Art ist Fanatismus jedoch immer zerstörerisch, da wir beginnen, unsere eigenen Bedürfnisse und Grenzen zu ignorieren, und es nur eine Frage der Zeit ist, bis wir dies auch von anderen erwarten. Was bisher freiwillige Disziplin und Treue zu den eigenen Prinzipien war, wird nun verwechselt mit Rücksichtslosigkeit und Dogmatismus. Und auch hier besteht im Extremfall die Bereitschaft, unser eigenes Leben und auch das anderer zu riskieren oder zu opfern, nur um einer Idee oder einer Fahne zu folgen.

Die positive Entwicklung des hexagonalen Lebensstils beginnt mit dem einfachen »Walk your talk!« – »Tu, was Du sagst!«. Die uns von klein auf eigene Konsequenz führt ja automatisch dazu, dass wir bei der Umsetzung unserer Ideale Erfahrungen sammeln, die uns auf unserem Weg bestätigen oder Zeichen setzen, dass eine Veränderung notwendig ist. Hier ist nun wichtig, dass wir immer dazu bereit bleiben, auch unsere Ziele anhand unserer Erfahrungen zu überprüfen. Ziele sind wandelbar. Je näher wir einem Berggipfel kommen, desto deutlicher sehen wir ihn. Und vielleicht entspricht er gar nicht mehr dem Bild, das wir von ferne hatten. Daher ist es wichtig, dass wir uns täglich die Möglichkeit einräumen, entweder unser altes Bild aufgrund neuer Tatsachen zu korrigieren, oder einen anderen Weg einzuschlagen. Beides macht uns freier.

Der zweite Aspekt, der eine positive hexagonale Entwicklung ermöglicht, ist die innere Gewissheit, dass wir unser Ziel erreichen. Als hexagonale Persönlichkeiten liegt das einfach in unserer Natur. Wir müssen uns also gar nicht besonders anstrengen. Das oft vorhandene »Getriebensein«, die Unruhe und die Selbstüberforderung entstehen oft aus der Angst, das gesteckte Ziel nicht zu schaffen. Wenn wir innerlich sicher wissen, dass wir die nötigen Fähigkeiten besitzen, können wir das ganze gelassen angehen! Und diese Gelassenheit ist eine bessere Erfolgsgarantie, als jegliche Anstrengung. Natürlich müssen wir auch etwas tun, aber das können wir ja sowieso nicht lassen …

Befreit von Scheuklappen und gewappnet mit Konsequenz, innerer Sicherheit und Gelassenheit legen wir ein enormes Tempo an den Tag. Karriereleitern erobern wir im Sturm und auch die von uns gewünschte persönliche Entwicklung geht zügig voran. Individualismus und Gemeinschaftssinn sind keine Widersprüche mehr, sondern ergänzen sich. Ebenso zeigt sich, dass Toleranz und Akzeptanz anderer in ihrer eigenen Art die eigene Selbstverwirklichung keineswegs hemmt, sondern im Gegenteil geradezu fördert. Weitsicht und Rundumblick vereint bieten eine solche Fülle von Erfahrungen, dass uns allmählich bewusst wird: Der Weg ist das Ziel!

Der trigonale Lebensstil

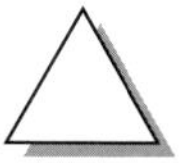

Das Dreieck ist die einfachste geometrische Form – und ebenso ist auch der trigonale Lebensstil im Grunde genommen sehr einfach. Ist uns dieser Lebensstil zu eigen, so führen wir ein schlichtes, unkompliziertes Leben, sehr beständig und geruhsam. Zwar schätzen wir die Bequemlichkeit eines gewissen Luxus durchaus, sofern er bezahlbar ist, doch sind wir nie bereit, für Reichtum oder Macht einen überhöhten Preis zu bezahlen. Unsere Lebensprinzipien sind sehr pragmatisch und realistisch, die Devise »minimaler Aufwand – maximaler Erfolg« dominiert dabei unser Handeln, weshalb uns Nachlässigkeit viel besser bekannt ist als Ehrgeiz. Wo möglich, wählen wir den Weg des geringsten Widerstandes, können jedoch in einer bestimmten Position oder Meinung sehr lange verharren und geduldig abwarten, bis unsere Stunde gekommen ist. Generell lassen wir die Dinge eher auf uns zukommen, übereilte Schritte sind uns fremd.

Wir haben alle Zeit der Welt. In Eile geraten wir selten, meistens lassen wir Arbeit und andere Vorhaben gemütlich angehen und erledigen alles Anfallende nach dem einfachen Motto: »Eines nach dem anderen …« Wird nicht Unmögliches von uns verlangt, so sind wir meist zuverlässig. Ein gewisser Rhythmus ist uns dabei das liebste: Pausen müssen sein – pünktlicher Feierabend ist sehr wichtig. Nichts nervt uns mehr, als unnötige Hektik und Menschen, die Stress verbreiten.

Auch im Handeln sind wir sehr pragmatisch veranlagt. Wir lernen gerne über Anschauung und sind sehr geschickt, Dinge oder Abläufe zu vereinfachen. Manchmal wird uns eine gewisse Faulheit nachgesagt, doch sei daran erinnert, dass die größten Erfindungen aus Faulheit entwickelt wurden: Aus dem Wunsch heraus, sich das Leben einfacher zu machen. Daher sind wir auch meist überzeugte Praktiker. Komplizierte Theorien sind nicht unser Fall, was zählt, ist die einfache Tatsache, ob etwas funktioniert oder nicht. Gerade dadurch werden wir oft Meister unseres Fachs oder Berufs, da unsere Ergebnisse verwertbar und anwendbar sind.

Grundsätzlich schaffen wir keine unnötigen Komplikationen. Meistens gelingt es uns, ohne großes Nachdenken akzeptable Lösungen auf unsere Schwierigkeiten und Probleme zu finden. Dafür werden wir in der Regel auch von anderen sehr geschätzt, die sich gerne praktischen Rat oder Beistand bei uns holen. Ist eine sofortige Lösung nicht gleich in Sicht, hilft uns in der Regel die Überzeugung »es wird schon werden« dazu, trotzdem ruhig zu schlafen und entspannt zu bleiben, bis der rettende Einfall kommt.

Wir lieben den Genuss und »lassen uns auch gerne einmal gehen«. Auseinandersetzungen versuchen wir jedoch so gut es geht zu vermeiden, Streit und heftige Emotionen sind uns zuwider. Wir sind glücklich, wenn der häusliche Frieden gewahrt bleibt, und wir unser Leben so eingerichtet haben, dass wir zufrieden sein können. Die Atmosphäre, in der wir uns am wohlsten fühlen, ist die Gemütlichkeit.

Das sieht man uns mitunter auch körperlich an: Leistungssport gehört nur selten zu unseren Neigungen, daher sind wir oft runder als der Bevölkerungsdurchschnitt oder besitzen zumindest einen gewissen Hang zu Fettpölsterchen oder Bauchansatz. Damit lässt sich jedoch meistens gut leben, ist das Aufrechterhalten der Traumfigur in der Regel doch eine viel zu anstrengende Sache. Allerdings werden Bequemlichkeit und Nachlässigkeit mitunter auch zu Krankheitsfaktoren oder behindern die Genesung: Eine aufwendige Diät oder ein anstrengendes Behandlungsprogramm rufen nicht gerade Begeisterung bei uns hervor. Eine gemütliche Kur ist da schon was ganz anderes.

So besteht generell die Tendenz, uns die Dinge zu einfach zu machen. Um »unseren Frieden zu haben«, ziehen wir uns oft in ein gewisses »Inseldasein« zurück, dessen Horizont vom eigenen Gartenzaun begrenzt ist. Schlechte oder beunruhigende Nachrichten halten wir uns durch Desinteresse vom Leib, Konflikte werden unterdrückt, komplizierte Personen oder Situationen gemieden. Daraus resultiert eine zunehmende Oberflächlichkeit, der heutzutage durch die sog. »Telekommunikation« noch Vorschub geleistet wird: Telefonieren ist einfacher als hinfahren, Faxen bequemer als reden, Abenteuer werden relaxt im Ohrensessel per TV erlebt und die Schreckensmeldungen der Nachrichten bleiben in genügend Distanz, dass der Appetit auf die Chips nebenher nicht vergeht.

Ein leiser Egoismus stellt sich ein: Nur noch das eigene Wohlbefinden ist von Belang, nur die eigenen Interessen zählen, gegenseitige Hilfe oder das Engagement für eine »gute Sache« nimmt kontinuierlich ab. Es ist einfacher, an der Haustüre hin und wieder ein paar Mark zu spenden. Die Probleme anderer nehmen wir sowieso immer weniger wahr. Zum einen »gehen die uns ja nichts an«, zum anderen reduziert sich unsere Betrachtung immer stärker auf die Funktion unseres Gegenübers: Statt von Mitmenschen sind wir nun von Kunden, Verkäufern, Schaffnern, Beamten, Chefs, Untergebenen, Klienten oder Patienten umgeben, oder wie in manchen Krankenhäusern üblich, nur noch von »Blinddärmen«, »Frakturen« o.ä.

Steigert sich diese Oberflächlichkeit schließlich zur Gleichgültigkeit, so wird's noch schlimmer: Das Gefühlsleben verkümmert dann vollständig, das Leben wird gleichförmig und leer. Ohne Empfindung halten wir nur die wichtigsten Funktionen unseres Lebens aufrecht: Aus Ernährung wird Sättigung, aus Beruf Beschäftigung, aus Familienleben soziale Absicherung. Statt Ideen und Interessen gibt es Ablenkung, statt Kommunikation einseitige Unterhaltung, statt Lebenssinn Langeweile. Das (geistige) Sterben beginnt langsam und lautlos hinter unseren wohlverschlossenen Türen.

Das muss nicht sein! Wenn wir unseren Mitmenschen gegenüber offen und hilfsbereit bleiben, und selbst das Interesse an einem reichen, sinnerfüllten Leben bewahren, wird die Gabe der Einfachheit für uns und andere beglückend: Unsere Fähigkeit, einfache Lösungen zu finden, macht uns zu geschätzten Beratern mit einem treffsicheren Realismus. Erfahrung und Tradition sind dabei die Grundlagen, auf die wir uns stützen. Es fällt uns leicht, Hirngespinste von Tatsachen zu trennen, wo wir also Kritik üben, erweist sich diese als fundiert, wo wir eine Empfehlung aussprechen, ist darauf Verlass!

Was uns auszeichnet, ist der gesunde Menschenverstand, eine natürliche Klarheit im Denken, direkt und aufrichtig, die sich so leicht nicht täuschen lässt. Im Gegenteil, es ist uns möglich, neutral zu sein. Ohne Wertung hinzuhören und zu verstehen, was ein anderer zu sagen hat. Und gerade daher können wir anderen auch optimal helfen. Aus dieser Neutralität heraus entwickelt sich schließlich Toleranz, die Fähigkeit, den anderen so anzunehmen, wie er ist, egal, ob wir mit seinem Reden und Handeln übereinstimmen, oder nicht. Aufgrund dieser spürbaren Toleranz fassen viele Menschen auch Vertrauen zu uns, und unser Wort wiegt mehr, als die Aussagen eines eifrigen Verfechters bestimmter Meinungen.

Das Resultat dieser Entwicklung ist für uns die Ausgeglichenheit: Tun und Denken, Verstand und Gefühl harmonieren auf einfache Weise miteinander. Wir fühlen uns wohl und sind mit unserem Leben zufrieden. Unser Familien-, Gemeinschafts- und Berufsleben ist erfüllt, gute Freunde gesellen sich zu uns, und ohne dass wir uns in großen Aufwand stürzen, ist immer etwas geboten – Langeweile ist uns fremd. Gottvertrauen und Gelassenheit fördern auch in unsicheren Zeiten eine gesunde Zuversicht, ist uns eines doch sicher: In der Einfachheit liegt die Wahrheit!

Der tetragonale Lebensstil

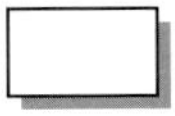

In seiner Form ist das Rechteck dem Quadrat ähnlich – doch nur ähnlich. So mag bei oberflächlicher Betrachtung des tetragonalen Lebensstils dieser dem kubischen ähneln, doch im Kern sind sie grundverschieden. Wenn wir unser Leben »tetragonal gestalten«, so erwecken wir für andere oft den Anschein, als wären wir immer sicher in unserem Tun und hätten alles im Griff, in Wirklichkeit sind wir davon oft weit entfernt. Was anderen geplant erscheint, ist tatsächlich ein spontaner Einfall, dennoch sind wir jederzeit in der Lage, absolut logisch zu begründen, was eigentlich rein aus dem Gefühl heraus entschieden wurde. Das »tetragonale Leben« hat zwei Gesichter: ein inneres und ein äußeres.

So werden eifrig Zeitpläne aufgestellt, und im nächsten Moment wieder verworfen. Teils aufgrund spontaner Änderungen, teils aufgrund von Fehleinschätzungen über den realen Zeitaufwand bestimmter Unternehmungen. Um eine gewisse Ordnung ins Leben zu bringen, planen wir gerne weit voraus, doch ist von vornherein sicher, dass alles anders kommt, als gedacht. Persönlich fallen uns diese ständigen Veränderungen auch leicht, doch unsere Umgebung tut sich oft schwer damit, da wir nach außen einfach mehr Stabilität und Verlässlichkeit ausstrahlen.

Wir lieben das Neue und Unbekannte. Jeder Tag ist anders, stetige Wiederholungen sind uns zuwider. Was einmal abgeschlossen ist, ist abgeschlossen! Daher sind wir auch in der Lage, unbrauchbare Konzepte sofort fallen zu lassen und durch neue zu ersetzen. Wir sind bereit, aus jeder Handlung zu lernen und sie beim nächsten Mal zu verbessern. Für uns selbst stellt sich diese Eigenschaft als enorme Entwicklungsfähigkeit dar, andere empfinden es oft als Unberechenbarkeit.

Diesem Handeln liegen die analytische Fähigkeit unseres Denkens und die sprunghafte Natur unseres Gefühlslebens zugrunde: Wir sind in der Lage, Informationen sehr schnell auszuwerten und zu interpretieren, wobei die Interpretation stark von unserem momentanen Gefühl geprägt wird. Daher haben wir keine Mühe, das, was wir als richtig empfinden, umgehend auch logisch zu begründen. Wir ändern unsere Meinung im Bedarfsfall sehr schnell, wobei wir die neue Meinung jedoch sofort mit derselben Intensität vertreten, wie am Vortag noch die alte ... Was immer auch geschieht, wir haben auf jede Frage eine Antwort.

Im Prinzip fühlen wir uns immer sicher, doch bleiben wir am liebsten stets selbst in der Position, zu bestimmen, ob und wem wir unsere Gefühle und Gedanken enthüllen und offenbaren. Wenn notwendig, sind wir in der Lage, Empfindungen und Launen zu verbergen, um der jeweiligen Situation entsprechend aufzutreten und angemessen handeln zu können. Wir können auch bewusst täuschen und problemlos mehrere Identitäten nebeneinander leben.

Das spiegelt sich auch in unserem Äußeren wider, das sehr veränderlich ist. Nur durch den Wechsel von Kleidung und Haarschnitt z.B. sind wir in der Lage, unsere Erscheinungsweise und unser Image extrem zu variieren. Selbst unser Körpergewicht verändert sich je nach Lebenssituation schnell. Unseren Körper pflegen wir bewusst so, dass erwünschte Eigenschaften unterstrichen, unerwünschte verborgen werden. Daher ist unser Auftreten meistens eine Demonstration, sei es die Darstellung von Wohlbefinden, Interesse, Reichtum, Macht, Protest, Provokation oder was auch immer ...

Diese kontrollierte Selbstdarstellung birgt jedoch auch eine Gefahr: Wenn wir nicht achtgeben, entwickeln wir eine undurchdringbare Fassade, die uns einen gewissen Schutz bietet, mitunter jedoch auch mühsam aufrechterhalten werden muss. Dadurch werden wir unehrlich, selbst den Menschen gegenüber, die uns am nächsten stehen. Wir hüten unsere kleinen Geheimnisse, die wir mit niemandem teilen, und laufen dadurch jedoch Gefahr, innerlich zu vereinsamen, obwohl wir nach außen hin als gesellig und leutselig erscheinen.

Der tetragonale Lebensstil ist prädestiniert für das Doppelleben. Aus dem Zwiespalt heraus, einerseits jedem Gefühl nachgeben zu wollen, andererseits die Kontrolle über das eigene Leben in der Hand zu behalten, können Situationen entstehen, in denen wir gezwungen sind, zu lügen und zu betrügen. Hinzu kommt oft eine gewisse Feigheit, weshalb die Geliebte dann lieber verschwiegen wird, der Fehler vertuscht oder die schlechte Angewohnheit verheimlicht. Da wir Dinge tun, die wir selbst schlecht bewerten, entwickelt sich Scham, die verborgen werden muss.

Die Katastrophe bricht herein, wenn wir gezwungen werden, uns zu offenbaren oder wenn eines unserer Geheimnisse entdeckt wird. Zunächst werden wir sehr rege, um schnell eine neue Fassade zu errichten, ein Gedankengebilde zu entwerfen, das alles rechtfertigt, oder mit großer Überzeugungskunst alle offenliegenden Indizien wieder umzuinterpretieren und zu verschleiern. Nicht selten haben wir damit Erfolg. Scheitern wir jedoch, dann sind wir so überwältigt, dass der vollständige Zusammenbruch erfolgt: Wir verlieren unser Selbstwertgefühl, schämen uns, fühlen uns minderwertig und werten alles ab, auch die bisher positiven Errungenschaften unseres Lebens.

Dieser »Gesichtsverlust« wirkt zerstörerisch: Zurückgehaltene Aggression richtet sich nun entweder nach außen, so dass wir demjenigen, der uns »aufgedeckt« hat, Rache schwören und alles erdenkliche Leid an den Hals wünschen, oder nach innen, als Niedergeschlagenheit, Selbstbestrafung und im Extremfall als Flucht in eine »bessere« Welt. Sogar Schizophrenie kann die Folge eines solchen Zusammenbruchs sein; eine »typisch tetragonale« Krankheit: das Leben in mehreren Realitäten gleichzeitig.

Wird dieses Tief nun im negativen Sinne überwunden, so errichten wir in der Folge umso stärkere Mauern, die uns schützen sollen, und werden für unsere Umgebung zum Unterdrücker: Wenn wir neben uns niemanden stark werden lassen, ist die Gefahr für uns selbst ja geringer. Allerdings bleiben wir so auf ewig in einer Sackgasse, im Grunde nämlich für immer einsam. Wenn wir jedoch erkennen, um wieviel freier wir ohne künstliche Fassade doch sind, dann öffnen sich ganz neue Chancen für unser Leben.

Die dem tetragonalen Lebensstil eigene Kombination von Gefühl, Spontaneität und analytischem Denken ermöglicht nämlich eine positive Entwicklung unseres Lebens, in der wir unsere Kraft nicht darin investieren, Fassaden zu errichten und aufrechtzuerhalten, sondern zu durchdringen und dahinterliegende Geheimnisse zu entdecken. Da wir aus unserer eigenen Lebenserfahrung wissen, dass der oberflächliche Schein der Dinge noch lange nicht alles ist, sind wir immer bestrebt, tieferliegenden Sinn und verborgene Zusammenhänge zu finden.

Unser Interesse gilt dem »Warum?«, der Funktion und der Absicht hinter allen Erscheinungen. Positiv gelebt stellt der tetragonale Lebensstil das Leben eines Forschers dar. Wir geben uns nicht zufrieden mit dem bisher Erreichten, sondern sind bereit, Dinge erneut in Frage zu stellen, Ergebnisse zu überprüfen, neue Interpretationen zu wagen und stets neue Experimente zu versuchen. Unsere Gefühle sind dabei oft der Motor: Wenn wir das Gefühl haben, auf der richtigen Fährte zu sein, dann bleiben wir hartnäckig daran und lassen uns von keinem Fehlschlag entmutigen.

Mit demselben Engagement, mit dem im negativen Fall das Verbergen betrieben wurde, wird nun die Wahrheitssuche vorangebracht. Als besondere Begabung erweist sich hier die Phantasie, der Sinn der Sichtbarmachung (griech. »phainein« = »sichtbar machen«). Ohne Vorstellungsvermögen sind Entdeckungen und Erfindungen auch schlicht unmöglich. In diese Wahrheitssuche wird auch unser eigenes Leben mit einbezogen: Oberflächliche Zufriedenheit genügt uns nicht, der tiefere Sinn unseres Daseins ist es, der uns interessiert. Vom Gefühl her wissen wir, dass wir in unserem Leben eine Aufgabe haben, wie diese auch immer aussehen mag. Sie zu entdecken und zu erfüllen, fordert unsere Fähigkeiten heraus und bringt uns ein freudiges, glückliches Leben.

Aufgrund unserer eigenen Vielseitigkeit fällt es uns auch leicht, anderen in diesem Punkt zu helfen. Mit scharfem Verstand können wir Probleme analysieren und durch Phantasie kreative Lösungen entwickeln. Unsere Hilfe ist dabei oftmals einfallsreich und unkonventionell, aber schließlich sind uns ja neue Wege stets lieber als ausgetrampelte Pfade. Und daher gilt auch: Je größer die Herausforderung für uns ist, desto bereitwilliger nehmen wir sie an!

Der rhombische Lebensstil

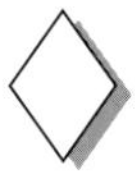

Auch die Raute besitzt eine gewisse Ähnlichkeit mit dem Quadrat, daher erscheint auch der rhombische Lebensstil Außenstehenden als ein Zustand, bei dem alles stets in Ordnung ist. Das Leben ist ein langer, ruhiger Fluss, so könnte man unsere Empfindung definieren, wenn wir selbst diesen Lebensstil führen. Das Leben entwickelt sich in der Regel kontinuierlich und ohne besondere Vorkommnisse, nur gelegentlich erleben wir massive Einbrüche oder Ausbrüche:

So kann in einem langen Zyklus gleichbleibender Tagesabläufe plötzlich und unvermittelt ein Stimmungstief auftauchen, scheinbar grundlos und von ungeahnten Ausmaßen. Angst-Attacken, Depressionen oder einfach Übellaunigkeit, die unter Umständen genauso sang- und klanglos wieder verschwinden, wie sie aufgetaucht sind. Ausbrüche können dergestalt auftreten, dass Dinge, die uns bisher sehr wichtig waren, plötzlich völlig an Wert verlieren und wir mit Leichtigkeit tiefgreifende Entscheidungen treffen, die in unserer Umgebung auf völliges Unverständnis stoßen: So werden ohne Reue Beziehungen beendet, Arbeitsplätze gekündigt, Wohnorte spontan gewechselt oder Sicherheiten über Bord geworfen. »Einfach so« beginnen wir plötzlich ein neues Leben.

Dieser eigenwillige Gegensatz von langen, gleichbleibenden Phasen einerseits, und unerwarteten Veränderungen andererseits bestimmt den ganzen Lebensrhythmus. Im Grunde richten wir uns immer darauf ein, dass alles auf ewig so bleibt, wie es ist. Daher planen wir auch nie weit voraus. Es besteht keine Notwendigkeit dazu. Zeit ist für uns ein immer wiederkehrendes Phänomen, jeden Tag geht die Sonne auf, das war schon immer so, warum sollte sich daran je etwas ändern. Ändert sich nun doch plötzlich etwas, wie z.B. in den o.g. Beispielen, dann kehrt schon am nächsten Tag diese ewige Selbstverständlichkeit wieder: Zwar war vor kurzem alles anders, doch so wie jetzt, so wird es von nun an bleiben.

Aus dieser Selbstverständlichkeit heraus treffen wir Entscheidungen sehr leicht: In eine neubezogene Wohnung wird schnell viel Geld investiert, auch wenn man nicht weiß, wie lange man bleibt. Aus einer Beziehung wird recht spontan eine Ehe, aus einer einmal übernommenen Aufgabe häufig eine dauerhafte

Verpflichtung. In allem besitzen wir auch ein enormes Durchhaltevermögen, von den gelegentlichen Ein- oder Ausbrüchen mal abgesehen. In unseren Unternehmungen sind wir sorgfältig und unauffällig, leisten in Teams oft den Großteil der Arbeit, ohne uns jedoch in den Vordergrund zu drängen. Wir sind sehr genügsam und auf Aufmerksamkeit, Lob oder Anerkennung nicht angewiesen.

Für eine gute Sache lassen wir uns leicht begeistern und zeigen in der Regel auch großes soziales Engagement. Wir sind grundsätzlich hilfsbereit und daher oftmals in der Funktion, die eigentliche Kleinarbeit zu leisten. Zwar stammen die »großen Ideen« oft von anderen, doch ohne unsere akribische Umsetzung aller kleinen Details würden nur wenige davon realisiert. Gründlichkeit und Genauigkeit ist generell unsere Stärke, wir denken uns alle Unternehmungen ruhig und sachlich durch, ohne jedoch in unnützes Grübeln zu verfallen.

Außerdem sind wir sehr einfühlsam. Die Stimmungen anderer nehmen wir sehr schnell wahr und können uns leicht darauf einstellen. Daher sind wir als Gastgeber beliebt und finden uns oft in umsorgenden Funktionen wieder. Wir sind glücklich, wenn auch andere sich wohlfühlen, und daher immer bestrebt, eine angenehme Atmosphäre zu schaffen. Unter Freunden sind wir als gute Zuhörer bekannt, nach dem Grundsatz: »Geteiltes Leid ist halbes Leid, geteilte Freude ist doppelte Freude!« Unsere eigenen Interessen können wir daher problemlos dem übergeordneten Ziel einer Gemeinschaft unterordnen, sofern wir uns mit dieser Gemeinschaft identifizieren.

Da wir keinen großen Staat aus uns machen, ist auch unser Auftreten und unsere äußere Erscheinung eher unauffällig. Wir stehen selten im Rampenlicht, sondern halten uns lieber im Hintergrund. Dabei besteht allerdings die Gefahr, übersehen zu werden, so dass wir mitunter nach einer Party gefragt werden: »Warst Du eigentlich auch da?« oder vielleicht die Karriereleiter nicht so schnell erklimmen, wie ein großmäuliger Kollege. Auf der anderen Seite ist jedoch im zweiten Fall auch die Absturzgefahr nicht so groß.

Bedenklich wird es allerdings, wenn wir uns zu sehr anpassen, und anderen zuliebe auf die Erfüllung unserer eigenen Interessen verzichten. Manchmal resultiert dieser Anpassungsdrang in einer inneren Leere oder Haltlosigkeit, die wir durch einen äußeren Halt, durch einen Partner, eine Gemeinschaft oder eine berufliche Stellung zu festigen versuchen. Doch gerade die Missachtung unserer eigenen Wünsche verstärkt die innere Leere immer mehr, bis der plötzliche Ein- oder Ausbruch erfolgt.

Einbrüche erfolgen, wenn wir uns der inneren Leere plötzlich bewusst werden, ohne jedoch zur eigentlichen Ursache vorzudringen. Dann verlieren wir den Boden unter den Füßen, es folgt das berühmte »Loch«. Da die Ursache nicht erkannt wird, hält dieser Zustand so lange an, bis wir unser bisheriges Leben wieder für akzeptabel halten und uns erneut unserer Umwelt anpassen. Dann plötzlich »funktionieren« wir wieder, und wir können unser Leben fast an demselben Punkt fortführen, an dem der Einbruch erfolgte. Sperren wir uns jedoch unbewusst gegen das »alte Spiel«, so folgt unweigerlich die Depression. Jegliche Hilfe verschlimmert dabei die Niedergeschlagenheit erst recht, Mitleid, kluge Ratschläge oder gar Psychopharmaka sind dann nur geeignet, den Zustand zu verlängern. Eine echte Hilfe wäre lediglich die Erkenntnis der Ursache unseres Problems.

Diese Erkenntnis kann jedoch zum Ausbruch führen: Erkennen wir nämlich, dass wir schon lange nicht mehr unser eigenes Leben gelebt haben, sondern (je nachdem) das unserer Partner, Eltern, Kinder, Freunde, Vorgesetzten, Kollegen, Gurus oder wessen Leben auch immer, dann werden diese Bande in der Regel schnell zerrissen. Der Wunsch, die Fremdbestimmung loszuwerden, kann allerdings dazu führen, dass »das Kind manchmal mit dem Bade ausgeschüttet wird«. Indem wir unser ganzes Leben auf den Kopf stellen, verlieren wir auch das, was wir uns an Positivem erarbeitet haben. Dann laufen wir Gefahr, in neue (zunächst unerkannte) Abhängigkeiten zu flüchten, einen neuen Halt zu suchen, bis das alte Spiel von neuem beginnt.

Der wirkliche Ausweg, bzw. der Beginn einer positiven Entwicklung, besteht beim rhombischen Lebensstil darin, das eigene Leben zu fördern, die eigenen Interessen zu stärken und die eigenen Ziele an die erste Stelle zu setzen. Das kann in der typischen »rhombischen« Unauffälligkeit beginnen, was oft sogar empfehlenswert ist: »Die junge Pflanze muss geschützt werden, bis ihr Stamm stark genug ist, dem Wind standzuhalten.« In dem Maß, in welchem so ein innerer Halt geschaffen und Selbstvertrauen gewonnen wird, sind wir dann auch in der Lage, Veränderungen sichtbar werden zu lassen.

Interessanterweise sind Angriffe dabei meist viel seltener, als erwartet. Im Gegenteil: Oft wird unsere neue Erscheinungsweise sogar bewundert (»Das hätte ich nie gedacht ...«) und gestärkt (»Klasse, wie Du Dich entwickelt hast...«), und falls Angriffe tatsächlich auftreten, so fällt es uns nun leichter, Freund und Feind zu unterscheiden. Und dort schließlich Trennungen zu vollziehen, wo Menschen uns übel wollen oder sich als falsche Freunde erweisen, schadet uns sicherlich nicht!

In dieser Entwicklung fällt es uns dann leicht, unsere Fähigkeiten gewinnbringend für uns und andere einzusetzen. Unser Einfühlungsvermögen macht uns zu guten Helfern und evtl. Heilern, ohne unsere eigene Identität dabei zu verleugnen, Gastfreundschaft werden wir auch weiterhin bewahren und uns am Wohlbefinden anderer freuen. Doch gleichzeitig dienen alle diese Eigenschaften auch unserer eigenen Selbstverwirklichung. Wir gewinnen so eine dauerhafte Stabilität und Erfüllung, so stark, dass kein Wunsch nach Veränderung mehr besteht. In diesem Zustand werden wir vielleicht erneut unauffällig, so wie es Menschen oftmals geht, die mit sich selbst im reinen sind: Auch dann drängt es uns nicht ins Rampenlicht, wir sind ja sowieso glücklich ...

Der monokline Lebensstil

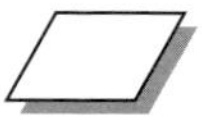

Das Parallelogramm erweckt in der Betrachtung oft den Eindruck, als würde es gleich zur Seite kippen. Diese Unbeständigkeit ist auch eines der Wesensmerkmale des monoklinen Lebensstils, der in erster Linie von einem fortwährenden Auf und Ab geprägt ist. In beinahe regelmäßigen Rhythmen verändert sich unser Leben: Stimmungen schwanken, Meinungen wandeln sich, selbst Tatsachen offenbaren immer wieder ein neues Gesicht. Was uns heute gefällt, sehen wir morgen nicht mehr an, und von dem, was nächste Woche kommen mag, machen wir uns am liebsten gar keine Vorstellung.

Diese permanente Veränderung hat schon wieder etwas Beständiges in sich: Sie ist schon so gewiss, dass wir sie einplanen können. Daher treffen wir Verabredungen gewöhnlich unter Vorbehalt, planen niemals exakte Zeitpunkte, sondern generell gewisse Zeiträume für unsere Vorhaben, und sind immer bereit, notfalls alles über den Haufen zu werfen. Äußerst ungern nur geben wir ein Versprechen, bei dem wir ohne Hintertür gebunden sind, doch wenn dies der Fall ist, halten wir es auch, egal ob es enormen Aufwand in letzter Minute erfordert. Zukunftsprognosen faszinieren uns einerseits, denn nichts wäre uns lieber, als sicher zu wissen, was morgen auf uns zukommt, auf der anderen Seite glauben wir sie jedoch nicht. Unserer Lebenserfahrung nach kommt einfach alles anders, als man denkt.

Unser Ideal ist es eigentlich, umsichtig und bedacht zu handeln. Trotzdem agieren wir meist sehr spontan und aus dem Bauch heraus. Je nach Stimmungslage sind wir an manchen Tagen zu größten Risiken bereit, während wir zu anderen Zeiten übergroße Vorsicht walten lassen. Für unsere Mitmenschen werden wir auf diese Weise völlig unberechenbar, wir selbst sind dagegen daran gewöhnt: Wir sind halt so, wie wir sind, und das sieht eben täglich anders aus.

Wenn uns etwas einleuchtend dargestellt wird, lassen wir uns leicht von der Meinung anderer überzeugen, aus uns selbst heraus plagen uns jedoch oft größte Entscheidungsschwierigkeiten. Wenn wir die Wahl zwischen zwei gleichwertigen Möglichkeiten haben, dann können wir uns meist in beide Situationen so gut hineinversetzen, dass wir Vorzüge und Nachteile in beiden Varianten erkennen. Und je länger wir die Angelegenheit betrachten, umso schwieriger wird die Qual der Wahl. Auch unsere ausgeprägte Phantasie nützt hier nichts, im Gegenteil, ist schließlich die Entscheidung zugunsten der einen Seite gefällt, treten die Vorzüge der anderen umso deutlicher hervor. Und schon beginnt der Zweifel, der sowieso oftmals unser Begleiter ist.

Wesentlich spontaner ist der Umschwung unserer Gefühle: Hier genügt oft ein (nichteinmal ernst gemeintes) falsches Wort, um für eine gründliche Talfahrt zu sorgen, während eine andere Begebenheit genausoschnell wieder für einen Höhenflug sorgen kann. Dabei würden wir uns selbst nie als launisch bezeichnen, gibt es doch immer ganz konkrete Auslöser für unsere Stimmungswechsel. Und schließlich hat diese Flexibilität ja auch ihre guten Seiten: Ärger und Wut verrauchen schnell, ebenso verfliegen Trauer und Gram. Wir sind in der Regel nie nachtragend, jedenfalls solange nicht, solange wir unsere Gefühle frei äußern können.

Unbeständigkeit gilt auch für unsere körperliche Verfassung: Unsere Schlaf- und Essensrhythmen wechseln ständig, mal benötigen wir viel davon, mal wenig. Ebenso steht es mit unserer Gesundheit, mal sind wir die Gesundheit in Person, mal wirft uns der leiseste Windhauch ins Bett. Sportliche Zeiten und Trägheit wechseln einander ab. Unser gesamtes Erscheinungsbild kann sich so sehr verändern, dass wir des öfteren zu hören bekommen, »jemand hätte uns fast nicht erkannt!«

Diese Unbeständigkeit ist es auch, die uns beständig Probleme bereitet. Vor allem Auseinandersetzungen mit anderen, die Schwierigkeiten haben, uns zu verstehen, sind an der Tagesordnung. Je nachdem, wie heftig diese Auseinandersetzungen sind, reagieren wir sehr unterschiedlich darauf: Klare, direkte Konfrontationen sind viel besser geeignet, unsere Art verständlich zu machen, wieder Vertrauen zu erwerben und verschiedene Standpunkte (auch die verschiedenen Standpunkte in uns selbst) zu klären. Solche Auseinandersetzungen sind oftmals für unsere Selbsterkenntnis sogar notwendig, und wenn wir gleichzeitig die Möglichkeit haben, unseren Gefühlen Ausdruck zu verleihen, bringen sie uns großen Gewinn.

Reines Gift sind dagegen Sticheleien und Intrigen, die aufgrund unserer Beeinflussbarkeit langsam an unserem Selbstwertgefühl nagen und die Selbstzweifel verstärken. Wir beginnen, jegliche Sicherheit zu verlieren, bewerten die wechselnden Seiten unserer Charakters mit »richtig« oder »falsch«, wodurch unsere Angst, Fehler zu machen, beständig wächst. Dadurch verlieren wir erst recht die nötige geistige Distanz, die wir brauchen, um über unser Leben den Überblick zu bewahren, und versinken in heillosem Durcheinander. Die Dinge wachsen uns über den Kopf, und durch wachsenden Zweifel und Entscheidungsschwierigkeiten werden wir immer handlungsunfähiger.

Dadurch bleibt erst recht immer mehr unerledigt, bis sich schließlich ein Berg offener Zyklen vor uns auftürmt, der unüberwindbar scheint. Hier besteht nun die Gefahr, dass wir endgültig wegschauen, obwohl uns dies die Last nicht von den Schultern nimmt. Lediglich die Resignation nimmt zu, was den wechselnden Gefühlen und Stimmungsschwankungen auch ein Ende setzt, leider jedoch am unteren Ende der Emotionsskala.

Auch hier hilft nur, sich der Situation, wie sie ist, zu stellen. Nicht weg-, sondern hinschauen. Auf jeden Fall sind Gespräche mit Freunden sinnvoll, wenn diese uns wirklich und von Herzen unterstützen wollen. Gewinnen wir dadurch unser Selbstwertgefühl zumindest ein Stück weit zurück, dann wird es allerdings Zeit, anzupacken und alles Unabgeschlossene Schritt für Schritt abzuarbeiten. Jede Kleinigkeit, die erledigt ist, bringt uns dabei ein Stück vorwärts. Und schließlich kommt uns unsere »monokline Natur« sogar zu Hilfe: Sind nämlich die ersten kleinen Erfolge erreicht, gibt uns das wieder einen solchen Aufschwung, dass der Rest immer leichter bewältigt wird. Die Stimmung steigt rapide, und wir müssen nur sicherstellen, dass wir dranbleiben und nicht eher aufhören, als bis ein freies Lebensgefühl wiedergewonnen ist. Bestes Zeichen hierfür ist die Wiederkehr einer ruhigen Gelassenheit, die weiß: »Auf Regen folgt Sonnenschein …«

Damit sind wir wieder vollständig handlungsfähig, was übrigens der beste Schutz gegen Zweifel ist: Handeln bringt Erfahrung, Erfahrung beugt Zweifeln vor. Eigene Erfahrung ist die sichere Insel in der wechselhaften monoklinen Realität, der feste Standpunkt. Wenn wir uns angewöhnen, bei Entscheidungen schnell und ohne Zögern zu handeln, werden wir feststellen, dass gelegentliche Fehlentscheidungen schneller und leichter zu korrigieren sind, als Versäumisse durch Zurückhaltung. Das stärkt unser Selbstwertgefühl erneut, was uns ermöglicht, einen neuen Aspekt in unseren Gefühlen zu entdecken, nämlich ihnen zu vertrauen.

Es existieren für unsere Gefühle ja immer Auslöser, Dinge, auf die es durchaus angemessen sein kann, einmal mit Ärger, Abwehr oder Wut oder andererseits mit Freude, Vertrauen oder Begeisterung zu reagieren. Da diese Auslöser sich unserer bewussten Wahrnehmung oftmals entziehen, können wir unsere Gefühle als feinabgestimmtes Stimmungsbarometer verwenden lernen, das uns genau anzeigt, ob ein Mensch oder eine Situation vertrauenswürdig ist, oder nicht. Ob etwas Erfolg haben wird, oder nicht. Wenn wir darauf achten, werden wir unsere Gefühle immer wieder bestätigt finden. Damit entsteht Sicherheit, und was sich entwickelt, ist nichts anderes als Intuition! – Intuition, die gerade im monoklinen Lebensstil ihre Perfektion erreichen kann.

Der trikline Lebensstil

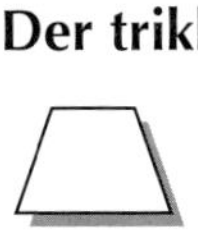

Das Trapez als Form mit einer breiten Basis symbolisiert einerseits eine stabile, feststehende Natur, die zur Füllung der Fläche jedoch immer wieder auf den Kopf gestellt werden muss. In dieser Position erscheint die Form dann eher wacklig und unsicher. Beide Realitäten sind dem triklinen Lebensstil gleichermaßen zu eigen, was sich extremer noch als beim monoklinen Lebensstil, als Schwankung zwischen extremen Polen äußert. Sprunghaft, spontan und auch für uns selbst unberechenbar verläuft unser Leben hier, immer wieder überraschend greift das Schicksal ins Leben ein und bringt neue Herausforderungen mit sich.

Dieser Lebensstil beinhaltet ein interessantes Zeitphänomen: Die subjektive Zeit. Ohne dass wir einen bestimmten Anlass dafür feststellen können, verfliegt die Zeit am einen Tag im Nu, am anderen dehnt sie sich zu unerträglicher Dauer aus. Das erschwert jegliche Planung nicht nur, es macht sie beinahe unmöglich. Und sie ist auch gar nicht nötig. Aufgrund fehlender objektiver Maßstäbe sind wir es ohnehin gewohnt, Zeiträume und -punkte einfach abzuschätzen, und landen damit oftmals erstaunliche Treffer. In unserer Umgebung wird das meist mit großem Staunen beobachtet, zumal unsere Schätzungen trotz unvorhergesehener Zwischenfälle präziser eintreffen, als aufwendig erstellte Berechnungen.

Ähnlich verhält es sich auch mit unserem Tun: Es gibt Tage, da geht alles »einfach von der Hand«, die Arbeit fällt uns so leicht, wie nie zuvor, alles gelingt, Probleme sind weit und breit keine in Sicht. Doch schon am nächsten Tag kann alles ganz anders sein. Schon der Frühstückskaffee geht daneben, und der restliche Tag läuft entsprechend ab. Offensichtlich sind wir »mit dem falschen Fuß aufgestanden«, und wenn wir es dennoch riskieren, das Haus zu verlassen, dann wünschen wir uns spätestens um die Mittagszeit nichts sehnlicher, als wären wir an diesem Tag doch überhaupt nicht aufgestanden. Es ist, als gäbe es ein Schicksal oder eine Vorsehung, die einem gute und schlechte Tage einfach beschert. Ob bestellt oder nicht.

Unser Denken ist ebenso sprunghaft und unbeständig. Zwar sind wir sehr kreativ und voller Ideen, doch müssen diese Einfälle beim Erscheinen sofort festgehalten oder umgesetzt werden. Ein paar Minuten gezögert, und schon kann es vorbei sein! Und auch hier wechseln Tage nichtzubremsender Inspirationen mit Tagen vollständiger Ideenlosigkeit ab, an denen jegliche Bemühung vergebens und frustrierend ist. Solange jedoch der Bilder- und Ideenstrom anhält, können wir mühelos ein Vielfaches der allgemein üblichen Arbeitsleistung bewältigen, ohne hinterher erschöpft zu sein.

Unsere Emotionen bewegen sich in einem unbeeinflussbaren Auf und Ab. Was sich beim monoklinen Lebensstil jedoch noch als eine Art Wellenbewegung darstellt, wird hier zum harten Zickzack-Kurs. Jeder Stimmungswechsel kommt unverhofft und ohne äußeren Auslöser oder Ankündigung. Es ist im Gegenteil so, dass Stimmungen immer an ihrem Höhepunkt unvermutet umkippen: Am Höhepunkt des eigenen Geburtstagsfestes werden wir plötzlich todtraurig, bei der Beerdigung eines lieben Freundes finden wir alles plötzlich absurd und lächerlich. »Heute himmelhoch jauchzend – morgen zu Tode betrübt!« Es scheint keinerlei Handhabe dafür zu geben.

Selbst unser Körper ist eine Äußerung von Gegensätzen: Entweder wir sind zäh und kräftig, wirken jedoch eher zart und schwach, oder wir sind eine Erscheinung ähnlich »Mr. Universum«, sind bei weitem jedoch nicht so sportlich und stark, wie es scheint. Ansonsten spiegelt unsere Erscheinung meist unsere Stimmungslage wieder: Von todschick bis völlig abgerissen beherrschen wir jede Nuance, was jeden, der uns nicht näher kennt, gelegentlich wunderschön in Erstaunen oder Entsetzen versetzt.

Interessanterweise haben all diese wechselhaften Erscheinungen jedoch nichts damit zu tun, ob wir mit unserem Leben glücklich sind, oder nicht. Diese Grundstimmung ist das eigentlich Beständige unseres Daseins, der stabile Aspekt des Trapezes. Und je nachdem, ob wir im Grunde positiv und freudig dem Leben begegnen, oder negativ und abwertend, erleben wir unser tägliches Auf und Ab entweder als wundervoll abwechslungsreich oder als schrecklicher Höllentrip.

Der negative Aspekt beginnt oft mit Gleichgültigkeit. Da sich alles ständig verändert, und wir offenbar keinen Einfluss auf das Geschehen in uns und um uns nehmen können, entwickeln wir als Schutzmechanismus den Mantel der Gleichgültigkeit. Der bewahrt uns zwar davor, dass uns die Ereignisse allzusehr »an die Nieren« gehen, treibt uns jedoch umso mehr in die Passivität, in eine Haltung, wo wir alles eben durchleiden und über uns ergehen lassen müssen.

Die Folge kann daraufhin die totale Opferhaltung sein: Es ist das Schicksal, das uns übel mitspielt, wir sind eben Pechvögel, und grundsätzlich sind es »die anderen«, die böse zu uns sind, uns schaden wollen und uns auf irgendeine Weise attackieren. Alles Negative kommt von außen, wir werden bedroht, beschickt oder gar magisch angegriffen. Und schließlich brauchen wir diese vermeintlichen Feinde sogar, um unseren schlechten Zustand rechtfertigen zu können.

Spätestens an diesem Punkt zeigen wir kein Interesse an irgendwelcher Verbesserung mehr, und angebotene Hilfe schlagen wir aus, da wir dahinter erneut eine böse Absicht vermuten. Schließlich ist auch Hilfe und Heilung eine Form der Manipulation, und wer kennt schon die wahren Beweggründe eines Helfers oder Heilers? Der Moment der Verbitterung ist dann erreicht, die Tiefs der ursprünglichen Auf- und Ab-Bewegung stabilisieren sich, die Hochs bleiben aus. Ein höllischer Zustand.

Dabei birgt hier allein die Entscheidung, einen positiven Neuanfang zu starten, die Chance zu ungeahnten Höhenflügen in sich. Die Sprunghaftigkeit des triklinen Lebensstils ermöglicht auch den Sprung aus den tiefsten Tiefen heraus. Es ist allein die Entscheidung, statt Opfer Täter im eigenen Leben zu sein, und die schlichte Idee »es gibt keinen Zufall«, die ein »triklines Leben« grundlegend verwandeln kann. Im Gegensatz zum monoklinen Lebensstil kennt der trikline keine Entscheidungsschwierigkeiten. Jeder geistige Beschluss wird konsequent durchgeführt, so eben auch der Beschluss, eine negative oder positive Lebenseinstellung zu pflegen.

In der positiven Entwicklung ändert sich zwar ebenfalls nichts an den manchmal verschlungenen Pfaden unseres Lebens, doch fördert gerade diese Unsicherheit die Entwicklung der sog. »hellen Sinne«. Da ständig neues auf uns zukommt, bleiben wir wach und aufmerksam. Es gibt keine einlullenden Sicherheiten in unserem Leben. Daher prägt sich als erstes der Instinkt wieder aus, eine sehr zielsichere Form des Handelns, die uns oftmals nicht bewusst ist, uns jedoch immer im richtigen Moment zum richtigen Ort führt. So verwandeln wir uns in den Glückspilz, dem viele Dinge »zufallen«, wenn wir bereit sind, sie zu ergreifen.

In dem Maß, in dem wir anerkennen, dass diese Momente viel zu auffällig werden, um noch zufällig zu sein, wird uns unsere Begabung immer bewusster. Aus Instinkt entwickelt sich Hellsichtigkeit, zunächst vielleicht in Form undeutlicher Ahnungen, im Laufe der Zeit jedoch in immer klarerer Vorausschau. Wenn wir diese schulen, entwickeln wir eine fruchtbare Medialität, die uns jedoch auch gleichzeitig stabiler macht.

Denn nun erkennen wir einen Sinn in unserem bewegten Leben und verstehen, dass das Schicksal nichts Böses mit uns im Sinn hat. Das Auf und Ab wird zum Hin und Her eines Serpentinenwegs, der beständig bergan führt. Wir erkennen, dass wir auf diesem Weg geführt sind, was unsere Fähigkeiten erneut erweitert: Wir gewinnen ein Gottvertrauen, das Wunder ermöglicht ...

Der amorphe Lebensstil

Gestaltlosigkeit zu beschreiben, ihr also eine Gestalt zu geben, ist keine leichte Aufgabe, dennoch soll es gewagt werden, gibt es doch dankbarerweise in unserer Sprache ein paar ebenso gestaltlose Worte, die alles oder nichts mit einem Begriff beschreiben können. So z. B. das Wort: Vielseitigkeit. Vielseitigkeit prägt unseren Lebensstil, wenn er amorph ist, alles ist ständig neu und unwiederholbar. Man kann es nicht Veränderung oder Verwandlung nennen, denn beides beinhaltet eine Vergangenheit oder Zukunft, eine kausale Entwicklung, eine zusammenhängende Linie. Und das alles gibt es im amorphen Lebensstil nicht. Oder zumindest nicht immer.

Jeder Moment ist neu. Jeder Moment ist einzigartig. Weder der Urknall interessiert uns, noch das Ende des Universums, denn beides hat nie stattgefunden oder wird nie stattfinden, zumindest nicht jetzt. Zeit ist ein Punkt, nämlich genau der, an dem wir gerade verweilen. Vielleicht existiert Zeit auch gar nicht, vielleicht ist sie nur eine Erfindung der Physik. Es macht letztendlich keinen Unterschied.

Daher ist Spontaneität nicht eine Eigenschaft des amorphen Lebensstils, sondern seine einzig mögliche Ausdrucksform. Zwischen dem Impuls, der uns motiviert und der vollzogenen Handlung vergeht keine Zeit. Alles was uns einfällt, wird sofort getan, und sofort beendet, wenn es uns wieder entfällt. Dadurch besitzen wir die Freiheit der Kinder, unser momentanes Spiel in vollen Zügen zu genießen, auszuleben und, wenn das »Aus« erreicht ist, ohne zurückzuschauen loszulassen. Wir sind immer hundertprozentig bei der Sache.

Jede Idee ist ein Ereignis. Dabei sind wir in der Lage, alles Erdenkliche auch tatsächlich zu denken. Unser Reservoir an Kreativität scheint unerschöpflich. Manchmal gebären wir Ideen schneller, als wir sie festhalten, aussprechen oder aufschreiben können, und das ist das einzige Erlebnis, bei dem wir mit dem Phänomen Zeit in Berührung kommen: Denken scheint schneller zu gehen, als Reden, Reden schneller als Handeln, und das paradoxerweise im gleichen Moment.

Wir sind in der Lage, alle möglichen Gefühle zu erleben, doch immer nur eines gleichzeitig. Auch hier sind wir hundertprozentig. In einer bestimmten Situation existiert kein anderes Gefühl, außer dem, das wir erleben. Dieses Gefühl zeigen wir auch, Verbergen ist nicht möglich, sonst gäbe es ja doch zwei Gefühle gleichzeitig (innen und außen). Gestaltlosigkeit bedeutet auch, in jedem Gefühl aufgehen zu können. Wir können in jede Situation »hineinfließen«, uns damit identifizieren und sie wieder verlassen. Und wir können uns hundertmal über dasselbe freuen!

Körperlich besitzen wir natürlich eine Gestalt, und diese ist immer beweglich. Wir sind im Normalfall rege und geschäftig, »schwirren« umher, ähnlich unserem Idol, dem Schmetterling, können jedoch auch endlos ruhig sein, ähnlich dessen naher Verwandter, der Blume. Das Bunte lieben wir, kommt es doch unserer Vielseitigkeit am nächsten, ebenso die Freiheit und Ungebundenheit.

Gefährlich wird es für uns nur, wenn wir einen bestimmten Moment festhalten wollen. Dann geht das immer Neue verloren und wir versuchen, uns Vergangenheit und Zukunft fernzuhalten, indem wir die Augen davor verschließen. Dadurch verlieren wir jedoch auch die bunte Welt des Augenblicks und verlieren uns in Dunkelheit und Nebel.

Wir wissen nicht mehr, wer wir sind, und erleben nun die Schattenseite des Gestaltlosen. Die Ideen bleiben aus, Kreativität verschwindet, Leere kehrt ein, nichts motiviert uns, nichts freut uns, nichts lockt und verlockt uns. Aus dem reichhaltigen Leben im Hier und Jetzt, wird »no future«, eine Gegenwart, die uns nicht gefällt, und die wir aus verständlichen Gründen nicht in die Zukunft verlängern wollen. Lieber zerstören wir sie sofort, und damit beginnen wir unserer amorphen (Nicht-) Struktur entsprechend auch umgehend. Wir werden destruktiv, zerstörerisch und aggressiv, im Endstadium schließlich apathisch.

Gottseidank ist das nur eine der Möglichkeiten, in die wir als »Amorphe« schnell geraten können, die wir jedoch auch schnell wieder verlassen, sobald etwas auftaucht, das uns wieder begeistert. Auch das tiefste Tief ist nur ein Moment, der abgelöst werden kann von einem anderen. Gerade weil es im amorphen Lebensstil nichts Endgültiges gibt (wo keine Entwicklung ist, ist auch kein Ende), besteht immer Hoffnung, immer eine neue Chance.

Positiv gelebt, entspricht dem Amorphen die Genialität: Denken zu können, was noch nie gedacht wurde, kreieren zu können, was noch nie gesehen wurde, erfinden zu können, was noch nie geschaffen wurde. Das ist nur möglich, wenn wir spielerisch und frei sind, nicht gebunden an eingleisige Wege, Konventionen und Regeln. Vielleicht mögen wir als Exzentriker oder Eigenbrötler gelten, doch lässt sich leicht nachweisen, dass in der Geschichte von solchen Menschen bedeutendere Einflüsse auf die Menschheit ausgingen, als vom Gros der Angepassten. Doch das ist für uns sowieso nicht wichtig ...

Anmerkung

Bitte erwarten Sie nach all den vielen Ausführungen zu den Kristallsystemen und dem korrespondierenden Lebensstil nun jedoch nicht, dass Ihnen von heute an ausschließlich Menschen begegnen, deren Leben 100%ig den hier beschriebene Darstellungen entspricht. Zum einen sind »Bilderbuch-Exemplare« immer die Ausnahme, zum anderen war ich natürlich gezwungen, die Charakteristika überspitzt bis fast klischeehaft darzustellen, um die Unterschiede deutlich hervorzuheben. Beobachten Sie daher genau! Oft sind es nur einzelne Merkmale im Leben oder Verhalten eines Menschen, die Ihnen schließlich den richtigen Hinweis geben. Oder um es frei nach Samuel Hahnemann, dem Begründer der Homöopathie zu formulieren:

▶ Drei auffällige, eigentümliche und sonderbare Merkmale eines persönlichen Lebensstils genügen in der Regel, um die Übereinstimmung mit den hier beschriebenen Darstellungen zu belegen.

Kleines Experiment

Um sich der Wirkung der Kristallstrukturen auf sehr einfache Weise zu vergewissern, betrachten Sie eine Minute lang eine der geometrische Formen oder ein mit diesen Formen erfülltes Feld und lesen Sie anschließend den obigen Text über die Beschreibung der Lebensstile nochmal. Betrachten Sie anschließend eine andere Form oder ein anderes Feld und lesen Sie den Text erneut. Sie werden feststellen, dass Sie sich nach der Betrachtung einer bestimmten Form oder eines bestimmten Felds plötzlich viel besser mit dem Lebensstil des jeweils entsprechenden Kristallsystems identifizieren können. Welch immense Wirkung diese einfachen Strukturen doch zeigen!

Die Wirkung der Kristallstrukturen

Wie die bisherigen Darstellungen deutlich gezeigt haben, ist jeder der beschriebenen Lebensstile im Prinzip neutral. Es gibt hier kein »Besser« oder »Schlechter«, lediglich ein »Anders«. Jeder Lebensstil beinhaltet grundsätzlich zwei Entwicklungsmöglichkeiten: Entweder eine Entwicklung der Persönlichkeit zum Negativen, d.h. zur Ausbildung bestimmter Schwierigkeiten, Probleme und ggf. auch Krankheiten hin, oder eine Entwicklung zum Positiven, also hin zur Ausbildung spezifischer Fähigkeiten und zur Selbstverwirklichung.

Der Unterschied ist ganz einfach: Die negative Entwicklung setzt ein, wenn wir von der jeweiligen »inneren Struktur« beherrscht werden. Wenn wir nicht anders leben können, also völlig abhängig von einem bestimmten Lebensstil sind. Die positive Entwicklung setzt ein, wenn wir selbst Herr über unser Leben sind, wenn wir die entsprechende Veranlagung zu nutzen wissen und unseren Lebensstil sinnvoll handhaben können!

Die erste Voraussetzung für eine positive Entwicklung ist dabei: Dass wir sie wollen! Dass wir unseres eigenen Glückes Schmied sein wollen, bereit sind, die Verantwortung für unser Leben selbst zu übernehmen und damit beschließen, von nun an die positive Seite unserer Natur zu leben. Punkt.

Es ist wirklich sehr einfach: Der Aufwand und die benötigte Energie zur Ausbildung aller negativen Phänomene eines bestimmten Lebensstils ist genauso groß wie der Aufwand und die benötigte Energie zur Ausbildung der positiven Phänomene. Die Frage ist lediglich, wohin wir unsere Aufmerksamkeit und damit unsere Energie lenken. Wenn Sie sich also mit einer der vorangegangenen Beschreibungen besonders identifizieren können, dann beschäftigen Sie sich bitte vor allem mit den beschriebenen positiven Eigenschaften. Schon dadurch werden diese gefördert.

Und glücklicherweise haben wir ja zusätzlich noch unsere kleinen Helfer: Die Steine! Als verkörperte Strukturen besitzen die Mineralien eine enorme Wirkung. Unauffällig, aber sehr massiv, regen sie den jeweils korrespondierenden Lebensstil an, was zweierlei Wirkungen zeigt:

Heilung durch Kristallstrukturen

Wenn wir aufgrund unseres Lebensstils bestimmte Schwierigkeiten oder Probleme geschaffen haben, bzw. aufgrund dieses

Lebensstils erkrankt sind, können uns Mineralien mit der entsprechenden Kristallstruktur helfen, diese Schwierigkeiten und Probleme zu lösen, bzw. die entstandene Krankheit zu heilen.

Durch die Einwirkung des Minerals können wir die Verhaftungen an den jeweiligen Lebensstil lösen und werden frei, ihn bewusst zu handhaben. Das Mineral wirkt hier entsprechend dem homöopathischen Prinzip: »Ähnliches heilt ähnliches!«

Dieser Heilungsprozess geht sehr schnell. Wenn wir genau den richtigen Stein mit der passenden Struktur getroffen haben, kann eine starke Wirkung schon nach wenigen Momenten, Stunden oder Tagen einsetzen. Es dauert zwar eine Weile, bis der neugewonnene Zustand sich stabilisiert hat, doch die ersten Veränderungs-Phänomene sind sehr schnell sichtbar.

Lernen durch Kristallstrukturen

Darüberhinaus bietet sich noch eine weitere Möglichkeit: Bestimmte Lebensstile sind uns völlig fremd, das haben Sie sicherlich schon beim Lesen der einzelnen Beschreibungen festgestellt. Dennoch bietet der jeweilige Lebensstil mitunter Eigenschaften oder Fähigkeiten, die für uns durchaus interessant oder nützlich wären. Mithilfe von Mineralien der korrespondierenden Kristallstruktur können wir diesen Lebensstil kennenlernen.

Durch die Einwirkung des Minerals können wir den uns unbekannten Lebensstil entwickeln. Ähnlich einem Kristallisationsprozess entstehen im Laufe der Zeit die Eigenschaften und Fähigkeiten des jeweiligen Lebensstils, was umso bewusster geschieht, je mehr wir darauf achten.

Dieser Lernprozess dauert jedoch seine Zeit. Kristalle entstehen selten an einem einzigen Tag, und auch ein Musikinstrument wird selten in einer einzigen Woche erlernt. Daher müssen wir uns hier Zeit lassen: In der Regel dauert es einen oder mehrere Monate, bis die Wirkung des Minerals sichtbar wird. Und dann ist es wie beim Gehenlernen: Wir müssen die neuerworbene Fähigkeit anwenden und üben, bis sie Teil von uns ist und nicht mehr verloren geht.

Sinn und Ziel der Heilungs- und Lernprozesse

Die Voraussetzung für einen Heilungsprozess, bei dem wir das Mineral mit der unserem Lebensstil entsprechenden Kristallstruktur wählen, ist eine Situation, in der wir nicht mehr Herr über unser Leben sind. Wenn wir vor Schwierigkeiten oder Problemen stehen, und keinen Ausweg mehr sehen, oder wenn wir uns körperlich, seelisch oder geistig krank fühlen. Wir selbst sind dabei der alleinige Maßstab: Wenn wir nicht mehr zufrieden sind mit unserem Leben, dann ist Heilung notwendig.

▶ Das Ziel eines *Heilungsprozesses* ist, uns die verlorengegangene Kontrolle über unser Leben wiederzubringen, so dass wir gesunden, unsere Schwierigkeiten und Probleme lösen und mit unserem Leben zufrieden sind.

Die Voraussetzung für einen Lernprozess ist, dass wir mit unserem Leben zufrieden sind, jedoch neue Perspektiven und Fähigkeiten kennenlernen möchten. Der Wunsch, die eigenen Möglichkeiten zu erweitern, sich selbst weiterzuentwickeln. In der Regel ist es hierbei notwendig, zuerst das eigene Leben in den Griff zu bekommen, ggf. also Heilungsprozesse anzuregen. Sich in neue Erfahrungen zu stürzen, bevor die alten verarbeitet sind, kann eine Flucht sein und zu noch größeren Problemen oder Verwirrung führen.

Auf der anderen Seite ist es oftmals notwendig, an einen abgeschlossenen Heilungsprozess einen Lernprozess anzufügen, um das durch die Heilung freigewordene innere Potential in die richtige Richtung zu lenken. Wenn wir geistig lange Zeit mit bestimmten Problemen beschäftigt waren, geschieht es sehr oft, dass wir uns, aus einer sonderbaren Gewohnheit heraus, nach deren Lösung neue Probleme ähnlicher Natur schaffen, um weiterhin geistig beschäftigt zu sein. Als Arzt oder Therapeut hört man dann oft: »Eine Zeitlang war alles gut, dann ging das Ganze plötzlich von neuem los!«

Dies lässt sich vermeiden, wenn wir uns gleich Neuem zuwenden, wodurch sich die alten »Spielchen« erübrigen. Aus diesem Grund ist es auch sehr wichtig, genau zu beobachten, wann ein Heilungsprozess abgeschlossen ist, das alte Thema dann nicht mehr anzusprechen und in einen Lernprozess zu wechseln.

▶ Das Ziel eines *Lernprozesses* ist es, unseren geistigen Horizont zu erweitern und damit unsere Fähigkeiten und Möglichkeiten zu vergrößern. Das Ziel ist letztendlich die Freiheit! Die Freiheit, im Denken, Kommunizieren und Handeln uneingeschränkt zu sein.

Stellen Sie sich einfach vor, sie können jeden der beschriebenen acht Lebensstile nach Belieben auswählen: Sie können bei der Arbeit z.B. »kubisch« sein, wenn es dort erforderlich ist, im Urlaub »amorph«, als Gastgeber »rhombisch«, im Studium »hexagonal« usw. usf. Sie können alle Möglichkeiten erleben und handhaben, nichts schränkt Sie ein: Sie sind frei!

Das wär doch was, oder?

Die Anwendung der Kristallstrukturen

Lern- und Heilsteine

In erster Linie sollen die in diesem Kapitel beschriebenen Kristallstrukturen und die korrespondierenden Lebensstile dabei helfen, den für eine bestimmte Person zum aktuellen Zeitpunkt förderlichen Heilstein zu finden. Durch die Bestimmung der Kristallstruktur schränkt sich die Auswahl der Mineralien schon so weit ein, dass die Analyse der Lebenssituation und des Bildungsprinzips, wie sie im Kapitel 1 beschrieben ist, meist Anhaltspunkte genug bietet, den richtigen Stein auszuwählen. Wo dennoch mehrere zur Auswahl stehen, können die in den folgenden Kapiteln beschriebenen Mineralstoffe und Farbwirkungen schließlich den entscheidenden Ausschlag geben.

Der so ermittelte Stein sollte für einige Zeit, je nachdem, ob es sich um einen Heilungs- oder Lernprozess handelt, länger oder kürzer, getragen werden. Nach Möglichkeit auch, ohne durch anderen Schmuck beeinflusst zu werden. Hat sich das gewünschte Ergebnis stabilisiert, ist der Stein nicht mehr notwendig.

In Heilungsprozessen ist es möglich, dass eine oberflächliche Struktur durch eine »tieferliegende« abgelöst wird. Das zeigt sich in der Regel sehr deutlich durch einen markanten Wechsel im Lebensstil des Betroffenen. Verschwinden mit dieser Veränderung jedoch die ursprünglichen Probleme oder Krankheitssymptome noch nicht, so verliert der verwendete Stein seine Wirksamkeit, es muss der neue, passende ermittelt werden.

Selbstreflektion

In zweiter Linie können die hier beschriebenen Darstellungen zur Interpretation eines intuitiv ausgewählten Steins dienen, was dabei helfen kann, den eigenen Lebensstil zu reflektieren und sich über die eigenen Schwächen und Stärken bewusst zu werden.

Wie sagt das Sprichwort doch so schön: »Selbsterkenntnis ist der erste Weg zur Besserung!«

Die Beobachtung der Menschen in der eigenen Umgebung und das Entdecken ihrer Strukturen und Lebensstile wird außerdem das Verständnis für unsere Mitmenschen deutlich verbessern. Es wird plötzlich klar, dass der andere seine eigene Vorstellung von richtig oder falsch hat, seine eigene Vorstellung, wie er sein Leben lebt, und wie er glücklich wird. Und es wird deutlich, dass diese »andere Vorstellung« unsere eigene keineswegs bedroht, sondern dass jeder in seiner Realität recht hat, und dass es leicht möglich ist, beides nebeneinander stehen zu lassen. Verständnis, Respekt und Toleranz anderen gegenüber werden selbstverständlicher.

1.3 Die Mineralstoffe

Die Stoffkunde

Nach Entstehung und Kristallstruktur ist es nun an der Zeit, auch der stofflichen Natur der Mineralien Aufmerksamkeit zu schenken. Um ein bestimmtes Mineral zu bilden, müssen bestimmte Stoffe im richtigen Mengenverhältnis und unter den richtigen Umgebungsbedingungen zueinanderfinden. Jeder dieser Stoffe hat seine spezifischen Eigenschaften, die gemeinsam die Eigenschaften des Minerals begründen und auch auf dessen Heilwirkung spürbar Einfluss nehmen.

Um diese Zusammenhänge verstehen zu können, ist zunächst ein kleiner Ausflug in die Welt der Chemie notwendig. – Bitte hören Sie hier nun nicht auf zu lesen, es ist alles wirklich ganz einfach. Die Chemie hat leider einen sehr schlechten Ruf. Ich kann mich noch genau daran erinnern, wie ich mich zu Beginn der neunten Schulklasse wirklich fürchtete vor diesem Fach, von dem ich immer nur gehört hatte, es sei schwierig, kompliziert und ekelhaft. Umso erstaunter war ich, als ich feststellen musste, dass es eines der leichtesten Fächer ist, wenn man das Glück hat, einen Lehrer zu haben, der in der Lage ist, die Grundlagen der Chemie anschaulich zu erklären. Und dieses Glück hatte ich.

Chemie ist absolut logisch und real. Das ist eine feine Sache, muss man hier doch nicht einfach glauben, was einem erzählt wird – man kann die Dinge wirklich ausprobieren. Das tat ich als Schüler dann auch ausgiebig; ich richtete im Heizungskeller meiner Eltern ein kleines Labor ein und versetzte meine Eltern dann gelegentlich durch Explosionen, Rauchwolken oder Chlorgaswolken etwas in Aufregung, die jedoch durch meine guten Noten in Chemie wieder besänftigt wurde.

Chemie bedeutet »Stoffkunde«, oder wie es im Wörterbuch etwas ausführlicher erklärt wird: »Naturwissenschaft, die die Eigenschaften, die Zusammensetzung und die Umwandlung der Stoffe und ihrer Verbindungen erforscht.« Stoff wird in diesem Zusammenhang dann als »in einheitlicher Form vorliegende, durch charakteristische Eigenschaften gekennzeichnete Materie« definiert. Insofern ist Chemie auch in Ihrem Leben real! Kochen ist ein chemischer Vorgang, bei dem verschiedene Stoffe mit charakteristischen Eigenschaften zusammengesetzt, verbunden und umgewandelt werden, ebenso ist es beim Backen, Kleben, Heizen und Autofahren (Verbrennung im Motor). Chemie ist also eigentlich etwas ganz Alltägliches.

Der Aufbau der Materie

Die Atome

Um nun zu verstehen, warum Stoffe verschiedene Eigenschaften haben, warum sie sich zusammensetzen, verbinden und wieder umwandeln lassen, muss man ein paar Grundprinzipien der Materie kennen: Alle uns bekannte Materie setzt sich aus drei »Bausteinchen«, den sog. »Elementarteilchen« zusammen: Aus den sogenannten Protonen (griech. »proton« = »das Erste, Wichtigste«), den Elektronen (griech: »elektron« = »Bernstein«, hier verwendet als Synonym für »Anziehungskraft«, da Bernstein durch Reiben eine Anziehungskraft auf andere Stoffe entwickelt) und den Neutronen (lat. »neuter« = »keiner von beiden«). Diese drei Teilchen haben nun ein interessantes Verhältnis zueinander:

Die Protonen und Elektronen ziehen sich gegenseitig an, daher definiert die Physik, dass beide eine sog. »elektrische Ladung« besitzen, d.h. beide sind »geladen mit Anziehungskraft« (griech. »elektron« = »Anziehungskraft«, s.o.). Um die gegensätzlichen Anziehungskräfte zu unterscheiden, wird weiterhin definiert, das Proton sei »positiv« geladen (p^+), das Elektron hingegen »negativ« (e^-). Um nun gemeinsam einen neutralen, d.h. ausgeglichenen Zustand zu erreichen, sind Proton und Elektron in der Regel immer in Gesellschaft miteinander. Sollten sich Proton und Elektron aus irgendwelchen Gründen einmal »aus den Augen verlieren«, dann ist ihnen auch nichts wichtiger, als sofort einen neuen »Partner« zu finden. Das Proton ist ein schweres, träges Teilchen, das Elektron dagegen ein leichtes, schnell bewegliches. Aus diesem Grund bildet in ihrer Beziehung das Proton immer den ruhigen Kern, um den das Elektron blitzschnell herumschwirrt, ähnlich einem Planeten, der von Satelliten umrundet wird.

Hinzu kommt nun das Neutron (n), das eigentlich im Grunde neutral ist (wie der Name sagt), sich also weder zum Proton (p^+), noch zum Elektron (e^-) besonders hingezogen fühlt. Da es jedoch dem Proton ähnlicher ist (fast genauso schwer und träge), gesellt es sich zum Proton hinzu, und das dynamische Elektron umschwirrt sie beide...

So einfach ist das, und auf dieser simplen Grundlage sind alle Stoffe aufgebaut: Es gibt einen Kern mit Protonen und Neutronen, die umschwirrt werden von Elektronen. Ein solches Teilchen nennt sich dann Atom (griech. »atomos« = »unteilbar«) und bildet die kleinste Einheit der Materie.

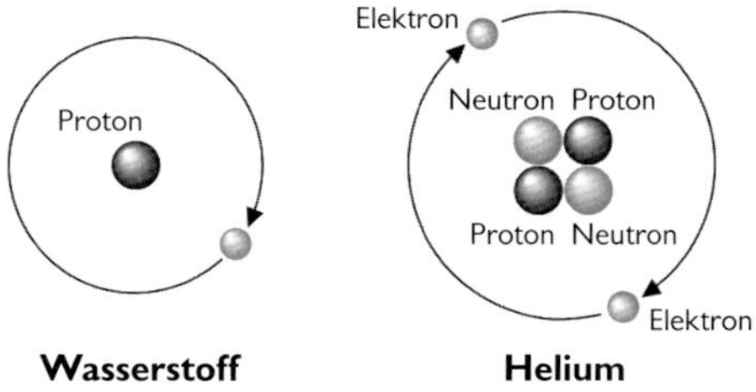

Innerer Aufbau der Atome am Beispiel Wasserstoff und Helium

Die Elemente

In der Natur finden wir nicht mehr als 81 verschiedene stabile Atome, die sich lediglich in der Anzahl ihrer Elementarteilchen voneinander unterscheiden! Diese 81 verschiedenen Atome werden auch die »chemischen Elemente« genannt (lat. »elementum« = »Grundstoff, Urstoff«), sie bilden die »reinen Stoffe«, aus denen sich alle uns bekannten Verbindungen zusammensetzen.

Das Proton hat seinen Namen »Das Wichtigste« nun deshalb erhalten, da die Anzahl der Protonen in einem Atom bestimmt, um welches Element es sich handelt. So enthält z.B. ein Wasserstoff-Atom ein einziges Proton, Sauerstoff dagegen acht, Eisen 26 und Gold enthält gar 79 Protonen. Sobald sich im Kern des Atoms nur ein einziges Proton mehr oder weniger befindet, liegt schon ein völlig neues Element, ein neuer Stoff vor, der ganz andere Eigenschaften hat. So hat Fluor z.B. nur ein Proton mehr, als Sauerstoff, und schon haben wir statt einem lebensspendenden Stoff ein aggressives Giftgas vor uns.

Das Neutron dagegen kann in unterschiedlicher Anzahl in den Atomen vorliegen, ohne die chemischen Eigenschaften zu verändern. Es beeinflusst die Natur eines Elements nicht, erweist sich also auch hier als neutral.

Anzahl Protonen	Chem. Kürzel	Name des Elements	Anzahl Protonen	Chem. Kürzel	Name des Elements
1	H	Wasserstoff	42	Mo	Molybdän
2	He	Helium	44	Ru	Ruthenium
3	Li	Lithium	45	Rh	Rhodium
4	Be	Beryllium	46	Pd	Palladium
5	B	Bor	47	Ag	Silber
6	C	Kohlenstoff	48	Cd	Cadmium
7	N	Stickstoff	49	In	Indium
8	O	Sauerstoff	50	Sn	Zinn
9	F	Fluor	51	Sb	Antimon
10	Ne	Neon	52	Te	Tellur
11	Na	Natrium	53	J	Jod
12	Mg	Magnesium	54	Xe	Xenon
13	Al	Aluminium	55	Cs	Cäsium
14	Si	Silicium	56	Ba	Barium
15	P	Phosphor	57	La	Lanthan
16	S	Schwefel	58	Ce	Cer
17	Cl	Chlor	59	Pr	Praseodym
18	Ar	Argon	60	Nd	Neodym
19	K	Kalium	62	Sm	Samarium
20	Ca	Calcium	63	Eu	Europium
21	Sc	Scandium	64	Gd	Gadolinium
22	Ti	Titan	65	Tb	Terbium
23	V	Vanadium	66	Dy	Dysprosium
24	Cr	Chrom	67	Ho	Holmium
25	Mn	Mangan	68	Er	Erbium
26	Fe	Eisen	69	Tm	Thulium
27	Co	Kobalt	70	Yb	Ytterbium
28	Ni	Nickel	71	Lu	Lutetium
29	Cu	Kupfer	72	Hf	Hafnium
30	Zn	Zink	73	Ta	Tantal
31	Ga	Gallium	74	W	Wolfram
32	Ge	Germanium	75	Re	Rhenium
33	As	Arsen	76	Os	Osmium
34	Se	Selen	77	Ir	Iridium
35	Br	Brom	78	Pt	Platin
36	Kr	Krypton	79	Au	Gold
37	Rb	Rubidium	80	Hg	Quecksilber
38	Sr	Strontium	81	Tl	Thallium
39	Y	Yttrium	82	Pb	Blei
40	Zr	Zirkonium	83	Bi	Wismut
41	Nb	Niob			

Elektronen besitzt ein Atom immer in genau derselben Anzahl, wie Protonen. Das ist ja eigentlich logisch, fühlt sich zu jedem Proton doch immer genau ein Elektron »hingezogen«. Der Raum, in dem die Elektronen den Atomkern umkreisen, wird dabei die »Elektronenhülle« genannt. Diese Hülle hat nun einen bestimmten Aufbau, der dafür verantwortlich ist, dass sich Atome miteinander verbinden können: Sie besteht aus einzelnen Schalen, in denen immer nur eine bestimmte Anzahl von Elektronen Platz finden. Bei den meisten Atomen nämlich maximal acht.

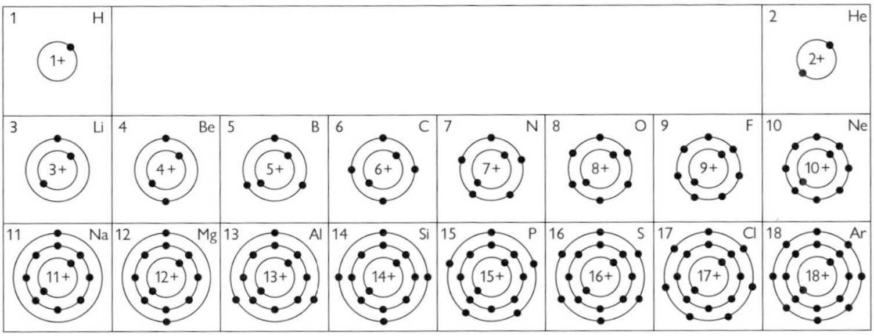

Schalenförmiger Aufbau der Elektronenhülle

Die chemische Verbindung

Ist eine Elektronenschale mit acht Elektronen besetzt, dann ist diese Schale stabil. Das hat zur Folge, dass in diese Schale weder weitere Elektronen aufgenommen, noch Elektronen daraus abgegeben werden können. Ist nun die äußerste Schale eines Atoms mit genau acht sog. Außenelektronen besetzt, so ist auch das Atom in sich selbst stabil, es wird also keinerlei chemische Reaktionen zeigen. Diesen Zustand besitzen jedoch von Natur aus nur die Edelgase (Helium, Neon, Argon etc.), die auch prompt in keiner chemischen Verbindung zu finden sind (sie sind sich zu »edel« dafür ...).

So lange ein Atom jedoch eine geringere Anzahl von Außenelektronen besitzt, wird es immer wieder Verbindungen eingehen, gerade weil es selbst den o.g. stabilen Zustand erreichen möchte. Es versucht nun, seine äußerste Schale durch »fremde« Elektronen entweder zu füllen, oder durch Abgabe der »eigenen« vollständig zu leeren, damit die darunterliegende Schale, die bereits mit acht Elektronen vollständig gefüllt ist, zur äußersten wird.

Die Ionenbindung

Das kann so vor sich gehen: Das Chlor-Atom z.B. hat auf seiner äußersten Schale nur sieben Elektronen. Es fehlt ihm also genau eines, um einen stabilen Zustand zu erreichen. Das Natrium-Atom dagegen hat auf der äußersten Schale nur ein Elektron, nichts ist ihm also lieber, als dieses loszuwerden. Begegnen sich nun Natrium und Chlor, beginnt ein einfacher Handel: Das Natrium gibt sein Elektron an das Chlor ab, beide haben nun ihre gewünschten acht Außenelektronen und sind glücklich. Doch der Handel hat seine Konsequenzen: Da die Anziehungskraft des ausgetauschten Elektrons bestehen bleibt, ist das Natrium nun positiv, das Chlor dagegen negativ geladen. Nun ziehen sich die beiden an und kommen nicht mehr voneinander los! Natrium und Chlor verbinden sich: Es entsteht aus den beiden Elementen die Verbindung »Natriumchlorid«, unser Kochsalz!

Da die Atome in einer solchen Verbindung nun elektrische Ladungen (»Anziehungskräfte«) besitzen, werden sie nun »Ionen« (= »geladene Teilchen«) genannt. Natriumchlorid besteht also aus einem positiv geladenen Natrium-Ion (Na^+) und einem negativ geladenen Chlorid-Ion (Cl^-). Diese Angaben finden Sie z.B. auch auf einer Flasche Mineralwasser, wo in der Regel zuerst immer die im Wasser gelösten positiv geladenen Ionen, die sog. »Kationen«, und anschließend die negativen Ionen, die sog. »Anionen«, aufgelistet sind. Die Bindung, die aufgrund ihrer Anziehungskraft nun zwischen Kationen und Anionen besteht, wird entsprechend auch »Ionenbindung« genannt.

Atombindung

Eine weitere Verbindungsmöglichkeit entsteht, wenn zwei Atome sich begegnen, denen wenige Elektronen zum Auffüllen ihrer äußersten Schale fehlen, die jedoch nicht bereit sind, selbst etwas abzugeben. In diesem Fall sieht der Handel so aus, dass beide Atome sich darüber einigen, bestimmte Elektronen gemeinsam zu »verwenden«, so dass jedes in den Genuss von acht Außenelektronen kommt. Die gemeinsam verwendeten Elektronen befinden sich dann immer paarweise zwischen den Atomen und werden gleichermaßen zum einen, wie zum anderen hingezogen. Dadurch entsteht wiederum eine Bindung, die sog. »Elektronenpaar-Bindung« oder »Atombindung«. Der letztere Name entsteht daher, da hier ja keine Ionen (geladene Teilchen) entstehen, sondern beide Atome an sich neutral bleiben, lediglich aneinandergebunden durch ihren »gemeinsamen Besitz«.

Ein Beispiel mag dies veranschaulichen: Dem Chlor-Atom mit seinen sieben Außenelektronen fehlt, wie bereits besprochen, nur noch ein Elektron zu seinem Glück. Treffen sich nun zwei dieser Atome, so schließen sie, aufgrund ihres gemeinsamen Mangels, die Vereinbarung, dass jedes ein Elektron zur Verfügung stellt, welches vom anderen »mitbenutzt« werden kann. Damit haben beide acht Elektronen zur Verfügung, und der stabile Zustand ist erreicht. Allerdings bewirkt das gemeinsam »benutzte« Elektronenpaar, dass beide Atome hübsch beieinander bleiben und von nun an aneinander gebunden sind (bis dass ein anderer chemischer Eingriff sie scheide ...).

Die Metallbindung

Der dritte Trick, den bestimmte Atome, die sog. »Metalle« (griech. »metallon« = »Mine, Erzader«), sich ihrer geliebten Stabilität wegen einfallen lassen, ist die entsprechend genannte »Metallbindung«. Hier werden die überzähligen Außenelektronen einfach großzügig der Gemeinschaft zur Verfügung gestellt. Das Atom distanziert sich von seinen äußersten »Anhängseln«, fühlt sich dadurch stabil, während jene Elektronen sich nun frei zwischen den Atomen bewegen können. Der Zusammenhalt entsteht hier aus der gemeinsamen Elektronenwolke. Er ist nicht so fest, wie in den Ionen- und Atombindungen, es werden nicht einzelne Atome miteinander verknüpft, sondern das Gesamtgefüge zusammengehalten. Aus diesem Grund sind die Metalle auch biegbar und formbar, und aufgrund der »freien Elektronen« leiten sie den elektrischen Strom. (»Elektrischer Strom« = »Fluss bzw. Wanderung von Elektronen«).

Metalle und Nichtmetalle

Aufgrund der oben beschriebenen Bindungs-Eigenschaften lassen sich alle Elemente nun in zwei große Gruppen aufteilen: in die Gruppe der Metalle, das sind jene Elemente, die Elektronen abgeben (können und wollen). Sie stellen daher in Ionenbindungen mit Nichtmetallen die »Kationen« (positive Ladung), gehen untereinander Metallbindungen ein und sind nur selten in Atombindungen zu finden.

Die andere Gruppe ist die der Nichtmetalle. Diese können Elektronen aufnehmen, stellen in Ionenbindungen mit Metallen die »Anionen« (negative Ladung) und verbinden sich untereinander in der Regel über Atombindungen. Nichtmetalle gehen keine Metallbindungen ein!

Zwischen beiden gibt es noch eine gewisse Grauzone, die sog. »Halbmetalle«, die den jeweiligen Bedingungen entsprechend mal zur Elektronen-Abgabe, mal zur Elektronen-Aufnahme fähig sind und das gesamte Bindungsrepertoire inne haben.

Die Mineralstoffe

Nicht alle Elemente des Chemiebuchs finden wir in den Mineralien wieder. Manche fehlen, weil sie keine Verbindungen bilden (Edelgase), manche, weil sie erst vom Menschen in Labors und Atomkraftwerken erschaffen wurden (Plutonium etc.). Um jene Elemente einzugrenzen, die tatsächlich auch natürliche Mineralien bilden, werden diese in der Folge »Mineralstoffe« genannt. Eingeteilt in die o.g. Klassifizierung »Metall – Nichtmetall – Halbmetall« stellt die folgende Aufstellung die wichtigsten Mineralstoffe dar:

Metalle: Aluminium, Antimon, Beryllium, Blei, Calcium, Chrom, Eisen, Gold, Kalium, Kobalt, Kupfer, Lithium, Magnesium, Mangan, Natrium, Nickel, Silber, Titan, Vanadium, Wismut, Zink, Zinn und Zirkonium.

Nichtmetalle: Bor, Chlor, Fluor, Kohlenstoff, Phosphor, Sauerstoff und Schwefel.

Halbmetalle: Das wichtigste Halbmetall und im Mineralreich einer der wichtigsten und häufigsten Stoffe überhaupt ist das Silicium.

Aus den Verbindungen dieser wenigen Elemente setzt sich nun der Großteil (über 95%) der viertausend bekannten Mineralien zusammen und mengenmäßig stellen diese Elemente sogar über 99,9% der gesamten festen Erdkruste. Jedes davon hat seine speziellen Eigenschaften, aus deren Verbindung wiederum die charakteristischen Merkmale der Mineralien entstehen. Auch für die Heilkunde sind diese Eigenschaften grundlegend für die Wirkung der Mineralien auf unseren Körper, auf Seele, Verstand und Geist.

Die Eigenschaften der Mineralstoffe

Mineralien bestehen in der Regel aus zwei Komponenten, aus einem metallischen und einem nichtmetallischen Anteil – äußerst selten nur finden wir Metall oder Nichtmetall »allein« in der Natur. Diese Polarität bestimmt maßgeblich sowohl die mineralogischen, als auch die heilkundlichen Eigenschaften eines Minerals. Immerhin fällt auf, dass die Natur viel mehr Metalle als Nichtmetalle bietet, und bei noch genauerem Hinsehen zeigt sich denn auch, dass der nichtmetallische Anteil eines Minerals dessen Grundeigenschaften festlegt, während der metallische Teil individuelle Variationen hervorbringt.

Bei allen Mineralien, die denselben nichtmetallischen Anteil enthalten, zeigen sich Gemeinsamkeiten, wie in einer Art Verwandschaftsverhältnis. Frei auf unsere menschliche Welt übertragen könnte man sagen: Der nichtmetallische Anteil ist der »Familienname« des Minerals (er steht in der chemischen Formel auch prompt immer hinten).

Entsprechend stellen die Metalle des Minerals den »Vornamen« dar: Sie unterscheiden die verschiedenen Mitglieder der Familie voneinander und wandeln die o.g. Grundeigenschaften deutlich voneinander ab. Die Metalle sind es auch in der Regel, die dem Mineral die Farbe geben, wie wir später noch sehen werden.

Die Mineralklassen und ihre Eigenschaften

Ähnlich, wie die Biologie das Verwandschaftsverhältnis zwischen Tiergattungen und Pflanzenarten klärt, geht nun auch die Mineralogie vor: Sie teilt alle Mineralien in acht große Klassen ein, bestimmt nach den häufigsten nichtmetallischen Anteilen und den daraus resultierenden Gemeinsamkeiten. Diese Mineralklassen verdeutlichen auch für die Steinheilkunde das erste Wirkungsspektrum der Mineralstoffe, daher sollen im folgenden mineralogische und heilkundliche Aspekte gleichzeitig dargestellt werden:

Mineralklassen		Nichtmetallischer Anteil	Chem. Kürzel
I	Natürliche Elemente	Besteht nur aus einem einzigen Element	Kürzel d. Elements
II	Sulfide	Schwefel	S
III	Halogenide	Elemente Fluor, Chlor, Brom. Jod	F, Cl, Br, J
IV	Oxide	Sauerstoff	O
V	Carbonate	Kohlensäure	CO_3
VI	Sulfate	Schwefelsäure	SO_4
VII	Phosphate	Phosphorsäure	PO_4
VIII	Silikate	Kieselsäure	Si_nO_m

I. Die Mineralien aus der Klasse der ***Natürlichen Elemente*** bestehen nur aus einem einzigen Mineralstoff, aus einem einzigen Element. Das ist in der Natur selten, da nur wenige chemische Elemente in der Lage sind, in reiner Form zu bestehen, ohne sich mit anderen zu verbinden. Unter den Nichtmetallen gelingt dies nur dem Kohlenstoff in Form von Graphit oder Diamant (Formel: C_n) und dem Schwefel (S_8). Bei den Metallen liegen nur die Edelmetalle, wie Gold (Au), Silber (Ag), Kupfer (Cu) etc. mitunter in reiner Form vor. Man spricht dann von gediegenen Metallen.

Die natürlichen Elemente repräsentieren die Reinheit und die Fähigkeit, unbeeinflusst zu bleiben. Sie helfen uns dabei, unsere Persönlichkeit ohne äußere Einmischung zu entwickeln. Daher regen sie uns an, uns in allen Bereichen von dem zu trennen, was nicht zu unserem eigentlichen Wesen gehört. Sie fördern die Erkenntnis davon, was uns nützt oder schadet. Je nachdem, welches Element dabei vorliegt, werden bestimmte korrespondierende Lebensbereiche dabei besonders angesprochen. (Dazu später mehr.)

II. Die Mineralien aus der Klasse der ***Sulfide*** sind Abkömmlinge des Schwefels (lat. »sulfur« = »Schwefel«), genauer genommen des Schwefelwasserstoffs. Dieses hochgiftige Gas ist oft ein Fäulnisprodukt, und verursacht z.B. den bekannten »Duft« faulender Eier. Schwefelwasserstoff tritt bei vulkanischen Aktivitäten oder bei der Verwesung organischer Stoffe auf, ist daher in unterschiedlicher Menge fast überall auf der Erde anzutreffen. Die aus der Verbindung mit Metallen entstehenden Sulfide sind meist undurchsichtig und kennzeichnen sich durch metallischen Glanz, ähnlich einem Spiegel. Ihre chemische Formel endet mit S = Schwefel, z.B. Pyrit: FeS_2 = Eisensulfid.

Sulfide sind Spiegel des Verborgenen. Sie helfen, Verdrängtes und Vergessenes aufzudecken und Unklarheiten zu beseitigen. Dabei kommen besonders jene Bereiche unseres Lebens ans Licht, wo »etwas stinkt«, wo etwas »faul« ist. Sulfide werden auch gerne als die »gnadenlosen Bewusstmacher« bezeichnet, da sie zwar einerseits unseren Blick dorthin lenken, wo Veränderungen dringend notwendig sind, andererseits jedoch keine Hilfestellung darin geben, diese Veränderungen auch in Gang zu setzen. Doch immerhin sagt ja auch schon der Volksmund: »Selbsterkenntnis ist der erste Weg zur Besserung!«

Als Heilsteine sind derzeit folgende Sulfide in Verwendung: Antimonit, Chalkopyrit, Covellin, Jamesonit, Markasit, Pop-Rocks, Pyrit, Schalenblende und Sphalerit.

III. Die Mineralien aus der Klasse der ***Halogenide*** (griech. »halos genes« = »Salz bildend«) sind Abkömmlinge einer Gruppe von Elementen, den Halogenen, zu denen u.a. auch Fluor und Chlor gehören. Die Halogene sind in Reinform Giftstoffe, die sich jedoch sehr leicht verbinden, und dann zu wertvollen Salzen werden (daher der Name). In Verbindung mit Wasserstoff bilden sie z.B. die Flusssäure (Fluorwasserstoff: HF) und die Salzsäure (Chlorwasserstoff: HCl). Beide Säuren sind sehr aggressiv, Flusssäure ist sogar in der Lage, Quarz zu ätzen und Glas aufzulösen. Kommen diese Säuren mit Metallen in Kontakt, so bilden sie transparente Mineralien, wie z.B. Fluorit (CaF_2) oder Steinsalz (NaCl).

Halogenide wirken auflösend, treu den Eigenschaften der Säuren, aus denen sie entstanden sind. So wie sie in der Lage sind, die Metalle, mit denen sie sich verbinden wollen, aus bestehenden Verbindungen herauszulösen, so können sie auch uns helfen, Gebundenheit zu lösen und Verhaftungen zu beenden. Denk-, Verhaltens- und Lebensmuster, die uns nicht mehr fördern, sondern behindern, können mit ihrer Hilfe aufgelöst werden. Dem Salz wurde im Mittelalter nachgesagt, es »treibe die Dämonen aus!« – Und was sind »Dämonen« denn anderes, als Lebensumstände, die nicht wir selbst beherrschen, sondern welche uns beherrschen.

Als Heilsteine aus der Mineralklasse der Halogenide sind derzeit nur Fluorit und Halit (Steinsalz) in Verwendung.

IV. Die Mineralien aus der Klasse der ***Oxide*** sind Sauerstoff-Abkömmlinge (griech. »oxys genes« = »Säurebildner, Sauerstoff«), sie können prinzipiell überall entstehen, da sich Sauerstoff sowohl im Magma, im Wasser und auch reichlich in der Luft befindet. Diese Mineralbildung vollzieht sich mitunter direkt vor unseren Augen, z.B. bei der Bildung von Rost (Eisenoxid) aus dem Blech unseres Lieblingsautos und Luftsauerstoff. Sauerstoff ist der verbreitetste Mineralstoff der Erde: 50% der festen Erdkruste bestehen aus diesem Element. Die Formel der Oxide endet mit O = Sauerstoff, z.B. Hämatit: Fe_2O_3 = Eisenoxid.

Oxide wirken umwandelnd und überführen instabile in stabile Zustände. Sauerstoff ist das Element, das Verbrennungsvorgänge unterhält: Vom Lagerfeuer bis zur Energiegewinnung in unseren Körperzellen. Dabei werden immer energiereiche und instabilere Verbindungen überführt in energieärmere, jedoch stabilere Verbindungen (aus Holz entsteht Asche). Dort, wo wir also beständig Energie investieren müssen, um einen instabilen Zustand aufrechtzuerhalten, dort werden Oxide ansetzen und diesen Zustand in eine stabile Form umwandeln. Die gebundene (und dadurch fehlende) Energie wird dann frei, und steht uns zur Verfügung. Daher fördern Oxide auch die Vollendung aller »halbfertigen« Vorgänge in unserem Leben, die uns sonst beständig Kraft abziehen.

Als Heilsteine aus der Klasse der Oxide sind Hämatit, Magnetit und Tigereisen, Alexandrit und Chrysoberyll, Spinell sowie die Korund-Gruppe mit Rubin und Saphir in Verwendung. In älteren Mineralienbüchern werden auch Quarze und Quarz-Verwandte (Obsidian und Opal) den Oxiden zugerechnet, da ihre Formel SiO_2 das nahelegt (Silicium als metallischer und Sauerstoff als nichtmetallischer Anteil). In moderner Literatur werden Quarze und Quarzverwandte jedoch häufig den Gerüstsilikaten zugerechnet, da Silicium und Sauerstoff hier über Atombindungen verknüpfte Silikatgitter bilden. Diese Zuordnung entspricht auch den steinheilkundlichen Wirkungen.

V. Die Mineralien aus der Klasse der ***Carbonate*** sind Abkömmlinge der Kohlensäure (von lat. »carbo« = »Kohle«). Kohlensäure (H_2CO_3) ist eine sehr labile Verbindung aus Flüssigkeit (H_2O = Wasser) und Gas (CO_2 = Kohlendioxid), die sich in flüssiger Form sehr leicht zersetzt. Das ist uns ja bekannt beim »Sprudel«, wo beim Öffnen des Deckels das freiwerdende Kohlendioxid sofort entweicht. Erst durch die Verbindung mit Metallen entsteht Stabilität, d.h. eine feste Bindung. Doch auch hier bleibt eine gewisse Reaktionsfähigkeit erhalten: Carbonate sind selten ein stabiles Endprodukt, eher eine vorübergehende Zwischenstufe, die sich bei Einwirkung neuer Einflüsse weiterentwickelt. Ihre chem. Formel endet mit CO_3 = Carbonat, z.B. Calcit: $CaCO_3$ = Calciumcarbonat.

Carbonate nehmen Einfluss auf Entwicklungsprozesse. Dabei wirken wasserhaltige Carbonate wie z.B. Azurit und Malachit initiierend, d.h. sie regen neue Entwicklungen an. So wie das Kohlendioxid-Gas aus der Flüssigkeit des Sprudels entweicht, so lassen sie unbewusste Inhalte plötzlich ins Wachbewusstsein aufsteigen. »Entwässerte«, trockene Carbonate dagegen stabilisieren Entwicklungsprozesse, die aus dem Gleichgewicht gerieten, weil sie entweder zu schnell (Bsp.: Aragonit) oder zu langsam (Bsp.: Calcit) waren. Das gemeinsame Thema ist in allen Fällen jedoch die permanente Veränderung.

Von den Carbonaten finden derzeit Aragonit, Azurit, Azurit-Malachit, Calcit, Dolomit, Magnesit, Malachit, Rhodochrosit und Smithsonit als Heilsteine Verwendung.

VI. Die Mineralien aus der Klasse der ***Sulfate*** sind Abkömmlinge der Schwefelsäure (lat. »sulfur« = »Schwefel«). (Nicht zu verwechseln mit den Sulfiden!) Schwefelsäure besteht aus der Verbindung von Wasserstoff mit einen Schwefel-Sauerstoff-Molekül (H_2SO_4) und ist eine sehr dichte Flüssigkeit, die auf Bewegungen viel schwerfälliger reagiert, als z.B. Wasser, und auch kaum flüchtig ist, d.h. sie verdunstet kaum, wenn sie offen aufbewahrt wird. Schwefelsäure-Verbindungen sind sehr stabil und beständig. Das macht sich auch die Pharmazie zunutze, indem z.B. instabile Medikamente als Sulfat auskristallisiert werden, was sie beständiger und haltbarer macht. Die Formel der Sulfate endet mit SO_4 = Sulfat, z.B. Angelit (Anhydrit): $CaSO_4$ = Calciumsulfat.

Sulfate machen beständig. Sie fixieren einen bestimmten Zustand und halten ihn über längere Zeit aufrecht. Außerdem wirken sie isolierend, bilden also einen Schutz gegen äußere Einflüsse. Je nachdem, ob der fixierte Zustand nun angenehm oder unangenehm für uns ist, kann daraus natürlich sowohl Himmel, als auch Hölle für uns entstehen. Auf Entwicklungsprozesse wirken sie hemmend, weshalb sie uns zwar manche Ruhepause verschaffen können, bei längerem Gebrauch jedoch mit Vorsicht zu genießen sind!

Von den Sulfaten finden derzeit Angelit (Anhydrit), Coelestin und Gips in Form von Marienglas und Selenit als Heilsteine Verwendung.

VII. Die Mineralien aus der Klasse der ***Phosphate*** sind Abkömmlinge der Phosphorsäure (H_3PO_4), deren zentrales Atom das Element Phosphor ist (von griech. »phosphoros« = »lichttragend«). Tatsächlich ist das Phosphat auch in unserem Organismus der Energieträger (s.u.). Darüberhinaus ist Phosphat ein wichtiger »Puffer«, d.h. ein Stoff, der in der Lage ist, sowohl Säuren als auch Basen (Laugen) zu neutralisieren. Die Formel der Phosphate endet mit PO_4 = Phosphat, z.B. Variscit: $AlPO_4$ = Aluminiumphosphat.

Phosphate wirken ausgleichend und mobilisieren Energiereserven. Die Puffer-Wirkung des Phosphats fördert ein neutrales Milieu in unseren Körperflüssigkeiten und sorgt so für gesundheitliche Stabilität und Stimmungsausgleich. Lagert sich außerdem Phosphat in unserem Körper an bestimmte organische Verbindungen an, so wird deren Energieniveau erhöht, wird es davon abgespalten, wird diese Energie wieder frei. Phosphatverbindungen sind daher die Energieträger in unseren Zellen. Angeregt durch die Verwendung von Phosphaten wird daher der Energie-Umsatz erhöht, dadurch werden wir wach, belebt, aktiv und handlungsfreudig.

Als Heilsteine finden aus der Mineralklasse der Phosphate derzeit Apatit, Türkis, Variszit und Vivianit Verwendung.

VIII. Die Mineralien aus der Klasse der ***Silikate*** sind Abkömmlinge der Kieselsäure ($H_xSi_yO_z$). Kieselsäure ist eine der vielseitigsten Säuren, weshalb ihre Struktur nicht mit einer einzigen Formel wiedergegeben werden kann. Die kleinste Kieselsäure-Einheit besteht aus einem Silicium-Atom, das von vier Sauerstoffen umgeben ist, an welchen wiederum vier Wasserstoffe gebunden sind (H_4SiO_4). Unter Wasser-Abspaltung können sich nun jedoch mehrere dieser Einheiten zu Gruppen, Ketten, Ringen, Schichten und Gerüstformationen verbinden, so dass es im Prinzip nicht nur »eine«, sondern »viele verschiedene« Kieselsäuren gibt.

Bsp.: $2\ H_4SiO_4 \rightarrow H_6Si_2O_7 + H_2O$

$3\ H_4SiO_4 \rightarrow H_8Si_3O_{10} + 2\ H_2O$ usw...

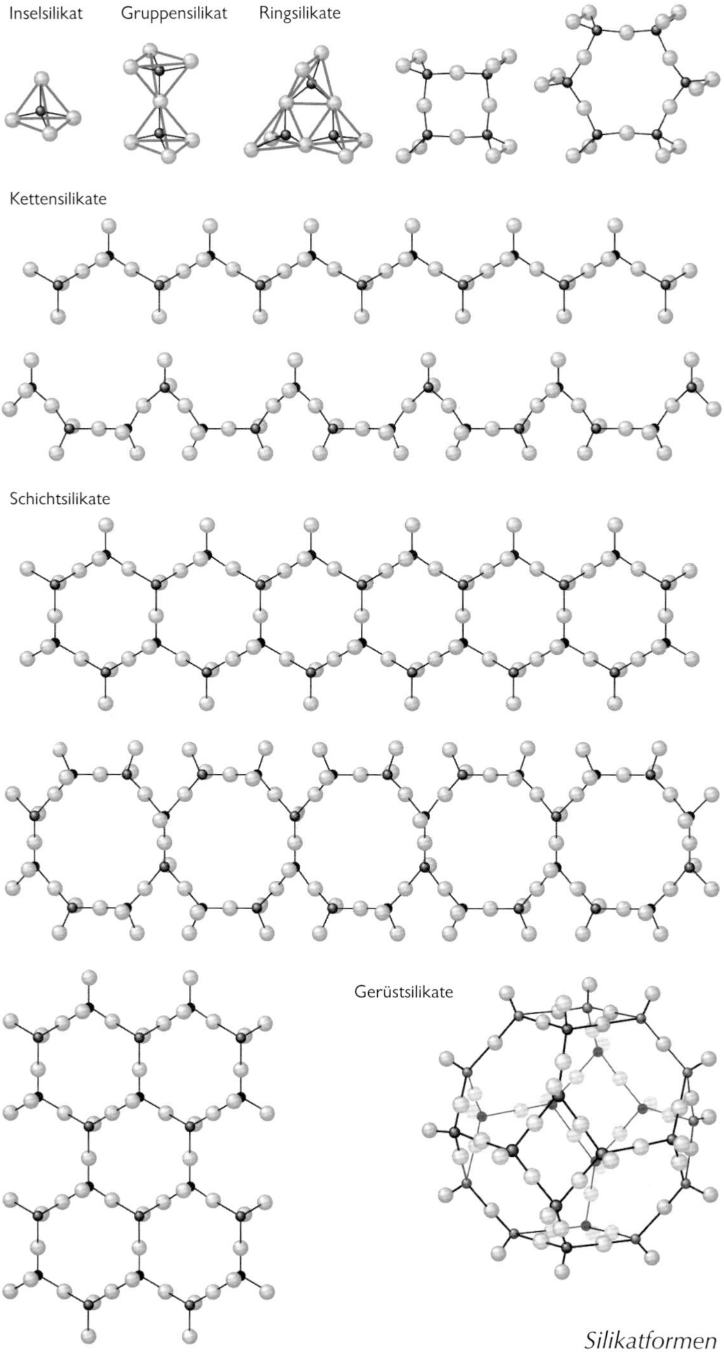

Silikatformen

Silikate besitzen daher vielseitigste Kristallgitter, die eine allgemeine Beschreibung ihrer Eigenschaften unmöglich, weitere Unterscheidungen dagegen dringend notwendig machen:

VIII – 1. Das Kristallgitter der ***Inselsilikate*** beinhaltet einzelne Silikatmoleküle, einzelne Tetraeder wie »Inseln« zwischen den Metall-Ionen. Ihre Formel endet daher mit SiO_4, z. B. Zirkon: $ZrSiO_4$ = Zirkoniumsilikat). Die Bauweise der Inselsilikate bringt sehr kompakte Mineralien mit großer Dichte hervor.

Inselsilikate fördern die Widerstandskraft und den Wunsch, das eigene Leben nach eigenen Vorstellungen zu gestalten. Die einzelnen Silikat-Inseln repräsentieren die Individualität, den Weg, den man alleine geht. Insel-Silikate stärken die Gesundheit und sind Helfer in Krisen und Notlagen, damit wir auch unter großen Belastungen unseren Überzeugungen treu bleiben.

Als Heilsteine sind derzeit folgende Inselsilikate in Verwendung: Andalusit und Chiastolith, Disthen (Kyanit), Dumortierit, die Granatfamilie mit Andradit, Almandin, Hessonit, Grossular, Melanit, Pyrop, Rhodolith, Spessartin, Tsavorit und Uwarowit, sowie Olivin (= Peridot oder Chrysolith), Sillimanit, Titanit (Sphen), Topas und schließlich die Zirkon-Familie mit der Varietät Hyazinth.

VIII – 2. Das Kristallgitter der ***Gruppensilikate*** beinhaltet paarweise oder zu kleinen Gruppen verbundene Silikat-Moleküle, in der Regel also zwei bis vier aneinanderhängende Tetraeder. Die Endung ihrer Formel lässt sich wie folgt herleiten: Si_nO_{3n+1}, wobei »n« die Anzahl der Silizium-Atome bzw. der Silikat-Tetraeder ist. Bsp.: Prehnit: $Ca_2Al_2[(OH)_2|Si_3O_{10}]$ = Calcium-Aluminium-Hydroxid-Silikat, ein basisches (OH) Gruppensilikat aus drei miteinander verknüpften Silikat-Tetraedern.

Gruppensilikate stärken die Regenerationskraft. Sie bringen Erholung nach Krankheiten und helfen, zurückzufinden zu den ursprünglichen Wünschen, Zielen und Absichten, die uns bewegen. Sie sind hilfreich, wenn wir uns neu orientieren müssen, oder an einem neuen Anfang stehen. Sie regen den Energiefluss in uns und die Geschwindigkeit von Heilprozessen an.

Von den Gruppensilikaten sind Epidot, Piemontit, Prehnit, Vesuvian (Idokras) und die Zoisit-Familie mit Tansanit, Thulit und Zoisit in Verwendung. Mit Ausnahme des Prehnit enthalten diese sowohl Inselsilikat-, als auch Gruppensilikat-Moleküle. Sie verbinden daher die Eigenschaften beider Klassen.

VIII – 3. Das Kristallgitter der ***Ringsilikate*** beinhaltet Ringe aus drei bis zwölf zum Kreis geschlossenen Silikat-Tetraedern.

Die Endung ihrer Formel lautet Si_nO_{3n}, z. B. Beryll: $Al_2Be_3[Si_6O_{18}]$ = Aluminium-Beryllium-Silikat.

Sind diese Ringe im Mineral nun zu langen Säulen-Formationen geordnet, werden Ringsilikate zu sehr guten elektrischen Leitern. Bilden die Ringe eher ungeregelte Formationen, so entsteht ein Gefüge, das undurchsichtige, opake Mineralien hervorbringt.

Ringsilikate mit Säulenformationen leiten und lenken Energieflüsse; Ringsilikate mit ungeregeltem Gefüge wirken stark absorbierend. Die ersteren können verwendet werden, wenn Energiebahnen unseres Körpers gestört sind, oder wenn allgemein Energiemangel vorliegt. Ringsilikate mit Säulenformationen wirken belebend, machen aktiv und dynamisch. Ringsilikate mit ungeregeltem Gefüge nehmen Energie-Überschüsse auf. Sie wirken beruhigend, ernüchternd und lindern Fieber, Hitze und Schmerzen.

Zu den Ringsilikaten mit Säulenformationen zählen folgende Heilsteine: Die Beryll-Familie mit Aquamarin, Beryll, Bixbit, Goldberyll, Heliodor, Morganit und Smaragd, sowie Cordierit (Iolith), Dioptas und die Turmalin-Familie mit Dravit (brauner T.) Indigolith (blauer T.), Rubellit (roter T.), Schörl (schwarzer T.), Verdelith (grüner T.) und all ihren bunten Mischkristallen.

Zu den Ringsilikaten mit ungeregeltem Gefüge zählen die Heilsteine Chrysokoll und Sugilith.

VIII – 4. Das Kristallgitter der ***Kettensilikate*** beinhaltet zu langen Ketten verbundene Silikat-Tetraeder, deren Formel mit demselben Verhältnis endet, wie bei den Ringsilikaten: $SinO_{3n}$, jedoch wird aufgrund der Länge der Ketten (die oftmals gar nicht genau bestimmbar ist) nur das Mengenverhältnis zwischen Silizium und Sauerstoff angegeben (2:6), wodurch sich Ketten- und Ringsilikat doch an der Formel unterscheiden lassen: Bsp.: Kunzit: $LiAl[Si_2O_6]$ = Lithium-Aluminium-Silikat.

Kettensilikate regen den Energiefluss in uns und die Geschwindigkeit von Heil- und Entwicklungsprozessen an. Sie sorgen für eine ausgeglichene Energieverteilung im Organismus und wirken dadurch auch emotional ausgleichend und harmonisierend. Gleichzeitig verbessern sie die geistige und körperliche Flexibilität und fördern die geistige Ausrichtung auf Ziele und Ideale.

Unter den Kettensilikaten finden die Mineralien Aktinolith und Nephrit, Bronzit, Chloromelanit, Diopsid (auch Chromdiopsid), Jadeit, die Spodumenfamilie mit Hiddenit und Kunzit, sowie Rhodonit als Heilsteine Verwendung.

VIII – 5. Das Kristallgitter der ***Schichtsilikate*** besteht aus Silikat-Tetraedern, die sich zu Flächen verbunden haben. Ihre Formel endet mit: Si_nO_{2n+2}, z.B. Apophyllit: $KCa_4[F|(Si_4O_{10})_2] \cdot 8\ H_2O$ = wasserhaltiges Kalium-Calcium-Fluorid-Silikat. Diese Schichten zeigen einen sehr starken Zusammenhalt. Sie sind zwar leicht voneinander zu lösen, aber sehr schwer nur zu durchtrennen. Mit dem Verlauf der Schichten lässt sich ein Schichtsilikat als gut spalten, quer dazu gar nicht!

Schichtsilikate wirken schützend und stärken die Abgrenzung. Sie zeigen tatsächlich quer zur Schichtung eine sehr schlechte Energie- und Wärmeleitfähigkeit (werden daher auch in der Technik als Isolatoren verwendet). Daher sind sie geeignet, von außen auf uns einwirkende Energieformen abzuschirmen, während der Energiefluss in uns selbst unbeeinträchtigt bleibt.

Zu den Heilsteinen unter den Schicht-Silikaten zählen Apophyllit, Biotit, Charoit, Lepidolith und Serpentin.

VIII – 6. Das Kristallgitter der ***Gerüstsilikate*** bildet dreidimensionale Gerüste aus Silikat-Tetraedern, verbunden meist mit dem Einbau weiterer Mineralstoffe, wie Aluminium (Al), Beryllium (Be) oder Bor (B) ins Silikatgitter. Diese Gitterstrukturen sind zu komplex, um sie auf eine einfache, allgemeingültige Summenformel zu reduzieren. Hierzu muss also im Zweifelsfall mineralogische Fachliteratur zum betreffenden Stein zu Rate gezogen werden.

Gerüstsilikate wirken als Filter, der bestimmtes aufnimmt und anderes reflektiert. Ihre dreidimensionale Struktur wirkt entweder absorbierend und bringt dann opake Mineralien hervor, die ähnliche absorbierende Eigenschaften zeigen, wie die »ungeordneten« Ringsilikate. Sie wirken ebenfalls beruhigend, ernüchternd und lindern Fieber, Hitze und Schmerzen. Hierzu gehören die Heilsteine Amazonit (Feldspat-Familie), Lapislazuli und Sodalith.

Bleibt das Mineral transparent, so ergeben sich oft Teil-Absorptionen und Lichtreflexionen, die zur Folge haben, dass unsere Wahrnehmung verändert wird: Unser »gewohnter Filter« wird neu eingestellt: Plötzlich werden unsere Wertungen anders, wir betrachten die Welt »mit neuen Augen« und erlauben uns, neue Perspektiven einzunehmen, die wir bisher nicht für möglich hielten. Gerüstsilikate fördern die Erweiterung unseres Horizonts. Zu diesen Heilsteinen gehören die Feldspäte mit Goldorthoklas, Labradorit, Mondstein und Sonnenstein sowie die Quarz-

Verwandten (Obsidian und Opal) und die ganze Quarzgruppe: die Kristallquarze Amethyst, Ametrin, Bergkristall, Citrin, Prasem, Rauchquarz, Rutilquarz und Turmalinquarz; die derben Quarze Aventurinquarz, Baumquarz, Blauquarz, Rosenquarz, Falkenauge und Tigerauge; die faserigen Quarze Chalcedon, Chrysopras, Karneol, Heliotrop, Moosachat, Onyx, Ozeanchalcedon, Sardonyx und versteinertes Holz; und die körnigen Quarze Jaspis und Mookait; sowie der Achat, der verschiedene Quarze in Lagen in sich vereint.

Der Mineralstoffwechsel

Das zweite wichtige Wirkungsspektrum der Mineralstoffe begründet sich in ihrer unmittelbaren Wirkung auf unseren Organismus. Viele Mineralstoffe haben in unserem Körper wichtige Schlüsselfunktionen inne: Sie sind notwendig bei der Bildung vieler Enzyme, das sind Stoffe, die chemische Prozesse im Körper ermöglichen und steuern, und regulieren damit unseren gesamten Stoffwechsel. Außerdem spielen einige eine wichtige Rolle bei der Reizleitung unserer Nerven, also bei der Weiterleitung von Sinneseindrücken, in der Tätigkeit unseres Gehirns und bei der Steuerung der Muskel- und Organfunktionen. Auch die Regulierung des Wasserhaushaltes hängt unmittelbar mit ihnen zusammen, damit auch die Qualität des Blutes und der Körperflüssigkeiten.

Mineralstoffe können vom Körper nicht selbst gebildet werden, sondern müssen mit der Nahrung aufgenommen werden. Man könnte sie als die »anorganischen Vitamine« bezeichnen – lebenswichtige Stoffe, deren kontinuierliche Zufuhr von außen immer gewährleistet werden muss. Mineralstoffmangel kann also entstehen, wenn entweder zuwenig Mineralstoffe in der Nahrung enthalten sind, z. B. durch Fehlernährung mit der sog. »Zivilisationskost« aus Fast-Food (Beinahe-Essen) und Konserve, oder wenn der Dünndarm die notwendigen Mineralstoffe nicht aufnimmt! Das letztere ist dabei der weitaus häufigere Fall!

Unser Dünndarm ist ein sensibles Organ. Belastungen durch permanente Fehlernährung setzen ihm genauso zu, wie emotionale Spannungen, Horrorvisionen oder negative Lebenseinstellungen, schlicht: eine ungesunde Lebensqualität. Durch diese Einflüsse wird er in seiner Funktion, Vitamine, Nähr- und Mineralstoffe aufzunehmen, deutlich beeinträchtigt. Solange er ungestört arbeiten kann, besitzt der Dünndarm ein diffiziles

System vieler biochemischer Mechanismen, die dafür zuständig sind, dass genau jene Stoffe ins Blut aufgenommen werden, die der Körper benötigt, während alle überflüssigen oder gar schädlichen Stoffe möglichst draußen bleiben. Unter der o.g. Belastung jedoch geraten diese Mechanismen »durcheinander«: Dringend benötigte Stoffe werden plötzlich nicht mehr aufgenommen, andere dagegen im Übermaß. Zwar können die Nieren den Überschüssen oft noch entgegensteuern, in dem sie die entsprechenden Stoffe vermehrt ausscheiden, doch wo zuwenig aufgenommen wurde, entsteht ein Mangel, der körpereigene Reserven allmählich aufbraucht und auf Dauer nicht ausgeglichen werden kann!

Die Folgen sind zu Beginn eher unauffällig, zeigen sich zunächst in bestimmten wiederkehrenden Gedanken, Ideen, Gefühlen, Stimmungen und Emotionen, Müdigkeit oder Überaktivität und Nervosität, und erst allmählich dann in gravierender werdenden körperlichen Erscheinungen bis hin zu physischen Erkrankungen. Speziell die Folgen von Mineralstoffmangel können überall auftreten, was die o.g. Darstellung der Funktionsbereiche von Mineralstoffen zweifelsfrei zeigt. Hier hat sich nun gezeigt, dass Mineralien, die bestimmte Mineralstoffe enthalten, deren Aufnahme im Dünndarm und ihren Stoffwechsel im Organismus anregen. Das Problem der Aufnahme-Störungen im Dünndarm kann mit ihrer Hilfe gelöst werden. Solange die Nahrung die notwendigen Stoffe bietet, ist der Körper auch in der Lage, sie in ausreichendem Maße aufzunehmen. Allein schon dadurch fördern Mineralien grundlegend unsere Gesundheit.

Da Mineralien jedoch alle Stoffwechselfunktionen anregen, die mit dem entsprechenden Mineralstoff verknüpft sind, wird auch die Ausscheidung überflüssiger oder schädlicher Stoffe aus dem Organismus aktiviert. So können typische Reiz- und Vergiftungserscheinungen bis hin zu allergischen Reaktionen gelindert werden. Dieser Aspekt ist sehr wichtig, da der Steinheilkunde somit Möglichkeiten offenstehen, auch Mineralien, deren Mineralstoffe im menschlichen Organismus nicht vorhanden sind, zu Heilzwecken einzusetzen.

Säuren und Basen

Mineralien entstehen selten direkt aus den reinen Elementen. Meist bilden sich zunächst Säuren und Basen (auch Lauge genannt), aus deren Reaktion dann das Mineral entsteht. Säuren und Basen entstehen aus der Verbindung eines Mineralstoffs mit Wasser (H_2O), das dabei in die Ionen H^+ und OH^- gespalten wird ($H_2O \rightarrow H^+ + OH^-$). Enthält die entstehende Verbindung nun H^+ – Ionen bzw. ist sie in der Lage, diese abzugeben, so spricht man von einer Säure, z.B.:

$$\text{Salzsäure } HCl \rightarrow H^+ + Cl^-$$
$$\text{Kohlensäure } H_2CO_3 \rightarrow 2\,H^+ + CO_3^{2-}$$
$$\text{Phosphorsäure } H_3PO_4 \rightarrow 3\,H^+ + PO_4^{3-}.$$

Enthält die entstehende Verbindung nun OH--Ionen, oder ist sie in der Lage H+-Ionen aufzunehmen und zu binden, so spricht man von einer Base oder Lauge, z.B.:

$$\text{Natronlauge } NaOH + H^+ \rightarrow Na^+ + H_2O$$
$$\text{gelöschter Kalk } Ca(OH)_2 + 2\,H^+ \rightarrow Ca^{2+} + 2\,H_2O$$

Die Reaktion einer Säure mit einer Lauge nennt man Neutralisationsreaktion, da ein neutraler Stoff entsteht, wenn beide in entsprechender Menge vorliegen:

$$\text{Natronlauge} + \text{Salzsäure} \rightarrow \text{Kochsalz} + \text{Wasser:}$$
$$NaOH + HCl \rightarrow NaCl + H_2O.$$

Die Natur ist kein steriles Labor. Daher geschieht es hier selten, dass Säuren und Basen sich in exakt der Menge begegnen, die zur völligen Neutralisierung notwendig wäre. Meist bleibt eines von beidem in einem gewissen Maß übrig und wird oftmals dann mit in das Kristallgitter des entstehenden Minerals eingebaut. Dadurch erhält das Mineral einen sauren oder basischen Charakter. Saure Mineralien neigen dazu, transparent oder durchsichtig zu werden, basische dagegen sind eher dunkel und undurchsichtig (opak).

Dieser Charakter eines Minerals ist für die Heilkunde sehr wichtig, da es auch in unserem Organismus eher saure (Magen), basische (Dünndarm) oder neutrale Bereiche (Blut) gibt. Mineralien wirken nun entsprechend ihrem Charakter auf das Milieu der Körperflüssigkeiten ein, machen diese entweder saurer oder basischer. Das entscheidet u.a. auch darüber, welche Krankheiten im Körper überhaupt entstehen können, da diese meist ein bestimmtes Milieu zum »Gedeihen« benötigen. Rheumatische

Erkrankungen oder Viren benötigen z.B. ein saures, Bakterien ein neutrales und Pilze ein basisches Milieu.

Außerdem korrespondiert auch unser Seelenleben mit dem Milieu der Flüssigkeiten. Nicht umsonst leitet sich das Wort »Humor« von lat. »humor« = »Feuchtigkeit« und das Wort Temperament von lat. »temperamentum« = »das richtige Mischungsverhältnis« her, unter welchem im Mittelalter die »Mischung der vier Körpersäfte« verstanden wurde, denen die Temperamente »cholerisch, sanguinisch, melancholisch und phlegmatisch« entsprechen. Tatsächlich fördert ein saurer Stoffwechsel eher das cholerische (man ist sauer!), ein basischer Stoffwechsel eher das phlegmatische Temperament. Dementsprechend sind auch saure Mineralien eher anregend, basische eher beruhigend.

Besonders interessant sind deshalb Stoffe, wie z.B. Phosphate, die in der Lage sind, sowohl H^+-Ionen aufzunehmen, als auch abzugeben. Sie werden Puffer genannt, da sie Säuren und Basen lange Zeit im Gleichgewicht halten können:

$$NaH_2PO_4 + OH^- \rightarrow NaHPO_4^- + H_2O$$

Pufferreaktion bei Basenzufuhr

$$NaH_2PO_4 + H^+ \rightarrow H_3PO_4 + Na^+$$

Pufferreaktion bei Säurezufuhr

Aufgrund dieser Eigenschaft stabilisieren Mineralien, die Puffer enthalten, das Säure-Basen-Gleichgewicht im Körper, und fördern den Ausgleich der Emotionen und des Temperaments.

Das Wirkungsprinzip der Mineralstoffe

- Die Aufnahme und der Stoffwechsel von Mineralstoffen, die eine wichtige Funktion in unserem Organismus besitzen, wird durch Mineralien angeregt, die dieselben Mineralstoffe enthalten. Dadurch werden Mangelerscheinungen behoben und die Organfunktionen verbessert.

- Mineralstoffe, die im Organismus überflüssig oder schädlich sind, werden unter dem Einfluss jener Mineralien, die dieselben oder ähnliche Stoffe enthalten, vermehrt ausgeschieden. Dadurch wird die Entschlackung und Entgiftung angeregt, was

Reiz- und Vergiftungserscheinungen sowie allergische Reaktionen lindert oder heilt.

Der saure oder basische Charakter eines Steins beeinflusst das Milieu der Körperflüssigkeiten in entsprechender Weise. Da sowohl körperliche Erkrankungen als auch seelisches Empfinden direkt mit dem Milieu der Körperflüssigkeiten korrespondieren, beeinflussen Mineralien so die allgemeine Krankheitsneigung, die Emotionen und das Temperament.

Diese beiden Prinzipien bleiben jedoch nicht auf den Körper allein begrenzt. So wie geistige und seelische Einwirkungen das körperliche Befinden beeinflussen, so stimulieren auch physische Veränderungen bestimmte Emotionen, innere Bilder, Gedanken und Absichten. »Wie oben, so unten – wie innen, so außen«, so lautet die uralte hermetische Weisheit, die auch hier erneut ihre Gültigkeit beweist:

Mineralstoffe aktivieren ebenfalls das seelische und geistige Erleben, fördern auch hier die notwendigen Aufnahmeprozesse, die innere »Verdauung«, sowie die »Ausscheidung« von Gedanken, Ideen, Bildern, Stimmungen und Emotionen, die uns belasten oder schaden. Ob ein Mineral nun primär auf der körperlichen, der seelisch-mentalen oder der geistigen Ebene wirksam wird, das entscheidet ein wichtiger Faktor: Die Menge des im Mineral enthaltenen Mineralstoffs.

Das Prinzip der Verdünnung

Unterschieden wird hierbei in »große oder häufige« Mengen, »geringe« Mengen oder sog. »Spurenbestandteile«. Je größer die Menge eines Mineralstoffs im Mineral, desto umfassender ist seine Wirkung, sie reicht von der stofflichen bis zur geistigen Ebene. Je geringer die Menge und je feiner seine Verteilung ist, desto mehr werden ausschließlich feinstoffliche oder geistige Wirkungsebenen erreicht. Diese Einteilung hilft zum einen, das für die jeweilige Situation passende Mineral präziser auswählen zu können, zum anderen zeigt sie auch, auf welcher Ebene die erste Reaktion auf die Anwendung des Minerals hin zu erwarten ist. Die Betonung liegt hier auf »erste Reaktion«, da letztendlich alle Ebenen miteinander korrespondieren und im Laufe der Zeit ja gerade die ganzheitliche Heilung erreicht werden soll.

Von einem häufigen Bestandteil spricht man, wenn der betreffende Mineralstoff (X) tatsächlich mengenmäßig so stark im Mineral vertreten ist, dass er zu den »mineralbildenden Stoffen« zählt und auch in der chemischen Formel dargestellt wird (X_nY_m). Calcit ($CaCO_3$) z.B. enthält Calcium (Ca) und Carbonat (CO_3) als häufige Bestandteile. Die Mineralogie zählt in der Formel nicht alle im Mineral enthaltenen Stoffe auf, da jedes Mineral eine Vielzahl von Einschlüssen und sog. »Fremdstoffen« enthält, deren Einbeziehung zu verwirrend wäre. Diesen Umstand kann die Steinheilkunde sich nun zunutze machen, um an der Formel sofort festzustellen, welche Mineralstoffe »häufig« vorhanden sind. Deren Wirkung erfolgt dann primär über den Körper, entsprechend dem Vorkommen im eigenen Stoffwechsel bzw. der momentanen Belastung durch Gift- oder Schlackenstoffe, schließt jedoch seelisch-mentale und spirituelle Wirkungen mit ein.

Von einem ***geringen*** Bestandteil spricht man, wenn der Mineralstoff (Z) so gering im Mineral vertreten ist, dass er nicht mehr zur Formel zählt, jedoch noch gut nachweisbar ist. Auch hier gibt es eine entsprechende Einteilung aus der Mineralogie: »Gut nachweisbar« bedeutet, dass der Stoff über chemische Analysen identifizierbar ist. Er muss also mengenmäßig noch ausreichend vorhanden sein, um energetisch wirksam zu werden und chemische Reaktionen auszulösen. Da diese geringen Bestandteile in der gängigen mineralogischen Literatur leider nur selten Erwähnung finden, werden sie bei den chemischen Formeln der Steine in diesem Buch wie folgt hinzugefügt: X_nY_m + Z. Calcit ($CaCO_3$+ Mn,Fe,Mg) kann z.B. Mangan (Mn), Eisen (Fe) und Magnesium in geringen Mengen enthalten. Dessen Wirkung erfolgt dann primär über den seelisch-mentalen Bereich. Dabei zeigen sich für jeden Mineralstoff typische emotionale, mentale (das Denken betreffende) und auch spirituelle Eigenschaften.

Ein Bestandteil ist ***nur in Spuren*** vorhanden, wenn die Menge des Mineralstoffs (A) nur an der Nachweisbarkeitsgrenze vorhanden ist. »Nachweisbarkeitsgrenze« bedeutet, dass viele chemische Methoden diesen Stoff nicht mehr identifizieren können, er also nur mithilfe moderner physikalischer Anlagen (Spektralanalyse, Röntgenfluoreszenz-Analyse, Elektronen-Sonde etc.) noch aufgespürt werden kann. Trotzdem sind diese Stoffe oft von großer Bedeutung, da es mitunter gerade diese Spurenbestandteile sind, die verantwortlich sind z.B. für die Farbe eines

Steins. In der älteren mineralogischen Literatur finden wir oft gar keine Hinweise auf diese Mineralstoffe, da erst die vergangenen Jahre manche Entdeckungen mit sich brachten. Die Spurenbestandteile sind daher in diesem Buch ebenfalls den chemischen Formeln hinzugefügt: X_nY_m + (A). Wiederum das Beispiel Calcit: $CaCO_3$+ Mn,Fe,Mg + (Sr,Ba,Co,Zn) – als Spurenelemente können hier Strontium (Sr), Barium (Ba), Kobalt (Co) und Zink (Zn) und enthalten sein. Die Wirkung dieser Spurenelemente erfolgt vorwiegend über die geistige (spirituelle) Ebene durch Veränderung der Lebens-, Gedanken- und Verhaltensmuster, der geistigen Strukturen und des Charakters.

Die Heilwirkungen der Mineralstoffe

Die im folgenden aufgezählten Wirkungen lassen sich beobachten, wenn ein Mineral am Körper (ideal: Hautkontakt) getragen wird, das den angesprochenen Mineralstoff enthält. Auf keinen Fall dürfen die hier angegebenen Eigenschaften auf den reinen chemischen Stoff ungeprüft übertragen werden. Und ebenfalls ist von einer inneren Einnahme vieler Mineralstoffe abzuraten, da sie in höheren Dosierungen als Gift genau das Gegenteil der erwünschten Wirkung hervorrufen können. Eine gesunde, vollwertige Ernährung bietet dem Körper die benötigten Mineralstoffe zur Genüge und auch in genau der Form, wie es der Organismus verarbeiten kann: Organisch gebunden. Um die hier gewünschten Wirkungen zu erzielen, genügt es, das entsprechende Mineral zu tragen!

Zur Identifikation des Mineralstoffs in der chemischen Formel eines Minerals wird nochmals das chemische Kürzel angegeben. Für chemisch Interessierte zudem die Zahlen der positiven oder negativen Ladungen des Elements in den Ionenbindungen der Mineralien.

Aluminium (Al^{3+})

Körperlich: Aluminium fördert basischen Stoffwechsel. Es lindert so alle Leiden, die durch Übersäuerung entstehen (z.B. Rheuma und Gicht) oder vermindert z.B. übermäßige Säurebildung im Magen. Es unterstützt die Aufnahme von Eisen im Darm und normalisiert die Leitfähigkeit der Nerven. Dadurch hilft es bei Schwächezuständen, verlangsamter Wahrnehmung und Bewegung, ja selbst bei Lähmungen.

Seelisch/mental: Aluminium wirkt stark beruhigend bei Nervosität, Ängsten und Schuldgefühlen. Typische Indikation ist das Gefühl, verrückt zu werden. Es fördert die Fähigkeit, Gefühle auszudrücken, sowie Verhaltensmuster des Festhaltens und der Zurückhaltung abzulegen. Aluminium fördert den Wunsch nach Abwechslung und Veränderung.

Spirituell: Aluminium hilft bei Identitätsverlust, wiederzuentdecken, wer man ist und wo die eigene Aufgabe im Leben liegt. Es fördert Realitätssinn, Nüchternheit und Wachheit im Augenblick. Aluminium hilft, die Verführungen unserer modernen Illusionswelten als solche zu erkennen und zu handhaben.

Antimon (Sb^{3+})

Körperlich: Antimon fördert die Verdauung und lindert Magenbeschwerden, insbesondere Sodbrennen, Übelkeit und Erbrechen. Es hilft bei Hautkrankheiten, bei trockener, rissiger Haut, Ausschlägen aller Art, Ekzemen und dauerndem Juckreiz. Antimon reguliert die Ausscheidung über Haut und Darm.

Seelisch/mental: Antimon fördert sachliches, logisch-rationales Denken und hilft, Ärger, Verdruss, Unzufriedenheit, Trauer und belastende Gefühle zu überwinden. Es hilft, sich sentimentalen Gefühlen, Liebeskummer oder Weltschmerz zu entziehen. Antimon dämpft übermäßiges sexuelles Verlangen und hilft, Gewohnheiten aufzugeben, die nur Ersatzbefriedigung für nichterfüllte Wünsche sind (z.B. Essen aus Frust).

Spirituell: Antimon fördert ein schöpferisches, kreatives Dasein. Es erleichtert, der eigenen inneren Stimme zu folgen und begrenzende Vorstellungen zu überwinden. Antimon hilft, dass persönliche Interessen und höhere Ideale in Einklang kommen, das Leben also sinnerfüllt und beglückend wird.

Beryllium (Be^{2+})

Körperlich: Beryllium lindert Allergien, Ekzeme und Geschwüre. Es hilft bei rheumatischen Erkrankungen und Hormonstörungen.

Seelisch/mental: Beryllium fördert Weitsicht, klare Wahrnehmung und Konzentration.

Spirituell: Beryllium hilft, sich Ziele zu setzen, und fördert die Disziplin und Konsequenz, diese Ziele auch zu erreichen.

Blei (Pb^{2+})

Körperlich: Blei fördert die Schwermetall-Entgiftung im Körper und lindert dadurch Erkrankungen von Schadstoffen belasteter Organe, insbesondere des Magens, des Darms, des Bluts und der Nerven. Es hilft bei Austrocknung, Verhärtung (Sklerose), Steinbildung in den Organen, Abmagerung, Muskelschwund und starken, lokalen Schmerzen.
Seelisch/mental: Blei fördert den Lebensmut, insbesondere, wenn man bedrückt ist von einer aussichtslosen persönlichen oder gesellschaftlichen Situation (das Gefühl, alles ist »bleischwer«). Es stoppt Halluzinationen und Wahnideen und hilft aus einschränkenden Gewohnheiten und unterdrückerischen Dogmen.
Spirituell: Blei gibt Struktur im Leben und fördert Selbstbeherrschung, Pflichtbewusstsein, Beständigkeit und Treue.

Bor (B^{3-})

Körperlich: Bor hilft bei vielen Erkrankungen des Magen-Darm-Traktes: Bei Übelkeit, Erbrechen, Krämpfen, Koliken und Durchfall. Es löst energetische Blockaden und führt so Entspannung in diesen Organen herbei. Es lindert Beschwerden der Haut, z.B. bei Kontakt mit Gift- oder Reizstoffen, und des Nervensystems, z.B. bei Epilepsie oder Wahrnehmungsstörungen.
Seelisch/mental: Bor wirkt ausgleichend bei Nervosität und Schreckhaftigkeit, fördert den Gleichgewichtssinn und bewahrt davor, zu stolpern oder Dinge fallen zu lassen. Es hilft bei Panikzuständen und großer Angst, fördert Harmonie und Vertrauen.
Spirituell: Bor hilft, Kontrolle über das eigene Leben zu gewinnen, d.h. das Leben »im Griff« zu haben.

Calcium (Ca^{2+})

Körperlich: Calcium fördert den Zellstoffwechsel, die Stoffaufnahme an den Zellmembranen und die Energiegewinnung in der Zelle. Es ist notwendig zur Bildung der DNS (Träger der genetischen Information) und RNS (Botenstoff, der die genetische Information zur Bildung von Eiweißen, Enzymen und Hormonen überbringt).

Calcium fördert den Aufbau, die Festigkeit und die Flexibilität von Knochen, Zähnen und Gewebe. Es ist wichtig zur Regulierung des Säure/Base-Haushalts und bewirkt die Ausscheidung von Flüssigkeit (Gegenspieler des Natriums). Es fördert die Blutgerinnung (Gegenspieler des Magnesiums).

Schließlich ist Calcium wichtig für die Bildung der Überträgerstoffe in der Reizleitung vom Nerv zum Organ oder Muskel. Es normalisiert den Herzrhythmus und stärkt das Herz.

Seelisch/mental: Calcium fördert die Aufnahmefähigkeit, die Unterscheidungsfähigkeit und das Gedächtnis. Es wirkt emotional stabilisierend, gibt Selbstvertrauen und hilft bei Furcht, insbesondere vor Unglück und Krankheit. Calcium gibt inneren Antrieb bei Lethargie und klärt Verwirrung.

Spirituell: Calcium reguliert die Entwicklung der Persönlichkeit. Es wirkt beschleunigend bei verlangsamter Entwicklung und normalisierend bei übereilten und dadurch chaotischen Entwicklungsprozessen. Calcium fördert geistiges Wachstum.

Chlor (Cl^-)

Körperlich: Chlor hilft bei Schwächezuständen bis hin zu Ohnmachtsanfällen. Es erhöht den Blutdruck und reguliert die Ausscheidung über die Nieren. Außerdem fördert es die Einlagerung von Wasser im Gewebe, erhöht dadurch dessen Flexibilität (gegen »Steifheit«) und fördert die Entschlackung, den Abtransport von Abbauprodukten der Zellen. Chlor regt die Sekretion der Salzsäure im Magen an und fördert so die Verdauung. Mit Natrium und Kalium reguliert es die Reizleitung der Nerven.

Seelisch/mental: Chlor löst Spannungen und durch Stress, Einengung, Kummer oder Furcht verursachte Erkrankungen. Es macht unempfindlicher gegen äußere Einflüsse, vermindert die Reizbarkeit. Chlor schenkt Ruhe und fördert die Geschicklichkeit.

Spirituell: Chlor bedingt oder fördert eine positive, optimistische Lebenseinstellung. Es hilft, sich selbst freier und innerlich ungebunden zu entfalten.

Chrom (Cr^{3+}, Cr^{4+}, Cr^{6+})

Körperlich: Lindert Diabetes im ersten Stadium, da Chrom das Insulin dabei unterstützt, das Blutzuckergleichgewicht aufrechtzuerhalten und Zucker in den Muskeln zu speichern. Chrom regt den Fettstoffwechsel an, senkt den Cholesterinspiegel und beugt so Arteriosklerose vor. Es wirkt wachstumsfördernd, da es die Bildung des Wachstumshormons beeinflusst.

Chrom wirkt entzündungshemmend, insbesondere bei den inneren Organen Leber, Herz, Magen, Darm und Nieren, sowie bei Infekten der Nase und Nebenhöhlen. Es regt die Entgiftung des Organismus an, entsäuert und fördert Fieber als Heilreaktion. Es reguliert den Energie- und Wärmehaushalt des Körpers und wirkt schmerzlindernd, vor allem bei wandernden Schmerzen oder Kopfschmerzen, verursacht durch Schwächezustände. Chrom hilft, Trübungen der Hornhaut zu klären.

Seelisch/mental: Chrom fördert die seelische Regeneration und Erholung. Es nimmt das Gefühl, unter Druck zu stehen. Der eigene Reichtum der inneren Bilderwelt wird entdeckt, vielseitige Ideen und Begeisterung sind die Folge. Chrom bringt Farbe ins Leben (griech. »chromos« = »Farbe«!).

Spirituell: Chrom fördert den Wunsch nach Selbstbestimmung und Individualität. Es regt an, die eigenen Fähigkeiten zu entdecken und zu entwickeln und die »großen« Lebensträume zu verwirklichen. Chrom fördert alle Prozesse geistiger Heilung.

Eisen (Fe^{2+}, Fe^{3+}, Fe^{4+})

Körperlich: Eisen fördert die Eisenaufnahme im Darm, sowie die Bildung von Hämoglobin und der roten Blutkörperchen. Dadurch gewährleistet es den Transport von Sauerstoff zu den Zellen der Muskeln und Organe, einen guten Energieumsatz und körperliche Vitalität. Es hilft bei Schwäche, Müdigkeit und Kraftlosigkeit. Die Funktionen von Leber, Milz, Darm und Knochenmark werden durch Eisen angeregt. Außerdem fördert es das Immunsystem, in Silikat-Verbindungen überwiegend die unspezifische, als Oxid die spezifische Immunabwehr.

Seelisch/mental: Eisen wirkt anregend bis antreibend, fördert Tatkraft, Initiative, Dynamik, Ausdauer, Willenskraft, Durchsetzungsvermögen und Begeisterungsfähigkeit. Eisen fördert die kriegerische Natur in uns, den Drang zu forschen und zu erobern. Es stärkt Aufrichtigkeit und Ehrlichkeit.

Spirituell: Eisen fördert innere Ruhe und Unanfechtbarkeit. Es reinigt das Bewusstsein von schmerzlichen und unangenehmen Inhalten, bringt Wachsamkeit und vertieft die Meditation. Eisen regt die geistige Verarbeitung von Wahrnehmungen und Erlebnissen an und hilft dadurch, offene Zyklen zu schließen.

Fluor (F^-)

Körperlich: Fluor fördert die Festigkeit der Knochen und Zähne und bessert Steifheit und Gelenkbeschwerden, auch bei Arthritis (Gelenkentzündung). Es fördert die Regeneration von Haut und Schleimhäuten, insbesondere in den Atemwegen und der Lunge. Fluor fördert die Tätigkeit des Nervensystems, insbesondere des Großhirns und hilft, Allergien psychischer Herkunft zu lindern.
Seelisch/mental: Fluor hilft, sich von eingefahrenen Verhaltensmustern, fixen Ideen, »kleinkariertem Denken«, Engstirnigkeit und allgemein verkrampftem Auftreten zu lösen. Es fördert Flexibilität, schnelles Denken, Konzentration und Lernfähigkeit.
Spirituell: Fluor fördert die geistige Freiheit.

Gold (Au)

Körperlich: Gold fördert die Energieverteilung und Vitalität des Körpers. Es erwärmt und fördert die Leistungsfähigkeit des Kreislaufs. Es lindert Beschwerden und Erkrankungen der Geschlechtsorgane, fördert allgemein die Drüsentätigkeit und hilft, Knochen- und Gewebsschäden zu heilen. Gold reguliert die Leitfähigkeit der Nerven.
Seelisch/mental: Gold hilft aus Depressionen, Todesangst und bei starker Selbstmordneigung. Es bringt Lebendigkeit, Geselligkeit und Freude an der Sexualität. Gold fördert das Selbstbewusstsein und das Selbstvertrauen, macht frei von destruktiver Beeinflussung.
Spirituell: Gold bringt unseren innersten Wesenskern ans Licht. Es hilft, dem Leben Sinn zu geben und große Taten und Vorhaben zu verwirklichen. Gold repräsentiert Großzügigkeit und Edelmut.

Kalium (K^+)

Körperlich: Kalium verbessert die Löslichkeit fast aller Verbindungen in den Körperflüssigkeiten, beeinflusst dadurch den Stoffaustausch an den Zellmembranen und bestimmt so den Druck in den Zellen und im Blut. Dadurch stimuliert es die Nierenfunktion. Es ermöglicht weiterhin (zusammen mit Natrium) die elektrische Nervenreizleitung, sowie die Muskelerregung und -kontraktion. Besonders die Reizleitung des Herzmuskels wird durch Kalium beeinflusst. Es ist außerdem beteiligt am Transport der Nährstoffe (Traubenzucker) zu den Zellen und wichtig für die Synthese von Eiweiß. Die Zirbeldrüse (Epiphyse) wird durch Kalium in ihrer Funktion, äußere Lichtqualitäten in innere hormonelle Impulse zu »übersetzen«, gefördert.

Seelisch/mental: Kalium hilft, sich von Ängsten, Melancholie, Depressionen und dem Gefühl des Versagens zu befreien. Es fördert Zufriedenheit und Ruhe, vor allem bei Empfindlichkeit gegen Schmerz, Lärm und Unruhe (Geheimtip auch für Morgenmuffel). Kalium fördert das Selbstwertgefühl und beseitigt die Vorstellung, Opfer des Schicksals oder äußerer Anfeindungen zu sein.

Spirituell: Kalium verbessert die Wahrnehmungsfähigkeit, insbesondere die Lichtwahrnehmung. Dadurch fördert es die Intuition und hilft, Illusionen und Einbildung als solche zu erkennen. Kalium hilft, eine freie Religiosität ohne Dogmen und Unterdrükkung zu entwickeln.

Kobalt (Co^{3+})

Körperlich: Kobalt steigert die Bildung der roten Blutkörperchen im Knochenmark durch die Bildung eines Hormons in den Nieren. Es beschleunigt die Reifung und verlängert die Lebensdauer der Blutzellen. Kobalt steigert die Eisenaufnahme im Dünndarm.

Seelisch/mental: Kobalt fördert ähnlich Chrom den Wunsch nach Abwechslung und neuen Erfahrungen. Es weckt Neugier und Lebensfreude, lindert Melancholie und starke Sehnsucht und fördert Witz und List. Nicht von ungefähr wird es nach dem Kobold benannt.

Spirituell: Kobalt hilft, die Sicht zu entwickeln, dass alles Sein geistiger Natur, beseelt und von unsichtbaren Wesenheiten belebt ist. Es fördert die Erkenntnis des geistigen Universums.

Kupfer (Cu, Cu^{2+}, Cu^{3+})

Körperlich: Kupfer fördert die Aufnahme von Eisen im Dünndarm und bewirkt die Umwandlung des gespeicherten Eisens in eine vom Blut zu transportierende Form. Es wirkt als Katalysator bei der Bildung von Hämoglobin mit und ist verantwortlich für die Bildung von Enzymen, die die Blutgefäße elastisch halten. Kupfer fördert die Entwicklung der weiblichen Geschlechtsorgane und lindert Menstruationsbeschwerden.

Kupfer fördert das Zellwachstum, die Zellatmung und die Pigmentierung von Haut und Haaren. Es hat seine stärkste Konzentration in den Organen Leber, Gehirn und Blut, deren Tätigkeit es anregt. Kupfer wirkt fiebersenkend, krampflösend, entzündungshemmend und entgiftend.

Seelisch/mental: Kupfer regt die Traumtätigkeit an und fördert die innere Bilderwelt und den daraus resultierenden inneren Reichtum. Kupfer hilft, die Phantasie zu entwickeln und Verwirrung zu lösen. Es schafft Neutralität und Stimmungsausgleich und fördert freien Gefühlsausdruck. Kupfer ermöglicht, Sinnlichkeit und Sexualität zu leben und zu genießen.

Spirituell: Kupfer fördert den Sinn für Ästhetik und Schönheit, sowie die Entwicklung der Geisteskultur. Es stärkt den Gerechtigkeitssinn und fördert die Freundschaft und Liebe zu allen Wesen.

Lithium (Li^{+})

Körperlich: Lithium wirkt blutdrucksenkend und vermindert die Reizleitung sensibler und motorischer Nerven, lindert dadurch auch Unruhe, Zittern und Nervenschmerzen, z.B. bei Ischiasbeschwerden oder Neuralgien. Es senkt den Cholesterinspiegel und beugt Ablagerungen in den Gefäßen und Gelenken vor. Dadurch lindert Lithium auch Nierenbeschwerden, Rheumatismus und Gicht.

Seelisch/mental: Lithium ist allgemein beruhigend, wirkt stark antidepressiv und verbessert das Erinnerungsvermögen. Es fördert das Vertrauen in sich selbst.

Spirituell: Lithium fördert Hingabe und Demut, die Akzeptanz dessen, was unabänderlich ist. Es lehrt, sich beugen zu können und sich trotzdem treu zu bleiben.

Magnesium (Mg^{2+})

Körperlich: Magnesium dämpft die Erregbarkeit der Nerven und Muskeln. Dadurch wirkt es krampflösend und muskelentspannend z.B. bei Migräne, krampfartigen Kopfschmerzen, Gefäßkrämpfen, Magen- und Darmkrämpfen, sowie Gallenkoliken. Es ist der Gegenspieler des Calciums.

Als solcher hemmt es die Blutgerinnung und alle Erregungs- und Sekretionsvorgänge. Es steigert die Durchblutung, dichtet die Gefäßwände ab, erweitert die Herzkranzgefäße und verbessert so die Leistung des Herzmuskels. Magnesium fördert die Festigkeit und Härte der Knochen. Es ist beteiligt am Kohlehydrat-, Fett- und Eiweiß-Stoffwechsel und beugt Gewebs- und Gefäßverkalkung vor.

Seelisch/mental: Magnesium beruhigt und entspannt. Es verleiht ein friedliches Gemüt und wirkt gegen Nervosität, Ängstlichkeit, Hypochondrie, Schizophrenie und dämpft Erregung, Gereiztheit und Aggressivität. Magnesium erhöht die Belastbarkeit.

Spirituell: Magnesium fördert eine lebensbejahende Gesinnung. Es hilft, uns selbst anzunehmen und zu lieben. Dadurch gewinnen wir die Gabe, andere aufzumuntern und zu fördern, allein durch die Atmosphäre, die wir verbreiten.

Mangan (Mn^{2+}, Mn^{3+}, Mn^{4+})

Körperlich: Mangan wirkt schmerzlindernd und stärkt die körpereigenen Abwehrkräfte, indem es Abwehr- und Entgiftungsenzyme aktiviert. Die Fruchtbarkeit wird gefördert, da Mangan die Bildung der Geschlechtshormone stimuliert. Es beeinflusst das Herz und die Herztätigkeit und regt das Wachstum und die Entwicklung des Skeletts an. Mangan fördert den Fettstoffwechsel und senkt den Blutzuckerspiegel. Es hemmt die Aufnahme von Eisen (und umgekehrt).

Seelisch/mental: Mangan fördert die Empfindsamkeit, evtl. auch die Empfindlichkeit. Es bringt Herzenswärme und Herzlichkeit hervor. Mangan lässt seelische Wunden und Verletzungen ausheilen, vermindert Streit, Rachegefühle und Groll, fördert Vertrauen und Zuneigung, sowie inneres Wachstum und Reife.

Spirituell: Mangan fördert das Verständnis der eigenen Realität und der unserer Umwelt. Es regt die Klärung unseres Bewusstseins und unserer Beziehungen an.

Natrium (Na^+)

Körperlich: Natrium reguliert den Wasserhaushalt, bindet Wasser im Körper und steuert so den osmotischen Druck in Zellen und Körperflüssigkeiten. Auf diese Weise steigert es den Blutdruck, regt Stoffwechsel und Kreislauf an und lindert Schwindelgefühle. Natrium regt die Nierenfunktion an und gleicht damit den Säure-Basen-Haushalt aus. Zusammen mit Kalium gewährleistet es die Erregbarkeit von Muskeln und Nerven.
Seelisch/mental: Natrium gibt Struktur. Es bindet freie Energie in festgelegte Ziele, regelmäßige Abläufe und innere Ordnung. Natrium hilft, das eigene Potential und die innere Kraft nicht zu verschleudern, sondern zu kanalisieren. Es hilft, Zustände, Erkenntnisse und innere Bilder festzuhalten und zu bewahren.
Spirituell: Natrium fördert das Traditionsbewusstsein, Beharrlichkeit und Standfestigkeit.

Nickel (Ni^{2+}, Ni^{3+})

Körperlich: Nickel fördert die Aufnahme und Verwertung des Eisens. Es regt die Aktivität der Leber und die Entgiftung des Organismus an. Nickel lindert periodisch auftretende Schmerzen, insbesondere Kopfschmerzen.
Seelisch/mental: Nickel fördert das Gefühl der Geborgenheit in sich selbst und hilft so bei Ängstlichkeit, Traurigkeit und Gereiztheit. Es hilft, belastende Bilder loszulassen, insbesondere auch bei wiederkehrenden Alpträumen. Nickel stärkt die Regenerationskraft.
Spirituell: Nickel fördert die Kreativität und Erfindungsgabe. Nickel hält geistig jung und fördert ein verspieltes Wesen.

Phosphor (P^{3-}, P^{5+})

Körperlich: Phosphor ist Baustein von Knochen und Zähnen. Kalzium kommt stets an Phosphor gebunden vor und wird im Darm nur mit seiner Hilfe aufgenommen. Er ist beteiligt am Aufbau der genetischen Trägersubstanzen DNS und RNS und der Zellmembranen. Dadurch steigert er grundlegend die Regenerationsfähigkeit aller Zellen, Gewebe und Organe. Im Lezithin fördert Phosphor die Gehirnfunktionen und die Nerventätigkeit.

Phosphorverbindungen spielen die Hauptrolle im Energiestoffwechsel aller Zellen. Ohne sie gibt es kein Wachstum, keine

Vermehrung, keine Muskelkraft, Wärmeerzeugung oder Sinneswahrnehmung. Besonders das letztere ist wichtig: Phosphor hilft bei vielen Beschwerden der Augen, Ohren und des Geruchsinns. Im Blut bildet Phosphorsäure den Puffer, der den Säure-Basen-Spiegel ausgeglichen hält.
Seelisch/mental: Phosphor wirkt stimmungsaufhellend und aufmunternd bei Müdigkeit, Niedergeschlagenheit und Erschöpfungszuständen. Er gleicht aus bei Ärger und Reizbarkeit und schützt bei Überempfindlichkeit gegen äußere Einflüsse. Wo Gleichgültigkeit und Empfindungslosigkeit bereits als Schutzmechanismen ausgebildet wurden, bringt Phosphor Offenheit und Anteilnahme.
Spirituell: Phosphor ist der Lichtbringer. Es fördert die Bewusstheit, Wahrnehmung und die hellen Sinne. Phosphor hilft, ein selbstbestimmtes Leben zu verwirklichen.

Sauerstoff (O^{2-})

Körperlich: Sauerstoff ist das Element, das die Verbrennungsvorgänge des Organismus unterhält. Es ist daher der Energielieferant in allen Zellen, Geweben und Organen. Sauerstoff wird aus der Luft über die Lunge aufgenommen, im Blut an Eisen (im Hämoglobin) gebunden transportiert und schließlich an die Zellen abgegeben. Sauerstoff ist daher die Voraussetzung aller Stoffwechselvorgänge.
Seelisch/mental: Sauerstoff bringt Vitalität und Wachheit, fördert die Kreativität und den Wunsch, Ideen Wirklichkeit werden zu lassen. Er bringt erstarrte Gemütszustände wieder in Bewegung und eröffnet so die Möglichkeit zur Veränderung.
Spirituell: Sauerstoff repräsentiert das Lebensprinzip. Er fördert die Lebensfreude und die Fähigkeit, schöpferisch tätig zu sein. Sauerstoff sichert das Überleben im Sinne einer stetigen Weiterentwicklung hin zu optimaleren Lebensbedingungen.

Schwefel (S^{2-})

Körperlich: Schwefel ist der formgebende Baustoff vieler Eiweiße, Enzyme und Hormone. Er ist Bestandteil des Keratins (»Hornstoffs«), eines für die Bildung der Haare, Nägel und obersten Hautschicht wichtigen Eiweiß. Daher entwickelt er Heilwirkungen bei Hautkrankheiten, Schuppenflechte und Pilzinfektionen.

Schwefelverbindungen (Sulfate) sind maßgeblich beteiligt am Aufbau von Bindegewebe und an Entgiftungsprozessen. Daher ist Schwefel auch hilfreich bei Rheumatischen Erkrankungen, Gicht und Leberleiden. Schwefel ist insbesondere ein Gegenmittel bei Schwermetallvergiftungen, fördert Ausscheidungsprozesse und stärkt die Körperabwehr.
Seelisch/mental: Schwefel deckt Unklarheiten, Illusionen und verborgene Bewusstseinsinhalte auf. Er klärt Krankheitsbilder, indem er Folgesymptome beseitigt und die ursächliche seelisch/mentale Symptomatik hervorhebt. Schwefel hilft bei Vergesslichkeit, Faulheit, Desinteresse und launischem Gemüt.
Spirituell: Schwefel weckt unsere Schattenseiten und hilft, sich ihnen zu stellen und sie zu überwinden. Dann zeigt sich der lichte Kern darin, was uns ermöglicht, das vormals Abgelehnte anzunehmen und zu integrieren.

Silber (Ag, Ag^{+})

Körperlich: Silber wirkt kühlend und leitet Hitze und Schmerzen ab, typische Indikation ist z.B. Hitzeunverträglichkeit. Es regt das vegetative Nervensystem an, harmonisiert so die Funktion der inneren Organe und fördert die Fruchtbarkeit bei Frauen. Durch den Ausgleich der Organfunktionen werden auch viele vor allem linksseitige Kopfschmerzen aufgelöst. Silber regt die Aktivität der Körperflüssigkeiten an, verbessert die Lichtverträglichkeit der Haut, fördert die Sehkraft und den Gleichgewichtssinn und behebt Schwindelgefühle.
Seelisch/mental: Silber befreit die Emotionen und fördert den Gefühlsausdruck. Es fördert Herzlichkeit und Einfühlungsvermögen. Silber hilft, geistig flexibel zu werden bzw. zu bleiben und sich von Beeinflussungen und Abhängigkeiten zu lösen, vor allem, wenn diese mit dem Gefühl der Hilflosigkeit einhergehen. Phantasie und Vorstellungskraft werden durch Silber angeregt. Mondsüchtigkeit wird gelindert. Silber hilft, auch auf der psychischen Ebene Kontrolle und Balance zu bewahren.
Spirituell: Silber fördert die empfängliche, mediale Seite des Wesens. Es fördert den Gemeinschaftssinn und das Interesse an überlieferten und traditionellen Werten. Silber fördert die Fähigkeit, Lichtqualitäten wahrzunehmen und den inneren Lebensrhythmus mit den Zyklen der Natur abzustimmen.

Silicium (Si^{4+})

Körperlich: Silicium stärkt die Haut mit Haaren und Nägeln und festigt das Bindegewebe und die Knochen, letztere indem es den Calcium-Stoffwechsel anregt. Es unterstützt die Immunreaktionen in Blut und Körperflüssigkeiten und fördert die Tätigkeit von Lymphknoten, Milz und Lunge. Besonders hilfreich ist es bei ständiger Erkältungsneigung.

Silicium wirkt anregend auf Zellstoffwechsel und die Zellteilung, fördert dadurch die Wundheilung, verhindert Narbenbildung und beugt allgemein der Alterung vor. Es verbessert die Elastizität der Blutgefäße und wirkt entzündungshemmend. Silicium stärkt die Sinnesorgane.

Seelisch/mental: Silicium macht warmherzig. Es fördert ein inneres Wohlgefühl, das unabhängiger macht von äußeren Annehmlichkeiten. Daher wirkt es auch gegen Ängstlichkeit, Überempfindlichkeit und Erschöpfung. Silicium gibt innere Stabilität, Sicherheit und Entschlossenheit. Es hilft, fixe Ideen loszulassen und sich für Inspirationen und neue Anregungen zu öffnen.

Spirituell: Silicium hilft, in allen Situationen geistesgegenwärtig zu sein. Es fördert die Fähigkeit, sich einzufügen in die Gesetzmäßigkeiten des physikalischen und geistigen Universums und im Einklang damit schöpferisch zu wirken.

Strontium (Sr^{2+})

Körperlich: Strontium ist mit Calcium verwandt, geht jedoch stärkere, nicht mehr lösbare Verbindungen ein, wirkt daher stofflich im Körper schädigend. Im Mineral wirkt es daher auflösend bei Verhärtungen in Knochen, Geweben und Organen, auch bei Gefäßverengungen. Strontium hilft bei Nervenentzündungen und Operations-Schock, löst chronische Verspannungen und beschleunigt die Heilung von verstauchten Gelenken.

Seelisch/mental: Strontium lindert das Gefühl von Enge, auch Erstickungsgefühle. Es bringt Erleichterung, wenn alles im Leben in Unordnung scheint. Es hilft, Ohnmachtsgefühle zu überwinden und Zuversicht zu gewinnen.

Spirituell: Strontium hilft, gesunde geistige Strukturen zu errichten, die das Leben stabilisieren, ohne es einzuengen.

Titan (Ti^{4+})

Körperlich: Titan hat eine höchste Konzentration in Muskeln und Knochen. Dort unterstützt es das Größenwachstum und die aufrechte Haltung. Es wirkt außerdem entzündungshemmend, insbesondere bei Schnupfen, Bronchitis, Lungen- und Nierenentzündung. Titan stärkt weiterhin das Herz und die Regenerationsfähigkeit des Organismus.
Seelisch/mental: Titan wirkt aufmunternd und befreiend bei Engegefühl, Angst und Unterdrückung. Es fördert eine erfüllte Sexualität, hilfreich insbesondere bei Potenzproblemen und vorzeitigem Samenerguss.
Spirituell: Titan vermittelt Aufrichtigkeit, Unabhängigkeit und geistige Größe.

Vanadium (V^{3+}, V^{5+})

Körperlich: Da Vanadium selbst ein starkes Reizgift ist, wirkt es im Mineral entzündungshemmend, insbesondere bei Hauterkrankungen, Augenleiden (z.B. Hornhaut- oder Bindehautentzündung) und entzündlichen Erkrankungen der Atemwege.
Seelisch/mental: Vanadium hilft, Gefühle frei auszudrücken und Zurückhaltung abzulegen.
Spirituell: Vanadium ermöglicht es, destruktive Einstellungen in eine konstruktive Lebensweise zu transformieren.

Wismut (Bi^{3+})

Körperlich: Wismut wirkt desinfizierend und zusammenziehend, wird daher bei Verletzungen und zur Wundheilung verwendet. Es fördert im Mineral die Regeneration der Schleimhäute, ist daher auch bei Gastritis und Magengeschwüren hilfreich.
Seelisch/mental: Wismut fördert die kindliche Unbefangenheit und eine spielerische Lebenseinstellung. Es hilft, unser irdisches Dasein zu akzeptieren, wenn starke Aversionen dagegen vorhanden sind und das Gefühl vorherrscht, einsam und auf diesem Planeten nicht zuhause zu sein.
Spirituell: Wismut hilft, durch äußere Einflüsse gestoppte geistige Entwicklungen wiederaufzunehmen und zuende zu führen.

Zink (Zn^{2+})

Körperlich: Zink aktiviert verschiedenste Hormone und Enzyme. Es verbessert daher die Insulinwirkung und lindert Diabetes, unterstützt das Abwehrsystem und fördert die Ausschüttung der Wachstums- und Keimdrüsenhormone. Die Funktion der männlichen Geschlechtsorgane (Bildung der Samenbläschen) wird angeregt, Prostataleiden und Beschwerden der Eierstöcke werden gelindert.

Zink regt außerdem die Entwicklung des Gehirns und der Sinneswahrnehmung an. Es ist sehr wichtig für die Augennetzhaut (Dämmerungssehen), sowie den Geruchs- und Geschmackssinn. Es fördert Regeneration und Wundheilung, die Knochenbildung und die Verhornung der Oberhaut, der Haare und Nägel. Zink schützt den Organismus vor Schadstoffen und Strahlung.

Seelisch/mental: Zink fördert die Entwicklung der Intelligenz (des abstrakten Denkens). Es hilft gegen Erschöpfung, Schwäche, Mutlosigkeit und Ängstlichkeit, bei Unruhe in den Beinen, Konzentrationsmangel und schlechtem Schlaf. Insbesondere bei Schwierigkeiten, einzuschlafen, weil einem andauernd zu viele Gedanken und Ideen in den Sinn kommen. Zink fördert die Spontaneität und Intuition.

Spirituell: Zink initiiert große Veränderungen im Leben. Es bricht veraltete Strukturen auf und hilft dabei, diese Umwälzungen sinnvoll zur Gestaltung besserer Lebensumstände zu nutzen. Es bringt Idealismus und intensiviert unser Leben. Zink fördert die Fähigkeit, zu kommunizieren.

Zinn (Sn^{4+})

Körperlich: Zinn fördert die Entwicklung und Tätigkeit des Großhirns und harmonisiert das Nervensystem. Es fördert die Heilung von Spasmen, Schwächezuständen und Lähmungen, die auf ein gestörtes Nervensystem zurückzuführen sind. Zinn hilft insbesondere bei chronischen Beschwerden, vor allem im Bereich der Atemwege, in zweiter Linie auch bei Leber- und Gallenleiden (Koliken). Zinn steuert den Geschmackssinn.

Seelisch/mental: Zinn fördert die Konkretisierung gefühlsmäßiger Empfindungen. Es hilft, Erspürtes mit Worten zu formulieren. Zinn fördert Begeisterung, Toleranz, Vertrauen, freundliche Gesinnung und gibt den Mut, die alltäglichen Schwierigkeiten zu meistern. Es löst Trauer in Erleichterung auf.

Spirituell: Zinn regt an, den eigenen Lebenstraum zu verwirklichen. Es wirkt inspirierend und bringt unsere innersten Veranlagungen hervor. Zinn bringt Geselligkeit und Gastfreundschaft. Es fördert die musischen Talente, insbesondere das Musizieren.

Zirkonium (Zr^{4+})

Körperlich: Zirkonium wirkt krampflösend, insbesondere bei Menstruationsbeschwerden, die mit einer Verzögerung der Monatsregel einhergehen. Es regt die Syntheseprozesse der Leber an.
Seelisch/mental: Zirkonium hilft, sich von materiellen Sorgen und Verhaftungen zu befreien und unterdrückte und zurückgehaltene Ängste loszulassen. Es fördert symbolisches und bildhaftes Denken und bringt tiefe Erkenntnisse im Traum.
Spirituell: Zirkonium erinnert an den Sinn unseres Daseins. Es hilft, eine geistige Sicht der Dinge zu entwickeln und die Scheinwerte des Materialismus als solche zu durchschauen.

Die Anwendung der Mineralstoffe

Der Mineralstoffgehalt eines Edelsteins oder Minerals entwirft schon ein sehr deutliches Bild von dessen Heilwirkungen. Welche Aspekte im Einzelfall nun jedoch in den Vordergrund treten, wird von der jeweiligen Übereinstimmung mit den Eigenschaften aus Bildungsprinzip und Kristallstruktur bestimmt. Ein Mineral kann ja aus einer Vielzahl von Mineralstoffen zusammengesetzt sein. Davon werden bei einer heilkundlichen Anwendung meist jedoch nur jene wirksam, die wir von unserer körperlichen, seelischen, mentalen oder geistigen Situation her tatsächlich benötigen. Die vorherige Betrachtung der Lebenssituation (Bildungsprinzip) und des Lebensstils (Kristallstruktur) sind daher bei der Wahl des passenden Steins auf jeden Fall sinnvoll.

Ist dies nicht möglich, oder soll das Mineral in erster Linie aufgrund seiner stofflichen Eigenschaften verwendet werden, empfiehlt sich folgende Vorgehensweise:

*1. **Die Ermittlung der passenden Mineralklasse*** hilft, im Vergleich mit dem momentan zentralen Lebensthema (siehe dort) eine Vorauswahl zu treffen.

2. Die Entsprechung des sauren bzw. basischen Charakters mit dem persönlichen Temperament hilft, die erste Auswahl weiter einzugrenzen.

3. Der Grad der Verdünnung definiert dann, ob im folgenden gezielt nach Mineralstoffen häufiger oder geringer Konzentration, bzw. nach Spurenbestandteilen geforscht werden muss.

4. Die Mineralstoffe selbst zeigen schließlich die wesentlichen Eigenschaften der in Frage kommenden Mineralien. Das passendste kann nun ausgewählt werden.

Dieses Mineral – und es empfiehlt sich, tatsächlich nur ein einziges auszuwählen – sollte nun möglichst mehrere Wochen getragen werden. Da es sich bei der Wirkung der Mineralstoffe um substantielle Veränderungen auf allen Ebenen handelt, wird ein gewisser Zeitraum benötigt. Beendet kann die Anwendung des Minerals in dem Moment werden, wenn das ursprüngliche Problem eindeutig gelöst ist, oder wenn plötzlich eine Aversion gegen weiteres Tragen zu spüren ist.

Sollte sich keinerlei Veränderung zeigen, so empfiehlt es sich, auf ein anderes Mineral mit demselben Mineralstoff zurückzugreifen oder zu überprüfen, ob nicht ein anderer, ähnlicher Mineralstoff der besser passende ist.

Sollte es schließlich vom ausgewählten Mineral mehrere Farbvariationen geben, so kann das folgende Kapitel helfen, auch hier die richtige Wahl zu treffen.

1.4 Die Farbe der Mineralien

Es ist schon eigentümlich, dass aus dem Inneren der Erde, dem vermeintlichen ewigen Dunkel, so farbenprächtige Dinge wie Mineralien und Edelsteine hervorgebracht werden. Gerade das faszinierte die Menschen zu allen Zeiten, zumal die Mineralien in ihrer Farbenpracht den Blumen und Blüten keineswegs nachstehen. Im Gegenteil: Während jene vergänglich sind, welken und zerfallen, ist die Farbe edler Steine (meistens) unvergänglich. Ebenso, wie die früher unerklärlichen Formen der Kristalle, wurde auch die Farbe als unmittelbar göttliche Erscheinungsform betrachtet. Unzählige mythologische Betrachtungen, Zuordnungen zu Elementen und Kräften, sowie mannigfache Wirkungen wurden den Farben zugeschrieben.

Die Moderne zerstörte auch diesen Märchenschleier. Heute gelten Farben als spezifische Spektren des Lichts und sind definiert als Strahlung mit in einer bestimmten Frequenz und Wellenlänge. Sie werden analysiert in Farbton, Sättigung und Helligkeit, eingeteilt in das Farbsystem DIN 6164, können jederzeit in jeder Variante produziert werden, und sind einfach nichts Besonderes mehr. Oder doch? – Wenn im Frühjahr das Grün der Bäume hervorbricht, dann ist das nicht nur ein Farbton, sondern ein Erlebnis! Wenn wir ein harmonisches Bild in leuchtenden Farben betrachten, wird dieses nicht nur mit dem Auge, sondern unserer ganzen Seele empfunden. Und wenn Sie jemand beobachten, der einen funkelnden Edelstein ins Licht der Sonne hebt, dann können Sie selbst in Greisengesichtern plötzlich wieder leuchtende Kinderaugen sehen!

Das soll vorausgeschickt sein, bevor wir uns der physikalisch-wissenschaftlichen Seite der Farben zuwenden. Farben sind ein Erlebnis, dessen Tiefe Gefahr läuft, gemindert zu werden, wenn zu viele Worte darüber verloren werden. Farben gehören zur Realität der Seele, weniger zu der des Verstandes, daher versuche ich, mich in diesem Kapitel kurzzufassen.

Licht und Farbe

Farben sind Teile des Lichts, so könnte man es vereinfacht ausdrücken. Oder andersherum: Unser Sonnenlicht enthält alle

Farben. »Licht« bedeutete in seinem germanischen Ursprung »das Erhellende, Sicht verleihende« und bezeichnete jenes Phänomen, aufgrund dessen wir sehen können (vgl. den Begriff »Augenlicht«). Das ist uns heute so gegenwärtig, dass wir nicht mehr darüber nachdenken – ist ja schließlich auch logisch: Um sehen zu können, muss Licht da sein, ist das Licht aus, wird's dunkel …

Licht ist nach dem modernen Verständnis eine Energieform, die sich als Strahlung (= »geradlinige Fortbewegung«; westgerman. »stral« = »Pfeil«) von einer Lichtquelle aus in alle möglichen Richtungen ausbreitet. Trifft der Lichtstrahl dann auf einen Körper, so wird er reflektiert (»zurückgestrahlt«) oder absorbiert (»aufgenommen, verschluckt«). Durch das reflektierte Licht können wir nun auch Dinge sehen, die selbst nicht leuchten. Es gibt also immer etwas, das aus sich selbst heraus leuchtet (Lichtquellen, wie Sonne, Sterne, Kerze und Glühbirne) und etwas, das beleuchtet wird (alles andere, Sichtbare). Diese im Moment sehr simpel klingende Aussage wird wenige Zeilen später noch von großer Bedeutung, um die verschiedenen Farbspiele umfassend zu verstehen.

»Farbe« (althochdeutsch »farawa«) bezeichnete ursprünglich »die Eigenschaft eines Wesens oder Dinges«, was sich in der Redewendung »Farbe bekennen« = »die Wahrheit sagen« noch erhalten hat. Licht ist also die Voraussetzung, dass wir etwas sehen, Farbe dagegen vermittelt einen Inhalt, kennzeichnet, was wir sehen.

Der Zusammenhang ist recht einfach: Zerlegen wir einen Lichtstrahl der Sonne in seine einzelnen Bestandteile, so erhalten wir wunderschöne Farben, aufgefächert von rot über orange, gelb, grün, blau bis violett. Die Natur bietet uns dies als Regenbogen (Lichtstrahlen werden durch feinverteilte Wassertröpfchen in der Atmosphäre gebrochen und »aufgefächert«), nachmachen können wir es mit einem Glas-Prisma.

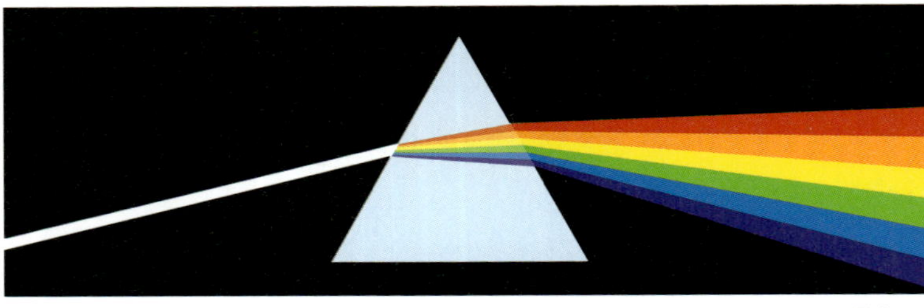

Prisma

Umgekehrt entsteht durch die Überlagerung dieser farbigen Lichtstrahlen wieder weißes Licht. Weißes Licht ist also die Summe aller Farbstrahlen und enthält alle Farben!

Schwarz ist dementsprechend die Abwesenheit von Licht (Licht aus = dunkel!) und damit die Abwesenheit aller Farbstrahlen.

Farben bilden sich auf einem materiellen Körper nun dadurch, dass dieser einen Teil des auftreffenden weißen Lichts absorbiert, den Rest dagegen reflektiert. Das reflektierte Licht sehen wir dann und erkennen es als die entsprechende Farbe. So entsteht Farbe auch auf einem Mineral oder Edelstein, und so kennen wir es von den Malfarben, mit denen wir Bilder malen oder unsere Zimmerwände streichen.

Hier haben wir nun jedoch einen ganz anderen Mischungseffekt: Mischen wir z.B. im Malkasten Pigmente (lat. »pigmentum« = »Farbstoff«) aller Farben, so erhalten wir die Farbe Schwarz, nicht weiß! Das liegt daran, dass nun Stoffe in allen Farben vereint sind, die folglich alles Licht absorbieren. Daher wird nichts reflektiert, wir können also nichts sehen und erkennen die Abwesenheit von Licht als Schwarz.

Weiße Farbe ist dementsprechend ein Stoff, der nichts aufnimmt, sondern alles Licht reflektiert. Weiße Körper enthalten also keine Farbstoffe, schwarze dagegen alle Farbstoffe.

Dieser scheinbare Widerspruch zum oben Genannten begründet sich in der zuvor so simplen Aussage, dass wir unterscheiden müssen zwischen selbst leuchtenden Körpern (Lichtquellen) und beleuchteten Körpern. Ich möchte es daher nochmals kurz zusammenfassen:

- Durch die Überlagerung aller farbigen Lichtstrahlen, die von entsprechenden Lichtquellen ausgehen, entsteht weißes Licht (additive Farbmischung; lat. »addere« = »hinzufügen«). Weißes Licht enthält alle Farben. Schwarz entsteht hier durch die völlige Abwesenheit von Licht.

- Durch Mischung aller Farbstoffe entsteht auf einem Körper die Farbe schwarz, da so alles Licht absorbiert wird. Ein schwarzer Körper entzieht dem Licht also alle Farben (subtraktive Farbmischung, lat. »subtrahere« = »entziehen«). Weiß entsteht hier durch die Abwesenheit von Farbstoffen und die Reflektion allen Lichts.

Diese einfache physikalische Gesetzmäßigkeit, soll in einer Farbgrafik nocheinmal verdeutlicht werden:

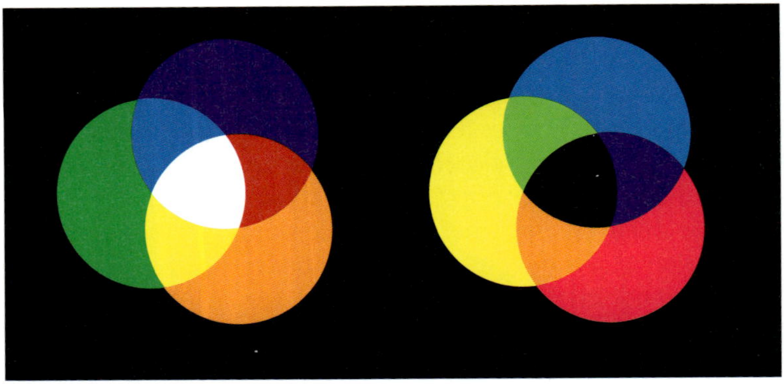

Links: Additive Farbmischung, rechts: Subtraktive Farbmischung

Links sehen Sie die Überlagerung von Lichtstrahlen und die daraus entstehenden Farbstrahlen, rechts die Mischung von Farbstoffen und die daraus resultierenden Farben. Aufgrund dieser einfachen physikalischen Gesetzmäßigkeit müssen wir die Farbstrahlen einer Lichtquelle und die reflektierten Farben eines Körpers stets als zwei grundverschiedene Phänomene erfassen. Bei der sichtbaren Farbe der Mineralien und Edelsteine haben wir es mit dem zweiten Phänomen zu tun: In Mineralien entsteht die Farbe durch Absorption bestimmter Anteile des Lichts und Reflektion des »Rests«.

Damit lassen sich die Farben der Mineralien auch nicht gleichsetzen mit den Farben der menschlichen Chakren und der Aura, deren Lichtquelle wir selbst sind. Diese Farberscheinungen sind Farbstrahlen, die durch innere Prozesse in uns freigesetzt werden und von der Reflektions-Farbe eines Steins nicht beeinflusst werden! Zwar sind entsprechende Tabellen in der Literatur weit verbreitet, und ich möchte Ihnen dringend empfehlen, diese tabellarischen Zuordnungen einmal auszuprobieren: Sie werden selbst feststellen, dass das nicht funktioniert. – Es gibt einen anderen Zusammenhang zwischen Steinen, Chakren und Aura, nämlich das »Eigenlicht«, die Strahlung der Steine (vgl. auch das Kapitel »Das Phänomen Licht« im Teil 2). Dieser Zusammenhang wird in einem späteren Buch noch ausführlich besprochen.

Farbvariationen

Wie die vorangegangene Grafik der »subtraktiven Farbmischung« zeigt, gibt es drei Grundfarben, aus deren Mischung sich weitere Farben ergeben. Die drei Grundfarben sind Rot, Gelb und Blau, aus denen die Mischfarben Orange (Rot + Gelb), Grün (Gelb + Blau) und Violett (Blau + Rot) entstehen. Diese sechs Farben ergeben einen Kreis, der auch den Betrachtungen zur Mineralfarbe zugrunde gelegt werden soll. Nun begegnen uns in der Natur jedoch nicht nur »reine« Farben, sondern verschiedenste Variationen jeder Farbe, je nachdem, wie groß die Beimischung von Weiß oder Schwarz (oder anderen Farben) ist. Rot wird durch einen großen Weiß-Anteil zu Rosa, durch einen großen Schwarz-Anteil zu Braun. So entsteht aus dem Farbkreis eine Farbkugel:

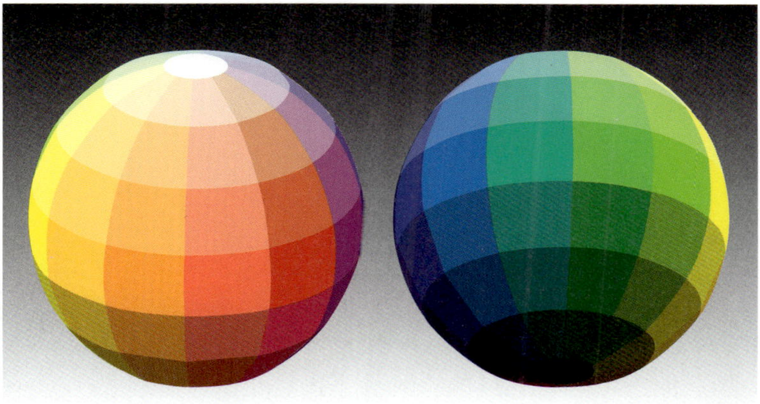

Die Farbkugel

Stellen Sie sich vor, es gäbe den Planeten der Farben. Dessen innere Achse läuft von Norden nach Süden kontinuierlich von Weiß über alle Graustufen nach Schwarz. Um den Äquator herum liegen dagegen die »reinen« Farben, entsprechend dem Farbkreis: Rot - Orange - Gelb - Grün - Blau - Violett. Die Farben des Äquators sind rein und ungebrochen, da sie am weitesten von der Achse entfernt sind. Je mehr sich die Farben im Norden und Süden dagegen der Achse nähern, desto mehr werden sie mit Hellgrau oder Weiß (Norden) bzw. Dunkelgrau oder Schwarz (Süden) gebrochen. So entstehen um einen weißen Nordpol Pastelltöne, während um den dunklen Südpol dunkle Farbtöne liegen.

Die obige Grafik zeigt diese Farbverteilung, einmal in der Ansicht der sog. »warmen« Farben (Rot - Orange - Gelb), das zweite Mal in der Ansicht der »kalten« Farben (Grün - Blau - Violett). Zur Handhabung für die Steinheilkunde-Praxis soll diese dreidimensionale Darstellung stark vereinfacht in eine zweidimensionale übersetzt werden, wodurch der »Nordpol« in die Mitte rückt, während der »Südpol« sich als Ring rund um den »äquatorialen« Farbkreis legt. Diese Darstellung wird im Folgenden nun als »Farbenrad« bezeichnet:

Das Farbenrad

Das Farbenrad gibt eine vereinfachte Übersicht über die Farbentwicklung, wie wir sie auch bei Mineralien antreffen: Vom äußeren Schwarz, das alle Farben absorbiert, über das Dunkelgrau zum mittleren Farbkreis und weiter zu Silber, Farblos, Weiß

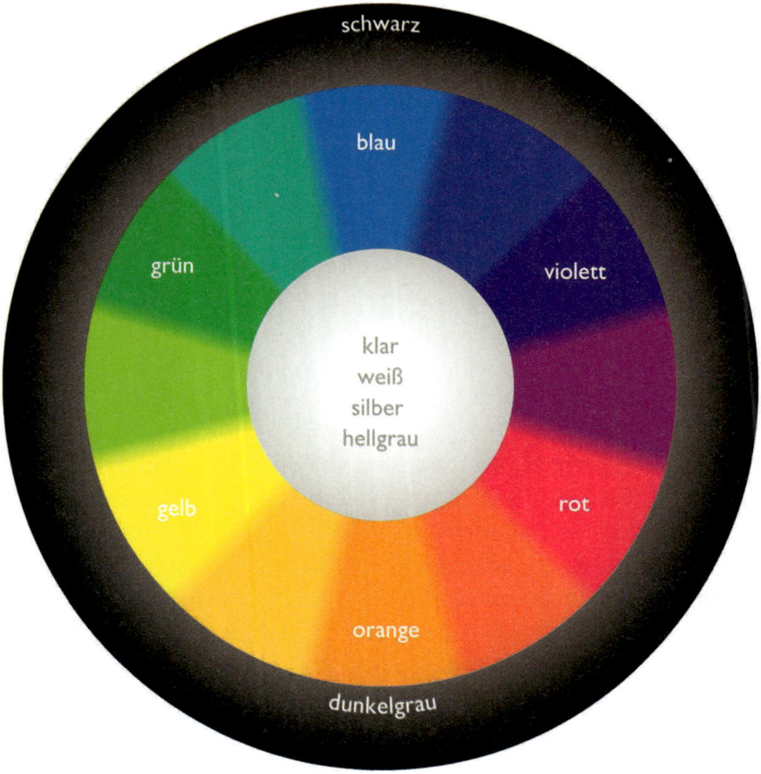

Das Farbenrad

und Klar, die alle Farben reflektieren. Die obere Hälfte des mittleren Farbkreises zeigt dabei die »kalten« Farben Grün, Blau und Violett, die untere Hälfte entsprechend die »warmen« Rot, Orange und Gelb. Diese Farbempfindungen sind übrigens real: Ein rötlicher Raum wird bei derselben Zimmertemperatur als wärmer empfunden als ein blauer Raum. – Dies ist schon ein kleiner Hinweis darauf, dass Farbe nicht nur von den Augen auf- und wahrgenommen wird ...

Die Komplementärfarbe

Weiterhin zeigt das Farbenrad in den gegenüberliegenden Farben die jeweiligen Komplementärfarben (lat. »complere« = »vervollständigen, ergänzen«), das sind jene Farben, die sich gemeinsam als Farbstrahlen zu Weiß bzw. als Farbstoffe zu Schwarz ergänzen. Bei einem Mineral z. B., das violett erscheint, bedeutet dies, dass der Stein die gelbe Farbe absorbiert und die violette reflektiert. Ein orangener Stein dagegen absorbiert Blau und reflektiert Orange etc... Die Komplementärfarbe spielt in der Steinheilkunde bei der Farbbehandlung mit Mineralien eine wichtige Rolle und wird daher an späterer Stelle eingehender besprochen.

Die Entstehung der Mineralfarbe

Zur Ausbildung einer bestimmten Farbe muss ein Mineral die Möglichkeit besitzen, bestimmte Anteile des weißen Lichts zu absorbieren. Diese Möglichkeit ist gegeben, wenn sog. »Farbzentren« im Mineral vorhanden sind. Farbzentren entstehen entweder durch Mineralstoffe mit elektrischer Ladung (meist Metalle), durch im Kristallgitter eingeschlossene freie Elektronen oder aufgrund bestimmter struktureller Beschaffenheiten, an welchen das einfallende Licht gebrochen und teilweise absorbiert wird. In allen Fällen wird die Lichtenergie des einfallenden Lichts von Elektronen aufgenommen, die dadurch angeregt werden, d.h. diese Energie in Bewegungsenergie umsetzen.

Verlangsamt sich die Bewegung der Elektronen anschließend wieder, so wird die Energie wieder frei, und in Form von Wärmestrahlung (Infrarot), sichtbarem Licht und Mikrowellen wieder abgegeben. Diese Eigenstrahlung ist jedoch so schwach, dass sie kaum wahrgenommen wird. Lediglich die Infrarot-Strahlung ist bemerkbar, indem ein in der Sonne liegender Stein sich nach einiger Zeit warm anfühlt. Fluoreszenz (sichtbare Leuchtkraft) besitzen einige Mineralien, doch ist sie mit dem bloßen Auge fast nur in abgedunkelten Räumen bei UV-Bestrahlung sichtbar. Mikrowellen schließlich entziehen sich unserem Auge gänzlich. So bleibt nur sichtbar, dass ein Teil des auftreffenden weißen Lichts »verschwindet«, der zurückgestrahlte Rest gibt dem Stein die Farbe.

Farbzentren durch elektrisch geladene Mineralstoffe

Dies ist der häufigste Fall: Viele Metalle, insbesondere Chrom, Eisen, Kupfer, Kobalt, Mangan und Nickel sind in der Lage, bestimmte Farbanteile des Lichts zu absorbieren. Sie werden aus diesem Grund auch Farbträger oder »Chromophore« (griech. »chroma« = »Farbe« und »phoros« = »tragend«) genannt. Gehören diese Metalle nun zu den »häufigen« Bestandteilen eines Minerals, d.h. sie sind auch in der chemischen Formel aufgeführt, so spricht die Mineralogie von einer »Eigenfarbe« oder »idiochromatischen Färbung« (griech. »idio« = »eigen«): Die Farbe ist durch die dem Mineral eigenen Mineralstoffe verursacht. Sind es dagegen geringfügige Beimengungen oder Spurenbestandteile, die die Farbe verursachen, so wird dies eine »Fremdfarbe« genannt, verursacht durch »Fremdstoffe«.

Eigenfarbe und Fremdfarbe lassen sich durch die sog. »Strichprobe« unterscheiden. Dazu wird das Mineral auf einem rauhen Porzellantäfelchen gerieben bzw. das Täfelchen damit geritzt. Sehr harte Mineralien werden pulverisiert. Der so entstehende feine Abrieb hinterlässt nur dann einen farbigen Strich, wenn die Mineralfarbe eine Eigenfarbe ist. Nur dann enthält der Abrieb genügend Farbzentren, so dass die Farbe noch immer sichtbar bleibt. Im Fall einer Fremdfarbe sind nicht genügend färbende Stoffe enthalten, der Strich erscheint weiß.

Damit ist die Strichprobe auch eine zuverlässige Methode zur Bestimmung von Mineralien. Eigenfarben sind seltener: Hämatit zeigt z.B. einen roten, Malachit einen grünen, Azurit einen blauen und Pyrit einen schwarzen Strich. Der vielfarbige Fluorit, aber auch die bunten Quarze zeigen dagegen alle einen weißen Strich – hier liegen Fremdfarben vor. Gerade Farbvarietäten ein und desselben Minerals entstehen meist durch Fremdfarben.

Farbzentren durch freie Elektronen im Kristallgitter

Insbesondere durch die Einwirkung ionisierender, d.h. radioaktiver Strahlung bei der Entstehung eines Minerals können Elektronen aus einem Atom herausgeschleudert und an anderer Stelle im Kristallgitter eingelagert werden. Das fertig gebildete, kompakte Kristallgitter verhindert dann die Rückkehr des Elektrons an seinen angestammten Platz. Diese freien Elektronen nehmen Lichtenergie besonders leicht auf, und werden so zu Farbzentren. In manchen Fällen wird so sogar das gesamte Lichtspektrum absorbiert, was den Stein dunkelbraun bis schwarz erscheinen lässt. Bestes Beispiel hierfür ist der Rauchquarz.

Durch freie Elektronen gefärbte Mineralien zeigen logischerweise ebenfalls eine weiße Strichfarbe. Außerdem wird die Färbung in der Regel durch Erhitzen wieder zerstört, da die Hitze die Kristallstruktur in Schwingung versetzt, was dem Elektron ermöglicht, wieder an seinen Ursprungsort zurückzukehren.

Farben aufgrund struktureller Eigenschaften

An mikroskopisch feinen Strukturen im Inneren der Mineralien kommt es mitunter zur Lichtbrechung und Entstehung von Färbungen. Bekannt ist hier der sog. »Tyndall-Effekt«, benannt nach seinem Entdecker, dem irischen Physiker John Tyndall: An sehr kleinen Teilchen, wie z.B. mikroskopisch kleinen Tröpfchen oder Fasern wird Licht gestreut und in die verschiedenen Farbstrahlen zerlegt, wobei meist der Rot-Anteil absorbiert, der Blau-Anteil hingegen reflektiert wird. So entsteht z.B. an den feinen Kristallfasern des Chalcedons dessen blaue Färbung.

Innere Risse, Spalten, Lamellen oder unregelmäßige Oberflächen können ebenfalls zu farbigen Lichtreflexen führen. Bestes Beispiel ist hier der Opal, der aus winzigen SiO_2-Kügelchen besteht. Das an diesen Kügelchen reflektierte Licht bricht sich nun in allen Farben und verleiht dem Opal sein einzigartiges Farbenspiel. Ähnliches geschieht an der feinen Lamellenstruktur des Mondsteins und des Labradorits. Auch hier wird das Licht gebrochen und reflektiert, was zur Erscheinung der blauen und bunten Lichtspiele führt.

Farben aufgrund von Einschlüssen

Einschlüsse sind Einlagerungen fester, flüssiger oder gasförmiger Art in Mineralien. Auch diese Einschlüsse können einfallendes

Licht beeinflussen und verändern. So sorgen in vielen Mineralien enthaltene feine Rutil-Nädelchen für Lichtbrechungseffekte, die sich als Asterismus (Sternbildung) z.B. beim Sternrubin, Sternsaphir oder Sternrosenquarz zeigen. Feine Turmalin-Einschlüsse führen in bestimmten Blauquarzen zum Tyndall-Effekt und damit zur Blaufärbung. Feinverteilte Gas- und Glaseinschlüsse lassen wiederum den Obsidian in goldenem oder silbernem Schimmer erstrahlen und durch Einschlüsse winziger Kristalle zeigen sich in ihm alle Regenbogenfarben.

So zeigt sich interessanterweise, dass Farbe nicht ein Phänomen der Reinheit und Vollkommenheit ist, sondern gerade bevorzugt an Einlagerungen von Fremdstoffen oder Störungen der Gitterstruktur auftritt. Offensichtlich entspricht die unvollständige Absorption bzw. Reflektion des Lichts der Unvollkommenheit des Minerals. – Und damit wären wir wieder bei der ursprünglichen althochdeutschen Bedeutung des Wortes »farawa«: Farbe zeigt tatsächlich die Eigenschaft eines Wesens oder Dinges, fragt sich nur, welche Eigenschaft oder Qualität die einzelne Mineralfarbe nun jeweils besitzt?

Die Wirkungen der Mineralfarben

Farben sind elementare und umfassende Erlebnisse: Ob wir »rot sehen«, »vor Neid erblassen« oder »völlig blau sind«, schon unsere Sprache zeigt, dass wir den Farben weitaus mehr Qualitäten zugestehen, als das Physikbuch erlaubt. Dabei sind die Heilwirkungen von Farben heute nichts Neues mehr. Die Farbtherapie behandelt erfolgreich Allergien, chronische Beschwerden und psychische Erkrankungen, mit Resultaten, von denen die Schulmedizin nur träumen kann. Die Ursache für diese umfassenden Erfolge ist dabei ganz einfach:

Der Farbausgleich

Alle unsere inneren Prozesse spielen zusammen und erzeugen energetische Phänomene. So beeinflussen unsere geistigen Aktivitäten das seelische Erleben und umgekehrt, letzteres verursacht bestimmte Emotionen, die wiederum in Wechselwirkungen stehen mit den körperlichen Empfindungen, der Funktion der Nerven und dem endokrinen System (Hormonhaushalt). Daher geht jeder Gedanke und jedes Gefühl einher mit bestimmten Stoffwechselvorgängen und chemischen Reaktionen im Körper. Und dabei entsteht Energie oder wird verbraucht – je nachdem. Langer Rede kurzer Sinn: Unser gesamtes Erleben führt zu einer »Farbbildung« (Farbe = Licht = Energie) im Körper, die einen Ausgleich sucht, um den neutralen Zustand »Weiß« (bzw. »Schwarz«) zu erreichen. Und dieser Ausgleich geschieht ganz einfach über das äußere Zuführen einer anderen Farbe, nämlich der ergänzenden, der Komplementärfarbe!

Aus diesem Grund wechselt unser Farbgeschmack: Ein Kleidungsstück, das wir heute unbedingt brauchen, kann uns an einem anderen Tag völlig unmöglich erscheinen. Eine andere Farbe bringt uns heute völlig durcheinander, war vor wenigen Tagen jedoch noch beruhigend und ausgleichend. Meistens folgen wir unbewusst sowieso diesen Impulsen, indem wir uns entsprechend kleiden oder, ohne es zu bemerken, an bestimmte »farbige« Orte begeben bzw. den Blick auf bestimmten Farben ruhen lassen.

Dabei ist es beileibe nicht nur das Auge, das Farben aufnimmt. Wie im vorangegangenen Beispiel der unterschiedlichen Temperaturempfindung bei kalten und warmen Farben bereits angedeutet, ist es die Haut selbst als unser größtes Sinnesorgan, die Farbe aufnimmt und ins Körperinnere weiterleitet. Nehmen wir auf diesem Weg nun die Farbe auf, die unseren bestehenden inneren Zustand ausgleicht, so erreichen wir ein umfassendes Wohlbefinden. Spannungen verschwinden, Disharmonien lösen sich auf und entsprechend können wir seelische Probleme bewältigen und körperliche Beschwerden heilen.

Umgekehrt lässt sich anhand der Farben, die uns ansprechen und Wohlbefinden verursachen, auch der innere Zustand ermitteln und verstehen: So wie das Frühlingsgrün das durch den erhöhten Energiebedarf im Winter entstandene Rot ausgleicht, so zeigt die Betrachtung der Komplementär-Farbe immer, weshalb ein bestimmter Farb-Mangel entstanden ist. Dabei ist das Farbenrad hilfreich: Fühlen wir uns zu zweien oder mehreren Farben hingezogen, so können wir zunächst die Mischfarbe ermitteln, die genau in der Mitte zwischen beiden Farben liegt. Deren Komplementärfarbe entspricht dann unserem inneren Zustand.

Durch das Tragen oder Auflegen farbiger Mineralien und Edelsteine können wir in der Steinheilkunde diesen Farbausgleich ebenfalls erreichen. Tragen wir ein bestimmtes Mineral dabei längere Zeit direkt auf der Haut, so breitet sich die Farbeinstrahlung allmählich im ganzen Organismus aus. Legen wir den Stein dagegen nur kurz an einer bestimmten Stelle auf, so bleibt die Wirkung lokal begrenzt. Auf diese Weise lässt sich die Farbbehandlung je nach Wunsch genau dosieren.

Im folgenden nun möchte ich die Wirkung der Mineralfarben zusammenfassen, wie ich sie im Laufe der letzten Jahre selbst erlebt habe. Das bedeutet, dass diese Aufstellung längst nicht alle in der Farbtherapie bekannten Heilwirkungen umfasst, und in manchen Punkten Aussagen der Farbtherapie evtl. auch widerspricht. Gespräche mit Farbtherapeuten haben mir jedoch gezeigt, dass verschiedene Farbanwendungen durchaus verschiedene Resultate hervorbringen. Und wenn zwischen farbigen Tüchern, farbigen Folien und farbiger Bestrahlung schon ein Unterschied besteht, so können wir wohl annehmen, dass auch die z.T. sehr speziellen Farben der Mineralien eigene Wirkungen zeigen.

Schwarze Mineralien

Schwarze Mineralien absorbieren alles Licht und sind daher geeignet, Energieüberschüsse »abzuziehen«. Besonders deutlich wird diese Wirkung bei Schmerzen: Schmerz entsteht – energetisch betrachtet – immer dort, wo eine Blockade und damit ein Energiestau vorliegt. Schwarze Mineralien, wie z.B. Rauchobsidian, Rauchquarz oder schwarzer Turmalin nehmen diesen Energie-Überschuss nun auf, worauf der Schmerz verschwindet und Entspannung eintritt. Nicht immer ist damit auch die Ursache behoben, auf jeden Fall jedoch ist Schmerzfreiheit die beste Voraussetzung für eine weitergehende Behandlung.

Schwarz spricht daher kein Organ im besonderen an, sondern bewirkt Entspannung im ganzen Organismus. Entsprechend ist auch das seelische Erleben: Auch hier werden Spannungen abgebaut, was uns widerstandsfähiger, ausdauernder und belastbarer macht. Schwarze Mineralien geben Sicherheit und Stabilität.

Geistig hält Schwarz Ablenkungen fern und konzentriert unsere Aufmerksamkeit auf das Wesentliche. Schwarz bringt verborgene Dinge hervor, angenehme wie unangenehme, und führt dazu, dass wir, aufgrund der Abwesenheit äußeren Lichts, unsere eigene Lichtquelle entdecken.

Rote Mineralien

Rote Mineralien sind stark anregend, erhitzend und beschleunigend. Sie stimulieren den Kreislauf, die Blutgefäße und das Blut selbst. Dunkles Rot regt die Herztätigkeit an, helles Rot (Rosa) dagegen harmonisiert das Herz. Rote und rotbraune Mineralien stimulieren den Dünndarm und verbessern so die Aufnahme von Nährstoffen, Vitaminen und Mineralstoffen. Auch das kommt dem Blut zugute, dessen Qualität verbessert wird.

Entsprechend intensiviert sich auch das seelische Erleben: Die innere Bilderwelt wird gestärkt und Gefühle treten deutlicher hervor. Vor allem elementare Emotionen wie Liebe oder Hass werden verstärkt. Rote Mineralien machen impulsiver und extrovertierter. Sie stärken die Willenskraft und das Durchhaltevermögen. Rosa unterscheidet sich hier etwas: Durch den großen Weiß-Anteil wirkt es friedlicher, macht empfindsamer, manchmal auch etwas empfindlicher.

Rot regt das innere Feuer an. Es fördert alle Lernprozesse, die geistige Verarbeitung von Lebenserfahrungen und beschleunigt auf diese Weise unser geistiges Wachstum. Rot weckt die Bereitschaft zur Hilfeleistung als Grundvoraussetzung für das Zusammenleben aller Wesen. Rosa Mineralien fördern das Mitgefühl.

Orange Mineralien

Orange Mineralien sind belebend und vitalisierend. Sie regen den Kreislauf an, stärken die Blutgefäße und fördern eine gleichmäßige Energieverteilung im ganzen Körper. Die Funktion und Empfindungsfähigkeit der Geschlechtsorgane wird verbessert. Dunkles Orange und Braun fördern das Körperempfinden und regulieren Stoffwechsel und Gewebewachstum. Der ganze Organismus wird so gekräftigt und geschützt.

Auf seelischer Ebene fördert Orange die Lebensqualität und stimmt heiter und fröhlich. Raum für Sinnlichkeit und Spontaneität entsteht. Orange Mineralien helfen aus apathischen Zuständen und fördern die Kreativität. Dunkles Orange und Braun führen zu innerer Sammlung, Geborgenheit, Ruhe, Erholung und einem bodenständigen Realismus.

Orange bringt Lebensfreude und die Gewissheit im Einklang mit einer höheren Ordnung und auf dem richtigen Kurs im Leben zu sein. Orange Mineralien helfen, die Harmonie und Balance zu finden und fördern den Sinn für Gerechtigkeit.

Gelbe Mineralien

Gelbe und goldfarbene Mineralien wirken aufmunternd und lebensbejahend. Sie regen die Verdauung an und stimulieren die Tätigkeit der Organe Magen, Milz und Bauchspeicheldrüse. Gelb verbessert die Aufbereitung der Nahrung und die Versorgung des Körpers mit Energie. Das vegetative Nervensystem (jene Nerven, die die inneren Organe steuern) wird in seiner Funktion unterstützt, ebenso das Immunsystem.

Gelb schenkt Glück, Sorglosigkeit und Tatkraft. Es macht unsere Bedürfnisse und Wünsche bewusst und hilft, Schaden abzuwehren. Gelbe und goldfarbene Mineralien helfen, Depressionen zu überwinden, und schenken Selbstbewusstsein, Vertrauen und den Glauben an den eigenen Erfolg.

Auf geistiger Ebene fördert Gelb das Verstehen unseres täglichen Erlebens (die geistige Verdauung). Daraus erwächst die Sicherheit, das eigene Leben selbst gestalten zu können, also die Fähigkeit, Verantwortung zu übernehmen. Gelbe Mineralien helfen, den Sinn im eigenen Dasein zu entdecken und führen dadurch zu geistiger Reife.

Grüne Mineralien

Grüne Mineralien wirken harmonisierend und neutralisierend. Sie stimulieren Leber und Galle und fördern so die Entgiftung und Regenerationskraft des Körpers. Zentrale Funktion hat hier die Leber, die als Organ des Aufbaus (Eiweiß-Synthese, Blutbildung, Bildung von Enzymen etc.), der Speicherung (Energie- und Nährstoffspeicher) und Reinigung die wichtigsten Stoffwechsel-Funktionen reguliert.

Grün befreit die Gefühle und intensiviert insbesondere die Emotionen Wut und Zorn, führt durch deren Entladung jedoch langfristig zu innerem Frieden. Grüne Mineralien steigern die Schnelligkeit und Reaktionsfähigkeit und wecken Interesse und Begeisterung. Sie regen die innere Bilderwelt an, klären das Traumerleben und fördern die Phantasie.

Grün bringt Initiative und Lebenswillen. Es fördert die Sinne und die Wahrnehmungsfähigkeit und lenkt unsere Aufmerksamkeit auf die materielle Welt. Grüne Mineralien helfen, sich mit »Geistesgiften«, d.h. negativen Betrachtungen auseinanderzusetzen und fördern einen gesunden Optimismus. Grün ist tatsächlich die Farbe der Hoffnung.

Blaue Mineralien

Blaue Mineralien wirken kühlend und beruhigend. Sie regulieren die Tätigkeit von Niere und Blase und damit den Flüssigkeits-Hormon-, Säure/Basen- und Mineralstoffhaushalt. Blau aktiviert die Ausscheidung und die Bewegung der Körperflüssigkeiten.

Auf seelischer Ebene fördert Blau Entspannung, Offenheit und Ehrlichkeit, beschleunigt instinktive Reaktionen und hält in Bewegung. Blaue Mineralien helfen, Angst zu überwinden und Mut zu fassen. Sie fördern die Fähigkeit zur Partnerschaft.

Blau bringt in Fluss, indem es hilft, Verhaftungen und äußere Beeinflussungen zu erkennen und loszulassen. Blaue Mineralien helfen, Stärke und inneres Gleichgewicht zu entwickeln. Sie fördern das Streben nach Erkenntnis und die Wahrheitssuche.

Violette Mineralien

Violette Mineralien wirken reinigend und befreiend. Sie fördern die Tätigkeit des Gehirns, der sensiblen und motorischen Nerven, der Haut und der Lunge mit den Atemwegen. Dadurch regulieren sie die Atmung (auch die Zellatmung), die Sauerstoffaufnahme und die Entsäuerung über die Kohlendioxid-Abgabe. Im Dickdarm stimuliert Violett die Wasserresorption und Ausscheidung.

Violett bringt Erleichterung bei Trauer und hilft, Traumata aufzulösen. Es fördert Erinnerung, Ideenreichtum und Bewusstheit, sowie die Kommunikation, den Austausch mit anderen. Violette Mineralien fördern das Verständnis für die Probleme anderer, auch wenn diese unserer Natur fremd sind. Violett schützt uns vor energetischen und geistigen Fremdeinwirkungen.

Violett bringt geistige Freiheit. Es weckt unser Urwissen, fördert die Informationsaufnahme und hilft, Nützliches von Schädlichem zu unterscheiden. Violette Mineralien fördern geistige Ruhe und Gelassenheit, damit wir erkennen können, wer wir sind.

Klare, weiße und silberne Mineralien

Ihnen allen ist zu eigen, dass sie kein Licht und keine Farbe annehmen, sondern alles reflektieren. Sie sind also neutral und führen uns das Licht zu, das alle Möglichkeiten enthält. Damit unterstützen und verstärken sie das Vorhandene. Klare, weiße und silberne Mineralien sind geeignet, bei Mangelerscheinungen

(Kälteempfindung, Gefühllosigkeit, Schwäche, Lähmungen) Energie zuzuführen oder die Wirkung anderer Mineralien zu fördern.

Auf der seelischen Ebene fördern diese Mineralien genau die Eigenschaft, die man in ihnen sieht: Klare Mineralien fördern Klarheit und Reinheit, weiße Mineralien Neutralität, silberne Mineralien wirken als Spiegel: Sie fördern die Selbsterkenntnis.

Geistig repräsentieren Klar, Weiß und Silber Reinheit und Schöpferkraft, die alle Möglichkeiten besitzt und alle Dinge verwirklichen kann. Klare, weiße und silberne Mineralien bringen Fülle und Vollkommenheit (wären sie nicht vollkommen, hätten sie ja eine Farbe ...).

Bunte und farbig schillernde Mineralien

In diesen Mineralien offenbart sich die spielerische Seite der Natur. Mineralien wie Opal, Labradorit oder Regenbogen-Obsidian offenbaren Farbspiele, die mehr sind, als lediglich die Summe der beteiligten Farben. Sie regen Aktivität im gesamten Organismus an und beschleunigen Heilungs-Prozesse.

Seelisch wirken bunte und farbig schillernde Mineralien aufmunternd. Sie bringen Lebensfreude, Lust und Vergnügen, wekken teils alte Erinnerungen oder bieten Erholung durch angenehme Zerstreuung. Bunte und farbig schillernde Mineralien sind Urlaubssteine ...

Auf geistiger Ebene bringen bunte und farbig schillernde Mineralien die Fähigkeit, zu spielen. Das bedeutet, dass wir freiwillig einer bestimmten Idee, einem Vorhaben oder einer Aufgabe unsere ganze Aufmerksamkeit widmen und völlig darin aufgehen. In einem solchen spielerischen Leben sind wir selbst Ursache unseres Schicksals, und das birgt ungeahnte Möglichkeiten...

Farbheilung mit Mineralien

Nach den vorangegangenen Beschreibungen lässt sich auf zwei Wegen die für uns passende Mineralfarbe ermitteln:

1. Wenn eine der Darstellungen genau den Zustand beschreibt, den wir gerne erleben möchten, so genügt es, einen Stein mit der passenden Farbe auszuwählen und möglichst direkt auf der Haut zu tragen. Bei der Wahl sollten Sie allerdings sehr sorgfältig sein: Unter den vielen verschiedenen Farbnuancen sollten Sie

genau die Wahl treffen, bei der sie das beste Gefühl haben. Aufgrund der Gesetzmäßigkeit des Farbausgleichs treffen Sie so garantiert exakt den richtigen Farbton. Die Richtigkeit Ihrer Wahl wird Ihnen in diesem Fall schon bald durch die Verbesserung Ihres Wohlbefindens bestätigt.

2. Wenn sie sich in einer oder zwei dieser Beschreibungen wiedererkennen, Ihr Leben jedoch verändern möchten, aber nicht wissen, wie, so wählen Sie die Komplementärfarbe zum bestehenden Zustand. Finden Sie sich in zwei Beschreibungen wieder, so ermitteln Sie zunächst die sich daraus ergebende Mischfarbe und wählen Sie dann die entsprechende Komplementärfarbe. Den auf diese Weise ermittelten passenden Stein sollten Sie ebenfalls möglichst direkt auf der Haut tragen.

In diesem zweiten Fall kann es sein, dass Ihnen die Komplementärfarbe überhaupt nicht gefällt. Das bedeutet, dass Sie eine innere Abneigung gegen die Farbe und damit leider auch gegen manche der damit verknüpften Qualitäten und Eigenschaften besitzen. Diese Abneigung, woher immer sie auch kommen mag, hindert sie daran, die momentanen Lebensumstände, die Ihnen nicht gefallen, zu verändern.

Durch das Konfrontieren der Komplementärfarbe mithilfe eines entsprechenden Steins wird diese Abneigung im Laufe der Zeit überwunden und Ihr Leben verändert sich in der gewünschten Weise. Es ist in diesem zweiten Fall sehr wahrscheinlich, dass Sie sich zunächst überhaupt nicht wohlfühlen, doch, um es ganz direkt anzusprechen, da müssen Sie durch! Es ist sehr wichtig, dass Sie in dieser Phase einfach beobachten, was geschieht: Was Sie wollen, empfinden, denken und tun, woran Sie sich erinnern und was Ihnen begegnet. Bewerten Sie sich auf keinen Fall, akzeptieren Sie sich in dieser Zeit so, wie Sie sich erleben! Dann vollzieht sich die Verwandlung am schnellsten.

Mit dem letzten Aspekt der Farbe ist die Welt der Steine nun umfassend beschrieben. Von der Entstehung über Struktur und Mineralstoffe bis zur Farbe sind Ihnen die wichtigsten Grundbegriffe sowohl aus der Mineralogie als auch der Steinheilkunde nun bekannt. Wenn Sie den Inhalt dieses ersten Teils für sich so weit erarbeiten, dass Sie ihn verstehen und anwenden können, dann sind Sie in der Lage, für praktisch jedes Mineral die Grundprinzipien der innewohnenden Heilwirkungen zu ermitteln. Ich möchte jedoch betonen: Die Grundprinzipien!

Denn jeder Stein ist ein Individuum. Das bisher beschriebene zeigt die Gemeinsamkeiten einer bestimmten Steinsorte, die einzelnen Steine können durchaus noch unterschiedlich sein. Ich möchte es einmal in einem Bild verdeutlichen:

Wenn wir bei uns Menschen die Embryonalentwicklung studieren, uns in Anatomie, Physiologie und Biochemie einarbeiten und sogar noch das Lebensumfeld kennen, dann wissen wir, dass der Mensch im Prinzip ein aufrechtgehender Zweibeiner ist, der Werkzeuge benutzt, seinen Lebensraum selbst gestaltet und sprechen kann. Das sind wichtige Grundprinzipien, doch sie verraten uns noch nicht, was der nächste Mensch uns erzählen wird, wenn wir ihm begegnen.

Und in diesem Sinne ist mit dem Abschluss des ersten Teils nun das wichtigste gesagt, was sich über Mineralien und Heilsteine beschreiben lässt. Den weitaus wichtigeren Rest werden Ihnen die Steine selbst erzählen, wenn Sie sie tragen, sich damit umgeben oder für Heilzwecke verwenden. Diese Erfahrungen sind dann das wirklich lebendige Erleben der Welt der Steine, und zu diesem Erleben möchte der zweite Teil dieses Buchs nun anregen.

2.1 Das Phänomen Licht

Die Ursache der Heilwirkung von Mineralien

Wie Sie vielleicht durch die Anregungen des ersten Teils bereits selbst erlebt haben, besitzen Mineralien und Edelsteine tatsächlich eine Heilwirkung, deren mineralogische Zusammenhänge erforscht und bekannt sind. Doch noch immer ist die Frage offen, wie und wodurch Mineralien ihre Heilwirkungen nun tatsächlich entfalten können. Worin besteht die Kommunikation zwischen Stein und Mensch? Wie kann ein solches Stück Materie auf unseren Organismus einen Einfluß ausüben? Könnte man einen Stein einnehmen, inhalieren oder auf eine andere Weise in den Körper einbringen, wäre eine Wirkung schon denkbar, aber nur aufgelegt oder als Schmuckstück getragen – wie geht das vor sich?

Verständlich wird die Heilwirkung eines Steins leicht, wenn wir einmal die Ansicht hinter uns lassen, dass wir dort aufhören, wo die Begrenzungen unseres physischen Körpers sind. Dem ist nämlich beileibe nicht so. In der Physik ist bereits seit einem guten Jahrhundert bekannt, dass jeder Körper, jeder Organismus, ja jedes »materielle Ding«, sei es ein Stein, eine Pflanze oder ein Plastikeimer, eine Ausstrahlung besitzt. Viele physikalischen und alle chemischen Prozesse gehen einher mit der Aufnahme (Absorption) und Abgabe von Strahlung, d.h. was immer auch geschieht, immer wird dabei Wärme, Licht oder eine andere elektromagnetische Strahlung aufgenommen, oder es wird Wärme, Licht bzw. eine andere elektromagnetische Strahlung abgegeben.

So sind wir selbst und alles um uns herum ständig von einem energetischen Feld umgeben. Und daher stehen wir auch ständig mit unserer Umgebung in einem energetischen Austausch. Das beginnt beim Sonnenlicht, das wir aufnehmen und als Wärme wieder abstrahlen, und geht bis zu den energetischen Einflüssen von Stromleitungen, Radiosendern und Mikrowellen. Vielleicht können Sie sich noch an die Ära der Zimmerantennen erinnern, die früher manches Fernsehgerät zierten. Da gab es dann die verflixten Abende, wo das säuberlich eingestellte Fernsehbild durch unsere eigene Anwesenheit permanent gestört wurde. Nicht immer, doch an manchen Tagen hatten wir Mühe, die richtige Position im Raum zu finden, um den Fernsehgenuss nicht zu beeinträchtigen.

Dass es sich dabei nicht allein um eine materielle Abschirmung handelte, bewies die wiederholte Erfahrung, dass mitunter ein anderer problemlos den Platz im Sessel einnehmen konnte, von dem aus wir den gesamten Empfang lahmgelegt hatten. Es war also tatsächlich unsere eigene Strahlung, die hier in Interaktion mit dem Flimmerkasten geriet.

An diesem Beispiel wird deutlich, dass wir selbst ständig Sender und Empfänger von Strahlung sind. Weitere, heute bekannte Beispiele sind der »Elektrosmog«, die inzwischen nachgewiesene krankheitserregende Wirkung elektromagnetischer Strahlungen und Felder, oder der Einfluss von Wasseradern und Verwerfungen im Boden.

Steine strahlen

Eine ähnliche Ausstrahlung besitzen nun auch Steine, wie im Teil 1, Kapitel »Die Mineralfarbe«, bereits ausgeführt wurde. Eine Ausstrahlung, die durch die Umwandlung aufgenommenen Lichts entsteht und überwiegend im Bereich der Infrarot-Strahlung und sehr geringfügig nur im Spektrum des sichtbaren Lichts und der Mikrowellen liegt. Dennoch sind gerade die letzteren von großer Bedeutung. Infrarot-Strahlung wird nämlich schon in den obersten Hautschichten vom Körper aufgenommen, daher empfinden wir sie dort als Wärme. Mikrowellen dringen jedoch durch den ganzen Organismus hindurch, erreichen also im Prinzip alle Gewebe und Organe.

Dass wir den sichtbaren Anteil der Ausstrahlung von Edelsteinen und Mineralien normalerweise nicht mit bloßem Auge sehen, liegt ganz einfach an der geringen Intensität (Stärke; lat. »intensus« = »heftig«) dieser Strahlung. Die Ausstrahlung unseres Körpers z.B. ist vergleichbar mit dem Lichtschimmer einer Kerze in ca. 20 km Entfernung. Das ist tagsüber natürlich nicht zu sehen, doch in absoluter Dunkelheit würden wir dieses Licht allmählich wahrnehmen. Daher ist diese Ausstrahlung tatsächlich real; und dass die Wissenschaft Schwierigkeiten hat, diese feine Strahlung zu messen, liegt nicht an der Strahlung selbst, sondern an der Begrenztheit der Messgeräte.

Licht im Organismus

Schließlich weiß heute ja jedes Kind, dass die Sterne auch tagsüber am Himmel stehen, obwohl sie nicht sichtbar sind, weil das Sonnenlicht sie überstrahlt. Dasselbe gilt auch für uns: Wir sind im Prinzip eigene Lichtquellen. Unser Organismus leuchtet: Jede Zelle, jedes Gewebe, jedes Organ hat seine spezifische Ausstrahlung und erzeugt dadurch auch ganz spezifische magnetische Felder. Diese werden in der Medizin längst zur Diagnose von Krankheiten verwendet. Die sog. Kernspin-Tomografie misst die den Körper umgebenden energetischen Felder und kann so perfekte dreidimensionale Abbildungen unserer inneren Organe erzeugen, die wesentlich genauer und präziser sind als jede Röntgen-Aufnahme.

Doch es geht noch weiter: Andere 1993 erstmals veröffentlichten Ergebnisse biochemischer Forschungen weisen nach, dass diese Ausstrahlung sogar zur Kommunikation dient. Jeder Zellkern sendet Photonen (kleinste Licht-Teilchen) in hoher Konsistenz aus und kommuniziert so mit den umliegenden Zellen. So wird im Organismus der Stoffwechsel, das Wachstum sowie die Entwicklung und Spezifizierung von Zellen, Geweben und Organen koordiniert. Nervensystem und Hormone greifen nur steuernd in Vorgänge ein, die sich im Prinzip selbständig regeln. Die »Unterhaltung« von Zelle zu Zelle, das »Gespräch über den Gartenzaun« vollzieht sich tatsächlich über das Licht.

Strahlung als Informationsträger

Was kann Licht nun eigentlich? Was wir als »Licht« bezeichnen, ist nur ein kleiner Teil der gesamten existierenden elektromagnetischen Strahlung. Eben jener Teil, den wir mit unseren Augen wahrnehmen können. Man nennt diesen Teil auch das »sichtbare Spektrum« (lat. »spectrum« = »Erscheinung«). Neben diesem sichtbaren Spektrum existieren noch weitere Strahlungsarten wie z.B. Radiowellen, Infrarot-Strahlung (Wärmestrahlung), ultraviolettes Licht (UV-Licht), Mikrowellen oder radioaktive Strahlung (Gamma-Strahlung). All denen ist eines gemeinsam: Jede Form der Strahlung ist Informationsträger!

Das machen wir uns im Alltag bereits häufig zunutze: Ob bei den Informationen der Radio- und Fernsehsender, ob mit den modernen »Handys« oder bei den vielfach gebrauchten Fernsteuerungen aller Art, immer wird die gewünschte Information auf eine bestimmte Strahlung übertragen, so dass sie unsichtbar vom Sender zum Empfänger gelangt.

Steinheilkunde als Informationstherapie

Und genau das geschieht auch zwischen Stein und Mensch! Auch Steine strahlen und, da sie sehr beständige Existenzen sind (zumindest in der Regel), meist auch sehr konstant dieselbe Information. Man könnte sie vergleichen mit Radiosendern, die immer dasselbe Programm aussenden. So hat jeder Stein sein spezifisches Licht bzw. seine spezifische Strahlung, die natürlich auf unseren Organismus einwirken kann. Bringen wir einen Stein mit unserem Körper in Berührung, wird das einstrahlende Licht zwangsläufig die »Licht-Kommunikation« zwischen den Zellen beeinflussen und bestimmte Reaktionen hervorrufen.

Eine Wirkung ist also in jedem Falle gegeben. Dass diese Wirkung zur Heilwirkung wird, hängt nun von zwei Faktoren ab: 1. von dem, was wir im Moment benötigen und 2. von dem, was der Stein bzw. die von ihm abgestrahlte Information bietet. Passt beides zusammen, vollzieht sich die Heilung. Damit gehört die Steinheilkunde wie die Homöopathie, die Bach-Blütentherapie oder die Aromatherapie zu den Informationstherapien. Nicht der chemische Stoff wirkt, sondern die von ihm vermittelte Information.

Welche Informationen die Steine uns nun im einzelnen mitteilen, wurde im Teil 1 bereits ausführlich besprochen. Anhand ihrer mineralogischen Daten über Kristallsystem, Bildungsprinzip, Mineralklasse, Mineralstoffgehalt und Farbe wissen wir nun, um welches Programm es sich im jeweiligen Fall grundsätzlich handelt. Damit haben wir eine exakte Anleitung in der Hand, wie wir aus unserem persönlichen Lebensstil, der aktuellen Situation, der gewünschten Veränderung etc. genau den richtigen »Informanten«, sprich das richtige Mineral für uns ermitteln können. Die hierzu notwendige Systematik finden Sie im nächsten Kapitel, der »Analytischen Steinheilkunde«.

2.2 Die Analytische Steinheilkunde

Die im ersten Teil geschilderten Grundprinzipien der Steinheilkunde: Bildungsprinzip/Lebenssituation, Kristallsystem/Lebensstil, Mineralstoff- und Farbwirkungen ermöglichen es, für jedes Vorhaben, jedes Problem oder jede Krankheitssituation den exakt passenden Stein zu analysieren. Dadurch unterscheidet sich die Analytische Steinheilkunde erheblich von den in der Literatur üblichen symptomatischen Zuordnungen. Die gründliche Untersuchung des Wesens und der Situation ermöglicht das Verständnis, weshalb ein bestimmtes Problem oder eine bestimmte Erkrankung entstanden ist, und hilft so, die Ursache zu heilen.

Der auf diese Weise ermittelte Stein aktiviert die eigenen Selbstheilkräfte und kann daher in Situationen helfen, zu denen in der Literatur – auch in diesem Buch – keinerlei Hinweis zu finden ist. Es wird, wenn die Analyse sorgfältig durchgeführt wurde, mit großer Wahrscheinlichkeit helfen, da es in allen Bereichen genau die passende Information vermittelt. Vertrauen Sie daher Ihrer Wahl, auch wenn sie auf einen ungewöhnlichen oder scheinbar untypischen Stein fallen sollte. Bedenken Sie bitte auch, dass die moderne Steinheilkunde noch so jung ist, dass mit Sicherheit nur ein geringer Bruchteil aller Möglichkeiten bisher erforscht ist.

Aus diesem Grund sind in die folgende Tabelle nicht nur die in diesem Buch beschriebenen Heilsteine aufgenommen, sondern ein großer Teil all jener Steine, von welchen bekannt ist, dass sie zu therapeutischen Zwecken verwendet werden. Eine Kurzbeschreibung all dieser Steine finden Sie in meinem Buch »Heilsteine – 555 Steine von A-Z« (Neue Erde, Saarbrücken 2013). Im Rahmen des vorliegenden Buchs möchte ich mich jedoch auf eine Auswahl jener Steine beschränken, die sich in nunmehr 25 Jahren als die wichtigsten Heilsteine der Analytischen Steinheilkunde erwiesen haben. Wie bei jedem Naturheilverfahren ist es auch in der Steinheilkunde so, dass bestimmte Steine wesentlich häufiger zur Anwendung kommen und ein breiteres Wirkungsspektrum zeigen als andere. Diese möchte ich hier vorrangig vorstellen – ohne Anspruch auf Vollständigkeit!

Grundsätzlich gibt es für die Analytische Steinheilkunde keine Grenze zwischen Heilsteinen und »gewöhnlichen« Steinen. Jeder Stein ist aufgrund seiner innewohnenden Eigenschaften in der Lage, eine Wirkung auf uns zu entfalten. Ob daraus eine Heilwirkung wird, hängt lediglich davon ab, was wir in diesem Moment benötigen. Sie können die im Teil 1 beschriebenen Prinzipien daher noch weiter ausdehnen und auf alle bekannten Steine anwenden. Wichtig ist jedoch die sehr gründliche und genaue Ausarbeitung jedes einzelnen Prinzips. Je präziser der ausgewählte Stein zum jeweiligen Menschen in der aktuellen Situation passt, desto enormer sind die Erfolge.

Die folgende Tabelle soll nun dazu dienen, zunächst schnell und übersichtlich durch die Analyse der Kristallsysteme, Bildungsprinzipien und Mineralklassen den für den jeweiligen Fall passenden Stein zu finden. Sind mehrere Steine zur Auswahl, so kann anhand der Mineralstoffe und der Farbe noch weiter differenziert werden. Da Steine mitunter auf verschiedene Weise gebildet werden können, werden einzelne mehrfach genannt. Allerdings wurden nur die häufigsten Bildungsprinzipien aufgenommen, eben jene, die auch tatsächlich den im Handel erhältlichen Steinen entsprechen. Angaben in der mineralogischen Literatur können daher von dieser Tabelle abweichen.

Die chemischen Formeln sind in der derzeit gültigen chemischen Nomenklatur aufgeführt, zusätzlich werden die Mineralstoffe angefügt, die in geringen Mengen (+ X) oder in Spuren (+ (X)) im Stein enthalten sein können. Da die folgende Tabelle vorrangig nach den Kristallsystemen geordnet ist, werden Gesteine, die aus verschiedenen Mineralien unterschiedlicher Struktur bestehen, bei mehreren Kristallsystemen aufgeführt. Bei jeder Nennung wird die Mineralklasse hervorgehoben, deren Vertreter im Gestein die jeweilige Kristallstruktur besitzen. So wird Granit z.B. bei »trigonal« aufgeführt, da er Quarz enthält (Oxide/Gerüstsilikate), bei »monoklin«, da er Glimmer enthält (Schichtsilikate) und bei »triklin«, da er entsprechenden Feldspat enthält (Gerüstsilikate).

Analytische Steinheilkunde: Systematik der bekannten Heilsteine

(Stand: Juni 2014)

Kubische Struktur / magmatische Entstehung (primär)

Mineral/Gestein	Farben
Mineralklasse	Chemische Formeln
Eisen-Nickel-Meteorit	eisengrau bis rostbraun
Natürl. Elemente	Fe + Ni
Gold	goldgelb
Natürl. Elemente	Au + Ag,Cu,Pa,Rh,Bi
Kupfer	kupferrot bis braun
Natürl. Elemente	Cu + Ag,Au,Fe + (As,Bi,Ge,Sb)
Pallasit	gelbbraune Einschlüsse in eisengrauer Matrix
Natürl. Elemente u.a.	$Fe_mNi_n + (Mg,Fe)_2[SiO_4]$
Silber	hellgrau, oft braun bis schwarz anlaufend
Natürl. Elemente	Ag + As,Au,Bi,Cu,Hg,Pb,Sb,Te
Galenit	bleigrau
Sulfide	PbS + Ag,As,Bi,Cd,Cu,Fe,Sb,Tl,Zn,Se,Te
Pyrit	messinggelb, grünlichgelb, grau
Sulfide	FeS_2 + Mn,Ni,Co + (Pb,Zn,Cu,As)
Pyritachat	dunkelgrau mit messinggelben Einschlüssen
Sulfide u.a.	$SiO_2 \cdot n\ H_2O + FeS_2$ + Mn,Ni,Co + (Pb,Zn,Cu,As)
Sphalerit	weiß, gelb, rot, braun, schwarz
Sulfide	ZnS + Cd,Fe,Ga,Ge,Hg,In,Mn,Se + (As,Cu,Sn)
Fluorit	farblos, blau, grün, gelb, violett, auch mehrfarbig
Halogenide	CaF_2 + C,Ce,Cl,Fe,Mn,Y
Magnetit	bleigrau bis schwarz
Oxide	Fe_3O_4 + Al,Mg,Co,Cr,Ni,Ti,V,Zn
Spinell	schwarz, rot, violett, blau
Oxide	$MgAl_2O_4$ + Co,Cr,Fe,Mn,Ti,V,Zn
Granat Spessartin	gelb, rotbraun, braun
Inselsilikate	$Mn_3Al_2(SiO_4)_3$ + Cr,Fe,Mg,V,Y
Hilutit	farblos mit reichlich rotbraunen Einschlüssen
Inselsilikate u.a.	$SiO_2 + (Fe,Mg)_3Al_2(SiO_4)_3 + ZrSiO_4$ + Al,Fe,P,Hf,Th,U,Y
Kimberlit	graue bis grünlich-graue Brekzie
Inselsilikate u.a.	$Mg_6[(OH)_8 \mid Si_4O_{10}] + (Mg,Fe)_2[SiO_4] + (Mg,Fe)_2[Si_2O_6] +$ $Ca(Mg,Cr)[Si_2O_6] + (Fe,Mg)TiO_3 + Mg_3Al_2(SiO_4)_3$ u.a.
Analcim	farblos, weiß, grau, gelblich, rötlich
Gerüstsilikate	$Na[AlSi_2O_6] \cdot H_2O$ + K,Ca,Mg,Fe
Hauyn	farblos, grünlich, grünblau, blau
Gerüstsilikate	$(Na,Ca)_{4\text{-}8}[(SO4)_{1\text{-}2}/(AlSiO_4)_6]$ + Fe,K,Cl,CO_2,H_2O
Sodalith	dunkelblau
Gerüstsilikate	$Na_8[Cl_2(AlSiO_4)_6]$ + K,OH,Ca,Mg,Fe,Mn,CO_3,SO_4,H_2O

Kubische Struktur / sedimentäre Entstehung (sekundär)

Mineral/Gestein Mineralklasse	Farben Chemische Formeln
Gold Natürl. Elemente	goldgelb Au + Ag,Cu,Pa,Rh,Bi
Kupfer Natürl. Elemente	kupferrot bis braun Cu + Ag,Au,Fe + (As,Bi,Ge,Sb)
Silber Natürl. Elemente	hellgrau, oft braun bis schwarz anlaufend Ag + As,Au,Bi,Cu,Hg,Pb,Sb,Te
Galenit Sulfide	bleigrau PbS + Ag,As,Bi,Cd,Cu,Fe,Sb,Tl,Zn,Se,Te
Pop-Rocks (Boji's) Sulfide	dunkelgrau bis rostbraun $FeS_2 + FeOOH \cdot n\ H_2O$
Pyrit Sulfide	messinggelb, grünlichgelb, grau FeS_2 + Mn,Ni,Co + (Pb,Zn,Cu,As)
Schalenblende Sulfide	gelbe und graue Lagen $ZnS + PbS + FeS_2$
Sphalerit Sulfide	weiß, gelb, rot, braun, schwarz ZnS + Cd,Fe,Ga,Ge,Hg,In,Mn,Se + (As,Cu,Sn)
Fluorit Halogenide	farblos, blau, grün, gelb, violett, auch mehrfarbig CaF_2 + C,Ce,Cl,Fe,Mn,Y
Halit (Steinsalz) Halogenide	farblos, rosa, orange, blau, violett, braun, schwarz NaCl + K,F,Br,J
Tiffany Stone Halogenide u.a.	beige-violett $CaF_2 + SiO_2 \cdot n\ H_2O$
Cuprit Oxide	rot bis rotbraun Cu_2O + Fe
Sonora Sunrise Oxide u.a.	rot-schwarz-grün-blau $Cu_2O + CuO + Cu_4[(OH)_6 \mid SO_4] + (Cu,Al)_2[H_2Si_2O_5(OH)_4] \cdot n\ H_2O$

Kubische Struktur / metamorphe Entstehung (tertiär)

Mineral/Gestein Mineralklasse	Farben Chemische Formeln
Diamant Natürl. Elemente	farblos, grau, gelb, braun, schwarz, blau, rot, grün C_n + (N,B)
Gold Natürl. Elemente	goldgelb Au + Ag,Cu,Pa,Rh,Bi
Galenit Sulfide	bleigrau PbS + Ag,As,Bi,Cd,Cu,Fe,Sb,Tl,Zn,Se,Te
Lapislazuli Sulfide u.a.	blau mit weißen oder goldfarbenen Sprengseln $(Na,Ca)_8[(SO_4,S,Cl)_2 \mid (AlSiO_4)_6] + CaCO_2 + FeS_2 + CaMg[Si_2O_6]$
Pyrit Sulfide	messinggelb, grünlichgelb, grau FeS_2 + Mn,Ni,Co + (Pb,Zn,Cu,As)
Sphalerit Sulfide	weiß, gelb, rot, braun, schwarz ZnS + Cd,Fe,Ga,Ge,Hg,In,Mn,Se + (As,Cu,Sn)
Sphalerit-Magnetit in Serpentin Sulfide u.a.	grünlich-gelb mit braunen Einschlüssen $Mg_6[(OH)_8 \mid Si_4O_{10}] + ZnS + Fe_3O_4$
Fluorit Halogenide	rosa CaF_2 + C,Ce,Cl,Fe,Mn,Y
Magnetit Oxide	bleigrau bis schwarz Fe_3O_4 + Al,Mg,Co,Cr,Ni,Ti,V,Zn

Sphalerit-Magnetit in Serpentin	grünlich-gelb mit braunen Einschlüssen
Oxide u.a.	$Mg_6[(OH)_8 \mid Si_4O_{10}] + ZnS + Fe_3O_4$
Spinell	schwarz, rot, violett, blau
Oxide	$MgAl_2O_4$ + Co,Cr,Fe,Mn,Ti,V,Zn
Eklogit	graugrün bis grün mit rotbraunen Einschlüssen
Inselsilikate u.a.	$(Na,Ca)(Mg,Fe,Al)[(Si,Al)_2O_6]$ + Cr,Ti,K + $(Mg,Fe,Ca)_3Al_2[Si_3O_{12}]$ + Mn,Cr,Ti
Glaukophanschiefer	blaugrau mit rotbraunen Einschlüssen u.a.
Inselsilikate u.a.	$Na_2(Mg,Fe)_3(Al,Fe)_2[(OH)_2 \mid Si_8O_{22}]$ + F,Cl,Ti,Mn,Cr,Ca + $(Mg,Fe)_3Al_2(SiO_4)_3$ u.a.
Granat Almandin	rot, braun bis schwarz
Inselsilikate	$Fe_3Al_2(SiO_4)_3$ + Cr,Mg,Mn,Ti,Y
Granat Andradit	khaki, braun, schwärzlich
Inselsilikate	$Ca_3Fe_2(SiO_4)_3$ + Al,Cr,Mn,Ti,V
Granat Grossular	farblos, grün, rosa, orange bis braun
Inselsilikate	$Ca_3Al_2(SiO_4)_3$ + Cr,Fe,Mn,V
Granat Hessonit	rot, gelb, orange, braun
Inselsilikate	$Ca_3(Al,Fe)_2(SiO_4)_3$
Granat Hydrogrossular	farblos, hellgrün, rötlich, mit dunklen Flecken
Inselsilikate	$Ca_3Al_2[(OH)_{4m} \mid (SiO_4)_{3-m}]$ + Cr,Fe,Mn,V
Granat Melanit	schwarz
Inselsilikate	$Ca_3(Fe,Ti)_2(Si,Fe,Al)_3O_{12}$
Granat Pyrop	dunkelrot bis rotviolett
Inselsilikate	$Mg_3Al_2(SiO_4)_3$ + Cr,Fe,Ti,V
Granat Rhodolith	dunkelrot bis rotviolett
Inselsilikate	$(Mg,Fe)_3Al_2(SiO_4)_3$ + Cr,Mn,Ti,Y
Granat Spessartin	gelb, rotbraun, braun
Inselsilikate	$Mn_3Al_2(SiO_4)_3$ + Cr,Fe,Mg,V,Y
Granat Tsavorit	grasgrün bis smaragdgrün
Inselsilikate	$Ca_3(Al,Cr,V)_2(SiO_4)_3$ + Fe
Granat Uwarowit	dunkelgrün bis smaragdgrün
Inselsilikate	$Ca_3Cr_2(SiO_4)_3$ + Fe,Mg,Mn,Ti
Granat-Amphibolit	schwarz-weiß gesprenkelt mit braunen Einschlüssen
Inselsilikate u.a.	$(Na,K)_{0-1}Ca_2(Mg,Fe,Al)_5[(OH)_2 \mid Si_{6-7.5}Al_{2-0.5}O_{22}]$ + $NaAlSi_3O_8/CaAl_2Si_2O_8 + (Fe,Mg)_3Al_2(SiO_4)_3$ u.a.
Granat-Glimmerschiefer	silbergrau bis braun mit rotbraunen Einschlüssen
Inselsilikate u.a.	$KAl_2[(OH,F)_2 \mid AlSi_3O_{10}]$ und/oder $K(Mg,Fe,Mn)_3[(OH,F)_2 \mid (Al,Fe)Si_3O_{10}] + (Fe,Mg)_3Al_2(SiO_4)_3$ u.a.
Granat-Peridotit	dunkelgrün, olivgrün, grau mit roten Einschlüssen
Inselsilikate u.a.	$(Mg,Fe)_2[SiO_4]$ + Mn,Ca,Ni,Cr + $Mg_3Al_2(SiO_4)_3$ u.a.
Granat-Pyroxenit	schwarz, grau bis grün mit roten Einschlüssen
Inselsilikate u.a.	$CaMg[Si_2O_6] + (Mg,Fe)_2[Si_2O_6] + (Mg,Fe)_2[SiO_4]$ + $(Mg,Fe)_3Al_2(SiO_4)_3$ u.a.
Staurolith-Granatschiefer	silbergrau mit braunen und rotbraunen Einschlüssen
Inselsilikate u.a.	$KAl_2[(OH,F)_2 \mid AlSi_3O_{10}] + (Fe,Mg)_3Al_2(SiO_4)_3$ + $FeAl_4[O \mid OH \mid SiO_4]_2$ + Li,Mg,Cr,Zn,Mn,Ti,Co
Lapislazuli	blau mit weißen oder goldfarbenen Sprengseln
Gerüstsilikate u.a.	$(Na,Ca)_8[(SO_4,S,Cl)_2 \mid (AlSiO_4)_6] + CaCO_2 + FeS_2 + CaMg[Si_2O_6]$
Sodalith	dunkelblau
Gerüstsilikate	$Na_8[Cl_2(AlSiO_4)_6]$ + K,OH,Ca,Mg,Fe,Mn,CO_3,SO_4,H_2O

Hexagonale Struktur / magmatische Entstehung (primär)

Mineral/Gestein Mineralklasse	Farben Chemische Formeln
Molybdänit Sulfide	silbergrau MoS_2 + W
Apatit Phosphate	schwarz, blau, grün, gelb, selten rosa oder rot $Ca_5[(F,Cl,OH)\|(PO_4)_3]$ + Na,Mg, Mn,Sr,Y,SE,CO_3,SO_4
Aquamarin Ringsilikate	blaugrün bis himmelblau $Be_3Al_2[Si_6O_{18}]$ + Na,K,Li,Cs,Mg,Fe,Ti,Sc,H_2O
Beryll Ringsilikate	farblos, gelb, grün, hellblau, rosa, rot, schwarz $Be_3Al_2[Si_6O_{18}]$ + Na,K,Li,Cs,Mg,Ca,Rb,Mn,Sc,H_2O + (Cr,Fe,N,U,Ti,V)
Goldberyll Ringsilikate	gelb bis goldgelb $Be_3Al_2[Si_6O_{18}]$ + Na,K,Li,Cs,Mg,Ca,Rb,Mn,Sc,H_2O + (Cr,Fe,N,U,Ti,V)
Heliodor Ringsilikate	gelb, goldgelb bis gelbgrün $Be_3Al_2[Si_6O_{18}]$ + Na,K,Li,Cs,Mg,Ca,Rb,Mn,Sc,H_2O + (Cr,Fe,N,U,Ti,V)
Morganit Ringsilikate	blassrosa, rosa bis apricot $Be_3Al_2[Si_6O_{18}]$ + Li,Mn + (Cs,Fe)
Smaragd Ringsilikate	graugrün bis intensiv smaragdgrün $Be_3Al_2[Si_6O_{18}]$ + K,Li,Na,Cr,V

Hexagonale Struktur / sedimentäre Entstehung (sekundär)

Mineral/Gestein Mineralklasse	Farben Chemische Formeln
Covellin Sulfide	metallisch-blauschwarz, naß metallisch-violett CuS + Fe + (Ag,Pb,Se)
Schalenblende Sulfide	gelbe und graue Lagen ZnS + PbS + FeS_2
Pyromorphit Phosphate	orange, braun, grau, grün, weiß $Pb_5[Cl/(PO_4)_3]$ + As,OH,F,V,Cr,Ca
Mimetesit Arsenate	gelb, orangerot, braun, grau, grünlich, weiß $Pb_5[Cl\|(AsO_4)_3]$ + Ba,Ca,P,V + (Mn,Sr,SE)
Vanadinit Vanadate	rot, orange, gelb oder braun $Pb_5[Cl/(VO_4)_3]$ + As,Ca,P,OH
Smaragd Ringsilikate	graugrün bis intensiv smaragdgrün $Be_3Al_2[Si_6O_{18}]$ + K,Li,Na,Cr,V
Sugilith Ringsilikate	blassviolett bis intensivviolett $KNa_2(Fe,Mn,Al)_2Li_3[Si_{12}O_{30}]$ + Ba,Ca

Hexagonale Struktur / metamorphe Entstehung (tertiär)

Mineral/Gestein Mineralklasse	Farben Chemische Formeln
Molybdänit Sulfide	silbergrau MoS_2 + W
Apatit Phosphate	schwarz, blau, grün, gelb, selten rosa oder rot $Ca_5[(F,Cl,OH)\|(PO_4)_3]$ + Na,Mg, Mn,Sr,Y,SE,CO_3,SO_4
Benitoit Ringsilikate	saphirblau, blassblau, farblos $BaTi[Si_3O_9]$ + Na,Fe,Zr
Smaragd Ringsilikate	graugrün bis intensiv smaragdgrün $Be_3Al_2[Si_6O_{18}]$ + K,Li,Na,Cr,V

Sugilith	blassviolett bis intensivviclett
Ringsilikate	$KNa_2(Fe,Mn,Al)_2Li_3[Si_{12}O_{30}]$ + Ba,Ca
Schungit	schwarz
Organ. Gestein	C_n (Graphit-Anteil)

△ Trigonale Struktur / magmatische Entstehung (primär)

Mineral/Gestein Mineralklasse	Farben Chemische Formeln
Wismut	silberweiß, gelblich, rötlich, ggf. bunt angelaufen
Natürl. Elemente	Bi + As,Sb
Cinnabarit	zinnoberrot
Sulfide	HgS + Zn,Sb,Cu
Cinnabarit-Opal	farblos-grau mit roten Einlagerungen
Sulfide u.a.	$SiO_2 \cdot n\ H_2O$ + HgS + Zn,Sb,Cu
Nickelin	kupferrot, rosa bis messinggelb
Arsenide	NiAs + Fe,Co,Sb,S
Hämatit	eisengrau, rotbraun
Oxide	Fe_2O_3 + Al,Mg,Ti
Ilmenit	schwarz
Oxide	$FeTiO_3$ + Mg,Mn,Nb
Ilmenitquarz	schwarz-graue Nadeln in farblosem Quarz
Oxide u.a.	$SiO_2 + FeTiO_3$ + Mg,Mn,Nb
Kimberlit	graue bis grünlich-graue Brekzie
Inselsilikate u.a.	$Mg_6[(OH)_8 \mid Si_4O_{10}] + (Mg,Fe)_2[SiO_4] + (Mg,Fe)_2[Si_2O_6] +$ $Ca(Mg,Cr)[Si_2O_6] + (Fe,Mg)TiO_3 + Mg_3Al_2(SiO_4)_3$ u.a.
Rubin	rot bis rotviolett
Oxide	Al_2O_3 + Cr,Fe
Saphir	blau, schwarz, farblos, grün, gelb, rosa
Oxide	Al_2O_3 + Cr,Fe,Ti,V
Rhodochrosit	rosa bis himbeerrot
Carbonate	$MnCO_3$ + Ca,Mg,Fe
Siderit	weiß, gelblich, grau, braun, braunschwarz
Carbonate	$FeCO_3$ + Ca,Mg,Mn,Zn
Alunit	farblos, weiß, grau, rötlich, gelblich
Sulfate	$KAl_3[(OH)_6 \mid (SO_4)_2]$ + Na,Fe
Phenakit	farblos, weingelb, rosa, braun, grünlichblau
Inselsilikate	Be_2SiO_4 + Na,K,Mg,Ca,H_2O
Dalmatinerstein (Aplit)	schwarze Einschlüsse in beige-grauer Matrix
Kettensilikate u.a.	$SiO_2 + KAl[Si_3O_8] + NaFe[Si_2O_6]$ u.a.
Wollastonit	weiß, grau, rötlich
Kettensilikate	$Ca_3Si_3O_9$ + Al,Mn,Sr,Fe,Mg,Na
Blauquarz	blau (Indigolith-Quarz)
Ringsilikate u.a.	$SiO_2 + (Na,Ca)(Li,Al,Fe)_3(Al,Fe)_6[(OH,O,F)_4 \mid (BO_3)_3 \mid Si_6O_{18}]$
Dioptas	smaragdgrün bis dunkelgrün
Ringsilikate	$Cu_6(Si_6O_{18}) \cdot 6\ H_2O$ + (Zn)
Eudialyt	rosa, rot, gelb, braun bis violett
Ringsilikate	$Na_4(Ca_2FeZr[(OH)_2 \mid (Si_8O_{22}]$ + Ce,La,Y,K,Mn,Sr,Ti,Nb,Al,Cl,F,P,S,Th,U
Turmalin Dravit	braun bis schwarz
Ringsilikate	$NaMg_3(Al,Fe,Cr)_6[(OH)_4 \mid (BO_3)_3 \mid Si_6O_{18}]$
Turmalin Elbait	alle Farben
Ringsilikate	$Na(Li,Al)_3Al_6[(OH,F)(OH)_3 \mid (BO_3)_3 \mid Si_6O_{18}]$

Turmalin Indigolith	blau
Ringsilikate	$(Na,Ca)(Li,Al,Fe)_3(Al,Fe)_6[(OH,O,F)_4 \mid (BO_3)_3 \mid Si_6O_{18}]$
Turmalin Liddicoatit	alle Farben
Ringsilikate	$Ca(Li,Al)_3Al_6[FO(OH)_2 \mid (BO_3)_3 \mid Si_6O_{18}]$
Turmalin Paraiba	grell grün bis türkis
Ringsilikate	$(Na,Ca)(Li,Al,Cu)_3(Al,Mn)_6[(OH)_4 \mid (BO_3)_3 \mid Si_6O_{18}]$
Turmalin Rubellit	rot, rosa
Ringsilikate	$(Na,Ca)(Li,Al,Mn)_3(Al,Mn)_6[(OH,O,F)_4 \mid (BO_3)_3 \mid Si_6O_{18}]$
Turmalin Schörl	schwarz
Ringsilikate	$NaFe_3(Al,Fe)_6[(OH,F)_4 \mid (BO_3)_3 \mid Si_6O_{18}]$
Turmalin Uvit	braun bis olivgrün
Ringsilikate	$CaMg_3(Al_5Mg)[(OH)_4 \mid (BO_3)_3 \mid Si_6O_{18}]$
Turmalin Verdelith	grün
Ringsilikate	$(Na,Ca)(Li,Al,Fe)_3(Al,Cr,V)_6[(OH,O,F)_4 \mid (BO_3)_3 \mid Si_6O_{18}]$
Turmalinquarz	schwarze Turmalinkristalle in farblosem Quarz
Ringsilikate u.a.	$SiO_2 + NaFe_3(Al,Fe)_6[(OH,F)_4 \mid (BO_3)_3 \mid Si_6O_{18}]$
Dalmatinerstein (Aplit)	schwarze Einschlüsse in beige-grauer Matrix
Gerüstsilikate u.a.	$SiO_2 + KAl[Si_3O_8] + NaFe[Si_2O_6]$ u.a.
Achat	weiß, grau, blau, gelb, rot, braun, schwarz
Oxide/Gerüstsilikate	SiO_2 + Al,Fe
Aktinolithquarz	grüne Kristalle in farblosem Quarz
Oxide/Gerüstsilikate	$SiO_2 + Ca_2(Mg,Fe)_5[(OH)_2 \mid Si_8O_{22}]$ + Na,K,Al,Cr,Cl,F,Mn,H_2O
Amethyst	hellviolett, violett bis schwarzviolett
Oxide/Gerüstsilikate	SiO_2 + (Fe,Al,Ti,Na,Li)
Ametrin	violett und gelb zonar abgegrenzt
Oxide/Gerüstsilikate	SiO_2 + (Fe,Al,Ti,Na,Li)
Baumachat	weiß mit grünen Einschlüssen
Oxide/Gerüstsilikate	$SiO_2 + (Mg,Fe,Al)_{12}[(Si,Al)_8O_{20}(OH)_{16}]$
Bergkristall	farblos (glasklar)
Oxide/Gerüstsilikate	SiO_2 + (Al,Li,Na,H)
Blauquarz	blau (Indigolith-Quarz)
Oxide/Gerüstsilikate	$SiO_2 + (Na,Ca)(Li,Al,Fe)_3(Al,Fe)_6[(OH,O,F)_4 \mid (BO_3)_3 \mid Si_6O_{18}]$
Chalcedon	blassblau bis hellblau, z.T. gebändert
Oxide/Gerüstsilikate	$SiO_2 \cdot n\ H_2O$
Chalcedon, Chrom-	hellgrün bis dunkelgrün
Oxide/Gerüstsilikate	$SiO_2 \cdot n\ H_2O + Cr$
Chalcedon, Dendriten-	weiß, hellblau mit schwarzen Dendriten
Oxide/Gerüstsilikate	$SiO_2 \cdot n\ H_2O + MnO_2$
Chalcedon gelb	gelb bis gelbbraun
Oxide/Gerüstsilikate	$SiO_2 \cdot n\ H_2O + FeOOH$
Chalcedon grün	hellgrün bis dunkelgrün
Oxide/Gerüstsilikate	$SiO_2 \cdot n\ H_2O$ + Al,Fe + grüne Silikate
Chalcedon rosa	rosa bis rosa-violett
Oxide/Gerüstsilikate	$SiO_2 \cdot n\ H_2O + (Mn)$
Chalcedon rot	dunkelrot
Oxide/Gerüstsilikate	$SiO_2 \cdot n\ H_2O + Fe$
Chloritquarz	farblos mit grünen Einschlüssen
Oxide/Gerüstsilikate	$SiO_2 + Mg_5AlSi_3AlO_{10}(OH)_8$ + Fe,Cr,Mn,Ni,Zn,Ti
Citrin	hellgelb, goldgelb, bräunlich gelb, grünlich gelb
Oxide/Gerüstsilikate	SiO_2 + (Al,Fe)
Dalmatinerstein (Aplit)	schwarze Einschlüsse in beige-grauer Matrix
Oxide/Gerüstsilikate	$SiO_2 + KAl[Si_3O_8] + NaFe[Si_2O_6]$ u.a.

Eisenkiesel	rot, braun, seltener gelb
Oxide/Gerüstsilikate	SiO_2 + Fe,O,OH
Eldarit	hellgrün-dunkelgrün mit runden Aggregaten
Oxide/Gerüstsilikate	$NaFe[Si_2O_6] + SiO_2 + KAlSi_3O_8 + NaAlSi_3O_8$
Erdbeerquarz	blassrosa bis rot
Oxide/Gerüstsilikate	SiO_2 + (Fe,Mn,Ti)
Girasolquarz	farblos-trübe
Oxide/Gerüstsilikate	SiO_2 + (Al,Li,Na,H)
Goethitquarz	farblos oder violett mit gelb-braunen Büscheln
Oxide/Gerüstsilikate	$SiO_2 + FeOOH$
Granit	grau, braun, rot, rosa, gelb, grün, blau gesprenkelt
Oxide/Gerüstsilikate	$KAlSi_3O_8 + NaAlSi_3O_8/CaAl_2Si_2O_8 + SiO_2 + K(Mg,Fe,Mn)_3[(OH,F)_2 \| (Al,Fe)Si_3O_{10}]$
Hämatitquarz	farblos mit roten oder dunkelgrauen Einschlüssen
Oxide/Gerüstsilikate	$SiO_2 + Fe_2O_3$ + Al,Mg,Ti
Heliotrop	moosgrün bis dunkelgrün mit roten Flecken
Oxide/Gerüstsilikate	$SiO_2 \cdot n\ H_2O$ + Al,Fe
Hilutit	farblos mit reichlich rotbraunen Einschlüssen
Oxide/Gerüstsilikate	$SiO_2 + (Fe,Mg)_3Al_2(SiO_4)_3 + ZrSiO_4$ + Al,Fe,P,Hf,Th,U,Y
Ilmenitquarz	schwarz-graue Nadeln in farblosem Quarz
Oxide/Gerüstsilikate	$SiO_2 + FeTiO_3$ + Mg,Mn,Nb
Jamesonitquarz	graue Nadeln in farblosem Quarz
Oxide/Gerüstsilikate	$SiO_2 + Pb_4FeSb_6S_{14}$ + Ag,Bi,Cu,Zn
Jaspis	beige, braun, grau, rot, gelb, sandfarben, grün
Oxide/Gerüstsilikate	SiO_2 + Fe,O,OH
Karneol	rotbraun, orange bis fleischrot
Oxide/Gerüstsilikate	$SiO_2 \cdot n\ H_2O$ + (Fe,O,OH)
Lavendelquarz	fliederfarben bis lavendelfarben
Oxide/Gerüstsilikate	$SiO_2 \cdot n\ H_2O$ + Fe,Mn
Lemonquarz	grünlich gelb
Oxide/Gerüstsilikate	SiO_2 + (Al,Fe)
Mandarinenkristall	farbloser Quarz mit orangenem Überzug
Oxide/Gerüstsilikate	$SiO_2 + Fe_2O_3$
Meta-Rhyolith	grau, braun, beige, gelblich, rötlich, grün
Oxide/Gerüstsilikate	SiO_2 + Fe,Al u.a.
Moosachat grün	farblos bis hellblau mit grünen Einschlüssen
Oxide/Gerüstsilikate	$SiO_2 \cdot n\ H_2O$ + Al,Fe + grüne Silikate
Moosachat rosa	farblos-bräunlich mit rosa bis braunen Einschlüssen
Oxide/Gerüstsilikate	$SiO_2 \cdot n\ H_2O$ + Al,Fe
Nickelquarz	blassgrün bis graugrün
Oxide/Gerüstsilikate	SiO_2 + Ni,Al,Fe
Onyx	schwarz
Oxide/Gerüstsilikate	$SiO_2 \cdot n\ H_2O$ + Mn,Fe
Ozeanchalcedon	weiß, gelb, orange, rötlich, braun, grün, hellblau
Oxide/Gerüstsilikate	$SiO_2 \cdot n\ H_2O$ + Al,Fe
Plasma	grün bis dunkelgrün
Oxide/Gerüstsilikate	$SiO_2 \cdot n\ H_2O$ + Al,Fe + grüne Silikate
Prasiolith	blassgrün bis hellgrün
Oxide/Gerüstsilikate	SiO_2 + (Fe,Al,Ti,Na,Li)
Pyritachat	dunkelgrau mit messinggelben Einschlüssen
Oxide/Gerüstsilikate	$SiO_2 \cdot n\ H_2O + FeS_2$ + Mn,Ni,Co + (Pb,Zn,Cu,As)
Rauchquarz	braun, dunkelbraun, schwärzlich grau, schwarz
Oxide/Gerüstsilikate	SiO_2 + (Al,Li,Na,Fe,Mn,Ti)

Rosaquarz	rosa
Oxide/Gerüstsilikate	SiO_2 + Al,P
Rosenkristall	farbloser Quarz mit rötlichem Überzug
Oxide/Gerüstsilikate	$SiO_2 + Fe_2O_3$
Rosenquarz	rosa, selten mit fliederfarbenem Hauch
Oxide/Gerüstsilikate	$SiO_2 + (Al,Fe)_7[O_3 \mid BO_3 \mid (SiO_4)_3]$
Rutilquarz	farblos/rauchbraun mit gelben/roten Fasern
Oxide/Gerüstsilikate	$SiO_2 + TiO_2$ + Fe,Sn,V,Cr,Nb,Ta
Sarder	rotbraun bis braun
Oxide/Gerüstsilikate	$SiO_2 \cdot n\ H_2O$ + (Fe,O,OH)
Sardonyx	schwarz, weiß, rotbraun
Oxide/Gerüstsilikate	$SiO_2 \cdot n\ H_2O$ + Mn,Fe
Schneequarz	schneeweiß
Oxide/Gerüstsilikate	SiO_2 + (Al,Li,Na,H)
Schwefelquarz	schwefelgelb
Oxide/Gerüstsilikate	SiO_2 + Al,Fe + S_8 (Schwefel ist nicht immer enthalten!)
Turmalinquarz	schwarze Turmalinkristalle in farblosem Quarz
Oxide/Gerüstsilikate	$SiO_2 + NaFe_3(Al,Fe)_6[(OH,F)_4 \mid (BO_3)_3 \mid Si_6O_{18}]$

△ Trigonale Struktur / sedimentäre Entstehung (sekundär)

Mineral/Gestein Mineralklasse	Farben Chemische Formeln
Cinnabarit	zinnoberrot
Sulfide	HgS + Zn,Sb,Cu
Hämatit	eisengrau, rotbraun
Oxide	Fe_2O_3 + Al,Mg,Ti
Kalahari Picture Stone	sandfarben bis braun
Oxide u.a.	$SiO_2 + FeOOH + Fe_2O_3$
Printstone	beige, rot, braun gebändert
Oxide u.a.	$SiO_2 + Al_4[(OH)_8/Si_4O_{10}] + Fe_2O_3 + FeOOH$
Shiva-Lingam	beige-rotbraun zoniert
Oxide u.a.	$SiO_2 + Al_4[(OH)_8/Si_4O_{10}] + FeOOH + Fe_2O_3$
Calcit	weiß, grau, rot, orange, gelb, grün, blau, violett
Carbonate	$CaCO_3$ + Mn,Fe,Mg + (Sr,Ba,Co,Zn)
Chrysanthemenstein	weiß-graue Kristalle in schwarz-grauer Matrix
Carbonate u.a.	$SrSO_4$ + Ba,Ca + $CaCO_3$ + C
Dolomit	weiß, grau, beige, braun, orange, rosa, rot, violett
Carbonate	$CaMg(CO_3)_2$ + Fe,Mn + (Co,Pb,Zn)
Gaspéit	gelbgrün, blassgrün, dunkelgrün
Carbonate	$(Ni,Mg)CO_3$ + Fe
Kalkoolith	braun mit rötlichen oder beigen Kügelchen
Carbonate	$CaCO_3$ + Fe oder $CaMg(CO_3)_2$ + Fe
Kalkstein	weiß, gelb, braun, grau
Carbonate	$CaCO_3$ + Fe,Mn
Magnesit	weiß bis beige
Carbonate	$MgCO_3$ + Ca,Fe,Mn
Onkolith (Leopardita)	hellbraun mit grauen bis braunen Onkoiden
Carbonate	$CaCO_3$ + Mn,Fe,Mg + (Sr,Ba,Co,Zn)
Onyx-Marmor	weiß, gelb, braun und grünlich gebändert
Carbonate	$CaCO_3$ + Fe oder $CaMg(CO_3)_2$ + Fe
Rhodochrosit	rosa bis himbeerrot
Carbonate	$MnCO_3$ + Ca,Mg,Fe

Sandstein	weiß, beige, gelb, grünlich, braun, rot, schwarz
Carbonate u.a.	$SiO_2 + CaCO_3$ u.v.m.
Schlangenstein	dunkelbraun mit gelbbraunen Fossilien
Carbonate u.a.	$CaCO_3 + Al_4[(OH)_8/Si_4O_{10}] + FeOOH$
Septarie	grau bis braun mit weißer bis gelber Füllung
Carbonate u.a.	$CaCO_3 + Al_4[(OH)_8/Si_4O_{10}] \cdot n\ H_2O + K,Fe,Mg$
Siderit	weiß, gelblich, grau, braun, braunschwarz
Carbonate	$FeCO_3 + Ca,Mg,Mn,Zn$
Smithsonit	weiß, grau, gelb, grün, blau, violett, rosa, braun
Carbonate	$ZnCO_3 + Fe,Ca,Co,Mn,Cu,Mg,Cd,Pb$
Stichtit	dunkelrosa bis lila
Carbonate	$Mg_6Cr_2[(OH)_{16} \vert (CO_3)] \cdot 4\ H_2O + Al,Fe,Ni$
Stichtit-Serpentinit	dunkelrosa bis lila in grüngelber Matrix
Carbonate u.a.	$Mg_6[(OH)_8 \vert Si_4O_{10}] + Mg_6Cr_2[(OH)_{16} \vert (CO_3)] \cdot 4\ H_2O + Al,Fe,Ni$
Stromatolith	braun-schwarz gebändert
Carbonate u.a.	$SiO_2 + CaCO_3 + Al_4[(OH)_8/Si_4O_{10}] \cdot n\ H_2O + FeOOH$
Versteinerte Koralle	weiß, beige, rötlich, braun
Carbonate	$CaCO_3 + Fe,Mn$
Zitronenchrysopras	blassgrün bis gelbgrün
Carbonate u.a.	$(Mg,Ni)CO_3 + SiO_2 + Ca,Fe,Mn$
Zitronenmagnesit	blassgrün bis gelbgrün
Carbonate	$(Mg,Ni)CO_3 + Ca,Fe,Mn$
Alunit	farblos, weiß, grau, rötlich, gelblich
Sulfate	$KAl_3[(OH)_6 \vert (SO_4)_2] + Na,Fe$
Dioptas	smaragdgrün bis dunkelgrün
Ringsilikate	$Cu_6(Si_6O_{18}) \cdot 6\ H_2O + (Zn)$
Achat	weiß, grau, blau, gelb, rot, braun, schwarz
Oxide/Gerüstsilikate	$SiO_2 + Al,Fe$
Amethyst	hellviolett, violett bis schwarzviolett
Oxide/Gerüstsilikate	$SiO_2 + (Fe,Al,Ti,Na,Li)$
Ametrin	violett und gelb zonar abgegrenzt
Oxide/Gerüstsilikate	$SiO_2 + (Fe,Al,Ti,Na,Li)$
Auroraquarz	farblos mit irisierenden Zonen
Oxide/Gerüstsilikate	$SiO_2 + (Fe,Al,Ti,Na,Li)$
Bergkristall	farblos (glasklar)
Oxide/Gerüstsilikate	$SiO_2 + (Al,Li,Na,H)$
Chalcedon	blassblau bis hellblau, z.T. gebändert
Oxide/Gerüstsilikate	$SiO_2 \cdot n\ H_2O$
Chalcedon, Chrom-	hellgrün bis dunkelgrün
Oxide/Gerüstsilikate	$SiO_2 \cdot n\ H_2O + Cr$
Chalcedon, Dendriten-	weiß, hellblau mit schwarzen Dendriten
Oxide/Gerüstsilikate	$SiO_2 \cdot n\ H_2O + MnO_2$
Chalcedon, Kupfer-	blaugrün mit Kupfer-Einschlüssen
Oxide/Gerüstsilikate	$SiO_2 \cdot n\ H_2O + Cu + (Cu)$
Chalcedon rosa	rosa bis rosa-violett
Oxide/Gerüstsilikate	$SiO_2 \cdot n\ H_2O + (Mn)$
Chalcedon rot	dunkelrot
Oxide/Gerüstsilikate	$SiO_2 \cdot n\ H_2O + Fe$
Chrysopras	apfelgrün
Oxide/Gerüstsilikate	$SiO_2 \cdot n\ H_2O + Ni,Fe,Cr$
Citrin	hellgelb, goldgelb, bräunlich gelb, grünlich gelb
Oxide/Gerüstsilikate	$SiO_2 + (Al,Fe)$

Eisenkiesel	rot, braun, seltener gelb
Oxide/Gerüstsilikate	$SiO_2 + Fe,O,OH$
Falkenauge	blaugrau bis blauschwarz, auch grünschwarz
Oxide/Gerüstsilikate	$SiO_2 + Na_2Mg_3Fe_2(OH/Si_4O_{11})_2 + Al,Ti$
Flint	schwarz, grau, braun, rotbraun, bläulich
Oxide/Gerüstsilikate	$SiO_2 \cdot n\ H_2O + Al,Fe$
Gem Silica	hellblau bis türkis
Oxide/Gerüstsilikate	$SiO_2 \cdot n\ H_2O + (Cu,Al)_2[H_2Si_2O_5(OH)_4] \cdot n\ H_2O$
Goethitquarz	farblos oder violett mit gelb-braunen Büscheln
Oxide/Gerüstsilikate	$SiO_2 + FeOOH$
Goldquarz (Tigerauge)	goldgelb bis braun
Oxide/Gerüstsilikate	$SiO_2 + FeOOH$
Hämatitquarz	farblos mit roten oder dunkelgrauen Einschlüssen
Oxide/Gerüstsilikate	$SiO_2 + Fe_2O_3 + Al,Mg,Ti$
Hornstein	braun, grau, gelb, rot, auch bunt/mehrfarbig
Oxide/Gerüstsilikate	$SiO_2 \cdot n\ H_2O + Al,Fe$
Jaspis	beige, braun, grau, rot, gelb, sandfarben, grün
Oxide/Gerüstsilikate	$SiO_2 + Fe,O,OH$
Kalahari Picture Stone	sandfarben bis braun
Oxide/Gerüstsilikate	$SiO_2 + FeOOH + Fe_2O_3$
Karneol	rotbraun, orange bis fleischrot
Oxide/Gerüstsilikate	$SiO_2 \cdot n\ H_2O + (Fe,O,OH)$
Lavendelquarz	fliederfarben bis lavendelfarben
Oxide/Gerüstsilikate	$SiO_2 \cdot n\ H_2O + Fe,Mn$
Mondolith	rot bis rotbraun
Oxide/Gerüstsilikate	$SiO_2 + Fe,O,OH$
Mookait	weiß, beige, gelb, rot, rotviolett
Oxide/Gerüstsilikate	$SiO_2 + Fe,O,OH$
Onyx	schwarz
Oxide/Gerüstsilikate	$SiO_2 \cdot n\ H_2O + Mn,Fe$
Oolith	hellbraun mit rostbraunen Kügelchen
Oxide/Gerüstsilikate	$SiO_2 + FeOOH \cdot n\ H_2O + Al,Ba,Ca,Mg,Mn,Ni,P,Si,V$
Pietersit	blauschwarz und/oder gelbbraune Trümmerstücke
Oxide/Gerüstsilikate	$SiO_2 + Na_2Mg_3Fe_2(OH/Si_4O_{11})_2 + Al,Ti + FeOOH$
Plasma	grün bis dunkelgrün
Oxide/Gerüstsilikate	$SiO_2 \cdot n\ H_2O + Al,Fe$ + grüne Silikate
Printstone	beige, rot, braun gebändert
Oxide/Gerüstsilikate	$SiO_2 + Al_4[(OH)_8/Si_4O_{10}] + Fe_2O_3 + FeOOH$
Sandrose	sandfarben bis braun
Oxide/Gerüstsilikate	$SiO_2 + CaSO_4$
Sandstein	weiß, beige, gelb, grünlich, braun, rot, schwarz
Oxide/Gerüstsilikate	$SiO_2 + CaCO_3$ u.v.m.
Sarder	rotbraun bis braun
Oxide/Gerüstsilikate	$SiO_2 \cdot n\ H_2O + (Fe,O,OH)$
Sardonyx	schwarz, weiß, rotbraun
Oxide/Gerüstsilikate	$SiO_2 \cdot n\ H_2O + Mn,Fe$
Shiva-Lingam	beige-rotbraun zoniert
Oxide/Gerüstsilikate	$SiO_2 + Al_4[(OH)_8/Si_4O_{10}] + FeOOH + Fe_2O_3$
Stromatolith	braun-schwarz gebändert
Oxide/Gerüstsilikate	$SiO_2 + CaCO_3 + Al_4[(OH)_8/Si_4O_{10}] \cdot n\ H_2O + FeOOH$
Tiffany Stone	beige-violett
Oxide/Gerüstsilikate	$CaF_2 + SiO_2 \cdot n\ H_2O$

Tigerauge	goldgelb bis braun
Oxide/Gerüstsilikate	$SiO_2 + FeOOH$
Versteinerte Koralle	weiß, beige, rötlich, braun
Oxide/Gerüstsilikate	$SiO_2 \cdot n\,H_2O + Fe,O,OH$
Versteinertes Holz	gelbbraun, rotbraun, braungrau
Oxide/Gerüstsilikate	$SiO_2 \cdot n\,H_2O + Fe,O,OH$
Zitronenchrysopras	blassgrün bis gelbgrün
Oxide/Gerüstsilikate	$(Mg,Ni)CO_3 + SiO_2 + Ca,Fe,Mn$

△ Trigonale Struktur / metamorphe Entstehung (tertiär)

Mineral/Gestein Mineralklasse	Farben Chemische Formeln
Aventurinquarz rot	braunrot, rot bis orangebraun (Hämatit-Quarzit)
Oxide u.a.	$SiO_2 + Fe_2O_3 + Mg,Ti / FeOOH$
Cordierit-Sonnenstein	blau, blaugrau mit braunen Einlagerungen
Oxide u.a.	$(Mg,Fe)_2Al_3[AlSi_5O_{18}] + Na,K,Mn,H_2O + Fe_2O_3$
Hämatit	eisengrau, rotbraun
Oxide	$Fe_2O_3 + Al,Mg,Ti$
Ilmenit	schwarz
Oxide	$FeTiO_3 + Mg,Mn,Nb$
Rubin	rot bis rotviolett
Oxide	$Al_2O_3 + Cr,Fe$
Rubin-Disthen	rot bis rotviolett in blauem Mantel
Oxide u.a.	$Al_2O_3 + Al_2SiO_5 + Cr,Fe$
Rubin-Disthen-Fuchsit	rot-blau-grün
Oxide u.a.	$Al_2O_3 + Al_2SiO_5 + K(Al,Cr)_2[(OH,F)_2 \mid AlSi_3O_{10}] +$ Ca,Fe,Mg,Mn,Na,Ti,V,Cr
Saphir	blau, schwarz, farblos, grün, gelb, rosa
Oxide	$Al_2O_3 + Cr,Fe,Ti,V$
Zoisit m. Rubin (Anyolith)	grün mit roten Einschlüssen
Oxide u.a.	$Ca_2Al_3[O \mid OH \mid SiO_4 \mid Si_2O_7] + Ba,Cr,Fe,Mg,Mn,Sr,V + Al_2O_3 + Cr,Fe$
Calcit	weiß, grau, rot, orange, gelb, grün
Carbonate	$CaCO_3 + Mn,Fe,Mg + (Sr,Ba,Zn)$
Dolomit	weiß, grau, beige, gelb, braun, orange, rosa, rot
Carbonate	$CaMg(CO_3)_2 + Fe,Mn + (Pb,Zn)$
Lapislazuli	blau mit weißen oder goldfarbenen Sprengseln
Carbonate u.a.	$(Na,Ca)_8[(SO_4,S,Cl)_2 \mid (AlSiO_4)_6] + CaCO_2 + FeS_2 + CaMg[Si_2O_6]$
Magnesit	weiß bis beige
Carbonate	$MgCO_3 + Ca,Fe,Mn$
Marmor	weiß, beige, gelbgrün, rötlich, braun, schwarz
Carbonate	$CaCO_3 + Mg,Fe,Sr$ oder $CaMg(CO_3)_2 + Fe$
Ophicalcit	hellgrün bis dunkelgrün mit weißen Adern
Carbonate u.a.	$Mg_6[(OH)_8 \mid Si_4O_{10}] + Fe,Ni,Al + CaCO_3 +$ Mg,Fe,Sr oder $CaMg(CO_3)_2 + Fe$
Porcellanit	hellgrau, graugrün, braun, schwarz
Carbonate u.a.	$Al_4[(OH)_8/Si_4O_{10}] + FeOOH + FeS \cdot n\,H_2O + CaCO_3$
Rhodochrosit	rosa bis himbeerrot
Carbonate	$MnCO_3 + Ca,Mg,Fe$
Siderit	weiß, gelblich, grau, braun, braunschwarz
Carbonate	$FeCO_3 + Ca,Mg,Mn,Zn$
Stichtit	dunkelrosa bis lila
Carbonate	$Mg_6Cr_2[(OH)_{16} \mid (CO_3)] \cdot 4\,H_2O + Al,Fe,Ni$

Stichtit-Serpentinit	dunkelrosa bis lila in grüngelber Matrix
Carbonate u.a.	$Mg_6[(OH)_8 \mid Si_4O_{10}] + Mg_6Cr_2[(OH)_{16} \mid (CO_3)] \cdot 4\ H_2O + Al,Fe,Ni$
Wollastonit	weiß, grau, rötlich
Kettensilikate	$Ca_3Si_3O_9 + Al,Mn,Sr,Fe,Mg,Na$
Turmalin Dravit	braun bis schwarz
Ringsilikate	$NaMg_3(Al,Fe,Cr)_6[(OH)_4 \mid (BO_3)_3 \mid Si_6O_{18}]$
Turmalin Schörl	schwarz
Ringsilikate	$NaFe_3(Al,Fe)_6[(OH,F)_4 \mid (BO_3)_3 \mid Si_6O_{18}]$
Turmalin Uvit	braun bis olivgrün
Ringsilikate	$CaMg_3(Al_5Mg)[(OH)_4 \mid (BO_3)_3 \mid Si_6O_{18}]$
Turmalinquarz	schwarze Turmalinkristalle in farblosem Quarz
Ringsilikate u.a.	$SiO_2 + NaFe_3(Al,Fe)_6[(OH,F)_4 \mid (BO_3)_3 \mid Si_6O_{18}]$
Serpentin Lizardit	gelbgrün, grün, olivgrün bis schwarz
Schichtsilikate	$Mg_6[(OH)_8 \mid Si_4O_{10}] + Fe,Ni,Al$
Aktinolithquarz	grüne Kristalle in farblosem Quarz
Oxide/Gerüstsilikate	$SiO_2 + Ca_2(Mg,Fe)_5[(OH)_2 \mid Si_8O_{22}] + Na,K,Al,Cr,Cl,F,Mn,H_2O$
Ametrin	violett und gelb zonar abgegrenzt
Oxide/Gerüstsilikate	$SiO_2 + (Fe,Al,Ti,Na,Li)$
Aventurinquarz blau	hellblau, dunkelblau, violettblau, blauschwarz
Oxide/Gerüstsilikate	$SiO_2 + (Al,Fe)_7[(O,OH)_3 \mid BO_3 \mid (SiO_4)_3]$
Aventurinquarz grün	hellgrün bis dunkelgrün glitzernd
Oxide/Gerüstsilikate	$SiO_2 + K(Al,Cr)_2[(OH,F)_2 \mid AlSi_3O_{10}]$
Aventurinquarz rot	braunrot, rot bis orangebraun (Hämatit-Quarzit)
Oxide/Gerüstsilikate	$SiO_2 + Fe_2O_3 + Mg,Ti$ / $FeOOH$
Aventurinquarz rot	himbeerrot bis altrosa (Manganglimmer-Quarzit)
Oxide/Gerüstsilikate	$SiO_2 + K(Al,Mn)_2[(OH,F)_2 \mid AlSi_3O_{10}]$
Aventurinquarz rot	himbeerrot bis violettbraun (Piemontit-Quarzit)
Oxide/Gerüstsilikate	$SiO_2 + (Ca,Mn)_2Al_3[O \mid OH \mid SiO_4 \mid Si_2O_7]$
Aventurinquarz weiß	weiß bis hellgrau
Oxide/Gerüstsilikate	$SiO_2 + KAl_2[(OH,F)_2 \mid AlSi_3O_{10}]$
Bergkristall	farblos (glasklar)
Oxide/Gerüstsilikate	$SiO_2 + (Al,Li,Na,H)$
Blauquarz	hellblau, dunkelblau (Dumortierit-Quarzit)
Oxide/Gerüstsilikate	$SiO_2 + (Al,Fe)_7[(O,OH)_3 \mid BO_3 \mid (SiO_4)_3]$
Chloritquarz	farblos mit grünen Einschlüssen
Oxide/Gerüstsilikate	$SiO_2 + Mg_5AlSi_3AlO_{10}(OH)_8 + Fe,Cr,Mn,Ni,Zn,Ti$
Citrin	hellgelb, goldgelb, bräunlich gelb, grünlich gelb
Oxide/Gerüstsilikate	$SiO_2 + (Al,Fe)$
Eisenkiesel	rot, braun, seltener gelb
Oxide/Gerüstsilikate	$SiO_2 + Fe,O,OH$
Epidotquarz	klar mit grün-schwarzen oder silbrigen Nadeln
Oxide/Gerüstsilikate	$SiO_2 + Ca_2(Fe,Al)Al_2[O \mid OH \mid SiO_4 \mid Si_2O_7] + Cr,Mg,Mn,Sr,Ti,Pb,V,Th$
Gneiss	weiß, grau, grünlich, gelb, rosa, rot gebändert
Oxide/Gerüstsilikate	$SiO_2 + KAlSi_3O_8 + NaAlSi_3O_8 + KAl_2[(OH,F)_2 \mid AlSi_3O_{10}]$
	und/oder $K(Mg,Fe,Mn)_3[(OH,F)_2 \mid (Al,Fe)Si_3O_{10}]$ u.a.
Grünquarz	hellgrün bis dunkelgrün glitzernd
Oxide/Gerüstsilikate	$SiO_2 + K(Al,Cr)_2[(OH,F)_2 \mid AlSi_3O_{10}]$
Hämatitquarz	farblos mit roten oder dunkelgrauen Einschlüssen
Oxide/Gerüstsilikate	$SiO_2 + Fe_2O_3 + Al,Mg,Ti$
Jamesonitquarz	graue Nadeln in farblosem Quarz
Oxide/Gerüstsilikate	$SiO_2 + Pb_4FeSb_6S_{14} + Ag,Bi,Cu,Zn$
Jaspis	beige, braun, grau, rot, gelb, sandfarben, grün
Oxide/Gerüstsilikate	$SiO_2 + Fe,O,OH$

Mandarinenkristall Oxide/Gerüstsilikate	farbloser Quarz mit orangenem Überzug $SiO_2 + Fe_2O_3$
Prasem Oxide/Gerüstsilikate	grasgrün bis lauchgrün $SiO_2 + Ca_2(Mg,Fe)_5[(OH)_2 \mid Si_8O_{22}]$
Quarz-Katzenauge Oxide/Gerüstsilikate	grau mit silbrigem Schiller $SiO_2 + Ca_2(Na,K)(Mg,Fe)_3(Fe,Al)_2[(O,OH,F)_2/Al_2Si_6O_{22}]$
Rauchquarz Oxide/Gerüstsilikate	braun, dunkelbraun, schwärzlich grau, schwarz SiO_2 + (Al,Li,Na,Fe,Mn,Ti)
Rosenkristall Oxide/Gerüstsilikate	farbloser Quarz mit rötlichem Überzug $SiO_2 + Fe_2O_3$
Rutilquarz Oxide/Gerüstsilikate	farblos/rauchbraun mit gelben/roten Fasern $SiO_2 + TiO_2$ + Fe,Sn,V,Cr,Nb,Ta
Schneequarz Oxide/Gerüstsilikate	schneeweiß SiO_2 + (Al,Li,Na,H)
Tigereisen Oxide/Gerüstsilikate	grau, gelb-braun, rot bis gelb gebändert $SiO_2 + SiO_2/FeOOH + Fe_2O_3$
Turmalinquarz Oxide/Gerüstsilikate	schwarze Turmalinkristalle in farblosem Quarz $SiO_2 + NaFe_3(Al,Fe)_6[(OH,F)_4 \mid (BO_3)_3 \mid Si_6O_{18}]$

☐ Tetragonale Struktur / magmatische Entstehung (primär)

Mineral/Gestein Mineralklasse	Farben Chemische Formeln
Bornit Sulfide	rötlich-braun, mitunter bunte Anlauffarben Cu_5FeS_4 + Zn,Ag,Ge,Bi,In,Pb,Se
Chalkopyrit Sulfide	messinggelb bis goldgelb, auch mit bunten Anlauffarben $CuFeS_2$ + Ag,Au,In,Tl,Se,Te,Zn
Kassiterit Oxide	schwarz, gelblich- bis rötlich-braun, grau, weiß SnO_2 + Fe,Mn,Nb,Ta,Ti,W,Zn,Sc,In,Ge,Ga,OH
Pyrolusit Oxide	grau bis schwarz MnO_2 +Fe,Ti,Al,H_2O
Rutilquarz Oxide u.a.	farblos/rauchbraun mit gelben/roten Fasern $SiO_2 + TiO_2$ + Fe,Sn,V,Cr,Nb,Ta
Scheelit Wolframate	farblos, gelb, braun, orange, grünlich $CaWO_4$ + Mo,Nb,Ta,SE
Hilutit Inselsilikate u.a.	farblos mit reichlich rotbraunen Einschlüssen $SiO_2 + (Fe,Mg)_3Al_2(SiO_4)_3 + ZrSiO_4$ + Al,Fe,P,Hf,Th,U,Y
Zirkon Inselsilikate	braun, rotbraun, rotorange $ZrSiO_4$ + Al,Fe,P,Hf,Th,U,Y
Analcim Gerüstsilikate	farblos, weiß, grau, gelblich, rötlich $Na[AlSi_2O_6] \cdot H_2O$ + K,Ca,Mg,Fe
Skapolith Gerüstsilikate	farblos, gelb, rosa, violett, blau $(Na,Ca,K)_4[(Cl,CO_3,SO_4) \mid Al_3(Al,Si)_3Si_6O_{24}]$ + F,P,Fe,Mg,Mn,Ti
Tugtupit Gerüstsilikate	weiß, rosa, rot $Na_8[(Cl,S)_2/Be_2Al_2Si_8O_{24}]$

☐ Tetragonale Struktur / sedimentäre Entstehung (sekundär)

Mineral/Gestein Mineralklasse	Farben Chemische Formeln
Bornit Sulfide	rötlich-braun, mitunter bunte Anlauffarben Cu_5FeS_4 + Zn,Ag,Ge,Bi,In,Pb,Se

Chalkopyrit Sulfide	gold- bis messinggelb, z.T. bunte Anlauffarben $CuFeS_2$ + Ag,Au,In,Tl,Se,Te,Zn
Pyrolusit Oxide	grau bis schwarz MnO_2 + Fe,Ti,Al,H_2O
Wulfenit Molybdate	gelb, orange, braun, grünlich, rot, farblos $PbMoO_4$ + Ca,Cr,Mg,W,V
Apophyllit Schichtsilikate	farblos, hellgrün bis blaugrün $(K,Na)Ca_4[(F,OH)\|(Si_4O_{10})_2] \cdot 8\ H_2O$ + Al,V

▭ Tetragonale Struktur / metamorphe Entstehung (tertiär)

Mineral/Gestein Mineralklasse	Farben Chemische Formeln
Bornit Sulfide	rötlich-braun, mitunter bunte Anlauffarben Cu_5FeS_4 + Zn,Ag,Ge,Bi,In,Pb,Se
Chalkopyrit Sulfide	gold- bis messinggelb, z.T. bunte Anlauffarben $CuFeS_2$ + Ag,Au,In,Tl,Se,Te,Zn
Kassiterit Oxide	schwarz, gelblich- bis rötlich-braun, grau, weiß SnO_2 + Fe,Mn,Nb,Ta,Ti,W,Zn,Sc,In,Ge,Ga,OH
Rutilquarz Oxide u.a.	farblos/rauchbraun mit gelben/roten Fasern SiO_2 + TiO_2 + Fe,Sn,V,Cr,Nb,Ta
Scheelit Wolframate	farblos, gelb, braun, orange, grünlich $CaWO_4$ + Mo,Nb,Ta,SE
Vesuvian Gruppensilikate	braun, rotbraun, gelb, grün, rosa, violett $Ca_{10}(Mg,Fe)_2Al_4[(OH)_4/(SiO_4)_5/(Si_2O_7)_2]$ + B,Be,Ce,Cr,F,Fe,Li,K,Na,Mn,Sr,Ti,Zn,SE + (Cu,Ni,V)
Skapolith Gerüstsilikate	farblos, gelb, rosa, violett, blau $(Na,Ca,K)_4[(Cl,CO_3,SO_4)\|Al_3(Al,Si)_3Si_6O_{24}]$ + F,P,Fe,Mg,Mn,Ti

◇ Rhombische Struktur / magmatische Entstehung (primär)

Mineral/Gestein Mineralklasse	Farben Chemische Formeln
Schwefel Natürl. Elemente	schwefelgelb, grünlich, bräunlich S_8 + C,Se,Te + Kohlenwasserstoffe
Schwefelquarz Natürl. Elemente u.a.	schwefelgelb SiO_2 + Al,Fe + S_8
Markasit Sulfide	messinggelb, evtl. bunte Anlauffarben FeS_2 + As,Co,Ni,Cr
Chrysoberyll Oxide	gelb, bräunlich bis grünlich Al_2BeO_4 + Cr,Fe,Ti,V
Goethitquarz Oxide u.a.	farblos oder violett mit gelb-braunen Büscheln SiO_2 + FeOOH
Strontianit Carbonate	weiß, grau, blass gelblich, grünlich oder rosa $SrCO_3$ + Ca,Ba
Adamin Arsenate	farblos, weiß, hellblau, gelb, grün, rosa, violett $Zn_2[OH/AsO_4]$ + Al,Cu,Co,Fe,Mn,Ni
Konichalcit Arsenate	pistaziengrün bis apfelgrün $CuCa[OH/AsO_4]$ + Fe,Pb,Zn
Baryt Sulfate	farblos, braun, gelb, grünlich, rot, grau, bläulich $BaSO_4$ + Ca,Pb,Sr
Dumortierit Inselsilikate	blau, grau, grün, braun $(Al,Fe)_7[O_3\|BO_3\|(SiO_4)_3]$ + Mn,Ti

Gabbro	braun-schwarz mit weißen Einschlüssen
Inselsilikate u.a.	$(Mg,Fe)_2([Si_2O_6] + NaAlSi_3O_8/CaAl_2Si_2O_8 + (Mg,Fe)_2[SiO_4]$
Kimberlit	graue bis grünlich-graue Brekzie
Inselsilikate u.a.	$Mg_6[(OH)_8 \mid Si_4O_{10}] + (Mg,Fe)_2[SiO_4] + (Mg,Fe)_2[Si_2O_6] + Ca(Mg,Cr)[Si_2O_6] + (Fe,Mg)TiO_3 + Mg_3Al_2(SiO_4)_3$ u.a.
Olivin (Peridot)	gelbgrün, flaschengrün, olivgrün
Inselsilikate	$(Mg,Fe)_2[SiO_4] + Mn,Ni,Ca$
Pallasit	gelbbraune Einschlüsse in eisengrauer Matrix
Inselsilikate u.a.	$Fe_mNi_n + (Mg,Fe)_2[SiO_4]$
Rosenquarz	rosa, selten mit fliederfarbenem Hauch
Inselsilikate u.a.	$SiO_2 + (Al,Fe)_7[O_3 \mid BO_3 \mid (SiO_4)_3]$
Topas	farblos, hellblau, hellbraun, hellgelb
Inselsilikate	$Al_2[(F,OH)_2 \mid SiO_4] + Fe,Ca,Mg + (Cr,Mn)$
Topas Goldtopas	goldgelb
Inselsilikate	$Al_2[(F,OH)_2 \mid SiO_4] + Fe,Ca,Mg + (Cr)$
Topas Imperial	pink-gelb
Inselsilikate	$Al_2[(F,OH)_2 \mid SiO_4] + Fe,Ca,Mg + (Cr,P)$
Topas Pinktopas	pink
Inselsilikate	$Al_2[(F,OH)_2 \mid SiO_4] + Fe,Ca,Mg + (P)$
Prehnit	farblos, blassgrün, gelb
Gruppensilikate	$Ca_2Al[(OH)_2 \mid AlSi_3O_{10}] + Fe,Na,H_2O$
Bronzit	bronze, braun mit goldgelbem Glitzern
Kettensilikate	$(Mg,Fe)_2[Si_2O_6] + Al,Ca,Mn,Ti,Cr,Na$
Bronzit-Gabbro	schwarz mit kupferglänzenden Einsprengseln
Kettensilikate u.a.	$NaAlSi_3O_8/CaAl_2Si_2O_8 + (Mg,Fe)_2[Si_2O_6]$
Enstatit	weiß, gelblich, grün bis bräunlichgrün
Kettensilikate	$Mg_2[Si_2O_6] + Al,Ca,Fe,Mn,Ni,Cr,Ti$
Galaxyit	schwarz mit labradorisierenden Einschlüssen
Kettensilikate u.a.	$(Mg,Fe)_2[Si_2O_6] + NaAlSi_3O_8/CaAl_2Si_2O_8$
Hypersthen	schwarz mit bräunlich silbrigem Schiller
Kettensilikate	$(Mg,Fe)_2[Si_2O_6] + Al,Ca,Mn,Ti,Cr,Na$
Porphyrit	dunkelgrau mit weißen oder grünl. Einsprenglingen
Gruppensilikate u.a.	$Ca_2(Na,K)(Mg,Fe)_3(Fe,Al)_2[(O,OH,F)_2/Al_2Si_6O_{22}] + (Mg,Fe)_2[Si_2O_6] + K(Mg,Fe,Mn)_3[(OH,F)_2 \mid (Al,Fe)Si_3O_{10}] + NaAlSi_3O_8/CaAl_2Si_2O_8 + Ca_2(Fe,Al)Al_2[O \mid OH \mid SiO_4 \mid Si_2O_7]$
Analcim	farblos, weiß, grau, gelblich, rötlich
Gerüstsilikate	$Na[AlSi_2O_6] \cdot H_2O + K,Ca,Mg,Fe$
Danburit	farblos, weiß, gelb, blassrosa, grünlich, braun
Gerüstsilikate	$Ca[B_2Si_2O_8] + Al,Fe,Mg,Mn,Na$
Natrolith	weiß, gelb, rötlich, braun
Gerüstsilikate	$Na_2[Al_2Si_3O_{10}] \cdot 2\,H_2O + K,Ca,Ba,Sr,Fe$

◇ Rhombische Struktur / sedimentäre Entstehung (sekundär)

Mineral/Gestein Mineralklasse	Farben Chemische Formeln
Schwefel	schwefelgelb, grünlich, bräunlich
Natürl. Elemente	$S_8 + C,Se,Te$ + Kohlenwasserstoffe
Markasit	messinggelb, evtl. bunte Anlauffarben
Sulfide	$FeS_2 + As,Co,Ni,Cr$
Schalenblende	gelbe und graue Lagen
Sulfide	$ZnS + PbS + FeS_2$

Goethitquarz	farblos oder violett mit gelb-braunen Büscheln
Oxide u.a.	SiO_2 + FeOOH
Goldquarz (Tigerauge)	goldgelb bis braun
Oxide u.a.	SiO_2 + FeOOH
Kalahari Picture Stone	sandfarben bis braun
Oxide u.a.	SiO_2 + FeOOH + Fe_2O_3
Limonit	schwarz, braun bis gelbbraun
Oxide	FeOOH · n H_2O+ Al,Ba,Ca,Mg,Mn,Ni,P,Si,V
Moqui Marbles	rostbraun
Oxide	FeOOH · n H_2O+ Al,Ba,Ca,Mg,Mn,Ni,P,Si,V
Oolith	hellbraun mit rostbraunen Kügelchen
Oxide u.a.	SiO_2 + FeOOH · n H_2O+ Al,Ba,Ca,Mg,Mn,Ni,P,Si,V
Pietersit	blauschwarz und/oder gelbbraune Trümmerstücke
Oxide u.a.	SiO_2 + $Na_2Mg_3Fe_2(OH/Si_4O_{11})_2$ + Al,Ti + FeOOH
Pop-Rocks (Boji's)	dunkelgrau bis rostbraun
Oxide	FeS_2 + FeOOH · n H_2O
Printstone	beige, rot, braun gebändert
Oxide u.a.	SiO_2 + $Al_4[(OH)_8/Si_4O_{10}]$ + Fe_2O_3 + FeOOH
Schlangenstein	dunkelbraun mit gelbbraunen Fossilien
Oxide u.a.	$CaCO_3$ + $Al_4[(OH)_8/Si_4O_{10}]$ + FeOOH
Shiva-Lingam	beige-rotbraun zoniert
Oxide u.a.	SiO_2 + $Al_4[(OH)_8/Si_4O_{10}]$ + FeOOH + Fe_2O_3
Stromatolith	braun-schwarz gebändert
Oxide u.a.	SiO_2 + $CaCO_3$ + $Al_4[(OH)_8/Si_4O_{10}]$ · n H_2O + FeOOH
Tigerauge	goldgelb bis braun
Oxide u.a.	SiO_2 + FeOOH
Tsesit	braun bis schwarzbraun
Oxide	FeOOH · n H_2O + Al,Ba,Ca,Mg,Mn,Ni,P,Si,V
Abalone (Perlmutt)	bunte Muschelschale
Carbonate	$CaCO_3$ + H_2O + Conchyn (organische Verbindung)
Ammolith	braun mit buntem Schillern
Carbonate	$CaCO_3$ + Al,Ba,Cu,Fe,Mg,Mn,Sr,Pb,S
Aragonit	weiß, gelb, braun, grünlich, blau
Carbonate	$CaCO_3$ + Sr,Pb,Ba
Kalkoolith	braun mit rötlichen oder beigen Kügelchen
Carbonate	$CaCO_3$ + Fe
Onyx-Marmor	weiß, gelb, braun und grünlich gebändert
Carbonate	$CaCO_3$ + Fe
Perle	weiß, creme, grau, schwarz
Carbonate	$CaCO_3$ + H_2O Conchyn (organische Verbindung)
Perlmutt	weiß, beige mit hellem oder buntem Schimmer
Carbonate	$CaCO_3$ + H_2O + Conchyn (organische Verbindung)
Septarie	grau bis braun mit weißer bis gelber Füllung
Carbonate u.a.	$CaCO_3$ + $Al_4[(OH)_8/Si_4O_{10}]$ · n H_2O + K,Fe,Mg
Strontianit	weiß, grau, blass gelblich, grünlich oder rosa
Carbonate	$SrCO_3$ + Ca,Ba
Purpurit	tief rosa bis rotviolett
Phosphate	$(Mn,Fe)PO_4$ + Li,Na,Ca,H_2O
Variscit	blassgrün bis grasgrün
Phosphate	$AlPO_4 \cdot 2 H_2O$ + Fe,As,Cr,V
Wavellit	weiß, grünlich, gelb
Phosphate	$Al_3[(OH)_3/(PO_4)_2] \cdot 5 H_2O$ + Ca,Cr,F,Fe,Mg,Si,Sn

Anhydrit Sulfate	farblos, weiß, grau, braun, rötlich, bläulich, lila $CaSO_4$ + Ba,Sr
Baryt Sulfate	farblos, braun, gelb, grünlich, rot, grau, bläulich $BaSO_4$ + Ca,Pb,Sr
Chrysanthemenstein Sulfate u.a.	weiß-graue Kristalle in schwarz-grauer Matrix $SrSO_4$ + Ba,Ca + $CaCO_3$ + C
Coelestin Sulfate	farblos, weiß, gelblich, hellblau, rötlich, grün $SrSO_4$ + Ba,Ca
Hemimorphit Gruppensilikate	farblos bis türkisblau, rosa oder braun $Zn_4[(OH)_2/Si_2O_7] \cdot H_2O$ + Cu,Fe,Pb,Cd
Cavansit Schichtsilikate	himmelblau bis grünlichblau $Ca[VO \mid Si_4O_{10}] \cdot 6\ H_2O$
Sepiolith Schichtsilikate	weiß, gelblich, grau, rötlich $Mg_4[(OH)_2 \mid Si_6O_{15}] \cdot 2\ H_2O + 4\ H_2O$ + Fe,Ca,Al,Ni
Danburit Gerüstsilikate	farblos, weiß, gelb, blassrosa, grünlich, braun $Ca[B_2Si_2O_8]$ + Al,Fe,Mg,Mn,Na
Natrolith Gerüstsilikate	weiß, gelb, rötlich, braun $Na_2[Al_2Si_3O_{10}] \cdot 2\ H_2O$ + K,Ca,Ba,Sr,Fe

◇ Rhombische Struktur / metamorphe Entstehung (tertiär)

Mineral/Gestein Mineralklasse	Farben Chemische Formeln
Antimonit Sulfide	grau Sb_2S_3 + As,Bi,Se + (Au)
Porcellanit Sulfide u.a.	hellgrau, graugrün, braun, schwarz $Al_4[(OH)_8/Si_4O_{10}]$ + FeOOH + FeS · n H_2O + $CaCO_3$
Alexandrit Oxide	im Sonnenlicht grün, im Kunstlicht rot bis violett Al_2BeO_4 + Cr,Fe,V
Chrysoberyll Oxide	gelb, bräunlich bis grünlich Al_2BeO_4 + Cr,Fe,Ti,V
Diaspor Oxide/Hydroxide	weiß, beige, rosa oder grünlich AlO(OH) + Fe,Mn,Cr
Porcellanit Oxide u.a.	hellgrau, graugrün, braun, schwarz $Al_4[(OH)_8/Si_4O_{10}]$ + FeOOH + FeS · n H_2O + $CaCO_3$
Tigereisen Oxide u.a.	grau, gelb-braun, rot bis gelb gebändert SiO_2 + SiO_2/FeOOH + Fe_2O_3
Sinhalit Borate	gelblichbraun, grünlichbraun $MgAl[BO_4]$ + Fe
Baryt Sulfate	farblos, braun, gelb, grünlich, rot, grau, bläulich $BaSO_4$ + Ca,Pb,Sr
Andalusit Inselsilikate	grau, braun, gelblich, rosa, grünlich Al_2SiO_5 + Fe,Mn
Aventurinquarz blau Inselsilikate u.a.	hellblau, dunkelblau, violettblau, blauschwarz $SiO_2 + (Al,Fe)_7[(O,OH)_3 \mid BO_3 \mid (SiO_4)_3]$
Blauquarz Inselsilikate u.a.	hellblau, dunkelblau (Dumortierit-Quarzit) $SiO_2 + (Al,Fe)_7[(O,OH)_3 \mid BO_3 \mid (SiO_4)_3]$
Bronzit-Peridotit Inselsilikate u.a.	dunkelgrün-blaugrau $(Mg,Fe)_2[SiO_4] + (Mg,Fe)_2[Si_2O_6]$
Chiastolith Inselsilikate	weiß, grau, gelb, braun mit schwarzem Kreuz Al_2SiO_5 + Fe,Mn,Cr + C
Granat-Peridotit Inselsilikate u.a.	dunkelgrün, olivgrün, grau mit roten Einschlüssen $(Mg,Fe)_2[SiO_4]$ + Mn,Ca,Ni,Cr + $Mg_3Al_2(SiO_4)_3$ u.a.

Granat-Pyroxenit	schwarz, grau bis grün mit roten Einschlüssen
Inselsilikate u.a.	$CaMg[Si_2O_6] + (Mg,Fe)_2[Si_2O_6] + (Mg,Fe)_2[SiO_4] + (Mg,Fe)_3Al_2(SiO_4)_3$ u.a.
Sillimanit	farblos, grau, bräunlich, blassgrün
Inselsilikate	$Al[AlSiO_5] + Fe$
Prehnit	farblos, blassgrün, gelb
Gruppensilikate	$Ca_2Al[(OH)_2 \mid AlSi_3O_{10}] + Fe,Na,H_2O$
Tansanit	blau, blaugrau
Gruppensilikate	$Ca_2Al_3[O \mid OH \mid SiO_4 \mid Si_2O_7] + Fe,Ti,V$
Thulit	altrosa, rot bis brombeerrot
Gruppensilikate	$(Ca,Mn)_2Al_3[O \mid OH \mid SiO_4 \mid Si_2O_7] + Na,Ba,Cr,Fe,Mg,Sr$
Zoisit	braun, grau, grün
Gruppensilikate	$Ca_2Al_3[O \mid OH \mid SiO_4 \mid Si_2O_7] + Ba,Cr,Fe,Mg,Mn,Sr,V$
Zoisit m. Rubin (Anyolith)	grün mit roten Einschlüssen
Gruppensilikate u.a.	$Ca_2Al_3[O \mid OH \mid SiO_4 \mid Si_2O_7] + Ba,Cr,Fe,Mg,Mn,Sr,V + Al_2O_3 + Cr,Fe$
Anthophyllit	schwarz, gelegentlich blau oder gelb irisierend
Kettensilikate	$(Mg,Fe)_7\,[OH_2 \mid Si_8O_{22}] + Fe,Al,Ti,Ca,Mn,Ni,Na,K,F$
Bronzit	bronze, braun mit goldgelbem Glitzern
Kettensilikate	$(Mg,Fe)_2[Si_2O_6] + Al,Ca,Mn,Ti,Cr,Na$
Bronzit-Peridotit	dunkelgrün-blaugrau
Kettensilikate u.a.	$(Mg,Fe)_2[SiO_4] + (Mg,Fe)_2[Si_2O_6]$
Enstatit	weiß, gelblich, grün bis bräunlichgrün
Kettensilikate	$Mg_2[Si_2O_6] + Al,Ca,Fe,Mn,Ni,Cr,Ti$
Hermanover Kugel	silbergrau bis dunkelbraun
Kettensilikate u.a.	$KMg_3[(F,OH)_2 \mid AlSi_3O_{10}) + (Mg,Fe)_7[OH \mid Si_4O_{11}]_2 + Al,Ca,F,K + (Na,Mn,Ti)$
Nuummit	schwarz mit goldgelbem oder buntem Irisieren
Kettensilikate	$Mg_7(Si_8O_{22})(OH)_2 + Mg_5Al_2(Si_6Al_2O_{22})(OH)_2 + Fe,Ni,Mn,Ti,Ca,Na,K$
Cordierit	blau, blaugrau, gelb
Ringsilikate	$(Mg,Fe)_2Al_3[AlSi_5O_{18}] + Na,K,Mn,H_2O$
Cordierit-Sonnenstein	blau, blaugrau mit braunen Einlagerungen
Ringsilikate u.a.	$(Mg,Fe)_2Al_3[AlSi_5O_{18}] + Na,K,Mn,H_2O + Fe_2O_3$
Serpentin Chrysotil	grün-silbrige Fasern
Schichtsilikate	$Mg_6[(OH)_8 \mid Si_4O_{10}] + Fe,Ni,Al$
Danburit	farblos, weiß, gelb, blassrosa, grünlich, braun
Gerüstsilikate	$Ca[B_2Si_2O_8] + Al,Fe,Mg,Mn,Na$
Natrolith	weiß, gelb, rötlich, braun
Gerüstsilikate	$Na_2[Al_2Si_3O_{10}] \cdot 2\,H_2O + K,Ca,Ba,Sr,Fe$
Stellerit	weiß, gelb rosa, lachsfarben, rot, braun
Gerüstsilikate	$Ca[Al_2Si_7O_{18}] \cdot 7\,H_20 + Fe,K,Na$

Monokline Struktur / magmatische Entstehung (primär)

Mineral/Gestein Mineralklasse	Farben Chemische Formeln
Auripigment	goldgelb, orange, rot bis rotbraun
Sulfide	$As_2S_3 + Hg,Ge,Sb$
Eclipse	goldgelb, orange auf grau-schwarzer Matrix
Sulfide u.a.	$As_2S_3 + Hg,Ge,Sb + CaCO_3$
Jamesonit	bleigrau, braun bis grauschwarz
Sulfide	$Pb_4FeSb_6S_{14} + Ag,Bi,Cu,Zn$

Jamesonitquarz	graue Nadeln in farblosem Quarz
Sulfide u.a.	$SiO_2 + Pb_4FeSb_6S_{14}$ + Ag,Bi,Cu,Zn
Realgar	leuchtend rot bis rotorange
Sulfide	As_4S_4 + (Ge,Sb,Se,V)
Creedit	farblos, weiß, rosa bis fliederfarben
Halogenide	$Ca_3Al_2[F_8(OH)_2(SO_4)] \cdot 2\,H_2O$ + Cl,Fe,Sr
Kryolith	weiß, grau, braun
Halogenide	Na_3AlF_6 + (Ca,Fe)
Psilomelan	grau bis schwarz
Oxide	$(Ba,H_2O)_2Mn_5O_{10}$ + K,Na,Ca,Mg,Sr,Fe,Ti
Azurit	hellblau, azurblau bis schwarzblau
Carbonate	$Cu_3[(OH)_2 \mid (CO_3)_2]$ + (Ca,Fe,Mg,Co,Zn,Mn)
Azurit-Malachit	blau und grün
Carbonate	$Cu_3[(OH)_2 \mid (CO_3)_2] + Cu_2[(OH)_2/CO_3] + H_2O$ + (Ca,Fe,Mg,Co,Zn,Mn)
Eclipse	goldgelb, orange auf grau-schwarzer Matrix
Carbonate u.a.	As_2S_3 + Hg,Ge,Sb + $CaCO_3$
Eilatstein	grün-türkis-blau
Carbonate u.a.	$(Cu,Al)_2[H_2Si_2O_5(OH)_4] \cdot n\,H_2O + Cu_2[(OH)_2 \mid CO_3] + Cu_3[(OH)_2 \mid (CO_3)_2]$
Malachit	blassgrün bis kräftig dunkelgrün
Carbonate	$Cu_2[(OH)_2 \mid CO_3] + H_2O$ + (Zn,Co,Ni)
Brasilianit	farblos, blassgelb bis gelblichgrün
Phosphate	$NaAl_3[(OH)_2/PO_4]_2$ – K,Fe,Cl,F
Lazulith	hellblau bis dunkelblau
Phosphate	$(Mg,Fe)Al_2[OH/PO_4]_2$ + Ca,Mn
Wolframit	bräunlich-schwarz
Wolframate	$(Fe,Mn)WO_4$ + Ca,Nb,Sc,Sn,Ta,Ti + (In)
Euklas	farblos, meergrün, hellblau bis tiefblau
Inselsilikate	$AlBe[OH \mid SiO_4]$ + Fe,Zn,F
Titanit (Sphen)	gelb, grün, braun, schwarz, selten rosa, violett
Inselsilikate	$CaTi[O/SiO_4]$ + Al,Ce,Cl,Cr,F,Fe,K,Mn,Mg,Na,Nb,Sn,Sr,Th,V,Y,Zr,SE
Porphyrit	dunkelgrau mit weißen oder grünl. Einsprenglingen
Gruppensilikate u.a.	$Ca_2(Na,K)(Mg,Fe)_3(Fe,Al)_2[(O,OH,F)_2/Al_2Si_6O_{22}] + (Mg,Fe)_2[Si_2O_6] + K(Mg,Fe,Mn)_3[(OH,F)_2 \mid (Al,Fe)Si_3O_{10}] + NaAlSi_3O_8/CaAl_2Si_2O_8 + Ca_2(Fe,Al)Al_2[O \mid OH \mid SiO_4 \mid Si_2O_7]$
Aegirin	dunkelgrün, grünlichschwarz, schwarz, braun
Kettensilikate	$NaFe[Si_2O_6]$ + Al,Ca,Mg,Mn,Ti,V,Zr
Aegirin-Augit	schwarz
Kettensilikate	$(Na,Ca)(Fe,Mg,Al)[Si_2O_6]$
Aktinolithquarz	grüne Kristalle in farblosem Quarz
Kettensilikate u.a.	$SiO_2 + Ca_2(Mg,Fe)_5[(OH)_2 \mid Si_8O_{22}]$ + Na,K,Al,Cr,Cl,F,Mn,H_2O
Augit	schwarz, seltener dunkelgrün oder braun
Kettensilikate	$(Ca,Na)(Mg,Fe,Ti,Al)[(Si,Al)_2O_6]$ + Na,Mn,Zn,Cr,V
Basalt	dunkelgrau, grünlich, braun bis rot
Kettensilikate u.a.	$Na[AlSi_3O_8] + Ca[Al_2Si_2O_8] + (Ca,Na)(Mg,Fe,Ti,Al)[(Si,Al)_2O_6]$
Diopsid	weiß, grau, grün, hellblau, blauviolett, schwarz
Kettensilikate	$CaMg[Si_2O_6]$ + Cr,Fe,Na,Al,Mn,Zn,Ti
Eldarit	hellgrün-dunkelgrün mit runden Aggregaten
Kettensilikate u.a.	$NaFe[Si_2O_6] + SiO_2 + KAlSi_3O_8 + NaAlSi_3O_8$
Gabbro	braun-schwarz mit weißen Einschlüssen
Kettensilikate u.a.	$(Mg,Fe)_2[Si_2O_6] + NaAlSi_3O_8/CaAl_2Si_2O_8 + (Mg,Fe)_2[SiO_4]$

Hiddenit	grün bis gelbgrün
Kettensilikate	$LiAl[Si_2O_6]$ + Na,K,Cr,Fe,Mn
Hornblende	dunkelgrün, dunkelbraun oder schwarz
Kettensilikate	$Ca_2(Na,K)(Mg,Fe)_3(Fe,Al)_2[(O,OH,F)_2/Al_2Si_6O_{22}]$ + Mn,Ti
Kimberlit	graue bis grünlich-graue Brekzie
Inselsilikate u.a.	$Mg_6[(OH)_8 \mid Si_4O_{10}] + (Mg,Fe)_2[SiO_4] + (Mg,Fe)_2[Si_2O_6] +$ $Ca(Mg,Cr)[Si_2O_6] + (Fe,Mg)TiO_3 + Mg_3Al_2(SiO_4)_3$ u.a.
Kunzit	blass bis intensiv rosa oder rosaviolett
Kettensilikate	$LiAl[Si_2O_6]$ + Fe,Mn
Porphyrit	dunkelgrau mit weißen oder grünl. Einsprenglingen
Gruppensilikate u.a.	$Ca_2(Na,K)(Mg,Fe)_3(Fe,Al)_2[(O,OH,F)_2/Al_2Si_6O_{22}] + (Mg,Fe)_2[Si_2O_6]$ $+ K(Mg,Fe,Mn)_3[(OH,F)_2 \mid (Al,Fe)Si_3O_{10}] + NaAlSi_3O_8/CaAl_2Si_2O_8$ $+ Ca_2(Fe,Al)Al_2[O \mid OH \mid SiO_4 \mid Si_2O_7]$
Richterit	blau, grün, gelb, braun
Kettensilikate	$NaCaNaMg_5(Si_8O_{22})(OH)_2$ + K,Fe,Mn,Al,Ti
Chrysokoll	blaugrün, türkis
Ringsilikate	$(Cu,Al)_2[H_2Si_2O_5(OH)_4] \cdot n\,H_2O$
Eilatstein	grün-türkis-blau
Ringsilikate u.a.	$(Cu,Al)_2[H_2Si_2O_5(OH)_4] \cdot n\,H_2O + Cu_2[(OH)_2 \mid CO_3] +$ $Cu_3[(OH)_2 \mid (CO_3)_2]$
Baumachat	weiß mit grünen Einschlüssen
Schichtsilikate u.a.	$SiO_2 + (Mg,Fe,Al)_{12}[(Si,Al)_8O_{20}(OH)_{16}]$
Biotit	dunkelgrau, bräunlich, schwarz
Schichtsilikate	$K(Mg,Fe,Mn)_3[(OH,F)_2 \mid (Al,Fe)Si_3O_{10}]$ + Ca,Ba,Li,Na,Rb,Ti
Chloritquarz	farblos mit grünen Einschlüssen
Schichtsilikate u.a.	$SiO_2 + Mg_5AlSi_3AlO_{10}(OH)_8$ + Fe,Cr,Mn,Ni,Zn,Ti
Granit	grau, braun, rot, rosa, gelb, grün, bläulich gesprenkelt
Schichtsilikate u.a.	$KAlSi_3O_8 + NaAlSi_3O_8/CaAl_2Si_2O_8 + SiO_2 +$ $K(Mg,Fe,Mn)_3[(OH,F)_2 \mid (Al,Fe)Si_3O_{10}]$
Kimberlit	graue bis grünlich-graue Brekzie
Inselsilikate u.a.	$Mg_6[(OH)_8 \mid Si_4O_{10}] + (Mg,Fe)_2[SiO_4] + (Mg,Fe)_2[Si_2O_6] +$ $Ca(Mg,Cr)[Si_2O_6] + (Fe,Mg)TiO_3 + Mg_3Al_2(SiO_4)_3$ u.a.
Lepidolith	rotviolett bis blauviolett
Schichtsilikate	$K(Li,Al)_3[(OH,F)_2 \mid AlSi_3O_{10}]$ + Na,Rb,Cs,Fe,Mn,Mg,Ca,Ba,Sr,Nb,Ti
Muskovit	farblos, silbergrau, gelb
Schichtsilikate	$KAl_2[(OH,F)_2 \mid AlSi_3O_{10}]$ + Na,Rb,Cs,Ca,Ba,Mg,Fe,Mn,Li,Cr,Ti,V
Opal grün (Chloropal)	gelbgrün, grasgrün bis dunkelgrün
Schichtsilikate u.a.	$SiO_2 \cdot n\,H_2O + Na_{0,3}Fe_2(Si,Al)_4O_{10}(OH)_2 \cdot 4\,H_2O$
Petalit	farblos, weiß, grau, grünlich, gelblich, rosa
Schichtsilkate	$LiAl[Si_4O_{10}]$ + Na,Fe,Mn
Phlogopit	grau bis braun
Schichtsilkate	$KMg_3[(F,OH)_2 \mid AlSi_3O_{10})$ + Ca,Ba,Li,Na,Rb,Ti
Porphyrit	dunkelgrau mit weißen oder grünl. Einsprenglingen
Gruppensilikate u.a.	$Ca_2(Na,K)(Mg,Fe)_3(Fe,Al)_2[(O,OH,F)_2/Al_2Si_6O_{22}] + (Mg,Fe)_2[Si_2O_6]$ $+ K(Mg,Fe,Mn)_3[(OH,F)_2 \mid (Al,Fe)Si_3O_{10}] + NaAlSi_3O_8/CaAl_2Si_2O_8$ $+ Ca_2(Fe,Al)Al_2[O \mid OH \mid SiO_4 \mid Si_2O_7]$
Amazonit	grün bis türkis
Gerüstsilikate	$(K,Na)[AlSi_3O_8]$ + Ca,Ba,Pb,Fe,H_2O
Analcim	farblos, weiß, grau, gelblich, rötlich
Gerüstsilikate	$Na[AlSi_2O_6] \cdot H_2O$ + K,Ca,Mg,Fe
Buntfeldspat	grün-braun gefleckt
Gerüstsilikate	$KAlSi_3O_8 + NaAlSi_3O_8$ + Ca,Ba,Pb,Fe,H_2O

Heulandit Gerüstsilikate	farblos, weiß, gelb, grün, rot $(Ca,Na_2,K_2)_4(Al_8Si_{28}O_{72}) \cdot 24\ H_2O + Ba,Fe,Sr,Mg$
Larvikit Gerüstsilikate u.a.	grau mit labradorisierenden Einschlüssen $KAlSi_3O_8 + Ca,Na,Fe + NaAlSi_3O_8/CaAl_2Si_2O_8 + Fe, K$ u.a.
Meta-Rhyolith Gerüstsilikate u.a.	grau, braun, beige, gelblich, rötlich, grün $SiO_2 + Fe,Al$ u.a.
Mondstein Gerüstsilikate	weiß, gelb, grün, grau, schwarz, adularisierend $KAlSi_3O_8/NaAlSi_3O_8 + Fe,Ca,Ba,Sr,Mg$
Orthoklas Gerüstsilikate	weiß, gelblich, rötlich, braun $KAlSi_3O_8 + Na,Ca,Mg,Fe,Ba$
Skolezit Gerüstsilikate	weiß, grau gelblich bis bräunlich $Ca[Al_2Si_3O_{10}] \cdot 3\ H_2O + Na,K,Sr$
Stilbit Gerüstsilikate	weiß, gelblich, rötlich oder braun $NaCa_2Al_2[Al_5Si_{13}O_{36}] \cdot 14\ H_20 + Fe,K,Na,Sr$

Monokline Struktur / sedimentäre Entstehung (sekundär)

Mineral/Gestein Mineralklasse	Farben Chemische Formeln
Jamesonit Sulfide	bleigrau, braun bis grauschwarz $Pb_4FeSb_6S_{14} + Ag,Bi,Cu,Zn$
Realgar Sulfide	leuchtend rot bis rotorange $As_4S_4 + (Ge,Sb,Se,V)$
Kryolith Halogenide	weiß, grau, braun $Na_3AlF_6 + (Ca,Fe)$
Psilomelan Oxide	grau bis schwarz $(Ba,H_2O)_2Mn_5O_{10} + K,Na,Ca,Mg,Sr,Fe,Ti$
Sonora Sunrise Oxide u.a.	rot-schwarz-grün-blau $Cu_2O + CuO + Cu_4[(OH)_6 \mid SO_4] + (Cu,Al)_2[H_2Si_2O_5(OH)_4] \cdot n\ H_2O$
Azurit Carbonate	hellblau, azurblau bis schwarzblau $Cu_3[(OH)_2 \mid (CO_3)_2] + (Ca,Fe,Mg,Co,Zn,Mn)$
Azurit-Malachit Carbonate	blau und grün $Cu_3[(OH)_2 \mid (CO_3)_2] + Cu_2[(OH)_2/CO_3] + H_2O + (Ca,Fe,Mg,Co,Zn,Mn)$
Eilatstein Carbonate u.a.	grün-türkis-blau $(Cu,Al)_2[H_2Si_2O_5(OH)_4] \cdot n\ H_2O + Cu_2[(OH)_2 \mid CO_3] +$ $Cu_3[(OH)_2 \mid (CO_3)_2]$
Malachit Carbonate	blassgrün bis kräftig dunkelgrün $Cu_2[(OH)_2 \mid CO_3] + H_2O + (Zn,Co,Ni)$
Borax Borate	weiß, grau, gelb $Na_2B_4O_7 \cdot 10\ H_2O + K,Li,NH_3$
Lazulith Phosphate	hellblau bis dunkelblau $(Mg,Fe)Al_2[OH/PO_4]_2 + Ca,Mn$
Vivianit Phosphate	farblos, blau, blaugrün, schwarz $Fe_3(PO_4)_2 \cdot 8\ H_2O + Mg,Mn,Si$
Erythrin Arsenate	dunkelrosa bis pfirsichblütenrot $Co_3[AsO_4]_2 \cdot 8\ H_2O + Fe,Ni,Zn,P$
Alabaster (Gips) Sulfate	grau, weiß, gelb, orange, rötlich, braun $CaSO_4 \cdot 2H_2O + Na,K,Al,Fe,Ba,Sr,C$
Gips Sulfate	grau, weiß, beige, gelb, orange, rötlich, braun $CaSO_4 \cdot 2H_2O + Na,K,Al,Fe,Ba,Sr,C$
Sandrose Sulfate u.a.	sandfarben bis braun $SiO_2 + CaSO_4$

Selenit (Gips)	farblos, weiß
Sulfate	$CaSO_4 \cdot 2H_2O$ + Na,K,Al,Fe,Ba,Sr,C
Sonora Sunrise	rot-schwarz-grün-blau
Sulfate u.a.	$Cu_2O + CuO + Cu_4[(OH)_6 \mid SO_4] + (Cu,Al)_2[H_2Si_2O_5(OH)_4] \cdot n\ H_2O$
Krokoit	rot, gelbrot, orange
Chromate	$PbCrO_4$ + S,Zn
Howlith	weiß bis beige mit braunen oder grauen Adern
Inselsilikate	$Ca_2(BOOH)_5SiO_4$ + Fe,Mn,Na,K,Sr,Ba
Falkenauge	blaugrau bis blauschwarz, auch grünschwarz
Kettensilikate u.a.	$SiO_2 + Na_2Mg_3Fe_2(OH/Si_4O_{11})_2$ + Al,Ti
Pietersit	blauschwarz und/oder gelbbraune Trümmerstücke
Kettensilikate u.a.	$SiO_2 + Na_2Mg_3Fe_2(OH/Si_4O_{11})_2$ + Al,Ti + FeOOH
Chrysokoll	blaugrün, türkis
Ringsilikate	$(Cu,Al)_2[H_2Si_2O_5(OH)_4] \cdot n\ H_2O$
Eilatstein	grün-türkis-blau
Ringsilikate u.a.	$(Cu,Al)_2[H_2Si_2O_5(OH)_4] \cdot n\ H_2O + Cu_2[(OH)_2 \mid CO_3] + Cu_3[(OH)_2 \mid (CO_3)_2]$
Gem Silica	hellblau bis türkis
Ringsilikate u.a.	$SiO_2 \cdot n\ H_2O + (Cu,Al)_2[H_2Si_2O_5(OH)_4] \cdot n\ H_2O$
Sonora Sunrise	rot-schwarz-grün-blau
Ringsilikate u.a.	$Cu_2O + CuO + Cu_4[(OH)_6 \mid SO_4] + (Cu,Al)_2[H_2Si_2O_5(OH)_4] \cdot n\ H_2O$
Printstone	beige, rot, braun gebändert
Schichtsilikate u.a.	$SiO_2 + Al_4[(OH)_8/Si_4O_{10}] + Fe_2O_3$ + FeOOH
Schlangenstein	dunkelbraun mit gelbbraunen Fossilien
Schichtsilikate u.a.	$CaCO_3 + Al_4[(OH)_8/Si_4O_{10}]$ + FeOOH
Septarie	grau bis braun mit weißer bis gelber Füllung
Schichtsilikate u.a.	$CaCO_3 + Al_4[(OH)_8/Si_4O_{10}] \cdot n\ H_2O$ + K,Fe,Mg
Shiva-Lingam	beige-rotbraun zoniert
Schichtsilikate u.a.	$SiO_2 + Al_4[(OH)_8/Si_4O_{10}] + FeOOH + Fe_2O_3$
Stichtit-Serpentinit	dunkelrosa bis lila in gründgelber Matrix
Schichtsilikate u.a.	$Mg_6[(OH)_8 \mid Si_4O_{10}] + Mg_6Cr_2[(OH)_{16} \mid (CO_3)] \cdot 4\ H_2O$ + Al,Fe,Ni
Stromatolith	braun-schwarz gebändert
Schichtsilikate u.a.	$SiO_2 + CaCO_3 + Al_4[(OH)_8/Si_4O_{10}] \cdot n\ H_2O$ + FeOOH
Heulandit	farblos, weiß, gelb, grün, rot
Gerüstsilikate	$(Ca,Na_2,K_2)_4(Al_8Si_{28}O_{72}) \cdot 24\ H_2O$ + Ba,Fe,Sr,Mg
Klinoptilolith	weiß, hellgrau, beige
Gerüstsilikate	$(K,Na,Ca)_{2\text{-}3}[(Si,Al)_{18}O_{36}] \cdot 11\ H_2O$
Skolezit	weiß, grau gelblich bis bräunlich
Gerüstsilikate	$Ca[Al_2Si_3O_{10}] \cdot 3\ H_2O$ + Na,K,Sr
Stilbit	weiß, gelblich, rötlich oder braun
Gerüstsilikate	$NaCa_2Al_2[Al_5Si_{13}O_{36}] \cdot 14\ H_20$ + Fe,K,Na,Sr

Monokline Struktur / metamorphe Entstehung (tertiär)

Mineral/Gestein Mineralklasse	Farben Chemische Formeln
Jamesonit	bleigrau, braun bis grauschwarz
Sulfide	$Pb_4FeSb_6S_{14}$ + Ag,Bi,Cu,Zn
Jamesonitquarz	graue Nadeln in farblosem Quarz
Sulfide u.a.	$SiO_2 + Pb_4FeSb_6S_{14}$ + Ag,Bi,Cu,Zn
Realgar	leuchtend rot bis rotorange
Sulfide	As_4S_4 + (Ge,Sb,Se,V)

Lazulith	hellblau bis dunkelblau
Phosphate	$(Mg,Fe)Al_2[OH/PO_4]_2$ + Ca,Mn
Euklas	farblos, meergrün, hellblau bis tiefblau
Inselsilikate	$AlBe[OH \mid SiO_4]$ + Fe,Zn,F
Staurolith	rotbraun bis braunschwarz
Inselsilikate	$FeAl_4[O \mid OH \mid SiO_4]_2$ + Li,Mg,Cr,Zn,Mn,Ti,Co
Staurolith-Granatschiefer	silbergrau mit braunen und rotbraunen Einschlüssen
Inselsilikate u.a.	$KAl_2[(OH,F)_2 \mid AlSi_3O_{10}] + (Fe,Mg)_3Al_2(SiO_4)_3$ +
	$FeAl_4[O \mid OH \mid SiO_4]_2$ + Li,Mg,Cr,Zn,Mn,Ti,Co
Titanit (Sphen)	gelb, grün, braun, schwarz, selten rosa, violett
Inselsilikate	$CaTi[O/SiO_4]$ +
	Al,Ce,Cl,Cr,F,Fe,K,Mn,Mg,Na,Nb,Sn,Sr,Th,V,Y,Zr,SE
Aventurinquarz rot	himbeerrot bis violettbraun (Piemontit-Quarzit)
Gruppensilikate u.a.	$SiO_2 + (Ca,Mn)_2Al_3[O \mid OH \mid SiO_4 \mid Si_2O_7]$
Epidot	grün bis braun-schwarz
Gruppensilikate	$Ca_2(Fe,Al)Al_2[O \mid OH \mid SiO_4 \mid Si_2O_7]$ + Cr,Mg,Mn,Sr,Ti,Pb,V,Th
Epidot, Schneeflocken-	grün-weiß gefleckt
Gruppensilikate u.a.	$Ca_2(Fe,Al)Al_2[O \mid OH \mid SiO_4 \mid Si_2O_7]$ + Cr,Mg,Mn,Sr,Ti,Pb,V,Th +
	$KAlSi_3O_8$ + Fe,Na,Ca,Ba,Sr,Mg
Epidotquarz	klar mit grün-schwarzen oder silbrigen Nadeln
Gruppensilikate u.a.	$SiO_2 + Ca_2(Fe,Al)Al_2[O \mid OH \mid SiO_4 \mid Si_2O_7]$ +
	Cr,Mg,Mn,Sr,Ti,Pb,V,Th
Piemontit	altrosa, rot bis rotbraun
Gruppensilikate	$(Ca,Mn)_2Al_3[O \mid OH \mid SiO_4 \mid Si_2O_7]$ + Na,Ba,Cr,Fe,Mg,Sr
Unakit (Epidotgestein)	grün-rosa gefleckt
Gruppensilikate u.a.	$Ca_2(Fe,Al)Al_2[O \mid OH \mid SiO_4 \mid Si_2O_7]$ + Cr,Mg,Mn,Sr,Ti,Pb,V,Th +
	$KAlSi_3O_8$ + Fe,Na,Ca,Ba,Sr,Mg
Aktinolith	dunkelgrün, grasgrün, graugrün
Kettensilikate	$Ca_2(Mg,Fe)_5[(OH)_2 \mid Si_8O_{22}]$ + Na,K,Al,Cr,Cl,F,Mn,H_2O
Aktinolithquarz	grüne Kristalle in farblosem Quarz
Kettensilikate u.a.	$SiO_2 + Ca_2(Mg,Fe)_5[(OH)_2 \mid Si_8O_{22}]$ + Na,K,Al,Cr,Cl,F,Mn,H_2O
Amphibolit	schwarz-weiß gesprenkelt
Kettensilikate u.a.	$(Na,K)_{0\text{-}1}Ca_2(Mg,Fe,Al)_5[(OH)_2 \mid Si_{6\text{-}7.5}Al_{2\text{-}0.5}O_{22}]$ +
	$NaAlSi_3O_8/CaAl_2Si_2O_8$
Augit	schwarz, seltener dunkelgrün oder braun
Kettensilikate	$(Ca,Na)(Mg,Fe,Ti,Al)[(Si,Al)_2O_6]$ + Na,Mn,Zn,Cr,V
Chromdiopsid	intensiv grün
Kettensilikate	$Ca(Mg,Cr)[Si_2O_6]$ + Fe,Na,Al,Mn,Zn,Ti
Diopsid	weiß, grau, grün, hellblau, blauviolett, schwarz
Kettensilikate	$CaMg[Si_2O_6]$ + Cr,Fe,Na,Al,Mn,Zn,Ti
Eklogit	graugrün bis grün mit rotbraunen Einschlüssen
Kettensilikate u.a.	$(Na,Ca)(Mg,Fe,Al)[(Si,Al)_2O_6]$ + Cr,Ti,K +
	$(Mg,Fe,Ca)_3Al_2[Si_3O_{12}]$ + Mn,Cr,Ti
Glaukophanschiefer	blaugrau mit rotbraunen Einschlüssen u.a.
Kettensilikate u.a.	$Na_2(Mg,Fe)_3(Al,Fe)_2[(OH)_2 \mid Si_8O_{22}]$ + F,Cl,Ti,Mn,Cr,Ca +
	$(Mg,Fe)_3Al_2(SiO_4)_3$ u.a.
Granat-Amphibolit	schwarz-weiß gesprenkelt mit braunen Einschlüssen
Kettensilikate u.a.	$(Na,K)_{0\text{-}1}Ca_2(Mg,Fe,Al)_5[(OH)_2 \mid Si_{6\text{-}7.5}Al_{2\text{-}0.5}O_{22}]$ +
	$NaAlSi_3O_8/CaAl_2Si_2O_8 + (Fe,Mg)_3Al_2(SiO_4)_3$ u.a.
Granat-Pyroxenit	schwarz, grau bis grün mit roten Einschlüssen
Kettensilikate u.a.	$CaMg[Si_2O_6] + (Mg,Fe)_2[Si_2O_6] + (Mg,Fe)_2[SiO_4]$ +
	$(Mg,Fe)_3Al_2(SiO_4)_3$ u.a.

Hornblende	dunkelgrün, dunkelbraun oder schwarz
Kettensilikate	$Ca_2(Na,K)(Mg,Fe)_3(Fe,Al)_2[(O,OH,F)_2/Al_2Si_6O_{22}]$ + Mn,Ti
Jadeit	grün, gelb, braun, lila, fliederfarben, schwarz
Kettensilikate	$NaAl[Si_2O_6]$ + Ca,Cr,Fe,Mg,Mn
Lapislazuli	blau mit weißen oder goldfarbenen Sprengseln
Kettensilikate u.a.	$(Na,Ca)_8[(SO_4,S,Cl)_2 \mid (AlSiO_4)_6] + CaCO_2 + FeS_2 + CaMg[Si_2O_6]$
Lavendel-Jade	fliederfarben bis lavendelfarben
Kettensilikate	$Na(Al,Mn)[Si_2O_6]$ + Ca,Cr,Fe,Mg
Mawsitsit	intensivgrün mit dunklen Anteilen
Kettensilikate u.a.	$Na[AlSi_3O_8]$ + Ca,K + $(Na,K)(Mg,Ca,Sr,Ba)[Al_xSi_yO_z] \cdot n\,H_2O$ + $(Mg,Fe)_5Al[(Si_3Al)O_{10}(OH)_8] + Na(Al,Cr)[Si_2O_6]$
Metagabbro	schwarz-weiße Flaserstruktur
Kettensilikate u.a.	$(Na,K)_{0-1}Ca_2(Mg,Fe,Al)_5[(OH)_2 \mid Si_{6-7.5}Al_{2-0.5}O_{22}]$ + $NaAlSi_3O_8/CaAl_2Si_2O_8$
Nephrit	grün bis grünschwarz
Kettensilikate	$Ca_2(Mg,Fe)_5[(OH,F)_2 \mid Si_8O_{22}]$ + Al,Na,Cr
Prasem	grasgrün bis lauchgrün
Kettensilikate u.a.	$SiO_2 + Ca_2(Mg,Fe)_5[(OH)_2 \mid Si_8O_{22}]$
Quarz-Katzenauge	grau mit silbrigem Schiller
Kettensilikate u.a.	$SiO_2 + Ca_2(Na,K)(Mg,Fe)_3(Fe,Al)_2[(O,OH,F)_2/Al_2Si_6O_{22}]$
Richterit	blau, grün, gelb, braun
Kettensilikate	$NaCaNaMg_5(Si_8O_{22})(OH)_2$ + K,Fe,Mn,Al,Ti
Tremolit	weiß, grün, braun, blau
Kettensilikate	$Ca_2Mg_5[(OH)_2 \mid Si_8O_{22}]$ + Fe,Al,Mn,Zn,F
Aventurinquarz grün	hellgrün bis dunkelgrün glitzernd
Schichtsilikate u.a.	$SiO_2 + K(Al,Cr)_2[(OH,F)_2 \mid AlSi_3O_{10}]$
Aventurinquarz weiß	weiß bis hellgrau
Schichtsilikate u.a.	$SiO_2 + KAl_2[(OH,F)_2 \mid AlSi_3O_{10}]$
Biotit	dunkelgrau, bräunlich, schwarz
Schichtsilikate	$K(Mg,Fe,Mn)_3[(OH,F)_2 \mid (Al,Fe)Si_3O_{10}]$ + Ca,Ba,Li,Na,Rb,Ti
Budstone	grasgrün, dunkelgrün bis schwarzgrün
Schichtsilikate u.a.	$NaAlSi_3O_8/CaAl_2Si_2O_8 + K(Al,Cr)_2[(OH,F)_2 \mid AlSi_3O_{10}]$
Charoit	violett bis grauviolett
Schichtsilikate	$(Ca,Na)_4(K,Sr,Ba)_2[(OH,F)_2Si_9O_{22}] \cdot H_2O$ + Fe,Mn
Chlorit	hellgrün bis dunkelgrün
Schichtsilikate	$Mg_5AlSi_3AlO_{10}(OH)_8$ + Fe,Cr,Mn,Ni,Zn,Ti
Chloritquarz	farblos mit grünen Einschlüssen
Schichtsilikate u.a.	$SiO_2 + Mg_5AlSi_3AlO_{10}(OH)_8$ + Fe,Cr,Mn,Ni,Zn,Ti
Fuchsit	grün
Schichtsilikate	$K(Al,Cr)_2[(OH,F)_2 \mid AlSi_3O_{10}]$ + Ca,Fe,Mg,Mn,Na,Ti,V
Fuchsit-Disthen	grün-hellblau
Schichtsilikate u.a.	$K(Al,Cr)_2[(OH,F)_2 \mid AlSi_3O_{10}]$ + Ca,Fe,Mg,Mn,Na,Ti,V + Al_2SiO_5 + Fe,Cr
Glimmerschiefer	silbergrau, rostbraun
Schichtsilikate u.a.	$KAl_2[(OH,F)_2 \mid AlSi_3O_{10}]$ und/oder $K(Mg,Fe,Mn)_3[(OH,F)_2 \mid (Al,Fe)Si_3O_{10}]$ u.a.
Gneiss	weiß, grau, grünlich, gelb, rosa, rot gebändert
Schichtsilikate u.a.	$SiO_2 + KAlSi_3O_8 + NaAlSi_3O_8 + KAl_2[(OH,F)_2 \mid AlSi_3O_{10}]$ und/oder $K(Mg,Fe,Mn)_3[(OH,F)_2 \mid (Al,Fe)Si_3O_{10}]$ u.a.
Granat-Glimmerschiefer	silbergrau bis braun mit rotbraunen Einschlüssen
Schichtsilikate u.a.	$KAl_2[(OH,F)_2 \mid AlSi_3O_{10}]$ und/oder $K(Mg,Fe,Mn)_3[(OH,F)_2 \mid (Al,Fe)Si_3O_{10}] + (Fe,Mg)_3Al_2(SiO_4)_3$ u.a.

Grünquarz	hellgrün bis dunkelgrün glitzernd
Schichtsilikate u.a.	$SiO_2 + K(Al,Cr)_2[(OH,F)_2 \mid AlSi_3O_{10}]$
Hermanover Kugel	silbergrau bis dunkelbraun
Schichtsilikate u.a.	$KMg_3[(F,OH)_2 \mid AlSi_3O_{10}) + (Mg,Fe)_7[OH \mid Si_4O_{11}]_2 +$ $Al,Ca,F,K + (Na,Mn,Ti)$
Mawsitsit	intensivgrün mit dunklen Anteilen
Schichtsilikate u.a.	$Na[AlSi_3O_8] + Ca,K + (Na,K)(Mg,Ca,Sr,Ba)[Al_xSi_yO_z] \cdot n\ H_2O +$ $(Mg,Fe)_5Al[(Si_3Al)O_{10}(OH)_8] + Na(Al,Cr)[Si_2O_6]$
Muskovit	farblos, silbergrau, gelb
Schichtsilikate	$KAl_2[(OH,F)_2 \mid AlSi_3O_{10}] + Na,Rb,Cs,Ca,Ba,Mg,Fe,Mn,Li,Cr,Ti,V$
Ophicalcit	hellgrün bis dunkelgrün mit weißen Adern
Schichtsilikate u.a.	$Mg_6[(OH)_8 \mid Si_4O_{10}] + Fe,Ni,Al + CaCO_3 +$ Mg,Fe,Sr oder $CaMg(CO_3)_2 + Fe$
Phlogopit	grau bis braun
Schichtsilkate	$KMg_3[(F,OH)_2 \mid AlSi_3O_{10}) + Ca,Ba,Li,Na,Rb,Ti$
Porcellanit	hellgrau, graugrün, braun, schwarz
Schichtsilikate u.a.	$Al_4[(OH)_8/Si_4O_{10}] + FeOOH + FeS \cdot n\ H_2O + CaCO_3$
Pyrophyllit	weiß, grau, hellgrün, hellblau, braun
Schichtsilikate	$Al_4[(OH)_4 \mid (Si_8O_{20})] + Mg,Fe,Ti$
Rubin-Disthen-Fuchsit	rot-blau-grün
Schichtsilikate u.a.	$Al_2O_3 + Al_2SiO_5 + K(Al,Cr)_2[(OH,F)_2 \mid AlSi_3O_{10}] +$ Ca,Fe,Mg,Mn,Na,Ti,V,Cr
Seraphinit (Klinochlor)	gras- bis tannengrün mit Fasertextur
Schichtsilikate	$(Mg,Fe)_5Al[(Si_3Al)O_{10}(OH)_8] + Cr,Mn,Ni,Zn + (Ti)$
Serpentin Antigorit	gelbgrün, grün, olivgrün bis schwarz
Schichtsilikate	$Mg_6[(OH)_8 \mid Si_4O_{10}] + Fe,Ni,Al$
Spanischer Olivin	braun-graugrün zoniert
Schichtsilikate u.a.	$Mg_6[(OH)_8 \mid Si_4O_{10}] + (Mg,Fe)_2[SiO_4] + Ni,Al$
Sphalerit-Magnetit in Serpentin	grünlich-gelb mit braunen Einschlüssen
Schichtsilikate u.a.	$Mg_6[(OH)_8 \mid Si_4O_{10}] + ZnS + Fe_3O_4$
Staurolith-Granatschiefer	silbergrau mit braunen und rotbraunen Einschlüssen
Schichtsilikate u.a.	$KAl_2[(OH,F)_2 \mid AlSi_3O_{10}] + (Fe,Mg)_3Al_2(SiO_4)_3 +$ $FeAl_4[O \mid OH \mid SiO_4]_2 + Li,Mg,Cr,Zn,Mn,Ti,Co$
Steatit (Talk)	grünlich, weiß, grau, gelblich, bräunlich
Schichtsilikate	$Mg_3[(OH)_2/Si_4O_{10}] + Al,Fe,Ti,Ni,Mn$
Stichtit-Serpentinit	dunkelrosa bis lila in grüngelber Matrix
Schichtsilikate u.a.	$Mg_6[(OH)_8 \mid Si_4O_{10}] + Mg_6Cr_2[(OH)_{16} \mid (CO_3)] \cdot 4\ H_2O + Al,Fe,Ni$
Verdit	braun-grün gebändert oder geschiefert
Schichtsilikate u.a.	$K(Al,Cr)_2[(OH,F)_2 \mid AlSi_3O_{10}] + NaAlSi_3O_8 +$ $(Mg,Fe)_5Al[(Si_3Al)O_{10}(OH)_8]$ u.a.
Epidot, Schneeflocken-	grün-weiß gefleckt
Gerüstsilikate u.a.	$Ca_2(Fe,Al)Al_2[O \mid OH \mid SiO_4 \mid Si_2O_7] + Cr,Mg,Mn,Sr,Ti,Pb,V,Th +$ $KAlSi_3O_8 + Fe,Na,Ca,Ba,Sr,Mg$
Gneiss	weiß, grau, grünlich, gelb, rosa, rot gebändert
Gerüstsilikate u.a.	$SiO_2 + KAlSi_3O_8 + NaAlSi_3O_8 + KAl_2[(OH,F)_2 \mid AlSi_3O_{10}]$ und/oder $K(Mg,Fe,Mn)_3[(OH,F)_2 \mid (Al,Fe)Si_3O_{10}]$ u.a.
Heulandit	farblos, weiß, gelb, grün, rot
Gerüstsilikate	$(Ca,Na_2,K_2)_4(Al_8Si_{28}O_{72}) \cdot 24\ H_2O + Ba,Fe,Sr,Mg$
Stilbit	weiß, gelblich, rötlich oder braun
Gerüstsilikate	$NaCa_2Al_2[Al_5Si_{13}O_{36}] \cdot 14\ H_{2}0 + Fe,K,Na,Sr$
Unakit (Epidotgestein)	grün-rosa gefleckt
Gerüstsilikate u.a.	$Ca_2(Fe,Al)Al_2[O \mid OH \mid SiO_4 \mid Si_2O_7] + Cr,Mg,Mn,Sr,Ti,Pb,V,Th +$ $KAlSi_3O_8 + Fe,Na,Ca,Ba,Sr,Mg$

Mineral/Gestein	Mineralklasse	Farben	Chemische Formeln
Allalin-Gabbro	Silikate (diverse)	grau-grün gefleckt	$Ca,Na)(Mg,Fe,Al)[Si_2O_6] + Na(Al,Fe)[Si_2O_6]$ u.a.

Trikline Struktur / magmatische Entstehung (primär)

Mineral/Gestein	Mineralklasse	Farben	Chemische Formeln
Amblygonit	Phosphate	farblos, grau, weiß, blau, grün, gelb, rosa, lila	$LiAl[(F,OH)\vert PO_4] + Na,Fe$
Larimar	Kettensilikate	hellblau-weiß	$Ca_2Na[HSi_3O_9] + (Cu,Fe,K,Mn,V)$
Rhodonit	Kettensilikate	rosa, selten himbeerrot	$CaMn_4[Si_5O_{15}] + Fe,Zn$
Astrophyllit	Ketten-/Schichtsilik.	bronzebraun, goldgelb, orange	$(K,Na)_3(Fe,Mn)_7Ti_2[(O,OH,F)_7(Si_4O_{12})_2] + Li, Mg,Ca,Cs,Al,Zr,Nb$
Albit	Gerüstsilikate	weiß, grau, gelblich, rötlich, blassblau, hellgrün	$Na[AlSi_3O_8] + Ca,K + (Fe,Mn,Mg,Ba,Sr,Pb)$
Amazonit	Gerüstsilikate	grün bis türkis	$(K,Na)[AlSi_3O_8] + Ca,Ba,Pb,Fe,H_2O$
Basalt	Gerüstsilikate u.a.	dunkelgrau, grünlich, braun bis rot	$Na[AlSi_3O_8] + Ca[Al_2Si_2O_8] + (Ca,Na)(Mg,Fe,Ti,Al)[(Si,Al)_2O_6]$
Bronzit-Gabbro	Gerüstsilikate u.a.	schwarz mit kupferglänzenden Einsprengseln	$NaAlSi_3O_8/CaAl_2Si_2O_8 + (Mg,Fe)_2[Si_2O_6]$
Buntfeldspat	Gerüstsilikate	grün-braun gefleckt	$KAlSi_3O_8 + NaAlSi_3O_8 + Ca,Ba,Pb,Fe,H_2O$
Eldarit	Gerüstsilikate u.a.	hellgrün-dunkelgrün mit runden Aggregaten	$NaFe[Si_2O_6] + SiO_2 + KAlSi_3O_8 + NaAlSi_3O_8$
Gabbro	Gerüstsilikate u.a.	braun-schwarz mit weißen Einschlüssen	$(Mg,Fe)_2[Si_2O_6] + NaAlSi_3O_8/CaAl_2Si_2O_8 + (Mg,Fe)_2[SiO_4]$
Galaxyit	Gerüstsilikate u.a.	schwarz mit labradorisierenden Einschlüssen	$(Mg,Fe)_2[Si_2O_6] + NaAlSi_3O_8/CaAl_2Si_2O_8$
Granit	Gerüstsilikate u.a.	grau, braun, rot, rosa, gelb, grün, bläulich gesprenkel	$KAlSi_3O_8 + NaAlSi_3O_8/CaAl_2Si_2O_8 + SiO_2 + K(Mg,Fe,Mn)_3[(OH,F)_2\vert(Al,Fe)Si_3O_{10}]$
Labradorit	Gerüstsilikate	weiß, gelb, grün, grau, schwarz, bunt schillernd	$NaAlSi_3O_8/CaAl_2Si_2O_8 + K,Mg,Sr,Ba,Ti,Fe,Mn$
Larvikit	Gerüstsilikate u.a.	grau mit labradorisierenden Einschlüssen	$KAlSi_3O_8 + Ca,Na,Fe + NaAlSi_3O_8/CaAl_2Si_2O_8 + Fe, K$ u.a.
Meta-Rhyolith	Gerüstsilikate u.a.	grau, braun, beige, gelblich, rötlich, grün	$SiO_2 + Fe,Al$ u.a.
Mikroklin	Gerüstsilikate	weiß, grau, bläulich, grün, gelblich, rosa, braun	$K[AlSi_3O_8] + Ca,Ba,Fe,H_2O$
Mondstein	Gerüstsilikate	weiß, gelb, grün, grau, schwarz, adularisierend	$KAlSi_3O_8/NaAlSi_3O_8 + Fe,Ca,Ba,Sr,Mg$
Porphyrit	Gruppensilikate u.a.	dunkelgrau mit weißen oder grünl. Einsprenglingen	$Ca_2(Na,K)(Mg,Fe)_3(Fe,Al)_2[(O,OH,F)_2/Al_2Si_6O_{22}] + (Mg,Fe)_2[Si_2O_6] + K(Mg,Fe,Mn)_3[(OH,F)_2\vert(Al,Fe)Si_3O_{10}] + NaAlSi_3O_8/CaAl_2Si_2O_8 + Ca_2(Fe,Al)Al_2[O\vert OH\vert SiO_4\vert Si_2O_7]$
Sonnenstein	Gerüstsilikate	kupferrot bis orangebraun glitzernd	$Na[AlSi_3O_8] + Ca[Al_2Si_2O_8] + Fe/Cu,K,Ba,Sr,Mn,Ti$

Trikline Struktur / sedimentäre Entstehung (sekundär)

Mineral/Gestein	Farben
Mineralklasse	Chemische Formeln
Ulexit	weiß
Borate	$NaCa[B_5O_6(OH)_6] \cdot 5\ H_2O$ + K,Mg
Türkis	grün, türkis, hellblau
Phosphate	$CuAl_6[(OH)_2 \mid (PO_4]_4 \cdot 4\ H_2O$ + Fe,Zn,Ca
Chalkanthit	grünblau bis blau
Sulfate	$CuSO_4 \cdot 5\ H_2O$ + Fe,Mg,Co
Printstone	beige, rot, braun gebändert
Schichtsilikate u.a.	$SiO_2 + Al_4[(OH)_8/Si_4O_{10}] + Fe_2O_3 + FeOOH$
Schlangenstein	dunkelbraun mit gelbbraunen Fossilien
Schichtsilikate u.a.	$CaCO_3 + Al_4[(OH)_8/Si_4O_{10}] + FeOOH$
Septarie	grau bis braun mit weißer bis gelber Füllung
Schichtsilikate u.a.	$CaCO_3 + Al_4[(OH)_8/Si_4O_{10}] \cdot n\ H_2O$ + K,Fe,Mg
Shiva-Lingam	beige-rotbraun zoniert
Schichtsilikate u.a.	$SiO_2 + Al_4[(OH)_8/Si_4O_{10}] + FeOOH + Fe_2O_3$
Stromatolith	braun-schwarz gebändert
Schichtsilikate u.a.	$SiO_2 + CaCO_3 + Al_4[(OH)_8/Si_4O_{10}] \cdot n\ H_2O + FeOOH$

Trikline Struktur / metamorphe Entstehung (tertiär)

Mineral/Gestein	Farben
Mineralklasse	Chemische Formeln
Disthen (Kyanit)	blau, blaugrün, gelbgrün, grau, schwarz
Inselsilikate	Al_2SiO_5 + Fe,Cr
Fuchsit-Disthen	grün-hellblau
Inselsilikate u.a.	$K(Al,Cr)_2[(OH,F)_2 \mid AlSi_3O_{10}]$ + Ca,Fe,Mg,Mn,Na,Ti,V + Al_2SiO_5 + Fe,Cr
Rubin-Disthen	rot bis rotviolett in blauem Mantel
Inselsilikate u.a.	$Al_2O_3 + Al_2SiO_5$ + Cr,Fe
Rubin-Disthen-Fuchsit	rot-blau-grün
Inselsilikate u.a.	$Al_2O_3 + Al_2SiO_5 + K(Al,Cr)_2[(OH,F)_2 \mid AlSi_3O_{10}]$ + Ca,Fe,Mg,Mn,Na,Ti,V,Cr
Axinit	farblos, grau, gelb, rosa, violettbraun
Gruppensilikate	$(Ca,Mn)_2(Fe,Mg,Mn)Al_2[O \mid OH \mid B(Si_2O_7)_2]$
Bustamit	blassrosa bis braunrot
Kettensilikate	$(Mn,Ca,Fe)_3[Si_3O_9]$ + Mg,Zn
Rhodonit	rosa, selten himbeerrot
Kettensilikate	$CaMn_4[Si_5O_{15}]$ + Fe,Zn
Porcellanit	hellgrau, graugrün, braun, schwarz
Schichtsilikate u.a.	$Al_4[(OH)_8/Si_4O_{10}] + FeOOH + FeS \cdot n\ H_2O + CaCO_3$
Albit	weiß, grau, gelblich, rötlich, blassblau, hellgrün
Gerüstsilikate	$Na[AlSi_3O_8]$ + Ca,K + (Fe,Mn,Mg,Ba,Sr,Pb)
Amphibolit	schwarz-weiß gesprenkelt
Gerüstsilikate u.a.	$(Na,K)_{0\text{-}1}Ca_2(Mg,Fe,Al)_5[(OH)_2 \mid Si_{6\text{-}7.5}Al_{2\text{-}0.5}O_{22}] + NaAlSi_3O_8/CaAl_2Si_2O_8$
Budstone	grasgrün, dunkelgrün bis schwarzgrün
Gerüstsilikate u.a.	$NaAlSi_3O_8/CaAl_2Si_2O_8 + K(Al,Cr)_2[(OH,F)_2 \mid AlSi_3O_{10}]$
Gneiss	weiß, grau, grünlich, gelb, rosa, rot gebändert
Gerüstsilikate u.a.	$SiO_2 + KAlSi_3O_8 + NaAlSi_3O_8 + KAl_2[(OH,F)_2 \mid AlSi_3O_{10}]$ und/oder $K(Mg,Fe,Mn)_3[(OH,F)_2 \mid (Al,Fe)Si_3O_{10}]$ u.a.

Granat-Amphibolit	schwarz-weiß gesprenkelt mit braunen Einschlüssen
Gerüstsilikate u.a.	$(Na,K)_{0-1}Ca_2(Mg,Fe,Al)_5[(OH)_2 \mid Si_{6-7.5}Al_{2-0.5}O_{22}] + NaAlSi_3O_8/CaAl_2Si_2O_8 + (Fe,Mg)_3Al_2(SiO_4)_3$ u.a.
Mawsitsit	intensivgrün mit dunklen Anteilen
Gerüstsilikate u.a.	$Na[AlSi_3O_8] + Ca,K + (Na,K)(Mg,Ca,Sr,Ba)[Al_xSi_yO_z] \cdot n\ H_2O + (Mg,Fe)_5Al[(Si_3Al)O_{10}(OH)_8] + Na(Al,Cr)[Si_2O_6]$
Metagabbro	schwarz-weiße Flaserstruktur
Gerüstsilikate u.a.	$(Na,K)_{0-1}Ca_2(Mg,Fe,Al)_5[(OH)_2 \mid Si_{6-7.5}Al_{2-0.5}O_{22}] + NaAlSi_3O_8/CaAl_2Si_2O_8$
Verdit	braun-grün gebändert oder geschiefert
Gerüstsilikate u.a.	$K(Al,Cr)_2[(OH,F)_2 \mid AlSi_3O_{10}] + NaAlSi_3O_8 + (Mg,Fe)_5Al[(Si_3Al)O_{10}(OH)_8]$ u.a.

Amorphe Steine / magmatische Entstehung (primär)

Mineral/Gestein Mineralklasse	Farben Chemische Formeln
Cinnabarit-Opal	farblos-grau mit roten Einlagerungen
Oxide/Silikate u.a.	$SiO_2 \cdot n\ H_2O + HgS + Zn,Sb,Cu$
Girasolopal	farblos-trübe
Oxide/Silikate	$SiO_2 \cdot n\ H_2O + Al$
Obsidian	schwarz, grau, braun
Oxide/Silikate	$SiO_2 + Al_2O_3 + K,Na,Fe,Ca + (Mg,Ti)$
Opal, Andenopal	farblos, weiß bis hellblau
Oxide/Silikate	$SiO_2 \cdot n\ H_2O + Al,Fe$
Opal, blau	hellblau bis dunkelblau
Oxide/Silikate	$SiO_2 \cdot n\ H_2O + Al,Fe$
Opal, Chrysopal	grün-türkis bis blaugrün
Oxide/Silikate	$SiO_2 \cdot n\ H_2O + Cu$
Opal, Dendriten-	weiß, hellblau mit schwarzen Dendriten
Oxide/Silikate u.a.	$SiO_2 \cdot n\ H_2O + MnO_2$
Opal, Edelopal	farblos, weiß, grau, schwarz mit Opalisieren
Oxide/Silikate	$SiO_2 \cdot n\ H_2O + Al,Fe$
Opal, Feueropal	orange bis feuerrot
Oxide/Silikate	$SiO_2 \cdot n\ H_2O + Fe$
Opal, grün (Chloropal)	gelbgrün, grasgrün bis dunkelgrün
Oxide/Silikate u.a.	$SiO_2 \cdot n\ H_2O + Na_{0,3}Fe_2(Si,Al)_4O_{10}(OH)_2 \cdot 4\ H_2O$
Opal, Hondurasopal	schwarz mit opalisierenden Pünktchen
Oxide/Silikate u.a.	$SiO_2 \cdot n\ H_2O + Al,Fe,Mn$
Opal, Milchopal	weiß bis cremefarben
Oxide/Silikate	$SiO_2 \cdot n\ H_2O + Al,Fe$
Opal, Moosopal	weiß, gelb, bräunlich mit Einschlüssen
Oxide/Silikate u.a.	$SiO_2 \cdot n\ H_2O + Al,Fe$
Opal, Pinkopal	blassrosa bis kräftig pink
Oxide/Silikate	$SiO_2 \cdot n\ H_2O + Mn$
Opal, Pistazienopal	grellgrün
Oxide/Silikate	$SiO_2 \cdot n\ H_2O + Ni$
Opal, Prasopal	hellgrün bis apfelgrün
Oxide/Silikate	$SiO_2 \cdot n\ H_2O + Ni$
Opal, Veta Opal	schwarz mit weißen, opalisierenden Adern
Oxide/Silikate u.a.	$SiO_2 \cdot n\ H_2O + Al,Fe,Mn$
Opal, Wasseropal	farblos-wasserklar
Oxide/Silikate	$SiO_2 \cdot n\ H_2O + Al,Fe$

Amorphe Steine / sedimentäre Entstehung (sekundär)

Mineral/Gestein Mineralklasse	Farben Chemische Formeln
Flint Oxide/Silikate	schwarz, grau, braun, rotbraun, bläulich $SiO_2 \cdot n\ H_2O$ + Al,Fe
Hornstein Oxide/Silikate	braun, grau, gelb, rot, auch bunt/mehrfarbig $SiO_2 \cdot n\ H_2O$ + Al,Fe
Mookait Oxide/Silikate	weiß, beige, gelb, rot, rotviolett SiO_2 + Fe,O,OH
Opal, blau Oxide/Silikate	hellblau bis dunkelblau $SiO_2 \cdot n\ H_2O$ + Al,Fe
Opal, Boulderopal Oxide/Silikate u.a.	bunter Edelopal in brauner Matrix $SiO_2 \cdot n\ H_2O$ + Fe,O,OH
Opal, Dendriten- Oxide/Silikate u.a.	weiß, hellblau mit schwarzen Dendriten $SiO_2 \cdot n\ H_2O + MnO_2$
Opal, Edelopal Oxide/Silikate	farblos, weiß, grau, schwarz mit Opalisieren $SiO_2 \cdot n\ H_2O$ + Al,Fe
Opal, Matrixopal Oxide/Silikate u.a.	bunter Edelopal, fein verteilt in Matrix $SiO_2 \cdot n\ H_2O$ + Fe,O,OH
Opal, Milchopal Oxide/Silikate	weiß bis cremefarben $SiO_2 \cdot n\ H_2O$ + Al,Fe
Opal, Moosopal Oxide/Silikate u.a.	weiß, gelb, bräunlich mit Einschlüssen $SiO_2 \cdot n\ H_2O$ + Al,Fe
Opalith Oxide/Silikate	weiß, gelb, bräunlich, z.T. marmoriert $SiO_2 \cdot n\ H_2O$ + Fe,O,OH
Tiffany Stone Oxide/Silikate u.a.	beige-violett $CaF_2 + SiO_2 \cdot n\ H_2O$
Versteinertes Holz Oxide/Silikate	gelbbraun, rotbraun, braungrau $SiO_2 \cdot n\ H_2O$ + Fe,O,OH
Bernstein Organisches Harz	weiß, gelb, braun, schwarz, bläulich, grünlich ca. 78% C, 10% H, 11% O, etwas S
Kopal Organisches Harz	weiß, gelb, braun ca. 77% C, 13% H, 10% O, etwas S
Gagat (Jett) Organ. Gestein	schwarz ca. 83% C, 5% H, 10% O, 0,1% N

Amorphe Steine / metamorphe Entstehung (tertiär)

Mineral/Gestein Mineralklasse	Farben Chemische Formeln
Fulgurit Oxide/Silikate	sandfarben, grau SiO_2 + Al,Fe,Mg,Ti,C
Libysches Wüstenglas Oxide/Silikate	gelb SiO_2 + Al,Fe,Mg,Ti
Moldavit Oxide/Silikate	flaschengrün, seltener grasgrün $SiO_2 + Al_2O_3$ + Ca,K,Fe,Mg + (Na,Ti,Mn)
Tektit Oxide/Silikate	schwarz, selten olivgrün $SiO_2 + Al_2O_3$ + Ca,K,Fe,Mg,Na,K,Sr,Ba
Schungit Organ. Gestein	schwarz C_n

Zur Ermittlung des richtigen Heilsteins empfiehlt es sich, zuerst den individuellen Lebensstil zu berücksichtigen, der zur passenden Kristallstruktur führt. Entsprechend der aktuellen Lebenssituation kann im zweiten Schritt dann die passende Entstehungsweise gewählt werden. Dadurch wird die Auswahl der möglichen Heilsteine schon deutlich begrenzt.

In der betreffenden Tabelle sind die zur Verfügung stehenden Steine nach den Mineralklassen geordnet, welche die Grundcharakteristik des aktuellen Problems widerspiegeln: Muss etwas aufgelöst, verwandelt, gestärkt oder stabilisiert (etc.) werden? – Die hier zur Auswahl stehenden Mineralien und Gesteine können dann aufgrund ihres Mineralstoffgehalts (siehe chemische Formel) und ihrer Farbe genauer differenziert werden, bzw. gerade durch die Wahl der passenden Farbvarietät wird die Wirkung des Steins »abgerundet«.

Der ermittelte Heilstein sollte anschließend so lange in einer geeigneten Weise eingesetzt werden (siehe Kapitel »Praktische Anwendungen«), bis sich eine deutliche Veränderung der Lebenssituation, des Lebensstils, eine Lösung des vorliegenden Problems oder eine Besserung der Krankheit einstellt. Es können »Erstverschlimmerungen« auftreten, die jedoch den Zeitraum von ein bis drei Tagen selten, den Zeitraum einer Woche praktisch nie überschreiten.

Sollte keine Wirkung eintreten oder eine Erstverschlimmerung das akzeptable Maß bzw. den akzeptablen Zeitraum überschreiten, so sollte die Analyse überprüft und ggf. korrigiert werden. Dazu empfiehlt sich der Grundsatz: »Erfolg durch minimale Veränderung«, also die Tabelle »rückwärts« durchzuarbeiten:

Bringt dasselbe Mineral in einer anderen Farbe den gewünschten Erfolg? Gibt es Varietäten oder verwandte Mineralien mit anderem Mineralstoffgehalt? Erfordert die Lösung des Problems grundsätzlich eine andere Charakteristik (Mineralklasse)? War die Lebenssituation richtig analysiert? War der Lebensstil richtig ermittelt? – Wenn Sie sich ihrer Analyse grundsätzlich sicher sind, dann sind es in der Regel nur Kleinigkeiten, die einer Änderung bedürfen, im Extremfall dasselbe Mineral in einer etwas anderen Erscheinungsweise oder von einem anderen Fundort.

Hier stoßen wir auf die Grenzen der analytischen Steinheilkunde. Die beschriebenen Grundprinzipien führen zum grundsätzlich passenden Mineral, doch genau den richtigen Stein auszuwählen, entzieht sich mitunter der Ratio und Logik.

Vertrauen Sie dabei dann auf Ihr Gespür bzw. auf das Gespür des Menschen, für den Sie den Stein bestimmen. Wählen Sie genau den, der »ansprechend« ist, unabhängig von Form, Schönheit oder Qualität. Und beachten Sie bitte, dass eine starke Abneigung ebenso dokumentiert, dass der Stein einen »anspricht«, wie eine starke Anziehung. Völlig unerheblich sind die »neutralen Steine«, jene, die uns völlig gleichgültig lassen, die uns nicht interessieren oder die wir gar einfach übersehen. Ziehen Sie den Stein daher notfalls mit geschlossenen Augen oder verwenden Sie radiästhetische oder kinesiologische Testverfahren, wenn Ihnen diese geläufig sind.

Intuition ist in der Heilkunde immer genauso wichtig wie Ratio und Logik. Logisch kann man nur analysieren, worüber einem Informationen bekannt und bewusst sind. Die Intuition führt oftmals den notwendigen Schritt weiter. Aus diesem Grund soll der »Intuitiven Steinheilkunde« nun auch das nächste Kapitel gewidmet sein.

2.3 Die Intuitive Steinheilkunde

Die persönlichen Heilsteine

Bevor Sie beginnen, dieses Kapitel zu lesen, möchte ich Sie zu einem kleinen Test einladen. Sie benötigen dazu lediglich eine Handvoll Mineralien (ca. 15 – 20) und einen Helfer. Ist beides vorhanden, dann gehen Sie bitte genau so vor, wie im folgenden beschrieben:

Breiten Sie die Steine vor sich auf einem Tisch oder auf dem Boden aus. Wählen Sie nun spontan den Stein aus, der Ihnen auffällt. Bewerten Sie nicht, denken Sie nicht über ihn oder seinen Namen nach, schauen Sie einfach hin und greifen Sie zu.

Damit haben Sie den ersten Heilstein intuitiv gewählt: Er wurde mit dem Auge ausgewählt.

Schließen Sie nun die Augen und bitten Sie Ihren Helfer, die Steine neu zu arrangieren, damit sie nicht mehr wissen, wo sich welcher befindet. Bewegen Sie nun Ihre linke Hand bei noch immer geschlossenen Augen über die ausgebreiteten Steine. Gehen Sie so lange darüber hinweg, bis sie den Impuls haben, zuzugreifen. Dann keinesfalls zögern, einfach zugreifen!

Damit haben Sie den zweiten Heilstein intuitiv gewählt: Er wurde per Hand ausgewählt.

Bitten Sie nun Ihren Helfer, zu den vor Ihnen liegenden Steinen einzelne Sichworte zu nennen, die sich auf die Eigenschaft und Heilkraft der Steine bezieht. Es darf für Sie allerdings auf keinen Fall ersichtlich sein, welches Stichwort sich auf welchen Stein bezieht. Fällt ein Stichwort, das Sie spontan berührt (egal, ob angenehm oder unangenehm), dann sagen Sie sofort Bescheid, und lassen sich den Stein geben, auf den sich das Stichwort bezog.

Damit haben Sie den dritten Heilstein intuitiv gewählt: Er wurde über das Wort ausgewählt.

Bitten Sie nun Ihren Helfer, die Steine für Sie unsichtbar (z.B. hinter einer Abdeckung) in eine Reihe zu legen. Lassen Sie sich dann die Anzahl der »aufgereihten« Steine ansagen, und nennen Sie spontan eine Zahl zwischen 1 und der vollen Anzahl. Ihr Helfer gibt Ihnen dann jenen Stein, der an der benannten Stelle in der Reihe liegt.

Damit haben Sie den vierten Heilstein intuitiv gewählt: Er wurde per »Zufall« ausgewählt.

Diese vier Heilsteine sind nun Ihre persönlichen Heilsteine für den aktuellen Zeitpunkt. Jeder dieser Steine repräsentiert natürlich eine andere Qualität bzw. eine andere Seite Ihrer selbst, da jedes Auswahlverfahren bestimmte Bereiche ein- oder ausschließt.

Auswahl mit dem Auge: Der Seelenstein

Wenn wir Dinge betrachen, ziehen wir sofort Vergleiche. In unserem Unterbewusstsein wird der aktuelle Sinneseindruck stets verglichen mit alten Erinnerungen und Erfahrungen. Das geht blitzschnell; viel schneller, als wir bewusst dazu in der Lage wären. Denken Sie einmal daran, was geschieht, wenn Sie einen Weg entlanggehen. Sie nehmen ständig alles um sich herum wahr, und Sie erkennen, was Ihnen begegnet: Baum, Stein, Blume, Gräser, Vögel etc… Stellen Sie sich nun vor, Sie müssten denselben Weg nocheinmal entlang gehen, und alles was Ihnen begegnet, laut mit Namen benennen. Alles! Sie kämen nur wenige Meter weit in der Stunde!

Das zeigt die enorme Leistung unseres Unterbewusstseins bzw. unserer Seele. Die Seele ist unsere innere Bilderwelt (unsere »Innenwelt«), die alle Eindrücke und Erlebnisse gespeichert hat. Die Seele nimmt alles wahr, nichts geht hier verloren, woran manche unvermutete Erinnerungen an »längst vergessen Geglaubtes« uns immer wieder bewusst machen. Dabei wird durchaus nicht nur jeder neue Eindruck willkürlich abgespeichert, vielmehr wird verglichen, Ähnlichkeiten werden ermittelt und Zuordnungen hergestellt: Der neue Sinneseindruck wird säuberlich eingeordnet.

Dabei wird natürlich auch an die alten Erinnerungen gerührt: Die mit den entsprechenden vergangenen Erlebnissen verknüpften Gefühle und Bilder tauchen auf. Daher kommt es, dass wir zu bestimmten Dingen, Menschen oder Situationen Zu- oder Abneigung empfinden. Gibt es ein früheres ähnliches Erlebnis, das wir positiv empfinden, entsteht automatisch Sympathie (Zuneigung, Wohlgefallen), erinnert uns das momentane Erlebnis an etwas, das wir als negativ empfinden, dann entsteht Antipathie (Abneigung, Widerwille). Unser Unterbewusstsein setzt immer gleich! Es reiht ähnliche Erlebnisse aneinander und zieht den Schluss, dass der Ausgang des Geschehens wieder vergleichbar sein wird mit der Erinnerung an die Vergangenheit.

Das vollzieht sich fast ausschließlich unbewusst. Wie schon oben ausgeführt, denken wir nicht darüber nach, sondern reagieren entsprechend: Wir vertrauen der einen Situation und misstrauen der anderen, wir gehen bestimmten Menschen aus dem Weg und fühlen uns zu anderen hingezogen, manchmal wiegen wir uns in Sicherheit, während in anderen Situationen plötzlich die »innere Alarmglocke« schrillt! Sinn und Zweck dieser seelischen Qualität ist das Überleben: »Aus Erfahrung wird man klug!« sagt der Volksmund, und es steckt eine Wahrheit darin: Durch die gesammelten Erfahrungen der Vergangenheit und durch das rasche Auffassungsvermögen der Seele steigt unsere Überlebenschance: Wir erkennen Gefahren schneller, machen manche Fehler gottseidank nur einmal und haben aufgrund unserer Erinnerung eine Orientierungshilfe im Leben.

Stellen Sie sich nur einmal vor, Sie könnten sich immer nur an die letzten 24 Stunden erinnern, davor wäre alles vergessen! Wie wollten Sie da Ihr momentanes Leben führen? Es gäbe keine reale Möglichkeit, etwas zu lernen, kein soziales Leben, Sie besäßen keine eigene Identität. Zudem steuert unsere Seele unsere unbewussten Körperfunktionen und Handlungen. Denken Sie nur einmal daran, Sie müssten Ihr Auto stets voll bewusst steuern, wie z.B. in der ersten Fahrstunde: Lenken, schalten, kuppeln, Gas geben, bremsen, blinken, umschauen. Sie wären permanent beschäftigt und das Autofahren wäre extrem anstrengend. Sind dagegen all diese Vorgänge sicher gespeichert, fahren sie unbewusst und haben die Aufmerksamkeit frei für den Straßenverkehr.

Zur Seele gehören also auch die Automatismen und jene Vorgänge in uns, die sich der willentlichen Beeinflussung weitgehend entziehen. Damit ist die Seele unser innerer Schatz, unsere gesammelten Fähigkeiten, mit denen wir unser Leben führen. In ihr ist alles gesammelt, was wir aus der Vergangenheit mitbringen: Erlebnisse, Erfahrungen, Erzählungen und Bilder, die uns in irgendeiner Form vermittelt wurden.

Daraus ergibt sich allerdings auch eine Schwachstelle: Manche der von anderen übernommenen Bilder und Erklärungen sind falsch, d.h. entsprechen nicht unserem eigenen Erleben. Solange wir sie in uns bewahren, führen sie immer wieder zu Fehlschlüssen. Das gilt auch z.B. für eigene Erfahrungen aus der Kindheit, die für unser Erwachsenenleben nicht mehr zutreffen. Andere unserer inneren Bilder belasten uns. Sie stellen unerfreuliche Erlebnisse dar und bringen negative Erscheinungen in unserem Leben hervor, sobald wir (bewusst oder unbewusst) daran erinnert werden.

Dazu gehören insbesondere schmerzbehaftete Erinnerungen, sog. Traumata (griech. »trauma« = »Wunde«). Dadurch, dass in unserer Seelenwelt alles gleichgesetzt wird, geschieht in Situationen extremer Belastungen, schwerer Erkrankungen, starker Schmerzen, Schocks, Bewusstlosigkeit (auch Narkose!), unter dem Einfluss von Alkohol, Drogen, starker Medikamente oder während des Schlafs folgendes: Die Unterscheidungsfähigkeit des Verstandes (siehe dort) wird stark vermindert oder fällt ganz aus, nicht jedoch die Aufnahmefähigkeit der Seele, die bleibt immer (!) erhalten! Dadurch werden alle Sinneseindrücke, die wir in einem solchen Moment empfangen, gleichgesetzt.

Mit fatalen Folgen: Wenn wir z.B. auf nasser Fahrbahn vom Fahrrad fallen, mit dem Kopf auftreffen, und dadurch für einen kurzen Moment bewusstlos sind (»Blackout«), verknüpft unser Unterbewusstsein alle Sinneseindrücke mit der Empfindung Schmerz. Der Unfall wird in einer Art Gleichung gespeichert: Schmerz = Nasses Kopfsteinpflaster (Tastsinn) = Fußgänger in Regenmänteln (Gesichtssinn) = Quietschende Autobremsen (Gehörsinn) = Abgasgeruch (Geruchsinn) = Blut im Mund (Geschmackssinn). Das bedeutet, alle Wahrnehmungen in diesem Moment werden miteinander in Verbindung gebracht und für schmerzhaft empfunden. Gerade weil wir uns daran später nicht mehr erinnern, bleibt diese »Fehlspeicherung« erhalten und bestimmt unser zukünftiges Leben. Denn von nun an werden nasses Kopfsteinpflaster, Fußgänger in Regenmänteln, quietschende Bremsen, Autoabgase und der Geschmack von Blut unangenehmste Empfindungen bis hin zu neuerlichen Blackouts auslösen – je nachdem, wie schmerzhaft das Erlebnis war.

Wir werden also in Zukunft alles tun, um diese Sinneseindrücke zu vermeiden: Kein nasses Kopfsteinpflaster mehr betreten, keine Regenmäntel kaufen etc. Vielleicht ist der Überlebenszweck in Punkto »Vorsicht bei nasser Fahrbahn« erreicht, doch all die anderen nun negativ besetzten Eindrücke stellen eine überflüssige Einschränkung unseres Lebens dar und bergen darüberhinaus noch die Gefahr, in einer ähnlichen Situation zu völlig unüberlegtem, reaktivem Handeln zu führen. Reaktives Handeln bedeutet, in Antwort auf einen auslösenden äußeren Reiz mechanisch (ohne Willen oder Aufmerksamkeit) zu handeln.

Und genau das führt oft dazu, dass wir negative Erlebnisse immer wieder wiederholen.

Unsere Seele ist daher innerer Schatz und Büchse der Pandora gleichzeitig. In ihr schlummern Erlebnisse, die uns aufbauen, wenn wir daran denken, andere, die uns einschränken und unserer Fähigkeiten und Möglichkeiten berauben oder gar Zeitbomben sind, an die zu rühren gefährlich ist. Unsere Seele ist Kraftquelle und Kriegsschauplatz, je nachdem, mit welchen Bildern wir sie nähren.

Der Stein, den Sie für Ihre Seele ausgesucht haben, indem Sie ihn mit dem Auge ausgewählt haben (irgendeine Erinnerung muss er angesprochen haben, sonst hätten Sie nicht zugegriffen), kann also verschiedenes aussagen:

1. Er kann eine Erinnerung wecken, die für Sie aufbauend und kraftspendend ist, und damit ein Erholungsstein für Sie sein. Das spüren Sie sehr schnell an seiner wohltuenden Wirkung. Bilder und Erinnerungen können auch vermehrt im Traum auftauchen. Viele (nicht alle!) Träume sind ja in erster Linie seelische Bilder-Verarbeitungsprozesse (Sortiervorgänge), aus denen dann auch Erkenntnisse und kreative Ideen hervorgehen können.

2. Er kann Ihnen Vertrauen in die Ihnen innewohnenden Fähigkeiten schenken und Qualitäten, die lange geschlummert haben, wieder ans Licht bringen. Folgen Sie in diesem Fall plötzlich auftretenden Neigungen und Interessen, insbesondere, wenn Sie wissen, dass Sie diese früher gerne und mit Gewinn ausgeübt haben.

3. Der Stein kann eine unangenehme Erinnerung ansprechen, die Sie verdrängt hatten. Dadurch mag er vieles in Ihnen aufwühlen. Auch das spüren Sie schnell; und wichtig ist dabei, dass Sie akzeptieren, was geschieht, und sich den auftauchenden Gefühlen oder Bildern ohne Widerstand stellen. So kann der Stein Ihnen helfen, eine »Fehlspeicherung« oder alten Irrtum aufzulösen. Einen Trost möchte ich hierzu noch geben: Nach meiner bisherigen Erfahrung wird nur das angesprochen, das bereits »reif« ist, bzw. für dessen Konfrontation wir bereits »reif« sind.

4. Der Stein kann etwas repräsentieren, das für Sie vorteilhaft wäre, zu erleben. Er kann Sie an den überfälligen Urlaub erinnern, daran, dass Sie noch dringend etwas erledigen müssen u.v.m. Gönnen Sie Ihrer Seele neue Bilder – der Stein zeigt Ihnen, welche.

Welche dieser vier Möglichkeiten nun zutrifft, demonstriert entweder der Stein selbst, oder Sie finden es heraus, indem Sie ihn einfach ausprobieren: Nachdem Sie ihn ja mit dem Auge ausgesucht haben, genügt es auch, ihn an einen Ort zu legen, wo Sie ihn häufig sehen. Oder Sie meditieren täglich mit dem Stein, indem Sie ihn ruhig betrachten. Der Anblick allein wird seine Wirkung tun …

Auswahl per Hand: Der Körperstein

Den zweiten Stein wählten Sie, ohne ihn betrachten zu können. Der Impuls, zuzugreifen, kam daher aus Ihrem Körper. Unser Körper besitzt eine sehr feine Empfindungsfähigkeit, die immer vorhanden ist, auch wenn wir sie nicht bewusst wahrnehmen. Wir spüren sehr genau, was uns gut tut und was nicht. Je nach unserer momentanen Befindlichkeit wählen wir automatisch jene Dinge aus, die uns ausgleichen, in diesem Fall also jenen Stein, der einen Ausgleich für einen vorhandenen inneren Mangel oder Überschuss schafft.

In unserem Körper basiert alles auf Gleichgewichtssystemen: Wir nehmen Nahrung und Flüssigkeit auf, wenn sie uns fehlt, und scheiden überflüssige Stoffe oder Flüssigkeiten aus, wenn Überschuss davon vorhanden ist. Mit jedem Atemzug nehmen wir den notwendigen Sauerstoff auf und geben überschüssiges Kohlendioxid ab. Benötigen wir Wärme, so setzen wir sie aus gespeicherten Brennstoffen frei, benötigen wir Kühlung, so erreichen wir dies durch die Verdunstung von Schweiß.

Es ist das Kennzeichen eines lebendigen Systems, dass es in der Lage ist, seine Lebensbedingungen konstant zu halten. Daher besitzen wir auch eine Fülle von Regelmechanismen, die den Energie- und Stoffhaushalt stets im Gleichgewicht halten. Der Nährstoff-, Vitamin-, Mineralstoff-, Hormon- und Säure/ Basen-Haushalt wird durch solche Mechanismen geregelt. Körperliche Gesundheit könnte man daher auch so definieren, dass der Organismus in der Lage ist, das innere Gleichgewicht aller Systeme stets aufrechtzuerhalten.

Durch falsche Lebensgewohnheiten, unausgewogene Ernährung, Belastungen, einseitige Tätigkeit, Giftstoffe, negative Bilder und Gedanken oder auch durch geistige Entwicklungen, die wir so schnell vorantreiben, dass unser Organismus sich nicht im selben Maß darauf einstellen kann, bringen wir unser inneres

Gleichgewicht oftmals durcheinander. Dann geraten unsere Regelmechanismen teilweise außer Funktion und es entstehen Mangel oder Überschüsse in den betroffenen Bereichen.

Durch eine ausgeglichene Lebensführung lässt sich jedes dieser Ungleichgewichte im Laufe der Zeit wieder von selbst einregeln, doch bleibt uns eben diese Zeit manchmal nicht. Manchmal, weil wir sie uns nicht nehmen wollen, manchmal, weil wir bereits in einen lebensbedrohlichen Zustand geraten sind, der rasches Handeln erfordert. Oder weil wir gar nicht mehr wissen, wie die ausgeglichene Lebensführung wiederherzustellen wäre.

In diesen Fällen ist es ratsam, zum passenden äußeren Hilfsmittel zu greifen. Dabei ist jedoch die genaue Bedeutung des Wortes »Hilfsmittel« wichtig: Ein Mittel, das uns hilft, das innere Gleichgewicht wiederherzustellen, und nicht nur einen stetigen äußeren Ersatz für das innerlich Fehlende darstellt. Allein aus dieser Betrachtung heraus können Sie die verschiedenen Medikamente und Therapieformen leicht in sinnvolle und zweifelhafte unterscheiden.

In Notfallsituationen, das möchte ich hier betonen, ist jedes Mittel recht, um das Überleben zu gewährleisten! Doch zur langfristigen und tatsächlichen Heilung eines Leidens gibt es gewaltige Unterschiede. Informationstherapien wie die Homöopathie, die Bach-Blütentherapie, die Aromatherapie oder eben die Steinheilkunde bieten hier große Vorteile: Sie führen dem Körper keinen Stoff, sondern die notwendige (die Not wendende) Information zu, mit deren Hilfe wir selbst unser inneres Gleichgewicht wiederfinden, also unsere eigenen Selbstheilkräfte in Gang setzen.

Dazu muss die Information jedoch genau passen. Es muss genau der richtige Schlüssel sein, der das verriegelte Schloss öffnet. Die Möglichkeit, den richtigen Schlüssel auf analytischen Wege mithilfe des Verstandes zu finden, bietet das vorangegangene Kapitel »Die Analytische Steinheilkunde«. Hier nun soll ein zweiter, durchaus gleichwertiger Weg aufgezeigt werden, dem eine einfache Gesetzmäßigkeit zugrunde liegt:

Wir suchen »außen« immer das, was uns »innen« fehlt!

Daher führt Sie Ihre Hand, wenn Sie die Augen geschlossen halten, genau zu jenem Stein, der Ihrem Körper die Information bietet, die Ihr Körper braucht. In dem Moment, indem Sie sich dem Stein nähern, kommt diese vom Stein ausgestrahlte Information schon zur Wirkung. Ihr Körper registriert bereits die ersten Anzeichen für die Wiederherstellung des inneren Gleichgewichts und gibt den Impuls »Zugreifen!«. Sie können darauf vertrauen. Es gibt kein feineres Instrument, als den Körper, was schon die zahlreichen Methoden der Radiästhesie (Strahlenwahrnehmung; lat. »radius« = »Strahl«, griech. »aisthesis« = Wahrnehmung) oder Kinesiologie (Bewegungslehre; griech. »kinesis« = »Bewegung«, »logos« = »Lehre«) beweisen, mit deren Hilfe Qualitäten wiederholt gemessen bzw. festgestellt werden können, für die es noch kein physikalisches Messgerät gibt!

Unser Körper hat grundsätzlich zwei Aufgaben: Er ist unser Wahrnehmungs- (Empfindungs-) und Handlungs-Instrument für die materielle Welt, und für beide Aufgaben ist er perfekt geschaffen (immerhin hatte er eine Entwicklungsdauer von Millionen von Jahren ...). Wie perfekt, das zeigen schon die kümmerlichen technischen Versuche, seine Fähigkeiten nachzuahmen. Was wir vorhaben, und was wir erleben wollen, führen wir zum großen Teil mit diesem Körper aus, daher zeigt der von Ihnen ausgewählte Körperstein folgende Möglichkeiten:

1. Der Stein dient Ihrem Körper zur Gesundung, indem er hilft, gestörtes inneres Gleichgewicht wieder einzuregeln. In diesem Fall stellt der Stein langfristig ein besseres Wohlbefinden her, kann im ersten Moment jedoch eine Erstverschlimmerung auslösen. Das bedeutet, dass Ihnen das vorhandene Ungleichgewicht zunächst stärker bewusst wird. Durch die weitere Verwendung des Steins (evtl. mit kurzen Unterbrechungen) löst sich diese Erstverschlimmerung jedoch von alleine.

2. Der Stein hilft, die Fähigkeiten Ihres Körpers zu verbessern. Das geschieht, je nachdem, was anliegt, entweder durch die Verbesserung Ihrer Wahrnehmung oder durch die Erweiterung Ihrer Handlungsmöglichkeiten. Ihr Körper kann mehr, als Sie im Moment glauben. Mit dieser Haltung unterstützen Sie die Wirkung des Steins am besten.

3. Der Stein bringt Sie in besseren Kontakt zu Ihrem Körper. Das allein hat bereits schmerzlindernde und heilende Folgen, führt jedoch auch dazu, dass Sie die Bedürfnisse Ihres Körpers besser wahrnehmen und verstehen. Jedes Instrument und gerade unser Körper möchte gepflegt werden, doch leider lassen wir unserem Auto manchmal mehr Pflege angedeihen, als unserem Körper. Unser Auto bringen wir wenigstens regelmäßig zu Inspektion und fahren nicht einfach drauflos, bis es kaputt geht ...

Um Ihren Körperstein zur Wirkung zu bringen, sollten Sie ihn am Körper, möglichst direkt auf der Haut tragen. Sie können sich auch in einem ruhigen Moment hinlegen und in sich hineinspüren, auf welchem Körperbereich der Stein das größte Wohlbefinden auslöst. Legen Sie ihn dorthin, probieren Sie im Zweifelsfall auch zwei oder drei Positionen aus, bis Sie die richtige Stelle haben, und dann genießen Sie einfach!

Auswahl über das Wort: Der Verstandesstein

Bei dieser Wahl war der gewählte Stein weder zu sehen, noch zu spüren, die einzige Verbindung bestand in einem Wort, das Sie veranlasste, ihn zu wählen. Dies ist keine ungewöhnliche Wahl, sie vollzieht sich immer wieder, wenn Steine z.B. aufgrund der Information durch ein Buch gekauft werden. Hier wählt unser Verstand aus, denn er ist es, der einem Wort, also einer kurzen Lautfolge ein bestimmtes Bild zuordnet. Natürlich ist der Verstand nicht frei von seelischen Einflüssen, denn die tauchen automatisch mit auf, wenn das zum jeweiligen Wort definierte Bild vor unserem inneren Auge auftaucht.

Dennoch ist diese Wahl eine bewusste, im Gegensatz zur Wahl mit dem Auge. Wenn wir einen Stein mit dem Auge auswählen, wissen wir nicht, welche Eigenschaft uns nun tatsächlich angesprochen hat: Die Farbe, die Form oder war es vielleicht eine feinere Wahrnehmung, die Aura o.ä., die knapp unter unserer Bewusstheitsgrenze liegt? Vielleicht glauben wir, zu wissen, was es war, doch es bleibt ein Glaube, eine typische Eigenschaft der Seele.

Bei der Auswahl über das Wort wissen wir, welche Eigenschaft dieses Steins uns anspricht, nämlich eben die genannte, und damit berühren wir schon die grundlegende Qualität des Verstandes: Das Streben nach Wissen. Während die Seele glaubt, die momentane Situation entspricht einer vergangenen, möchte der Verstand wissen. Und dazu benötigt er ein weiteres Instrument, das die Seele nicht besitzt: Die Fähigkeit, zu unterscheiden.

Während die Seele immer gleichsetzt, kann der Verstand gleichsetzen und unterscheiden! Er ist also in der Lage, zu definieren, was in einer Situation z.B. ähnlich ist zu einer anderen, und worin sich die beiden unterscheiden. Der Verstand ist das Instrument, »Fehlspeicherungen« (wie bei der Seele angesprochen) von vorneherein zu vermeiden oder im Nachhinein wieder aufzulösen, indem wir mit seiner Hilfe ein vergangenes Erlebnis bewusst erinnern und analysieren (auflösen, untersuchen; griech. »ana-lyein« = »auflösen«). Der Verstand ist in der Lage, die fälschlicherweise vorgenommenen Gleichsetzungen wieder zu lösen.

Der Verstand entspricht dem Wachbewusstsein. Er hat die Fähigkeit, über die Sprache zu kommunizieren und arbeitet mit Worten, Gedanken und Bildern. Das ist wichtig hervorzuheben, da wir durchaus auch viele Worte benutzen, zu denen wir kein inneres Bild haben! Wissen Sie, was die Worte Transformator, Politik, Index, Studio, Assistent oder Therapeut eigentlich genau bedeuten? Schlagen Sie mal im Wörterbuch nach! Es ist wirklich interessant, was wir den lieben langen Tag so reden: So kommt z.B. das gerade verwendete Wort »interessant« von lat. »interesse« = »dazwischen sein«, wenn also etwas interessant ist für Sie, dann existiert etwas zwischen Ihnen und dem Objekt Ihrer Betrachtung. Hätten Sie das gewusst?

Mithilfe des Verstandes denken wir, d.h. mit seiner Hilfe verstehen und beurteilen wir, was geschieht. Der Verstand wiederholt dabei nicht das Vergangene, sondern ist prinzipiell in der Lage, aus völlig verschiedenen Quellen, die teils aus eigener Erfahrung und teils aus Fremdinformationen entspringen, etwas neues zu entwickeln. Damit dient er der Lösung von Problemen (griech. »problema« = »die gestellte Aufgabe, das Vorliegende«). Der Verstand kann dabei logisch (folgerichtig), assoziativ (Gedanken willkürlich verknüpfend) oder inspirativ (Eingebungen folgend) vorgehen, seine Gedankengänge nehmen wir immer wahr, sie sind uns bewusst. Er dient der bewussten Kontrolle unseres Körpers und unseres Lebens

Das Problem des Verstandes liegt darin, dass er wesentlich weniger Aufnahmekapazität hat, als unsere Seele, und auch langsamer arbeitet (denken Sie an das vorangegangene Beispiel mit dem Weg). Offensichtlich nimmt die Fähigkeit zur Unterscheidung mehr Zeit in Anspruch. Das ist einsichtig, da verschiedene Dinge zunächst wirklich verstanden (also in allen Einzelheiten und Zusammenhängen erkannt) sein müssen, bevor man sie voneinander unterscheiden kann. Zuordnen aufgrund von Ähnlichkeiten geht schneller.

Wenn unser Verstand etwas nicht versteht, bleibt er »hängen«. Das bedeutet, seine Aufmerksamkeit verweilt so lange auf der nicht verstandenen Sache, bis wir sie entweder bewusst davon abziehen oder das Unverstandene für uns definieren (lat. »definire«

= »abgrenzen«), also eine Erklärung finden, die uns hilft, die Sache von anderen Dingen zu unterscheiden. Je mehr wir Unverstandenes ansammeln, desto mehr zerstreut sich unsere Aufmerksamkeit und desto geringer wird die Aufnahmekapazität des Verstandes. Das beste Bild hierfür ist der zerstreute Professor ...

Das kann so weit gehen, dass wir unseren Verstand fast völlig lahmlegen, weil er sich ständig noch mit ungelösten Rätseln beschäftigt und keine Aufmerksamkeit mehr auf die Gegenwart richtet. Auch dann werden wir reaktiv, d.h. handeln rein aus dem Unterbewusstsein heraus. Hier bleibt uns keine andere Möglichkeit, als die offenen Zyklen der Reihe nach abzuschliessen. Jedes gelöste Problem, und wenn es nur die klärende Definition eines Wortes ist, bringt ein Stück Bewusstheit zurück.

Ungeklärte Fragen führen außerdem zu Zweifel. Solange zwei sich widersprechende Informationen vorliegen, findet der Verstand keine Ruhe, bis er unterscheiden kann, welches die richtige, und welches die falsche ist. Zweifel fordert also eine Entscheidung: Entweder durch logisches Abwägen der Argumente oder durch Ausprobieren. Nur so können wir unseren Verstand wieder befreien.

Der Verstand ist unser Instrument zur Weiterentwicklung und Verbesserung unseres Daseins. Daher ist es sehr wichtig, ihn freizuhalten für das gegenwärtige Erleben, und unsere Bewusstheit, so gut es geht, zu vergrößern. Dazu gehört auch jede Form des Lernens, was unsere Fähigkeit, zu denken und zu verstehen ja vergrößert. Demzufolge kann Ihr über das Wort ausgewählter Verstandesstein folgende Bedeutungen haben:

1. Er dient der Steigerung Ihrer Bewusstheit und lenkt Ihre Aufmerksamkeit in die Gegenwart. Die Art des Steins zeigt dabei, worauf Sie Ihr Augenmerk im besonderen lenken sollten. Der Stein hilft Ihnen, Ihr Leben oder Ihren Körper bewusst zu kontrollieren. Dabei werden Ihnen sicherlich einige Mechanismen und gewohnte Routine auffallen, die Sie nun verändern können, wenn Sie es wünschen.

2. Der Stein spiegelt Ihre Art zu denken und zu kommunizieren wieder. Damit repräsentiert er auch Ihr Weltbild, Ihre Ideale und Ihre Vorstellungen. Oft erheben wir etwas zum Ideal, das von unserer Realität besonders weit entfernt ist. Der ausgewählte Stein hilft Ihnen dabei, Ihr Ideal Wirklichkeit werden zu lassen, wird Sie dabei aber zunächst mit der Realität konfrontieren. Frei nach dem Motto: »Selbsterkenntnis ist der erste Weg zur Besserung!«

3. Der Stein repräsentiert ein aktuelles Problem und hilft Ihnen, eine kreative Lösung zu entwickeln. In diesem Fall können je nach Stein logische Schlussfolgerungen, Ideenketten oder plötzliche Handlungsimpulse auftauchen. Auf jeden Fall dient er dem Verstehen Ihrer Situation oder er zeigt einfach an, welches Vorhaben Sie nun bewusst angehen und umsetzen sollten.

Der Verstandesstein dient dem Fluss von Information. Sie fördern seine Wirkung am besten, indem Sie sich vielfältig mit ihm beschäftigen, ihn bei sich tragen, betrachten, mit ihm meditieren und – ganz wichtig – sich auch Informationen mythologischer, mineralogischer und heilkundlicher Natur über ihn besorgen. Gehen Sie diese Informationen immer unter der Fragestellung an: »Was haben diese Aussagen (symbolisch oder real) mit mir, meiner Situation, dem aktuellen Problem, meiner Aufgabe oder meinem anstehenden Vorhaben zu tun?« Verwenden Sie gerade den Teil 1 dieses Buchs hierfür. Sie werden sich vor Ideen plötzlich nicht mehr retten können!

Vom »Zufall« gewählt: Der Geistesstein

Die Frage ist natürlich, ob es einen Zufall gibt, bzw. woher Ihnen dieser Stein denn zufällt? Sicher ist zunächst jedenfalls, dass weder die Seele (Sie konnten ihn nicht sehen), noch der Körper (Sie konnten ihn nicht spüren), noch der Verstand (Sie erhielten keinen Tip) bei der Wahl dieses Steins mitmischen konnten. Es musste also eine höhere Instanz sein, die Ihnen diesen Stein zuteilte. Und diese höhere Instanz war niemand anderes als Sie selbst!

Wie Ihnen vielleicht schon beim Durchlesen der Erläuterungen zu Seele, Körper und Verstand aufgefallen ist, sind wir weder unsere Seele (die stellt lediglich unseren Erinnerungsspeicher, unsere Bilderwelt dar), noch sind wir unser Körper (der ist unser Werkzeug in der materiellen Welt), noch unser Verstand (der repräsentiert unsere Art, zu denken). Wer also sind wir dann?

Wir sind freie Geistwesen. Das bedeutet, dass wir eine Seele, einen Körper und einen Verstand haben, aber selbst Geist sind! Wir sind ein schöpferisches, kreatives, nichtmaterielles Wesen, das sich eines irdischen Körpers bedient, um in der materiellen Welt handeln und erleben zu können. Doch unsere Wahrnehmung und unser Wirkungskreis gehen weit über den Rahmen unseres physischen Körpers hinaus.

Denken Sie nur einmal daran, wie oft Sie schon Dinge im voraus wussten: Sei es, dass Sie beim ersten Telefonklingeln wussten, wer anruft, sei es, dass Sie plötzlich langsamer fuhren, kurz bevor eine Gefahrensituation im Verkehr eintrat oder sei es, dass Sie plötzlich intensiv an einen Menschen denken mussten und erst später hörten, was diesem zum selben Zeitpunkt widerfuhr. Oder wie oft ignorierten Sie ein Gefühl oder eine innere Warnung, um dann später zu sagen: »Ich hab's doch gleich gewusst!« – Wir nehmen tatsächlich viel mehr wahr, als unserem physischen Körper möglich wäre. Viele kleine Erlebnisse bestätigen immer wieder, dass wir als geistige Wesen nicht an Raum und Zeit gebunden sind. Als ich etwa 16 Jahre alt war, hatte meine Mutter die unangenehme Gabe, mich regelmäßig beim nächtlichen Ins-Haus-Schleichen zu erwischen. Egal zu welcher Uhrzeit, sie wachte immer auf, wenn ich heimkam. Und das, obwohl ich das Türöffnen und die knarrende Holztreppe absolut lautlos zu meistern wusste…

Ein anderer Beweis für unsere schöpferischen Fähigkeiten als Geistwesen sind die hervorragend eintreffenden Postulate, die wir immer wieder in den Raum stellen. Ein Postulat ist ein fester Beschluss, den wir manchmal ganz beiläufig zu einer bestimmten Situation äußern: »Das wird gutgehen/schiefgehen!«, »Das bringt Glück oder Unglück!« etc. Hierzu gehören auch all die Aussagen, die wir über uns selbst treffen: »Das schaffe ich!«, »Dazu bin ich zu ungeschickt!«, »Ich werde wohl immer arm bleiben!«, »Ich bin ein Glückspilz!« u.v.m. Wenn wir es genau prüfen, haben wir im Vorfeld zu praktisch jedem Erfolg oder vermeintlichen Misserfolg ein entsprechendes Postulat gesetzt. »Vermeintlicher Misserfolg« deshalb, weil auch das Eintreffen eines negativen Postulats im Prinzip ein Erfolg ist (»Er-folg« = »das, was [auf ein Postulat] folgt).

Weitere Hinweise auf unsere geistige Natur sind die vielen inzwischen bekannten »Todeserlebnisse«, bei denen übereinstimmend berichtet wird, dass die betroffenen Personen sich selbst außerhalb ihres Körpers wiederfanden und mitunter sogar ihren eigenen Körper von außen sahen. Ich selbst hatte zweimal in meinem Leben sehr deutlich dieses Erlebnis: Das erste Mal bei der operativen Entfernung meiner Rachenmandeln im Alter von zwei Jahren. Damals befand ich mich schräg oberhalb meines Körpers und konnte die Operation in allen Details verfolgen. Natürlich glaubte dem kleinen Kind nach dem Erwachen aus der Narkose damals niemand, doch obwohl ich erst zwei Jahre alt war, kann ich mich noch heute klar und deutlich daran erinnern.

Das zweite Mal war beim Bergsteigen im Alter von 17 Jahren. Während eines Schullandheimaufenthalts kletterte ich mit einem Freund recht waghalsig in den Felsen herum. Plötzlich rutschte ich mit beiden Füßen gleichzeitig ab – und befand mich im selben Moment bereits außerhalb meines Körpers. Ich kann mich noch genau erinnern, wie ich ganz ruhig darüber nachdachte, wie ich es nun anstellen sollte, meinen in der Wand hängenden Körper zu steuern, wo ich doch nicht mehr »drinnen« war. Ich befand mich etwa drei Meter hinter mir und konnte von dieser Position aus sehen, wo sich feste Tritte für meine Füße befanden. In dem Moment, als ich den Beschluss fasste, wo meine Füße hinzusetzen wären, führte mein Körper diesen Gedanken auch schon aus. Auch das konnte ich noch von außen beobachten, doch als wieder fester Halt unter meinen Füßen war, war ich plötzlich wieder »drin«. Ich kletterte seelenruhig weiter, und erst als ich nach wenigen Minuten oben auf dem Fels war, ergriff mich die Panik über den Beinahe-Absturz. Da hatte ich dann alle Mühe, wieder freizukommen …

Es muss nicht immer so dramatisch sein. Von Ihren geistigen Fähigkeiten können Sie sich auf ungefährliche Weise selbst überzeugen, indem Sie ganz einfach das Wörtchen »Zufall« aus Ihrem Repertoire streichen. Der Glaube an den Zufall ist nichts anderes als die moderne materialistische Religion, auf welche tatsächlich der Begriff »Opium fürs Volk« zutrifft. Uns auf die körperliche Existenz zu reduzieren widerspricht aller täglichen Lebenserfahrung und braucht schon eine sehr hartnäckige Glaubenskraft an »Gott Zufall«. Wie viele sonderbare Ereignisse täglich zu(sammen)fallen, um uns in unserem Leben weiterzubringen, das ist doch eigentlich viel zu auffällig, um zufällig zu sein!

Akzeptieren Sie einfach, dass Sie als geistiges Wesen über jede Entfernung hinweg wirken und wahrnehmen können, dass Sie nicht an Raum und Zeit gebunden sind und dass Sie selbst Ursache für das sind, was Sie erleben. Vielleicht regt sich Widerstand in Ihnen zu dieser Betrachtung, da es manchmal viel einfacher ist, andere für Ihr Schicksal verantwortlich zu machen. Doch selbst, wenn Sie absichtlich betrogen und über den Tisch gezogen wurden – es gehören immer zwei dazu: Einen, der betrügt, und einen, der sich betrügen lässt. Was sagte Ihre innere Stimme in jenem Moment?

Verstehen Sie mich bitte richtig: Es geht mir nicht darum, den Gerechtigkeitssinn auf den Kopf zu stellen. Ein Betrüger bleibt ein Betrüger und sollte zur Rechenschaft gezogen werden. Mir geht es darum, aufzuzeigen, dass wir stets die Möglichkeit haben, uns und unser Leben zu verändern: So, wie wir in der Vergangenheit vielleicht ein Postulat gesetzt haben, das wir heute ausbaden, so sind wir jederzeit in der Lage, dieses Postulat wieder zu ändern und einen neuen Beschluss zu fassen. Wir sind unserem Schicksal nicht unterworfen, sondern unseres eigenen Glückes Schmied!

Als geistiges Wesen haben wir daher zwei grundsätzliche Fähigkeiten: Wir können etwas postulieren, also beschließen, was geschieht und wir können etwas wahrnehmen, das Geschehen (das postuliert wurde) erleben. Wenn wir wahrnehmen, was wir erleben wollten, dann ist das Postulat wieder aufgelöst und wir sind zufrieden. Solange das Erlebnis jedoch noch aussteht, so lange bleibt noch etwas offen. Von dieser Warte aus betrachtet, wird das Leben zu einem Spiel: Wir können uns in neue Erfahrungen hineinstürzen oder das Gegebene ruhig auf uns wirken lassen.

Und genau darin liegt das eigenliche Tun eines Geistwesens: Zu spielen. Beobachten Sie nur die Kinder, die in ihrem Spiel aufgehen, das dann völlig real wird für sie. Nichts anderes tun wir Erwachsenen, wenn wir mit aller Wichtigkeit unsere Spiele in Heim, Beruf und Freizeit spielen. Denken Sie daran, wie glücklich auch wir Erwachsenen sein können, wenn wir wieder ein neues »Spiel« geboten bekommen, und welche Begeisterung und Tatkraft daraus hervorgehen. Wenn wir spielerisch an etwas herangehen, gelingt es uns mühelos. Spielen ist unsere Natur!

Ihr durch das Orakelspiel ausgewählter Geistesstein offenbart Ihnen dementsprechend nun dreierlei:

1. Er repräsentiert ein Postulat, einen Beschluss, den Sie gefasst haben, und dessen Folgewirkung Sie im Moment oder in naher Zukunft erleben. Dieses Postulat können Sie auflösen, wenn Sie es nicht mehr möchten oder dem Erfolg freudig entgegensehen. Wenn Sie die Botschaft dieses Steins im Bewusstsein halten, werden Sie erfahren, wie Sie Ihr Leben tatsächlich selbst bestimmen.

2. Der Stein verbessert Ihre Wahrnehmung und macht Ihnen Ihre geistigen Fähigkeiten bewusst. Je nachdem, welchen Stein Sie hier gewählt haben, werden ganz bestimmte Eigenschaften gefördet. Wichtig ist, dass Sie die nun auftretenden Phänomene als Ihre eigenen geistigen Qualitäten anerkennen und den

»Zufall« aus dem Spiel lassen. Sie werden erleben, wie Sie immer deutlicher erfahren, wer Sie selbst sind.

3. Ihr Stein zeigt einfach, welches Spiel sie im Moment spielen oder spielen wollen. Je nachdem, wo Sie im Moment stehen, macht der Stein deutlich, wie Sie das Spiel eröffnen, wie Sie es weiterführen oder wie Sie es mit Gewinn beenden können.

Wie Sie Ihren Geistesstein verwenden, bleibt Ihnen selbst überlassen. Es gibt hierfür keine Vorschriften, alles ist möglich. Machen Sie sich ein Spiel daraus!

Betrachten Sie in diesem Sinne nun bitte auch das nächste Kapitel, das »praktische Anwendungen« der Steinheilkunde vorstellt. Alle darin beschriebenen Möglichkeiten sind auch nur Möglichkeiten: Sie können sie verwenden, Sie können sie verändern und Sie können neue erfinden. Spielen Sie nach Ihren eigenen Spielregeln!

2.4 Praktische Anwendungen

Wirkliche Heilkunst (die Kunst des Heilens) bedarf keiner Regeln und Gesetze, sondern tut in jedem Moment genau das Notwendige (die Not wendende). Doch offenbar ist die Angst, etwas falsch zu machen, sehr groß, denn gerade die Heilkunde (die Kunde des Heilens) ist voll von Anleitungen und Rezepten, die Allgemeingültigkeitscharakter vortäuschen und – je kompetenter sie erscheinen – dankbar übernommen werden. Dabei besteht die große Gefahr, dass Vorschriften einfach befolgt werden, ohne den eigentlichen Sinn in ihnen zu sehen.

So strotzt gerade die Literatur über Edelsteintherapie nur so von (meist nicht näher ausgeführten und begründeten) Regeln und Dogmen, was man alles darf und was nicht. Nehmen Sie alle diese Gesetze zusammen, dann dürfen Sie gar nichts! – Der eine rät ausschließlich zu Rohsteinen, die anderen nur zu Kugeln. Hier darf nichts gebohrt werden, dort auf jeden Fall keinerlei Metall dran sein. Zum Reinigen müssen Sie Ihre Steine entweder wochenlang vergraben oder täglich dreimal baden und salben ...

Auf der Strecke bleibt die eigene Intuition und der gesunde Menschenverstand, unsere eigentlich wichtigsten Instrumente des Heilens. Dabei gibt es einen ganz einfachen Grundsatz, der in der Heilkunst, aber auch im ganzen Leben hilfreich ist:

»Jeder Mensch würde in jeder Situation richtig handeln, wenn er wüsste, wie!«

Daher möchte ich bei den folgenden Anwendungshinweisen hautsächlich erklären, wie bestimmte Methoden wirken, denn mit diesem Verständnis sind Sie frei, zu entscheiden, was Sie wann anwenden, und Sie sind frei, alles zu variieren und selbst neues zu erfinden. Und genau das ist die Kunst des Heilens. Gehen Sie – ganz im Sinne des vorherigen Kapitels – die Steinheilkunde spielerisch an. Dadurch gewinnen Sie die größte Kreativität und Schöpferkraft, sowie die besten Heilerfolge.

Der »richtige« Stein

Ich muss ehrlich zugeben, ich bin versucht, diesen Abschnitt auf einen Satz zu reduzieren: »Folgen Sie Ihrem Gefühl!« Doch vielleicht wäre dies etwas zu einfach. Es ist schon so, dass nicht jeder einzelne Stein derselben Sorte genau gleich wirkt. Drei

Kriterien können Sie heranziehen, um die Wirkung und Heilkraft eines Steins zu differenzieren: Die Qualität, die Größe und die (Verarbeitungs-) Form.

Qualität: Als qualitativ besser wird jener Stein definiert, der die typischen Merkmale und Eigenschaften eines Minerals am ausgeprägtesten und deutlichsten zeigt. So ist ein dunkelgrüner Smaragd qualitativ besser, als ein hellgrün-grauer, ein klarer Bergkristall besser als ein milchig-trüber und ein transparenter Rubin besser als ein opaker (undurchsichtiger). Da auch die Heilwirkungen eines Minerals sich auf die mineralogischen Gegebenheiten zurückführen, wie im Teil 1 dargestellt, liegt nahe, dass ein qualitativ besserer Stein intensiver wirkt, als ein qualitativ minderwertiger.

Größe: Große Steine wirken stärker, als kleine. Das liegt offensichtlich daran, dass die Stärke der Ausstrahlung mit der Masse zunimmt. Auch die Reichweite nimmt zu. Ein kleiner Amethyst-Kristall hat einen Wirkungsradius von wenigen Zentimetern, eine große Druse kann dagegen einen ganzen Saal »bestrahlen«.

Die (Verarbeitungs-)***Form:*** Auch dies lässt sich auf einen einfachen Nenner bringen, da Steine die größte Abstrahlung an ihren Kanten besitzen. Ein Kristall strahlt daher hauptsächlich an seiner Spitze ab, ein unregelmäßiger Splitter streut die Strahlung in verschiedene Richtungen, eine Kugel dagegen hat eine schwächere, gleichmäßige Ausstrahlung in alle Richtungen. Kantige Steine werden daher als kräftiger, rundpolierte Steine, wie z.B. auch die sog. »Trommelsteine«, werden als sanfter und harmonischer empfunden.

Aufgrund dieser drei Kriterien lässt sich die Wirkung eines Steins ungefähr bestimmen. Und doch machen diese drei Kriterien keine Aussage darüber, welcher Stein objektiv besser ist, denn dieses allgemeingültige Kriterium (gut/schlecht) gibt es nicht!

Es ist genau jener Stein richtig, der passt! Je nach Anwendung und Person muss es mal ein edlerer, mal ein größerer, mal ein kantiger oder mal ein rundpolierter Stein sein. Nehmen Sie z.B. einen tiefvioletten Amethyst zum Klären der Träume, werden Sie nachts im Bett stehen! Hier ist ein hellerer, klarer besser. Zur Hautreinigung dagegen kann der Amethyst gar nicht violett genug sein. Es hilft Ihnen hier wirklich nur Ihr Gefühl oder Ihre Empfindung. Wenn Sie die drei vorangegangenen Kriterien verstehen, werden Sie in der jeweiligen Situation wissen oder spüren, welcher Stein der richtige ist.

Und bitte, vergessen Sie die kursierenden Dogmen! Sie können prinzipiell mit jedem Stein heilen. Lediglich dann, wenn der Stein so winzigklein ist, dass Sie ihn kaum noch wahrnehmen, bzw. wenn er qualitativ so schlecht ist, dass man ihn kaum noch als das jeweilige Mineral identifizieren kann, dann wird eine Heilwirkung im Sinne der in diesem Buch beschriebenen fraglich.

Variationen und ihre Möglichkeiten

Heilsteine sind heute in vielfältigster Form erhältlich: Als Rohstein oder geschliffen, als Handschmeichler oder Schmuck. Da Mineralien in ihrer Form und Farbe häufig auch schön und einzigartig sind, besitzen sie zu ihrer Heilkraft auch einen ästhetischen Wert. Damit lassen sich Heilkunst und Dekoration oder Heilkunst und Schmuck zwanglos miteinander verbinden. Die wichtigsten Möglichkeiten, wie Sie Ihre Heilsteine zur Wirkung bringen können, möchte ich im Folgenden kurz darstellen.

Rohsteine: Der naturbelassene Rohstein zeigt in vielen Fällen am deutlichsten den eigentlichen Charakter des Minerals und demonstriert so in augenscheinlicher Weise seine Eigenschaften und Heilwirkungen. Je nach ihrer Größe lassen sich Rohsteine zur Veränderung des Raumklimas (z. B. Rosenquarz), als Handsteine (z. B. Bernstein, Bojis, Granat), zum Auflegen auf bestimmte Körperpunkte (z. B. Biotit-Linsen, Chalcedon-Rosetten, Lepidolith, Zoisit) oder als Meditationssteine (z. B. Azurit, Moldavit, Pyrit) verwenden.

Kristalle: Naturgewachsene Kristalle haben die Eigenschaft, Energie in der Richtung von der Basis zur Spitze hin zu kanalisieren und werden daher für energetische Behandlungen (Bergkristall, Rauchquarz, Turmalin), zur Edelstein-Akupunktur (Bergkristall, Turmalin) oder wie andere Rohsteine auch zum Auflegen auf den Körper verwendet (Hyazinth, Kunzit, Topas, Turmalin).

Gruppen, Geoden und Drusen: Mehrere miteinander verwachsene Kristalle werden als »Gruppen« bezeichnet. Füllt eine solche Gruppe einen kleinen Gesteinshohlraum aus, spricht man von einer Geode, bei einem großen Hohlraum von einer Druse (Bsp. Bergkristall-Gruppe, Achat-Geode, Amethyst-Druse). Füllen kleine Kristalle den Hohlraum komplett aus (Bsp. Achat), spricht man von einer Mandel. Gruppen und Drusen haben eine sehr starke Ausstrahlung und können daher ebenfalls zur Veränderung des Raumklimas eingesetzt werden (z.B. Amethyst, Bergkristall, Fluorit, Rauchquarz). Kleine Grüppchen und Geoden eignen sich dagegen sehr gut zum Auflegen bei Heilbehandlungen, vor allem, wenn eine intensive, kräftige Wirkung gewünscht wird (z.B. Achat, Apophyllit, Bergkristall).

Scheiben und Querschnitte: Mandeln und Kristalle, die das Schönste oder Charakteristische eines Steins oft im Inneren verbergen (Achat, Turmalin), werden vielfach in Scheiben geschnitten. An dem sich so offenbarenden Bild, der sog. »Signatur« (lat. »signum« = »Zeichen«) können viele Heilwirkungen »abgelesen« werden (Vgl. Teil 3, Achat). Auch eignen sich solche Scheiben sehr gut zum Auflegen, oder sie werden als Anhänger verarbeitet.

Trommelsteine oder Barocksteine: Um Trommelsteine herzustellen, wird die Rohware in großen rotierenden Trommeln durch Zufügen von Wasser und immer feinerem Schleifsand allmählich rundpoliert. Dieser Vorgang, der mehrere Wochen in Anspruch nimmt, imitiert den Entstehungsprozess natürlicher Kiesel in Flüssen und Gewässern. Das innere Gefüge der Steine bleibt so bestimmend für ihre äußere Form, unregelmäßige, barocke Formen entstehen, die diesen Steinen ihren Namen geben.

Durch das Rundpolieren der Kanten ist die Ausstrahlung der Trommelsteine gleichmäßiger und räumlich begrenzter. Dadurch eignen sie sich sehr gut zum Auflegen auf bestimmte Körperpunkte, sowie als Handschmeichler. Der berühmte Aufbewahrungsort »Hosentasche« ist dabei von besonderem Vorteil, da man so (unbewusst) immer dann nach dem Stein greift, wenn man ihn braucht. Eine Wirkung auf den gesamten Körper ist ebenfalls gewährleistet, da auch die Hand Reflexzonen ähnlich den Füßen besitzt.

Massagesteine: Flache Scheibensteine, tropfenförmige Edelsteingriffel und weitere spezielle Formen werden eigens für die Edelsteinmassage hergestellt. Viele Massagetechniken lassen sich durch die Verwendung von Heilsteinen intensivieren und vertiefen. Mehr dazu bei den Literaturhinweisen auf Seite 445.

Anhänger und gebohrte Steine: Auf diese Weise wird die Anwendung eines Heilsteins am einfachsten, zumal der Stein so direkt auf der Haut getragen werden kann. Ob Sie Anhänger mit Metallösen oder gebohrte Steine bevorzugen, ist reine Geschmacksache. Durch das Metall wird der Stein – entgegen anderslautenden Behauptungen – in seiner Heilwirkung nicht beeinträchtigt, solange ein direkter Hautkontakt besteht.

Als Metallfassung würde ich persönlich jedoch ausschließlich reines Sterling Silber (925‰), vergoldetes Sterling Silber oder hochwertige Goldlegierungen von mindestens 14 Karat (585‰) empfehlen. Unedle Metalle und Legierungen können die Haut reizen und mit dem Hautschweiß reagieren. Selbst Silber kann anlaufen und empfindliche Menschen reizen.

Unter den gebohrten Steinen finden Sie heute vielerlei Formen: Die klassischen Cabochon und Medaillon-Formen, barocke und freie Formen oder geometrische und symbolische Formen aller Art. Auch hier sollten Sie in erster Linie nach Ihrem Gefühl entscheiden. Wichtig ist, dass der Stein Ihnen gefällt, und dass sie ihn gerne tragen. Ein Heilstein kann durchaus auch ein Schmuckstein sein.

Donuts: Donuts sind flache, runde Steinscheiben mit einem zentralen Loch, deren Name sich von einem ähnlich aussehenden Gebäck ableitet, das in Amerika und Asien weit verbreitet ist. So modern der Name ist, so archaisch ist die Form: Vor allem Türkis wird seit Jahrhunderten in Indien, Nepal und China auf diese Weise verarbeitet, Bernstein-Donuts wurden bereits in jungsteinzeitlichen Gräbern gefunden Die Form entstand wohl nach dem Vorbild der natürlichen »Lochsteine«, die früher in fast allen Kulturen als Glücksbringer galten. Auch Donuts können natürlich wie die o.g. Anhänger verwendet werden.

Pyramiden, Kugeln und Heilungsstäbe: Seit langem werden die Wirkungen der Form bei diesen speziell geschliffenen Formen miteinbezogen: Pyramiden finden als Speicherobjekte oder zur Energie-Konzentration, Kugeln zur Meditation, Heilungsstäbe bei Akupunktur oder Akupunktmassage Verwendung. Bevorzugte Sorten bei den Heilungsstäben sind Amethyst, Bergkristall, Citrin, Fluorit, Obsidian, Rauchquarz und Rutilquarz.

Ketten: Ketten sind die klassische Möglichkeit, Steine zu tragen. Die Heilwirkung des Steins ist dabei sehr stark, da der geschlossene »Steinkreis« um den Kopf herum stärker »einstrahlt«, als ein einzelner Anhänger oder Handschmeichler. Unter den Ketten werden die Kugelketten eher noch als mild, Splitterketten als kräftig und facettierte Steinperlen am intensivsten erlebt.

Schmuck: Ringe, Armbänder, Colliers – auch hier entfalten die eingearbeiteten Heilsteine ihre Wirkung, wenn ein Direktkontakt mit der Haut möglich ist. Wenn Sie also auch bei Schmuck auf die Heilwirkung wert legen, dann vergewissern Sie sich, dass

Ringe z.B. unter dem Stein offen sind. Ideal sind natürlich Schmuckstücke, deren Steinkombinationen nach heilkundlichen oder alchemistischen Prinzipien aufgebaut sind. Solche Stücke entfalten tatsächlich den Zauber eines klassischen Talismans, doch wissen leider nur noch sehr wenige Goldschmiede und Juweliere um dieses ursprüngliche Wissen ihrer Zunft.

Edelsteinwasser und Edelsteinelixiere: Durch das Einlegen von Heilsteinen in klares Wasser und ähnliche Methoden werden die Informationen der Steine auf die Flüssigkeit übertragen. Besonders intensiv wird diese Übertragung, wenn Sie das Glas mit Wasser und Steinen mehrere Stunden in die Sonne stellen. Im Idealfall bei Sonnenauf- und -untergang, denn zu diesen Zeitpunkten hat das Sonnenlicht eine aufladende Qualität. Edelsteinwasser und Edelsteinelixiere können innerlich eingenommen, äußerlich aufgetragen oder Umschlägen, Güssen und Bädern beigegeben werden. Sie besitzen eine ähnliche Wirkung wie die Steine selbst, oft sogar schneller und intensiver, da sich die Wirkung bei innerer Einnahme im ganzen Körper ausbreitet.

Leider verliert sich die im Wasser gespeicherte Information bald wieder. Um sie zu fixieren, kann Alkohol zugegeben werden. Im Handel sind Edelsteinelixiere auch in fertiger Abfüllung erhältlich. Diese werden nach verschiedenen Methoden hergestellt; manchmal ähnlich den Bachblüten durch Informationsübertragung im Sonnenlicht, durch Einleiten mit Kristallen oder durch monatelanges Einlegen in Alkohol. Sie wirken sehr intensiv und sind jahrelang haltbar.

In welcher Form Sie einen Stein nun verwenden, liegt also am beabsichtigten Zweck oder Ihrer persönlichen Vorliebe. Im Prinzip sind Steine jedoch in jeder Weise wirksam. – Vielleicht erhält so auch manches Geschenk oder Erbstück nun einen neuen Wert.

Praktische Anwendung

Im Teil 3 finden Sie unter den Beschreibungen der einzelnen Heilsteine kurze Anwendungshinweise, die hier vorab erläutert werden sollen. Wenn der richtige Stein auf analytischem oder intuitivem Weg ausgewählt wurde, stellen sich für die Anwendung im Prinzip nur noch zwei Fragen:

1. Auf welche Weise soll der Stein verwendet werden: Tragen, Auflegen, Massage, Steinkreis, Meditation, Edelsteinwasser/-elixier, Aufstellen in der Umgebung, etc.?

2. In welchem zeitlichen Rahmen soll er angewendet werden: Zeitpunkt, Dauer, Rhythmus, Ende der Behandlung etc?

In der Regel gibt es mehrere Möglichkeiten, unter denen Sie die angenehmste auswählen können: Wenn Sie die Wahl haben, einen Stein entweder auf die Stirn aufzukleben, oder ein Edelsteinelixier einzunehmen, und es wäre Ihnen unangenehm, mit dem aufgeklebten Stein bei der Arbeit zu erscheinen, dann greifen Sie besser zum Elixier.

Das Tragen von Heilsteinen

Unter »Tragen« sind alle Anwendungsmöglichkeiten zusammengefasst, bei denen der Stein längere Zeit am Körper verweilt. Das kann geschehen, indem Sie einen Anhänger, gebohrte Steine, eine Kette oder Steinschmuck am Körper tragen, aber auch dadurch, dass Sie einen Handschmeichler oder Rohstein in der Hosentasche mit sich führen. Wenn eine genaue Angabe vorhanden ist, wo der Stein getragen werden soll, werden Sie manchmal nicht umhin kommen, ihn an der entsprechenden Stelle mit einem Pflaster aufzukleben. Auf jeden Fall sollten Steine beim Tragen möglichst in direkten Kontakt zur Haut treten. Kleidung, auch mit Naturfasern, wirkt immer etwas abschirmend.

Heilsteine sollten grundsätzlich so lange getragen werden, bis eine deutliche Besserung der Situation oder Symptomatik eingetreten ist, bzw. bis der gewünschte Erfolg erreicht ist. Es kann in vielen Fällen eine sog. »Erstverschlimmerung« auftreten, die jedoch anzeigt, dass wir uns mit der Situation bzw. Krankheit auseinandersetzen, und daher als Heilungszeichen zu werten ist. Erstverschlimmerungen dauern von wenigen Stunden bis zu ca. 3 Tagen, in seltenen Fällen bis zu einer Woche. Ist dann jedoch keine Besserung zu erkennen, sollte die Wahl des Steins überprüft werden.

Sollte eine Erstverschlimmerung zu unerträglich sein, ist es besser, den Stein rhythmisch statt ununterbrochen zu tragen. Besser täglich nur zwei- bis dreimal eine halbe Stunde lang. Dadurch wird die Wirkung zu Beginn erträglicher, im Laufe der Zeit jedoch genauso intensiv, wie beim permanenten Tragen. Über den richtigen Rhythmus lässt sich nur sehr schwer eine allgemeingültige Aussage machen, da hier jeder Mensch sehr unterschiedlich reagiert. Im Zweifelsfall ist es jedoch besser, den Rhythmus langsam zu steigern: Beginnend mit einmal täglich, dann zweimal, dreimal etc. Gleichzeitig lässt sich auch die Dauer verlängern: Beginnend mit jeweils einer halben Stunde, dann einer Stunde, eineinhalb Stunden etc. So kann allmählich auch die permanente Anwendung erreicht werden.

Das Auflegen von Heilsteinen

»Auflegen« fasst alle zeitlich begrenzten Anwendungen zusammen, bei denen Steine direkt in Kontakt mit dem Körper gebracht werden. In der Regel sind dabei genaue Angaben zur Körperregion gegeben, eben dort, wo sich die betroffenen Organe, die schmerzenden oder energetisch unterversorgten Bereiche etc. befinden. Beim Auflegen werden Sie feststellen, dass sich ein Stein regelrecht »festsaugt«, wenn er genau auf den richtigen Punkt gelegt wird. Halten Sie den Stein beim Auflegen etwa eine Minute mit nur leichtem Druck am Körper fest, und lassen Sie dann vorsichtig los: Selbst dort, wo der Stein nach den Gesetzen der Schwerkraft abfallen müsste, hält er in den meisten Fällen (sofern er nicht zu schwer ist).

Eine Behandlung durch das Auflegen von Heilsteinen endet ebenfalls dann, wenn eine deutliche Besserung zu spüren ist. Hier ist es besonders wichtig, den Zeitraum nicht unnötig auszudehnen. Freuen Sie sich über die gewonnene Erleichterung, auch wenn sie noch nicht vollständig ist, beenden Sie die Behandlung an diesem Punkt und genießen Sie den Gewinn. Sie können die Behandlung zu einem späteren Zeitpunkt dann erneut wiederaufnehmen. Ungeduld ist eine Eigenschaft, die sich beim Heilen in der Regel ungünstig auswirkt! Sie können nichts erzwingen, auch Heilung muss ebenso »wachsen«, wie auch die Krankheit ja allmählich herangewachsen ist.

Was den genauen Zeitpunkt einer solchen Behandlung betrifft, ist noch zu beachten, dass die Organe unseres Körpers nicht zu jeder Tageszeit in gleichem Maße aktiv sind. Besonders auffällig ist dies in den Funktionen unseres Gehirns, das uns täglich bewegt, einzuschlafen und wieder aufzustehen. Hier sind Phasen der Aktivität und Phasen der Ruhe, Phasen höchster Leistung und Phasen der Regeneration längst eine Selbstverständlichkeit für uns. Dasselbe gilt jedoch für alle anderen Organe, von denen jedes seinen individuellen »Morgen«, einen Zeitpunkt, wo seine Aktivität zunimmt, seinen »Mittag«, wo der Gipfel der Leistung erreicht wird, seinen »Abend«, an dem die Aktivität abnimmt und seine »Nacht«, den Zeitraum der Ruhe, hat.

In den meisten Fällen lassen sich die Organe wesentlich besser beeinflussen, wenn ihre Aktivität gerade zunimmt oder dem Höhepunkt zustrebt. Daher liegt der beste Zeitpunkt zum Auflegen von Steinen in der Regel vor oder während des Zeitraums der höchsten Aktivität. Diese Zeitpunkte sind in der folgenden Darstellung als »Organuhr« übersichtlich dargestellt, so dass Sie auf einen Blick nachlesen können, zu welcher Zeit eine Behandlung besonders erfolgversprechend ist. Zu beachten ist hierbei jedoch, dass sich unser Organismus für »politische Zeit« nicht interessiert: Es gilt immer die reale Ortszeit, nicht die Verschiebung durch die Sommerzeit o.ä.

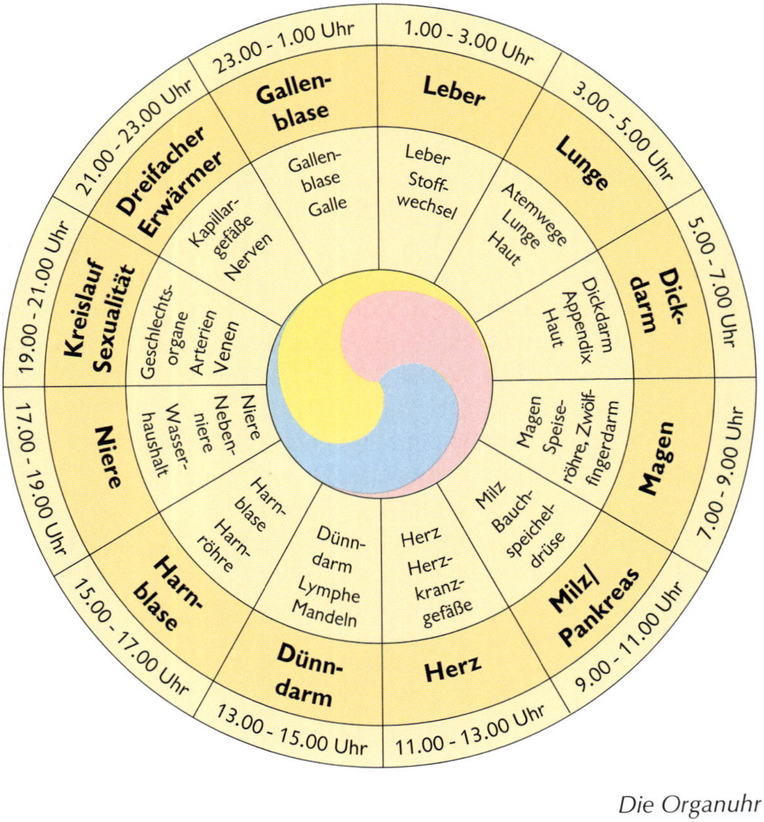

Die Organuhr

Der Steinkreis

Da Steine strahlen, wirkt auch der Aufenthalt in einem Steinkreis spürbar auf uns ein. »Steinkreis« ist hier jedoch sehr großzügig definiert: Sie müssen nicht extra nach Stonehenge reisen, in diesem Buch bedeuten Steinkreise ganz einfach »im Kreis gelegte Steine oder Kristalle«. Während beim direkten Auflegen auf den Körper in erster Linie der Organismus angesprochen wird, wirkt der Aufenthalt in einem Steinkreis auf feinstofflichem Weg und macht sich zunächst in geistigen, seelischen und mentalen Veränderungen bemerkbar.

Sie können in einem Steinkreis sitzen oder liegen, in jedem Fall ist es wichtig, den richtigen Radius zu finden. Bekommen Sie beim Aufenthalt im Kreis Enge- oder Beklemmungsgefühle, müssen Sie den Kreis erweitern, fühlen Sie sich zerstreut oder undefinierbar unbehaglich, ist der Kreis wahrscheinlich zu groß. Ist der Radius genau richtig, erreichen Sie das optimale Wohlbefinden. Wenn Sie Behandlungen durch Steinkreise öfter wiederholen, werden Sie feststellen, dass Ihr »persönlicher« Radius je nach Situation und Gemütslage variiert. Im Laufe der Zeit wird Ihr Gespür jedoch immer besser, so dass Sie den richtigen Radius von vorneherein passend legen.

Bleiben Sie in Ihrem Steinkreis so lange sitzen oder liegen, bis es Ihnen wiederum deutlich besser geht, oder bis Sie den deutlichen Impuls spüren, den Kreis zu verlassen. Folgen Sie diesem Impuls, egal ob er nach 10 Minuten oder drei Stunden eintritt. Den Steinkreis können Sie liegen lassen, um zu einem späteren Zeitpunkt fortzufahren. Es hat sich als günstig erwiesen, gut ausgeruht zu sein, insbesondere, wenn Sie sich in den Steinkreis legen. Sonst verschlafen Sie evtl. im wahrsten Sinne des Wortes die schönsten Erfahrungen.

Wenn Sie entsprechend dem Kapitel »Intuitive Steinheilkunde« vier persönliche Heilsteine ausgesucht haben, dann können Sie mit diesen vier Steinen einen besonderen Kreis legen: Legen Sie Ihren Seelenstein vom Zentrum aus in den Süden, den Körperstein in den Westen, den Verstandesstein in den Norden und den Geiststein in den Osten. Setzen Sie sich dann in den Kreis, zunächst mit Blickrichtung Süden, und wechseln Sie nach 10 – 15 Minuten zum Westen hin, dann zum Norden und schließlich zum Osten. Auf diese Weise können Sie die Bedeutung von Seele, Körper, Verstand und Geist sehr eindrücklich erleben und deutlich auch die Wirkung der Heilsteine in diesen Bereichen nachempfinden.

Diesen Kreis können Sie als Erholungsinsel im Alltag verwenden. Schon wenige Minuten darin, entweder mit dem Kopf in Richtung Norden liegend, oder sitzend mit Blickrichtung Süden wirkt entspannend und regenerierend.

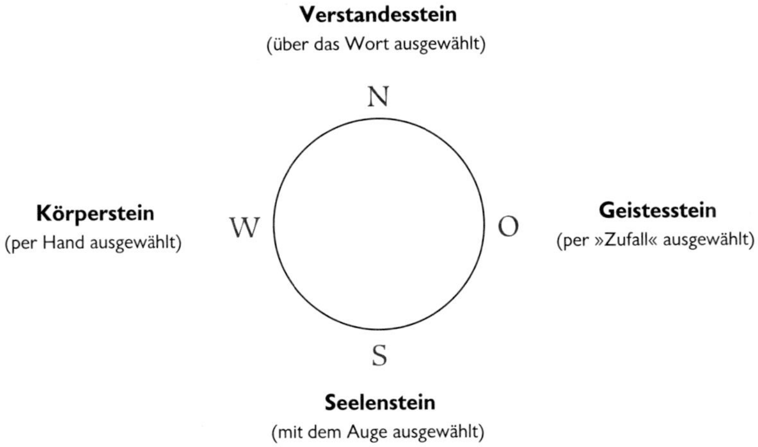

Kreis der persönlichen Heilsteine

Meditation mit Heilsteinen

Über Meditation zu schreiben, ist sehr schwierig, da das Phänomen an sich nur verstanden werden kann, wenn man es erlebt hat. Würden unsere Augen nur schwarz/weiß sehen, wäre es uns unmöglich, nachzuvollziehen, was Farbe ist. Daher kann ich hier nur zwei Möglichkeiten vorstellen, wie Sie mithilfe von Steinen Meditation erleben können. Was Sie dabei erfahren, müssen Sie selbst ausprobieren.

Die kontemplative Betrachtung: Nehmen Sie sich genug Zeit, stellen Sie das Telefon ab, erklären Sie allen in Ihrer Wohnung anwesenden, dass Sie in der nächsten Zeit keinerlei Störung dulden, und setzen Sie sich an einen ruhigen Ort. Sie können auf dem Boden sitzen, wenn Ihnen diese Haltung möglich ist, ebensogut jedoch auf einem Stuhl. Wichtig ist nur, dass Sie absolut aufrecht mit gerader Wirbelsäule sitzen. Eine gekrümmte Wirbelsäule führt zu Ermüdung und verhindert die Meditation. Legen Sie nun den Heilstein vor sich, wenn möglich so, dass Sie ihn mit entspannt abwärts gerichtetem Blick ohne Anstrengung betrachten können. Sie haben den richtigen Abstand, wenn Sie Ihren Blick lange Zeit völlig entspannt auf dem Stein ruhen lassen können.

Von Vorteil ist es, wenn Sie dabei keine Lichtquelle im Blickfeld haben: Keine Kerze, keine Lampe, kein Fenster, keine Sonne! Lichtquellen würden Ihre Aufmerksamkeit ablenken. Dasselbe gilt für den Hintergrund: Er sollte möglichst neutral sein und den Stein zur Geltung kommen lassen. Ihre Aufmerksamkeit gilt nun ganz dem vor Ihnen liegenden Stein, wobei Sie ihn jedoch nicht fixieren, sondern den Blick darüber hinweg, bzw. darum herum ins Unendliche richten.

Bleiben Sie auf diese Weise nun völlig ruhig sitzen, ohne sich zu bewegen! Jede Bewegung wäre ein neuer Start und verhindert die Meditation. Werden Sie so langsam, wie der Stein vor Ihnen, dann werden Sie ihn plötzlich *sehen,* verstehen und erfahren, dass auch er ein lebendes Wesen ist. Lassen Sie sich überraschen.

Meditation mit aufgelegten Steinen: Gerüstet mit genug Zeit in ruhiger Atmosphäre und vor allem gut ausgeschlafen (!), können Sie Heilsteine in der Meditation erleben, indem Sie liegend den Stein auf Ihren Körper auflegen. Auch hier ist Hautkontakt wiederum von Vorteil. Bevorzugte Körperpunkte zum Auflegen des Steins sind die Stirn (zwischen den Augenbrauen), das Herz, der Solarplexus oder die Unterkante des Schambeins.

Entspannen Sie sich dann bewusst, indem Sie Ihren Körper von Kopf bis Fuß »durchdenken«, d.h. jeden Körperbereich bewusst durchgehen und alle Spannung darin loslassen. Beobachten Sie dann Ihren Atem, wie er immer ruhiger und langsamer wird, bis Sie wiederum so langsam sind, wie der Stein auf Ihnen. Lassen Sie sich dann ganz von diesem Stein erfüllen, identifizieren Sie sich mit diesem Stein, d.h. werden Sie wie er, besser gesagt: Werden Sie zu ihm, dann wird sich plötzlich die Erinnerung des Steins für Sie öffen, und sie werden die Welt quasi »mit seinen Augen sehen«.

»Meditation« bedeutet, die völlige geistige Aufmerksamkeit in einem Moment und an einem Ort zu haben. Sie werden dies sofort erkennen und verstehen, wenn Sie Meditation erleben. Und Sie werden auch sofort wissen, welchen Sinn Meditation in Ihrem Leben hat. Lassen Sie sich auch hier überraschen ...

Edelsteinwasser und Edelsteinelixiere

Edelsteinwasser und Edelsteinelixiere zeigen ähnliche Wirkungen und Reaktionen auf unsere Persönlichkeit und unseren Organismus, wie der betreffende Edelstein, ihre Vorteile liegen jedoch in der anderen Handhabung, der inneren Einnahme: Wo aufgelegte Edelsteine oft nur eine begrenzte, lokale Wirkung entfalten, breitet sich die Wirkung von Edelsteinwasser und Elixieren über die Körperflüssigkeiten im gesamten Organismus aus. Man »füllt sich mit dem Stein an«. Dadurch werden vor allem bei generalisierten (den gesamten Organismus betreffenden) Beschwerden bessere Resultate erzielt. Wo ein Stein z.B. nur lokal eine Verspannung lindert, kann das Wasser oder Elixier die gesamte innere Anspannung (körperlich und psychisch) lindern, und bessert damit alle bestehenden Verspannungen, sowie generell die Neigung, sich anzuspannen.

Wenn es uns aus praktischen Gründen nicht möglich ist, einen Stein zu tragen oder äußerlich aufzulegen, z.B. wenn die Beweglichkeit der Gelenke eingeschränkt würde, oder – wie gesagt – wenn wir am Arbeitsplatz nicht gerade mit einem auf der Stirn aufgeklebten Stein erscheinen möchten, ist die Einnahme von Edelsteinwasser und Edelsteinelixieren vorzuziehen. Wasser und Elixiere wirken im Organismus automatisch genau an der Stelle, wo sie gebraucht werden. Da die Behandlung mit Edelsteinwasser und Edelsteinelixieren eine Informations-Therapie ist, kommt die Information nur dort zur Wirkung, wo sie der Körper »versteht«, dort, wo sie fehlt (Resonanz-Prinzip).

Vor allem Edelsteinelixiere sind sehr kräftig in ihrer Wirkung: Um eine vergleichbare Wirkung zu erzielen, müsste der betreffende Stein oft sehr groß und sehr edel sein. Lässt man die Beschaffbarkeit (oftmals sehr schwierig) und Handhabung (wie trägt man einen 2 kg-Stein?) außer acht, bleibt trotzdem noch der Preis, der ein vielfaches des Elixiers betragen würde (Diamant, Smaragd usw.). So schont das Elixier auf angenehme Art auch den Geldbeutel.

Die bei der Behandlung mit Edelsteinen sonst notwendige Reinigung des Steins entfällt. Außerdem kann über die Menge der Einnahme die Wirkung genauer dosiert werden.

Natürlich hat auch das Tragen und Auflegen von Edelsteinen seine Vorteile gegenüber den Elixieren. Vor allem Experimente sind mit den Steinen selbst viel unverbindlicher, da der Stein leichter wieder abgelegt werden kann, und seine Wirkungen vergleichsweise schneller wieder abklingen.

Auch wenn aus bestimmten Gründen nur eine ganz gezielte lokale Behandlung einer bestimmten Stelle, z. B. eines Akupunkturpunktes, gewünscht ist, sind die Steine den Elixieren vorzuziehen.

In den meisten Fällen ergänzen sich Edelsteine, Edelsteinwasser und Edelsteinelixiere jedoch sehr schön, da sie sich, wenn sie gleichzeitig getragen bzw. eingenommen werden, gegenseitig verstärken. Die Handhabung von Wasser und Elixier ist zudem genauso einfach, wie das Tragen des Steins:

Innere Einnahme: Möglichst eine gute Stunde vor dem Essen oder zwei Stunden danach. Selbst hergestelltes Edelsteinwasser kann schluckweise eingenommen werden, bei den intensiveren Elixieren genügen wenige Tropfen! Faustformel für die Dosierung: Empfindsamere Naturen sollten eher weniger (1 - 2 Tropfen), robuste eher mehr (5 - 10 Tropfen) einnehmen. Außerdem verbraucht sich das eingenommene Mittel umso schneller, je mehr man es braucht. In diesem Fall kann der Einnahme-Rhythmus beschleunigt werden, d.h. mehrere kleine Dosierungen statt wenigen großen. Edelsteinwasser und Edelsteinelixiere können über mehrere Wochen eingenommen werden.

Äußere Anwendung: Edelsteinwasser kann direkt auf die Haut aufgebracht werden, Edelsteinelixiere sollten dazu mit Wasser verdünnt werden. Auf diese Weise können sie u.a. bei Hautbeschwerden, Entzündungen und Wunden helfen. Auch die Beimischung zu Salben ist möglich. Eine weitere Möglichkeit stellt der Zusatz zum Baden dar, wobei hier jedoch das Badewasser nicht zu warm sein sollte, da sich die Wirkung sonst zu schnell verflüchtigt.

Potenzierung: Aus Edelsteinwasser und Edelsteinelixieren können homöopathische Potenzen angefertigt werden. Das Wasser bzw. Elixier entspricht hierbei der Urtinktur.

Kombinationen: Prinzipiell können verschiedene Edelsteinwasser und Edelsteinelixiere für spezielle Zwecke miteinander gemischt werden. Ausgewogene, harmonisch wirkende Mischungen sind jedoch eine Kunst. Mehr dazu erfahren Sie in den Büchern »Edelsteinwasser« und »Wassersteine« (siehe Literaturhinweise im Anhang). Eine Reihe von Steinen, wie z.B. Bergkristall, Diamant, weißer Topas, verstärken die Wirkung anderer und können daher im Bedarfsfall stets hinzugegeben werden. Für besondere Anwendungen sind im Fachhandel bestimmte Mischungen erhältlich. Diese sind, vergleichbar mit alten Kräutertee-Rezepten, das Ergebnis jahrelanger Forschungen und sowohl in der Kombination der Steine, als auch der quantitativen Zusammensetzung sorgfältig abgestimmt.

Aufbewahrung: Edelsteinwasser und Edelsteinelixiere sollten kühl und dunkel aufbewahrt werden. Um gegenseitige Beeinflussung zu verhindern, ist etwas Abstand hilfreich oder das Einwickeln in Alufolie. Insbesondere Elixiere neutraler Heilsteine wie z.B. Bergkristall, nehmen leicht die Eigenschaften anderer Edelsteinelixiere an. Strahlenquellen wie elektrische Leitungen, W-LAN, DECT-Telefone, alte Bildschirme oder Neonröhren sollten nicht in der Nähe sein.

Aufstellen von Heilsteinen in der Umgebung:
Die Atmosphäre, in der wir leben und arbeiten, beeinflusst nachhaltig Empfinden, Gesundheit und das Resultat unseres Tuns. Daher können wir selbst mit Heilsteinen, die wir in unserer Umgebung aufstellen, sehr schnell positive Veränderungen herbeiführen. Wichtig ist hier natürlich, dass die aufgestellten Steine eine ausreichende »Reichweite« besitzen: Rohsteine, Kristalle und Drusen sind daher vorzuziehen.

Wenn Sie sich im Wirkungsbereich des Steins befinden, wird auf jeden Fall Ihr körperliches Befinden verbessert. Wünschen Sie gezielt auch eine seelische Bereicherung, sollte der Stein so stehen, dass sie ihn sehen, sei es auch nur aus dem Augenwinkel. Ästhetik spielt hier ebenfalls eine Rolle, wählen Sie daher für diesen Zweck einen Stein, der Ihnen kompromisslos gefällt!

Der Austausch zwischen Stein und Mensch erfolgt in beide Richtungen. Daher nehmen Steine auch von uns Information auf, insbesondere wenn wir sie direkt auflegen oder am Körper tragen. Aus diesem Grund kann sich ein Stein, wenn er einige Zeit verwendet wurde, plötzlich unangenehm anfühlen. Dies geschieht in dem Moment, wenn die aufgenommene Information so stark wird, dass der Stein beginnt, sie auf uns zurückzustrahlen. In dem Moment ist der Punkt gekommen, dass der Stein gereinigt werden sollte.

Reinigung und Pflege

Im Bezug auf die energetische Reinigung von Steinen besteht in der Literatur sehr viel Verwirrung, die offensichtlich darauf beruht, dass der Sinn der verschiedenen Verfahren nicht verstanden wird. Unter »Reinigung« werden oft drei verschiedene Vorgänge zusammengefasst: Entladung, Reinigung und Aufladen von Heilsteinen.

Entladung: Vor allem bei direktem Körperkontakt nehmen viele Heilsteine statische Ladung auf. Dass extremste Beispiel ist der Bernstein, der innerhalb weniger Minuten richtig heiß werden kann. Diese statische Ladung kann unter fließendem Wasser wieder entladen werden.

Reinigung: Die aufgenommene Information bleibt jedoch auch nach dem Entladen im Stein gespeichert und wird sich erneut aufladen. Um diese Information zu löschen, muss daher intensiver eingewirkt werden. Eine vollständige Reinigung aufgenommener Informationen kann durch zwei einfache Verfahren erreicht werden: Durch Auflegen auf eine Amethyst-Druse oder Einlegen in Salz.

Die Amethyst-Druse stellt das sanftere Verfahren dar. Durch das feinverteilte Eisen und die Energie-Konzentration des Quarzes besitzt Amethyst eine starke, feurige Ausstrahlung. Auf diese Weise »durchstrahlte« Heilsteine werden von der aufgenommenen Information befreit. Als Zeitraum genügt hier in der Regel ein Tag, wurde der Stein nur kurz aufgelegt, genügt eine Stunde. Sie können den Stein jedoch unbesorgt auch länger in der Druse liegen lassen, er erleidet dadurch keinerlei Schaden.

Salz ist etwas vorsichtiger zu handhaben! Vor allem der direkte Kontakt mit dem Salz kann bei vielen Steinen auch chemische Reaktionen bewirken, durch welche der Stein seine Politur verliert oder die Farbe verändert. Für Opal ist das Einlegen in trockenes Salz vollends der Tod, da das Salz dem Opal Wasser entzieht, wodurch dieser sein Farbenspiel verliert. Er ist dann zwar immer noch ein Heilstein, in der Regel jedoch wesentlich weniger wert!

Es empfiehlt sich daher, den Stein in ein kleines Glasschälchen zu legen, das in einer größeren Schale mit Salz eingebettet ist. Die energetische Reinigung bleibt so gegeben, der Stein selbst wird jedoch nicht angegriffen. Mit Ausnahme von Ketten, für deren Faden das Wasser evtl. schädlich wäre, können Sie zum Stein mineralarmes Wasser hinzufügen. Dadurch wird die Information noch schneller entzogen. Das Wasser sollten Sie jedesmal wechseln, das Salz selber kann monatelang verwendet werden. Die Reinigungszeit in Salz ist sehr kurz: Wurde der Stein wochenlag getragen, genügen etwa vier bis sechs Stunden, wurde er nur kurz aufgelegt, genügen 10 Minuten. Eine längere Dauer kann den Stein energetisch »auslaugen«, seine Wirksamkeit wird dadurch gemindert!

Von den weiteren angepriesenen Methoden, wie Einlegen in Salzwasser, Eingraben in der Erde oder Reinigen im Feuer möchte ich abraten, da verschiedene Steine auf diese Weise geschädigt werden können: Salzwasser dringt in viele Poren und Risse und kann den Stein trüben, manche Sekundär-Mineralien werden durch die Säuren im Boden angegriffen und umgewandelt, und dass Feuer mitunter zu auflösend ist, liegt nahe!

Aufladen: Da die Intensität der Abstrahlung eines Steins in Zusammenhang steht mit der aufgenommenen Energie, kann seine Heilwirkung durch gezieltes Aufladen verstärkt werden. Die schonendste Methode besteht darin, den Stein bei Sonnenauf- und -untergang ins Sonnenlicht zu legen. In dem Zeitraum, in dem wir selbst ohne Schaden direkt in die Sonne schauen können, besitzt das Sonnenlicht eine aufladende Qualität. Nicht jedoch über Mittag! Zu dieser Zeit ist die Lichtqualität eher entladend.

Direkt vor Beginn einer Steinbehandlung können die verwendeten Steine in der Hand oder in der Nähe einer Heizung aufgewärmt werden. Auch dadurch intensiviert sich ihre Wirkung. In vielen Fällen ist Aufladen jedoch gar nicht nötig, da der Stein durch den Körperkontakt sowieso erwärmt und angeregt wird.

Pflege: Die physische Reinigung sollte sich vor allem bei Mineralgruppen und -drusen auf das Entfernen von Staub beschränken. Dazu genügt ein feiner Pinsel. Verwenden Sie bitte, wenn sie z.B. eine Druse mit Wasser reinigen, nur mineralarmes Wasser, um unschöne Kalkablagerungen zu vermeiden. Gehen Sie bitte nicht mit scharfen Haushaltsreinigern an Ihre Steine heran. Manche sind dagegen zwar weitgehend gefeit, andere jedoch extrem empfindlich. Und wenn Sie diesen Unterschied festgestellt haben, ist es schon zu spät!

Aufbewahrung: Es versteht sich von selbst, dass man schöne Steine gerne auch so aufbewahrt, dass sie dem Auge gefallen. Wenn Sie das regelmäßige Abstauben jedoch nicht zum vorrangigen Hobby werden lassen wollen, empfehle ich Ihnen dringend eine gut verschließbare Vitrine. Vom Fensterbrett möchte ich mit Ausnahme von Achatscheiben (die machen sich z.B. am Fenster hängend sehr gut) und lichtunempfindlichen Steinen (Bergkristall, Hämatit, Jaspis, Lapislazuli, Tigerauge, schwarzer Turmalin etc.) generell abraten, da viele Steine durch direkte Sonnenbestrahlung verblassen können (Amethyst, Kunzit, Rosenquarz etc.). Und stellen Sie bitte keine Bergkristallkugeln ins Sonnenlicht. Die wirken wie hervorragende Linsen, was ich selbst anhand von Brandlöchern in Kartons und Autositzen schon miterleben konnte.

Weitere Informationen zu den Hintergründen, Wirkungsweisen und Einsatzmöglichkeiten verschiedener Reinigungsmethoden finden Sie in dem kleinen Handbuch »Reinigen, Aufladen, Schützen – Wie wir Heilsteine richtig zur Wirkung bringen« (siehe Literaturhinweise im Anhang).

Heilsteine sind Hilfsmittel

Zum Abschluss der »praktischen Anwendungen« noch ein paar Gedanken, die mir persönlich sehr wichtig sind: Es gibt auch ein Leben ohne Heilsteine! Steine sollten nie zum Ersatz werden für die eigene Kreativität und Fähigkeit, Probleme zu lösen! Heilsteine sind Hilfsmittel! Und jedes Hilfsmittel ist dazu da, irgendwann überflüssig zu werden. Daher möchte ich hier nocheinmal darauf hinweisen, was zur Behandlung mit Heilsteinen unbedingt zu beachten ist:

Die Wirkung von Heilsteinen wird gefördert durch die bewusste Beschäftigung mit dem jeweiligen Problem, d.h. der Überlegung, »warum?« und »wofür?« das Problem bzw. die Krankheit existiert, und der Erarbeitung von Lösungs-Möglichkeiten. In jeder Krankheit z.B. steckt ein Gewinn, daher stellt sich die Frage, wie kann ich mich von dem Problem bzw. der Krankheit lösen, ohne ihren Gewinn zu verlieren? Heilsteine fördern diese bewusste Arbeit, sie nehmen sie uns jedoch nicht ab.

Die Wirkung von Heilsteinen bleibt nach ihrem Absetzen nur dann stabil, wenn die gewonnenen Erkenntnisse weiter in die Tat umgesetzt werden. Wir selbst sind die Ursache unserer Probleme und wir selbst können sie verändern. Edelsteine und Elixiere sind Hilfsmittel, mehr nicht!

Die Auflistung von Eigenschaften und Symptomen im Teil 3 dieses Buchs dient daher in erster Linie zur Information und zur kurzen Charakterisierung des Heilsteins, speziell auch, um Anregungen zur Intuitiven Steinheilkunde zu bieten. Im Krankheitsfall oder zur Lösung seelisch-geistiger Probleme sollten wir das Augenmerk jedoch im Sinne der Analytischen Steiheilkunde auf unsere Gesamtsituation, unseren Charakter, die gesamte Symptomatik und unsere Ideen, Wünsche und Zielsetzungen lenken. Diese Gesamtbetrachtung kann uns zu einem ganz anderen Heilstein führen, als ein einzelnes Symptom vielleicht zunächst vermuten lässt.

Aus diesem Grund möchte ich nocheinmal darauf hinweisen, dass dieses Buch zur Information über die Steinheilkunde und die Wirkung der Heilsteine dient und keinen Arzt, Heilpraktiker oder Therapeuten ersetzt. Holen Sie sich bitte im Krankheitsfall oder bei schweren Problemen unbedingt fachlichen Rat.

Teil 3: Heilsteine

Die Heilwirkungen der Edelsteine

In den folgenden Beschreibungen der Heilwirkungen einzelner Edelsteine wurde Wert darauf gelegt, nur jene Wirkungen aufzunehmen, die seit Jahren getestet und bestätigt sind. Vermutungen oder nur in Einzelfällen beobachtete Phänomene wurden weggelassen oder sind deutlich als solche gekennzeichnet. Dadurch soll auch Sicherheit und Verlässlichkeit geboten werden, die bei dem derzeitigen widersprüchlichen und verwirrenden Informationsangebot in der Heilsteine-Literatur dringend notwendig ist.

Das bedeutet auf der anderen Seite jedoch auch, dass kein Stein erschöpfend und umfassend beschrieben ist. Dieser Anspruch ist auch nicht zu leisten, wenn man bedenkt, dass die Steinheilkunde erst seit Mitte der 1980er Jahre wieder im Entstehen begriffen ist. Dieser Zeitraum ist noch sehr kurz im Vergleich mit anderen Naturheilverfahren, die auf jahrhunderte- oder jahrtausendealte Traditionen zurückgreifen können. Der Schwerpunkt steinheilkundlicher Arbeit liegt daher immer noch im Bereich der Forschung, wobei jedes weitere Jahr neue Erkenntnisse bringt.

Zur Auswahl eines bestimmten Heilsteins sollten daher in erster Linie die im Teil 2 beschriebenen analytischen oder intuitiven Wege eingeschlagen werden. Die Beschreibungen des Teil 3 dienen hier vor allem zur Bestätigung der getroffenen Wahl. Verlassen Sie sich jedoch auch dann auf Ihre Wahl, wenn im folgenden Teil des Buchs nicht ein Zusammenhang zwischen Ihrem Wunsch und dem ermittelten Stein erwähnt wird. Vielleicht sind Sie gerade im Begriff, etwas völlig Neues und Unbekanntes zu entdecken. Und sollte dies der Fall sein, würde ich mich sehr freuen, etwas von dieser neuen Entdeckung zu erfahren.

Ein entsprechender Erfahrungsaustausch ist über den Steinheilkunde e.V. möglich, dessen Adresse Sie im Anhang dieses Buchs finden. Die Arbeit des Steinheilkunde e.V. besteht u.a. darin, Berichte über die Heilwirkungen von Mineralien und Edelsteinen zu sammeln, auszuwerten und die überprüften Ergebnisse zu veröffentlichen. Jeder Beitrag ist dabei herzlich willkommen.

Die Beschreibung der Heilsteine

Für viele Heilsteine gibt es neben der mineralogischen Bezeichnung einen oder mehrere Handelsnamen. Dies ist manchmal sinnvoll, um mit einem Begriff genau zu definieren, um welche Varietät es sich handelt (z.B. bei der vielfältigen Quarzgruppe). Manchmal jedoch sind Handelsnamen eher überflüssig oder gar irreführend, wenn sie z.B. eine ganz andere mineralogische Beschaffenheit suggerieren (wie z.B. beim »Onyx-Marmor«). Dennoch lässt sich die Verwendung solcher Namen nicht vermeiden, wenn sie im allgemeinen Sprachgebrauch gebräuchlicher sind als die entsprechende mineralogische Bezeichnung (z.B. beim Ozeanchalcedon). Aus diesem Grund finden sie sich auch in den Überschriften der folgenden Kapitel.

Um trotzdem beides deutlich voneinander abzugrenzen, werden wissenschaftlich anerkannte Bezeichnungen **schwarz**, Handelsnamen dagegen **blau** gedruckt. Die hier gewählten Begriffe sind zugleich auch ein Vorschlag an den Handel und alle Interessierten für eine korrekte, unmissverständliche Deklaration von Mineralien und Edelsteinen.

Um darüber hinaus den Zusammenhang zum ersten Teil dieses Buchs zu verdeutlichen, sind den Ausführungen zur Heilwirkung des jeweiligen Minerals die wichtigsten mineralogischen Fakten bzgl. des ***Kristallsystems,*** des ***Bildungsprinzips,*** der ***Mineralklasse,*** der ***Farbe*** und der enthaltenen ***Mineralstoffe*** in der Darstellung der (erweiterten) ***chemischen Formel*** vorangestellt. Sie können dadurch auch die Erläuterungen des Teil 1 in die Beschreibung des Heilsteins miteinbeziehen, was ein wesentlich tieferes und umfassenderes Verstehen seiner Heilwirkungen ermöglicht. Die Tabelle, die Ihnen hilft, die chemischen Kürzel der Mineralstoffe zu identifizieren, finden Sie auf Seite 153.

Wichtige Elemente der Entstehung oder der mineralogischen Gegebenheiten des Heilsteins sind dann nochmals im folgenden Abschnitt ***»Mineralogie«*** hervorgehoben.

Wo es Überlieferungen und mythologische Betrachtungen zu einem bestimmten Stein gibt, werden diese im Abschnitt ***»Mythologie«*** kurz skizziert. Hierzu zählen oftmals auch der Name des Steins und – sehr wichtig – die Hinweise darauf, dass im Altertum oder Mittelalter vielfach ganz andere Mineralien mit einem bestimmten Namen belegt waren, als heute! Dadurch lassen sich nämlich viele Überlieferungen nicht auf das heutige Mineral übertragen. Die eindeutige Identifikation des modernen Minerals in alten Texten ist oft sehr schwierig, doch ich hoffe, »Übersetzungsfehler« hier weitgehend ausgeschlossen zu haben.

Unter dem Stichwort ***»Heilkunde«*** folgen nun die derzeit bekannten und geprüften Heilwirkungen des Minerals. Sie sind gegliedert in die ***spirituelle*** Wirkung, die beschreibt, wie der Stein unser momentanes geistiges Spiel beeinflusst, oder welche Motivationen und Anregungen er gibt. Es folgt die ***seelische*** Wirkung, die die Beeinflussung des Unterbewusstseins, der inneren Bilder, Gefühle und Stimmungen umfasst. Daran schließt sich die ***mentale*** Wirkung an, die die Veränderung des Verstandes, des Denkens und des bewussten Handelns erläutert und schliesslich folgt die ***körperliche*** Wirkung, die sich auf den Organismus und das energetische System unseres Körpers bezieht.

Durch diese Gliederung wird das Zusammenspiel aller vier Ebenen verdeutlicht und die Wirkung des Heilsteins speziell auch für die Intuitive Steinheilkunde entschlüsselt.

Die abschließenden Hinweise zur ***»Anwendung«*** des Steins stellen Möglichkeiten dar, mit denen bisher gute Erfahrungen gesammelt wurden. Auch hier gilt der Grundsatz, dass noch vieles mehr möglich ist! Machen Sie daher Ihr eigenes Spiel daraus ...

Achat

Kristallsystem: trigonal
Bildungsprinzip: primär oder sekundär
Mineralklasse: Oxide/Gerüstsilikate, Quarze
Farbe: farblos, weiß, grau, hellblau, gelb, orange, rot, braun, schwarz
Chemische Formel, Mineralstoffe: SiO_2 + Al,Fe

Mineralogie

Achat wird in Gängen und Spalten verschiedener Gesteine sowie häufig in Blasenhohlräumen von Vulkangesteinen gebildet. Aus hydrothermalen Kieselsäurelösungen postvulkanischen (primär) oder sedimentären Ursprungs (sekundär) können dabei Lagen verschiedener Quarze entstehen, überwiegend Chalcedone (Chalcedon, Karneol, Onyx) und Kristallquarze (Bergkristall, Amethyst), gelegentlich auch Jaspis oder Opal. Durch eingelagerte Fremdstoffe zeigen die charakteristischen Bänderungen des Achats verschiedenste Färbungen. Füllt Achat einen Gesteinshohlraum ganz aus, spricht man von einer Achat-Mandel, bleibt ein innerer Hohlraum erhalten, von einer Achat-Geode.

Mythologie

Achat stand in der antiken Welt sowie in Indien, Nepal und Tibet als Schutzstein und Glücksbringer in hohem Ansehen. Aus Achaten mit geradliniger, paralleler Bänderung, sog. »Lagensteinen« wurden dafür Amulette geschnitzt, deren Weiterführung die heutige Gemmenschneidekunst ist. Besonders beliebt waren außerdem Achate, deren innerer Hohlraum noch mit Wasser gefüllt ist, sog. »Wasserachate«, »Enhydros« oder »Adlersteine«, die als Schwangerschaftsschutzsteine galten. Aus Achat wurden außerdem vielerlei Gefäße, Skulpturen und Objekte geschnitten.

Heilkunde

Spirituell fördert Achat Rückzug und Verinnerlichung. Er bewirkt eine ruhige und beschauliche Betrachtung des Lebens und hilft, die eigenen Angelegenheiten gesammelt und konzentriert zu regeln. Achat fördert die bewusste Verarbeitung unserer Lebenserfahrungen und führt dadurch zu geistiger Reife und Wachstum, innerer Stabilität und Realitätssinn.
Seelisch vermittelt Achat Schutz, Geborgenheit und Sicherheit, indem er innere Spannungen löst und gegen äußere Einwirkungen

Achat, Brasilien;
Aktinolith in Matrix, Korsika

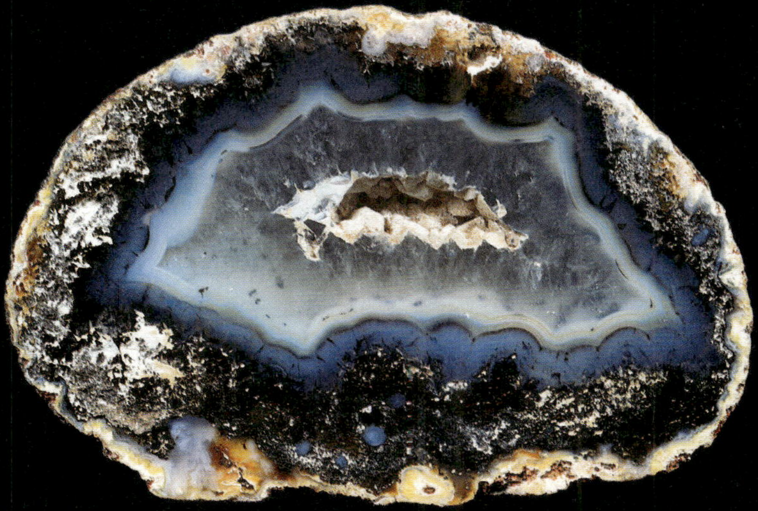

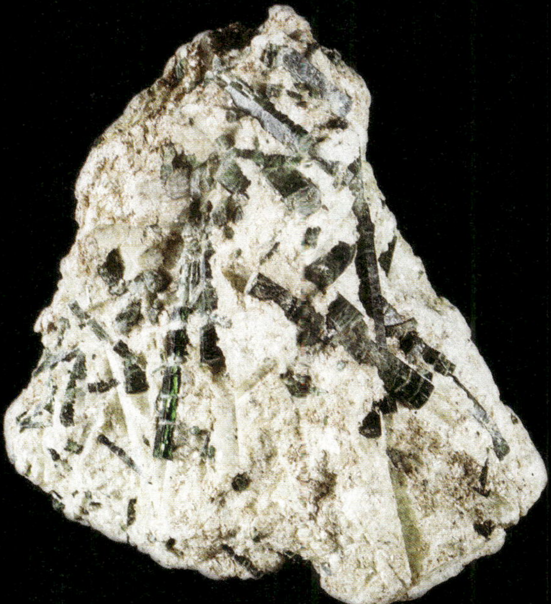

stabiler macht. Dazu sind vor allem Achate geeignet, die aus gleichmäßigen, konzentrischen Bänderungen bestehen. Achate, die im Kern Bergkristall enthalten, fördern die Erinnerungsfähigkeit bis hin zu pränatalen bzw. »Past-life«-Erinnerungen.
Mental fördert Achat das logisch-rationale Denken, mit dessen Hilfe wir Probleme bis zu ihrem Kernpunkt analysieren können. Dabei hilft Achat, einfach-pragmatische Lösungen zu finden, die ruhig, aber unverzüglich in die Tat umgesetzt werden. Achat fördert die Konzentration auf das Wesentliche und vermeidet Ablenkungen.
Körperlich gleicht Achat unsere Aura sowie die energetischen Körper aus. Dadurch wirkt er auch auf dieser Ebene schützend, harmonisierend und stabilisiert unsere Gesundheit. Achat fördert die Regeneration und das Wachstum und ist tatsächlich ein Schwangerschaftsschutzstein für Mutter und Kind. Aufgrund seines schichtweisen Aufbaus durch verschiedene Quarze wirkt Achat insbesondere auf Organe, die aus verschiedenen Haut- und Gewebsschichten bestehen. So lindert er Augenerkrankungen, wie z. B. Bindehautentzündung, hilft bei Gastritis und Magengeschwüren, bei Blasen- und Darmentzündungen, sowie Gebärmutter-Erkrankungen. Er schützt gegen Gebärmutter-Vorfall und regt deren Rückbildung nach der Entbindung an. Achat fördert Verdauung und Ausscheidung, stärkt die Blutgefäße und das Gewebe, und hilft bei Hauterkrankungen.

Anwendung

Zur Anwendung für spezielle körperliche Beschwerden sollte immer ein Achat ausgewählt werden, der die Signatur, d.h. das Bild (lat. »signum« = »Zeichen«) des betreffenden Organs zeigt. Im Zweifelsfall empfiehlt es sich, ein Anatomiebuch heranzuziehen. Dieser Stein sollte mit direktem Hautkontakt getragen und kurz vor oder während des Organhöhepunkts (vgl. die Organuhr, Teil 2, Kapitel 4) direkt auf den betroffenen Organbereich aufgelegt werden. Um seelisch-geistige Wirkungen zu erzielen, genügt es, Achat im Blickfeld aufzustellen, z. B. ihn als Scheibe ins Fenster zu hängen. Besonders stark wirkt hier die Meditation im Steinkreis.

Aktinolith

Kristallsystem: monoklin
Bildungsprinzip: tertiär
Mineralklasse: Kettensilikate, Amphibol-Gruppe
Farbe: grün
Chemische Formel, Mineralstoffe: $Ca_2(Mg,Fe)_5[(OH)_2 | Si_8O_{22}]$ + Na,K,Al,Cr,Cl,F,Mn,H_2O

Mineralogie

Aktinolith ist ein basisches Calcium-Magnesium-Eisen-Silikat, das strahlige Kristalle oder breitstengelige, faserige Aggregate bildet. Er entsteht metamorph bei Temperaturen zwischen 300° und 400° C in Aktinolith-, Grün-, Talk- und Serpentinschiefern.

Mythologie

Als »Strahlstein« ist Aktinolith zwar seit Jahrhunderten bekannt, jedoch gibt es keine überlieferten Hinweise auf seine Heilwirkung.

Heilkunde

Spirituell unterstützt Aktinolith bei geistiger Neuorientierung. Er hilft, neue Ziele zu stecken und initiiert darauf gerichtetes konsequentes Handeln. Aktinolith fördert Geradlinigkeit.
Seelisch macht Aktinolith die eigenen Fähigkeiten bewusst. Er stärkt das Selbstwertgefühl und fördert innere Ausgeglichenheit, Geduld und das Gespür für den richtigen Zeitpunkt.
Mental hilft Aktinolith die Bewusstheit darüber zu erreichen, wann und wo wir von unseren eigentlichen Zielen abgewichen sind. Das ermöglicht, den eigenen »Kurs« wieder zu korrigieren.
Körperlich regt Aktinolith die Funktionen von Leber und Nieren, sowie alle Aufbau- und Wachstumsprozesse an. Als Aktinolithquarz (Aktinolith in Bergkristall) regt er die Entgiftung und Ausscheidung an.

Anwendung

Aktinolith entfaltet seine Wirkung allmählich, daher sollte er über einen längeren Zeitraum als Handschmeichler oder Anhänger direkt am Körper getragen werden.

Alexandrit (Chrysoberyll)

Kristallsystem: rhombisch
Bildungsprinzip: tertiär
Mineralklasse: Oxide, Chrysoberyll-Varietät
Farbe: im Sonnenlicht dunkelgrün, grasgrün, graugrün, im Kunstlicht rot bis violett
Chemische Formel, Mineralstoffe: Al_2BeO_4 + Cr,Fe,V

Mineralogie

Alexandrit ist ein metamorpher chromhaltiger Chrysoberyll. Er entsteht im Kontaktbereich zwischen aluminium- und berylliumhaltigen Pegmatiten sowie chromhaltigen Basalten oder Peridotiten. Das enthaltene Chrom verursacht einen interessanten Farbwechsel: Alexandrit ist im Sonnenlicht grün, im Kunstlicht wird er rot bis violett.

Mythologie

Der 1833 im Ural entdeckte Alexandrit war der Lieblingsstein des russischen Zaren Alexander II. Da der Farbwechsel Rot/ Grün außerdem den russischen Militärfarben entsprach, wurde er schnell auch zum russischen Nationalstein.

Heilkunde

Spirituell verbindet Alexandrit starke Gegensätze: Intuition, Hellsichtigkeit und Medialität fördert er ebenso, wie starken Willen, geistige Größe und die persönliche Magie
Seelisch intensiviert Alexandrit das bildhafte Erleben. Dadurch werden Träume und innere Bilder, aber auch Gefühle und Wünsche deutlicher. Er verfeinert jedoch auch die Wahrnehmungen der Phantasie, des Sinns der Sichtbarmachung.
Mental fördert Alexandrit ebenso wie Chrysoberyll strategisches Denken und Planen, doch er erhöht die Bereitschaft, Risiken einzugehen und der inneren Stimme mehr zu vertrauen als der Logik.
Körperlich stärkt Alexandrit die Selbstheilkraft und hilft insbesondere gegen Entzündungen aller Art. Er wirkt entgiftend und regt die Regenerationskraft der Leber an.

Anwendung

Für sprirituelle und seelische Wirkungen empfehlen sich Meditationen mit Alexandrit, wechselweise im Sonnen- oder Kerzenlicht. Ansonsten genügt es, ihn bei sich zu tragen.

Alexandrit, Russland;
Amazonit, Namibia

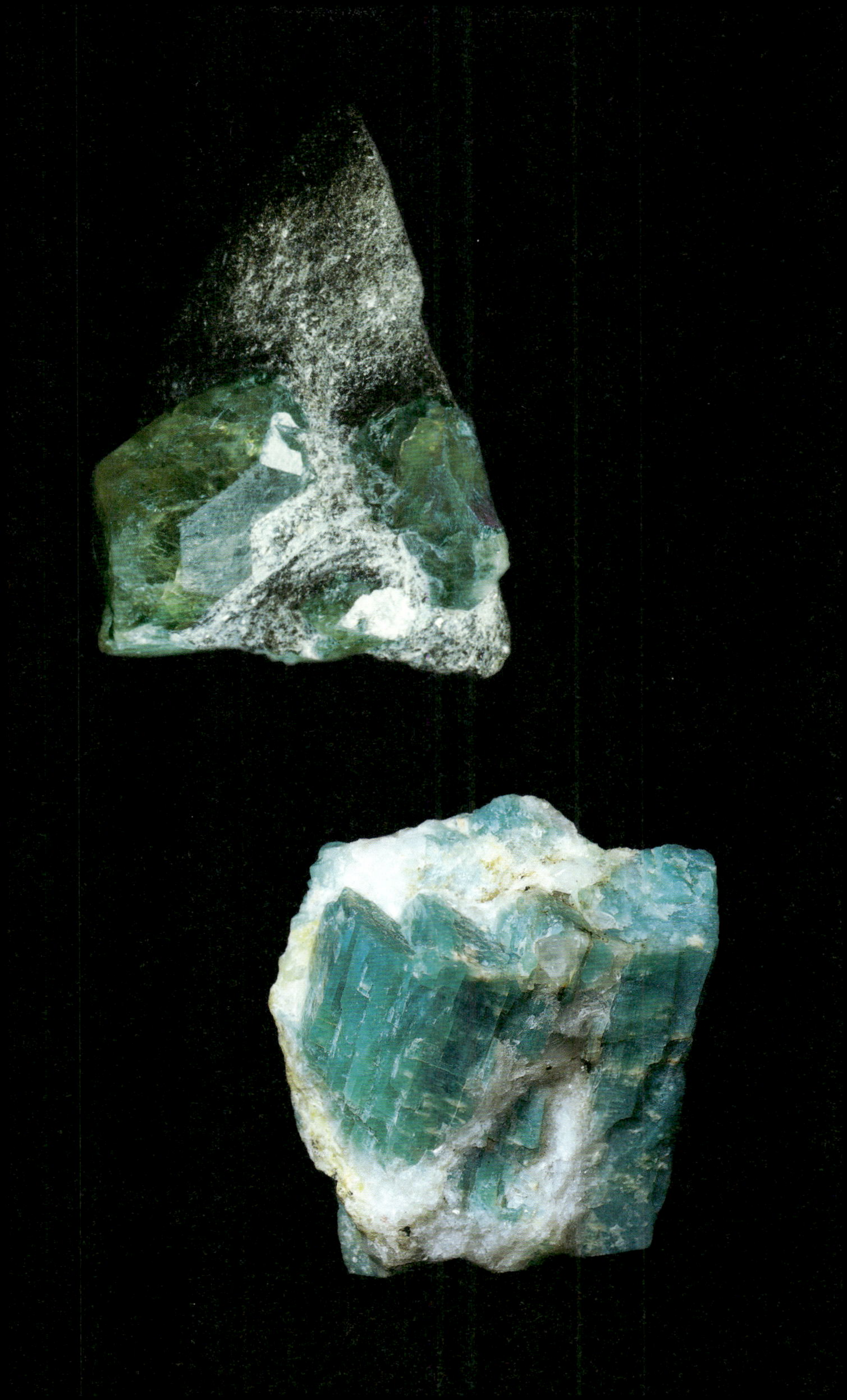

Amazonit

Kristallsystem: triklin oder monoklin
Bildungsprinzip: primär
Mineralklasse: Gerüstsilikate, Feldspat-Gruppe
Farbe: grün bis türkis
Chemische Formel, Mineralstoffe: $(K,Na)[AlSi_3O_8] + Ca,Ba,Pb,Fe,H_2O$

Mineralogie

Amazonit ist ein durch Blei grün gefärbter Feldspat. Er entsteht meist magmatisch und wird nach Kristallstruktur und Chemismus unterschieden in Mikroklin-Amazonit (triklin, kaliumhaltig), Orthoklas-Amazonit (monoklin, kaliumhaltig) oder Albit-Amazonit (triklin, natriumhaltig).

Mythologie

Amazonit wurde schon in der Jungsteinzeit als Schmuckstein verwendet, und bereits vor 7000 Jahren diente er in Ägypten als Amulett. Aus Ecuador ist 2000 Jahre alter Amazonit-Schmuck bekannt, und auch in Nordindien gibt es alte Artefakte.

Heilkunde

Spirituell fördert Amazonit die Selbstbestimmung. Er hilft, sich von der Vorstellung zu lösen, Opfer eines übermächtigen Schicksals zu sein, und regt an, das eigene Leben selbst in die Hand zu nehmen.
Seelisch gleicht Amazonit extreme Stimmungsschwankungen aus und wirkt beruhigend. Er löst Trauer und Beklemmung und bringt ein gesundes Gottvertrauen
Mental hilft Amazonit, Probleme durch das Zusammenwirken von Verstand und Intuition zu lösen.
Körperlich reguliert Amazonit Stoffwechselstörungen (Leber) und wirkt entspannend und krampflösend, auch in der Geburtshilfe bei der Ausdehnung des Muttermunds. Er wirkt nervenstärkend und hilft bei Gehirnerkrankungen. Er harmonisiert Hypophyse und Thymusdrüse sowie das vegetative Nervensystem und die inneren Organe. Amazonit lindert Herzbeschwerden durch Kummer.

Anwendung

Am besten durch Tragen, Auflegen oder innere Einnahme als Edelsteinwasser bzw. Edelsteinelixier.

Amethyst (Quarz)

Kristallsystem: trigonal
Bildungsprinzip: primär oder sekundär
Mineralklasse: Oxide/Gerüstsilikate, Quarze
Farbe: hellviolett, violett bis schwarzviolett
Chemische Formel, Mineralstoffe: SiO_2 + (Fe,Al,Ti,Na,Li)

Mineralogie

Amethyst zählt zu den Kristallquarzen, jenen Vertretern der Quarz-Gruppe, die große, mit bloßem Auge sichtbare Kristalle ausbildet. Seine Farbe erhält er durch Spuren von vierwertigem Eisen (Fe^{4+}), das im Kristallgitter eingelagert ist. Er entsteht hydrothermal aus Kieselsäurelösung magmatischen oder sedimentären Ursprungs, überwiegend in Blasenhohlräumen vulkanischer Gesteine, gelegentlich auch in Klüften und Ganggesteinen. Ein durch Amethyst-Kristalle ausgekleideter Hohlraum wird Amethyst-Druse genannt.

Mythologie

Der Name des Amethyst stammt aus Griechenland und bedeutet »unberauscht« (a-methystos). Schon in der Antike war seine ernüchternde, klärende Wirkung bekannt und der Stein selbst aus diesem Grund sehr geschätzt. Im Mittelalter klassifizierte Konrad von Megenberg den Amethyst recht treffend als Mineral, das »den Menschen wacker macht, die bösen Gedanken vertreibt, gute Vernunft bringt und mild und sanft macht.« Hildegard von Bingen überliefert seine Heilwirkung bei Hautkrankheiten und Schwellungen, und aus arabischen Ländern ist bekannt, dass Amethyst gegen Alpträume unter das Kopfkissen gelegt wird.

Heilkunde

Spirituell fördert Amethyst eine dauerhafte geistige Wachheit, den Sinn für Spiritualität und die Erkenntnis der Realität des Geistes. Er stärkt den Gerechtigkeitssinn und das Urteilsvermögen und bringt Ehrlichkeit und Aufrichtigkeit hervor. Als Meditationsstein hilft er, den inneren Dialog abzustellen, tiefen inneren Frieden zu finden und die dem Selbst innewohnende Weisheit zu entdecken.

Seelisch hilft Amethyst bei Trauer und unterstützt die Bewältigung von Verlusten. Er klärt die innere Bilderwelt und damit auch das Traumerleben. Wird Amethyst dazu unter das Kopfkissen gelegt, wird das Traumgeschehen zunächst extrem angeregt, bis

alle unverarbeiteten Eindrücke geklärt sind. Nach wenigen Tagen jedoch wird der Schlaf dann plötzlich ruhiger, tiefer und erholsamer. Im Wachbewusstsein fördert Amethyst die Inspiration und Intuition.
Mental fördert Amethyst Nüchternheit und Bewusstheit. Er hilft, sich allen Erlebnissen, auch unangenehmen, gleichermaßen zu stellen, und fördert die bewusste Verarbeitung unserer Wahrnehmung. Dadurch erhöht er die Konzentrationsfähigkeit und Effektivität im Denken und Handeln und fördert die Überwindung von Verhaftungen, unkontrollierten Mechanismen und Suchtverhalten.
Körperlich wirkt Amethyst allgemein schmerzlindernd und spannungslösend, insbesondere gegen Verspannungskopfschmerz und bei Verletzungen, Prellungen und Schwellungen. Letztere lässt er sehr schnell abklingen. Er hilft bei Augenermüdung, Nervenleiden, Bluthochdruck, Erkrankungen der Lunge und Atemwege, bei Juckreiz, Ausschlägen, Furunkeln und anderen Hautbeschwerden sowie bei Durchfall und Darmbeschwerden. Im Dickdarm reguliert er die Darmflora, auch bei Parasitenbefall.

Anwendung

Um spirituelle Wirkungen zu erzielen, sollte der Amethyst entweder über längere Zeit als Kette oder Anhänger am Körper getragen, oder regelmäßig (!) in der Meditation ruhig betrachtet werden. Sehr kräftig wirkt der Steinkreis aus Amethyst-Spitzen. Zum Klären der Träume genügt es, einen hellen, klaren (!) Kristall unter das Kopfkissen zu legen. Für weitere seelische und mentale Wirkungen dienen Amethyst-Drusen oder -Drusenstükke, die im Raum aufgestellt werden. Deren Ausstrahlung ist so stark, dass sie das gesamte (geistige) Raumklima verändert. Für die körperliche Anwendung empfiehlt es sich, den Stein direkt im Bereich des betroffenen Organs aufzulegen. Er kann auch als Edelsteinwasser bzw. Elixier eingenommen (z. B. bei Nervenleiden und Darmbeschwerden) oder äußerlich aufgetragen werden (z. B. bei Hautkrankheiten).

Amethyst auf Chalcedon, Uruguay;
Amethyst, Vera Cruz, Mexiko; Amethyst, Brasilien

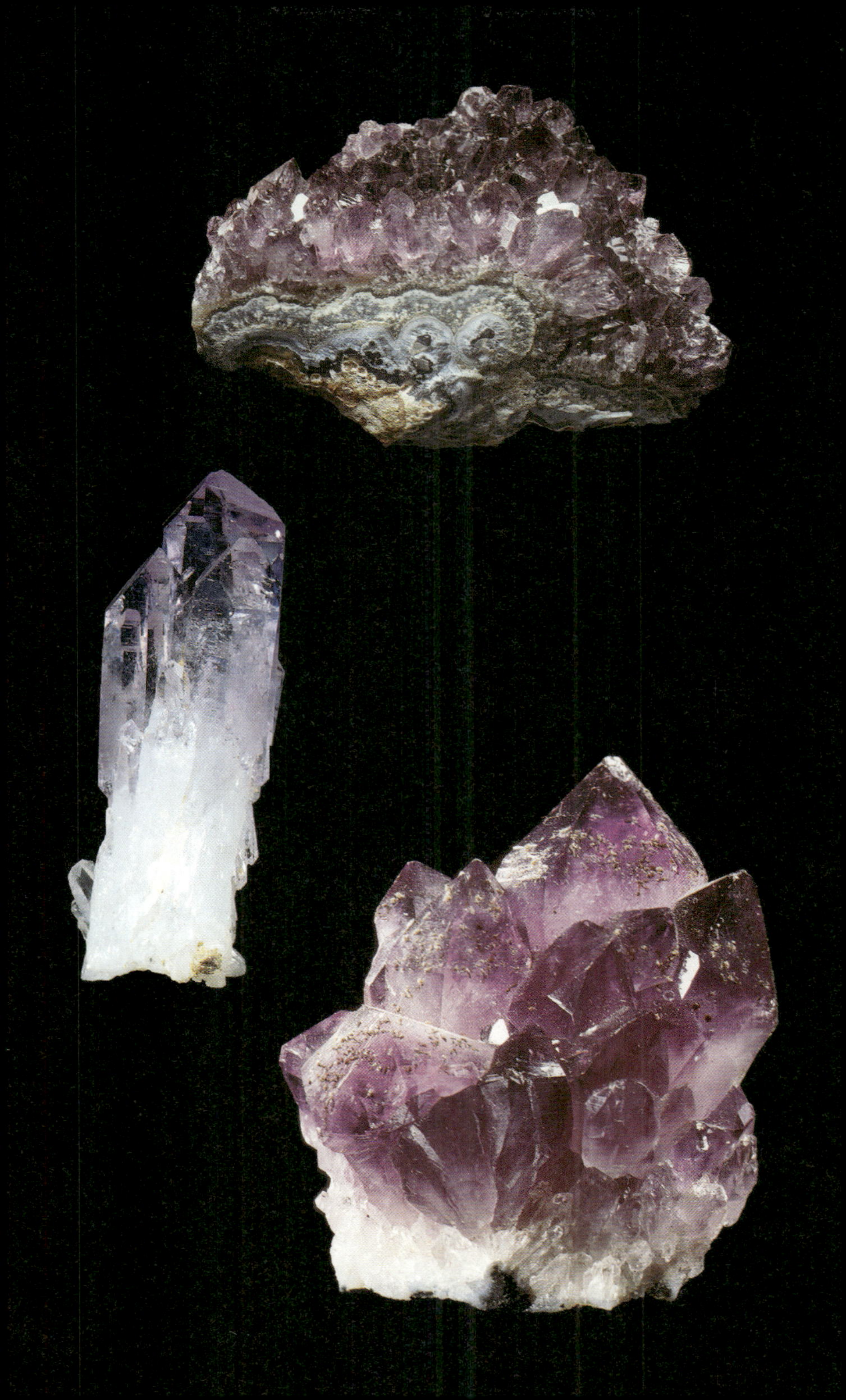

Ametrin (Quarz)

Kristallsystem: trigonal
Bildungsprinzip: primär, sekundär oder tertiär
Mineralklasse: Oxide/Gerüstsilikate, Quarze
Farbe: violett und gelb zonar abgegrenzt
Chemische Formel, Mineralstoffe: SiO_2 + (Fe,Al,Ti,Na,Li)

Mineralogie

Ametrin ist ein außergewöhnlicher Kristallquarz, der Amethyst- und Citrin-Farbzonen klar abgegrenzt in sich vereint. Er kann in allen Bildungsbereichen aus eisenhaltiger hydrothermaler Kieselsäure-Lösung entstehen.

Mythologie

Der Legende nach soll Ametrin seit dem 17. Jahrhundert bekannt sein, Überlieferungen zu Heilwirkungen gibt es jedoch nicht.

Heilkunde

Spirituell macht die Verbindung der Wachheit des Amethysts mit der Dynamik des Citrins den Ametrin zu einem Stein wohlbedachten, sicheren Handelns. Er hilft, scheinbare Gegensätze zu verbinden, und verleiht eine »glückliche Hand«, den intuitiven Erfolg auf allen Ebenen.

Seelisch fördert Ametrin Optimismus und Lebensfreude. Er bringt Harmonie und inneres Wohlbefinden, das auch von außen einwirkenden Belastungen nicht weicht.

Mental harmonisiert Ametrin Wahrnehmung und bewusstes Handeln. Er bringt eine außerordentliche Kreativität hervor, die mit großer Tatkraft einhergeht. Ametrin verbessert die Kontrolle über das eigene Leben.

Körperlich wirkt Ametrin stark reinigend im Zellstoffwechsel und im Gewebe. Er fördert die Tätigkeit des vegetativen Nervensystems und harmonisiert das Zusammenspiel der inneren Organe.

Anwendung

Für alle Anwendungen sollte Ametrin längere Zeit direkt am Körper getragen werden. Spirituelle und mentale Aspekte werden außerdem in der Meditation, seelische durch Auflegen auf den Solarplexus gestärkt.

Ametrin, Bolivien;
Amphibolit, Graubünden, Schweiz

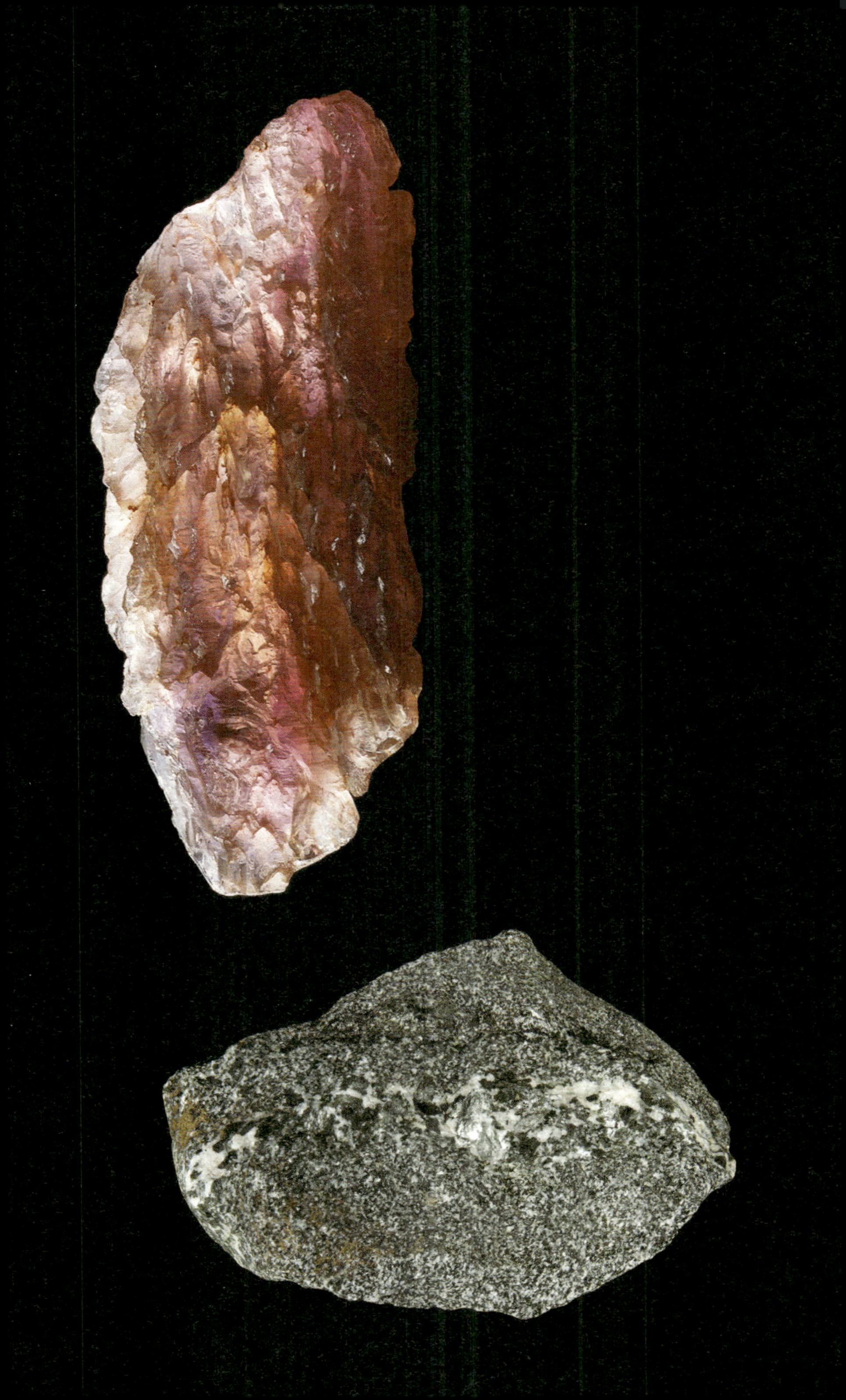

Amphibolit

Kristallsystem: monoklin (Hornblende) + triklin (Feldspat)
Bildungsprinzip: tertiär
Mineralklassen: Kettensilikate, Amphibol-Gruppe (Hornblende) + Gerüstsilikate, Feldspat-Gruppe (Plagioklas)
Farbe: schwarz-weiß gesprenkelt
Chemische Formeln: Hornblende $(Na,K)_{0-1}Ca_2(Mg,Fe,Al)_5[(OH)_2 | Si_{6-7.5}Al_{2-0.5}O_{22}]$ + Plagioklas $NaAlSi_3O_8$ / $CaAl_2Si_2O_8$

Mineralogie

Amphibolit ist ein metamorphes Gestein aus Hornblende (Amphibol) und Plagioklas (Feldspat). Er entsteht bei der metamorphen Umwandlung von magmatischem Gabbro oder vulkanischem Basalt sowie mitunter auch von sedimentären Dolomit- und Kalkmergeln.

Mythologie

Amphibolit wurde zwar bereits in der Jungsteinzeit zu Werkzeugen verarbeitet, Überlieferungen zu Heilwirkungen gibt es jedoch nicht. Erst im 21. Jahrhundert wurde er als Heilstein bekannt und aufgrund seines Aussehens und seiner Wirkungen mitunter »Yin & Yang Stein« genannt.

Heilkunde

Spirituell fördert Amphibolit Ausgewogenheit, Ausgeglichenheit und innere Ruhe. Er bringt Wille, Gedanke, Gefühl und Tat in Balance und fördert ein gutes Verhältnis zu unserer Umwelt.
Seelisch hilft Amphibolit bei Verausgabung, Erschöpfung, Anspannung, Unzufriedenheit, innerer Zerrissenheit, wachsender Frustration sowie generell bei unangenehmen Gefühlen.
Mental fördert Amphibolit Wachheit und Beobachtungsgabe sowie ein neutrales Reflektieren innerer Bilder und Erinnerungen. Er bringt Tatkraft und hilft, Erwartungen loszulassen.
Körperlich stabilisiert Amphibolit das vegetative Nervensystem. Er hilft bei Verdauungsbeschwerden, kräftigt die Nieren und lindert Beschwerden von Ohren (Schwerhörigkeit, Ohrgeräusche, Tinnitus), Stimmbändern und Kehlkopf.

Anwendung

Amphibolit kann am Körper getragen, aufgelegt und als Edelsteinwasser innerlich eingenommen werden. Sehr gut wirkt auch ein Aufenthalt im Steinkreis.

Antimonit

Kristallsystem: rhombisch
Bildungsprinzip: tertiär
Mineralklasse: Sulfide
Farbe: grau
Chemische Formel, Mineralstoffe: Sb_2S_3 + As,Bi,Se + (Au)

Mineralogie

Antimonit entsteht in Quarz- und Erzgängen und bildet in Hohlräumen schöne, von einem Punkt ausstrahlende grausilberne Kristalle. Daher rührt auch sein deutscher Name »Grauspießglanz«.

Mythologie

In der Antike wurde Antimonit als Heilmittel für Geschlechtsorgane, Hals und Augen verwendet, wozu er auch pulverisiert als »Lidschatten« aufgetragen wurde. Die radialstrahlige Erscheinung galt als Sonnensymbol.

Heilkunde

Spirituell fördert Antimonit Schöpferkraft, Kreativität und Form-Ästhetik. Er hilft, dass persönliche Interessen und höhere Ideale in Einklang kommen, das Leben also sinnerfüllt und beglückend wird.

Seelisch hilft Antimonit, die eigenen Gefühle zu kontrollieren, sowie Gewohnheiten, Ersatzbefriedigungen (z.B. Essen aus Frust) und übermäßiges sexuelles Verlangen aufzugeben.

Mental fördert Antimonit sachliches, vernünftiges Denken und hilft, begrenzte Vorstellungen (»Ich kann nicht ...«) und belastende Gefühle zu überwinden. Er erleichtert, der inneren Stimme zu folgen.

Körperlich reguliert Antimonit die Verdauung und lindert Magenbeschwerden, insbesondere Sodbrennen, Übelkeit und Erbrechen. Es hilft bei Hautkrankheiten, bei trockener, rissiger Haut, Ausschlägen aller Art, Ekzemen und dauerndem Juckreiz.

Anwendung

Feste Antimonit-Kristalle können zur körperlichen Anwendung aufgelegt oder getragen werden. Für seelisch-geistige Wirkungen empfiehlt sich die meditative Betrachtung, insbesondere von schön ausgebildeten Mineralstufen.

Apatit

Kristallsystem: hexagonal
Bildungsprinzip: primär oder tertiär
Mineralklasse: Phosphate
Farbe: schwarz, blau, grün, gelb, seltener rosa oder rot
Chemische Formel, Mineralstoffe: $Ca_5[(F,Cl,OH) | (PO_4)_3]$ + Na,Mg, Mn,Sr,Y,SE,CO_3,SO_4

Mineralogie

Apatit entsteht meist magmatisch, seltener metamorph und ist das häufigste Phosphatmineral. Er bildet meist derbe Massen, Kristalle sind eher selten.

Mythologie

Apatit wurde oft mit anderen Mineralien (Beryll, Calcit) verwechselt, weshalb er erst 1786 den Namen Apatit (griech. »apatao« = »täuschen«) erhielt. In der anthroposophischen Medizin wird pulverisierter Apatit im »Aufbaukalk« zur Förderung des Knochenwachstums verwendet.

Heilkunde

Spirituell bringt Apatit Offenheit und Kontaktfreudigkeit. Er macht extrovertiert und gibt Motivation und Antrieb, das Leben abwechslungsreich zu gestalten.
Seelisch hilft Apatit gegen Apathie. Er bringt Lebendigkeit, hilft bei Erschöpfung, besonders wenn auf übermäßige Aktivität stets Antriebslosigkeit folgt, und vermindert Reizbarkeit und Aggressionen.
Mental erleichtert Apatit, Kummer, Ärger und Lustlosigkeit zu überwinden und die Aufmerksamkeit erfreulicheren Umständen zuzuwenden.
Körperlich fördert Apatit gesunden Appetit. Er mobilisiert Energiereserven, fördert die Neubildung von Zellen, sowie die Knorpel-, Knochen- und Zahnbildung und hilft damit bei Haltunggschäden, Rachitis, Arthrose, Gelenkbeschwerden und der Heilung von Knochenbrüchen.

Anwendung

Apatit kann direkt am Körper getragen oder auf betroffene Bereiche aufgelegt werden. Sehr gut wirken auch Steinkreise sowie die innere Einnahme als Edelsteinwasser oder Elixier.

Antimonit, Rumänien;
Apatit, Mexiko

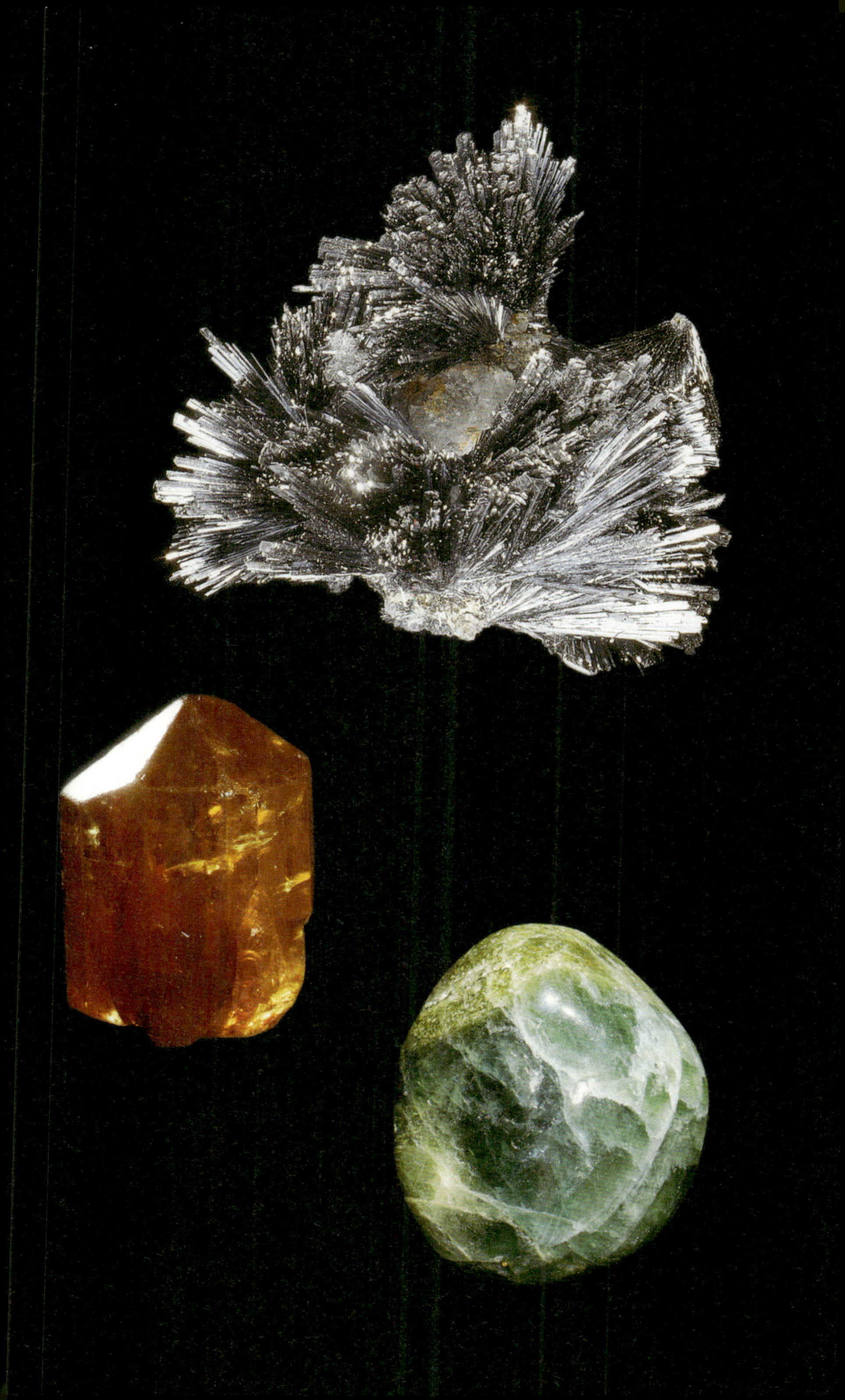

Apophyllit

Kristallsystem: tetragonal
Bildungsprinzip: sekundär
Mineralklasse: Schichtsilikate
Farbe: farblos, hellgrün bis blaugrün
Chemische Formel, Mineralstoffe:
$(K,Na)Ca_4[(F,OH) \mid (Si_4O_{10})_2] \cdot 8\,H_2O + Al,V$

Mineralogie

Apophyllit ist ein wasserhaltiges Schichtsilikat sedimentär-hydrothermaler Bildung. Aufgrund seines Wassergehalts ist er energetisch wesentlich leitfähiger, als für Schichtsilikate üblich.

Mythologie

Apophyllit ist erst seit Ende des 18. Jahrhunderts bekannt. Überlieferungen zu seiner Wirkung gibt es nicht. Sein deutscher Name lautet Fischaugenstein, da seine Bruchflächen perlmuttartig glänzen.

Heilkunde

Spirituell fördert Apophyllit Gelassenheit, Ruhe und Ehrlichkeit. Er hilft, sich offen so zu zeigen, wie man ist, ohne Verstecken, Zurückhaltung und schlechtes Gewissen.
Seelisch lindert Apophyllit Ängste, inneren Druck und Beklemmungsgefühle und hilft, Sorgen und Unsicherheit zu überwinden. Er befreit durch starke Beherrschung unterdrückte Gefühle.
Mental bringt Apophyllit den rettenden Lichtblick in Zeiten großer Belastung. Er hilft, Verhaftungen und Gedankenmuster loszulassen und befreit vor allem von den Gedanken des »Habenwollens«.
Körperlich heilt Apophyllit Atemwegsbeschwerden, insbesondere Asthma. Er fördert die Regeneration von Haut und Schleimhäuten, die Tätigkeit der Nerven und hilft, Allergien zu lindern.

Anwendung

Die spirituelle Wirkung des Apophyllit entfaltet sich sehr schön in der meditativen Betrachtung von kleinen Kristallgruppen. Zur körperlichen Anwendung empfiehlt es sich, Kristalle bei sich zu tragen und z. B. bei Asthma-Anfällen direkt auf die Brust zu halten. Sehr gut wirken auch innerlich eingenommenes Edelsteinwasser sowie Elixiere.

Apophyllit, Indien

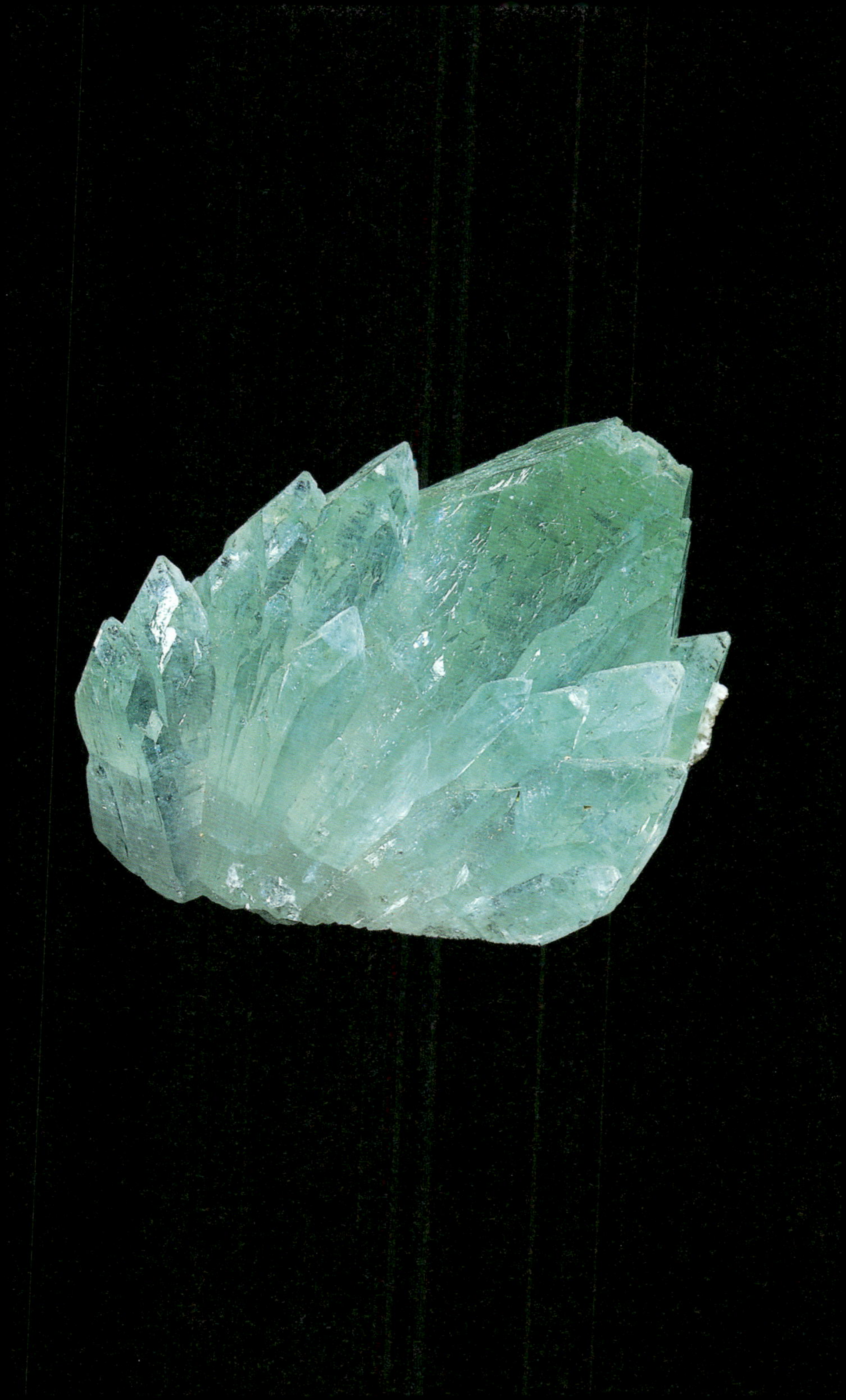

Aquamarin (Beryll)

Kristallsystem: hexagonal
Bildungsprinzip: primär
Mineralklasse: Ringsilikate, Beryll-Varietät
Farbe: blaugrün bis himmelblau
Chemische Formel, Mineralstoffe: $Be_3Al_2[Si_6O_{18}]$ + Na,K,Li,Cs,Mg,Fe,Ti,Sc,H_2O

Mineralogie

Aquamarin ist ein blaugrüner bis blauer Beryll. Er entsteht als späte Bildung in Drusen von Graniten und Granitpegmatiten, wenn die magmatische Lösung mit Beryllium angereichert ist. Seine blaue Farbe erhält er durch Spuren von Eisen.

Mythologie

Der Name Aquamarin (lat./ital. »aqua marina« = »Meerwasser«) existiert erst seit der Renaissance, der blaugrüne Beryll dagegen ist schon lange bekannt. Alte Legenden berichten über ihn, dass er durch Farbveränderung wahr und falsch, sowie Freund und Feind unterscheiden lehrt. Der Überlieferung nach bringt er Wohlbefinden, gutes Gedächtnis und Hellsichtigkeit.

Heilkunde

Spirituell fördert Aquamarin geistiges Wachstum, Weitblick, Voraussicht, Medialität und Hellsichtigkeit. Er macht aufrichtig, zielstrebig, dynamisch, ausdauernd und erfolgreich.
Seelisch bringt Aquamarin Leichtigkeit und heitere Gelassenheit, die darin begründet ist, dass alles Begonnene sich schnell und fließend entwickelt.
Mental klärt Aquamarin Verwirrung und regt an, Ordnung zu schaffen und offene Zyklen zu schließen.
Körperlich harmonisiert Aquamarin Hypophyse und Schilddrüse und reguliert damit Wachstum und Hormonhaushalt. Er verbessert die Sehkraft bei Kurz- und Weitsichtigkeit und lindert Überreaktionen des Immunsystems, Autoimmunerkrankungen und Allergien, insbesondere Heuschnupfen.

Anwendung

Aquamarin kann kontinuierlich am Körper getragen oder als Elixier und Edelsteinwasser innerlich eingenommen werden. Bei Augenleiden wird er zusätzlich abends direkt auf die geschlossenen Augen aufgelegt.

Aquamarin, Pakistan

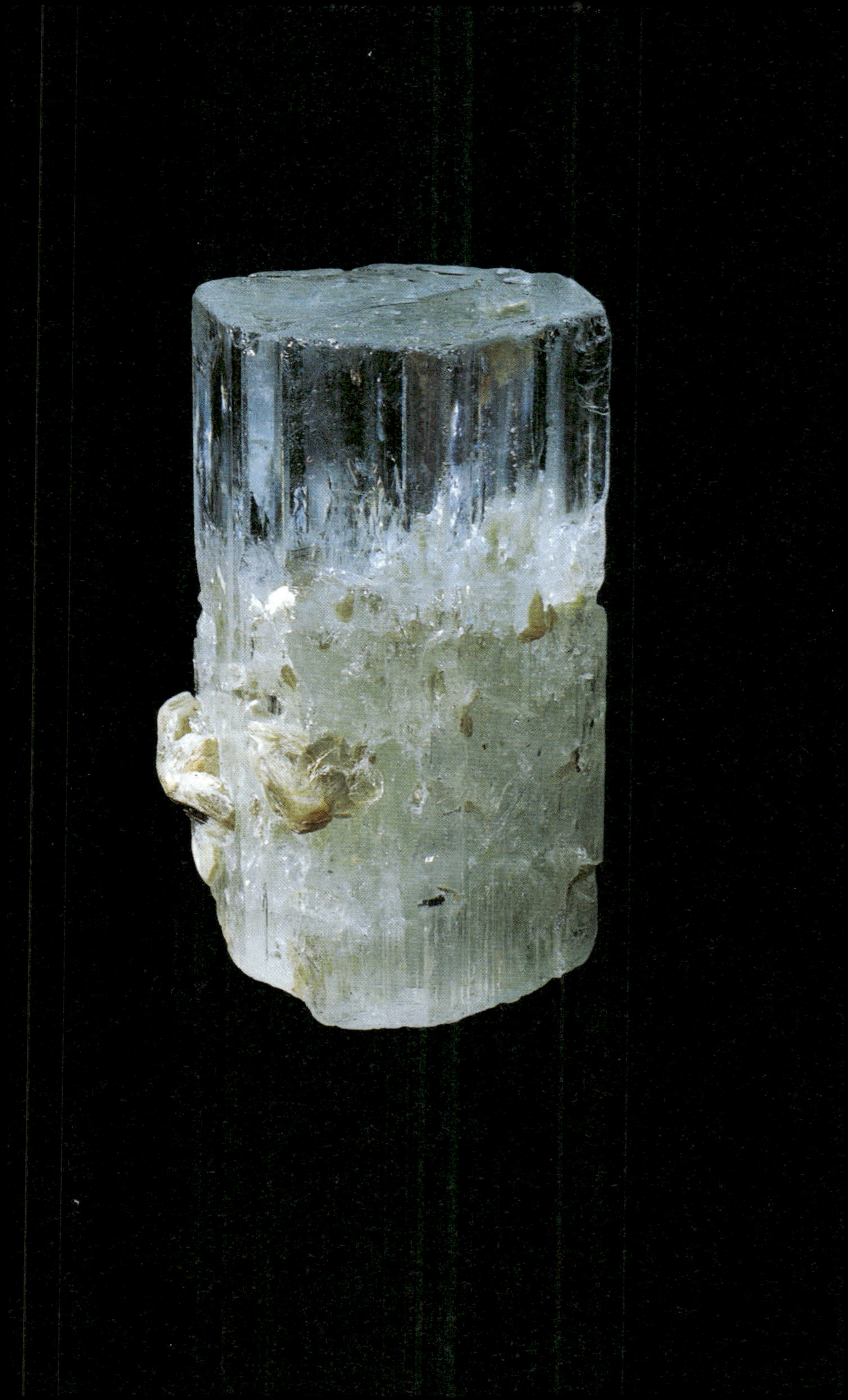

Aragonit

Kristallsystem: rhombisch
Bildungsprinzip: sekundär
Mineralklasse: Carbonate
Farbe: weiß, gelb, braun, grünlich, blau
Chemische Formel, Mineralstoffe: $CaCO_3$ + Sr,Pb,Ba

Mineralogie

Meist entsteht Aragonit als Sediment durch chemische Ausfällung aus kalkhaltigem Wasser, z. B. in tropischen Meeren, an warmen Quellen oder als Sinterbildung in Höhlen. Seltener findet er sich als sekundäre Bildung in Erzgängen und Hohlräumen vulkanischer Gesteine. Aragonit wandelt sich oftmals im Laufe der Zeit in Calcit um.

Mythologie

Aragonit erhielt seinen Namen 1788 nach einem Fundort am Rio Aragon, Spanien. Überlieferungen zu seiner Wirkung sind nicht bekannt.

Heilkunde

Spirituell stabilisiert Aragonit zu schnelle geistige Entwicklungen, die zu Überforderung oder nachlassendem Interesse führen können.
Seelisch beruhigt Aragonit bei Überempfindlichkeit, innerer Unruhe und nervösem Zittern. Durch Aragonit fühlt man sich im eigenen Körper wohl.
Mental bringt er Flexibilität und Toleranz, hilft jedoch, konzentriert an einer Sache zu bleiben, wenn man zu Sprunghaftigkeit neigt.
Körperlich stabilisiert Aragonit ebenfalls zu schnelle Entwicklungen. Er reguliert den Calcium-Stoffwechsel, regt die Muskeltätigkeit an und fördert den Aufbau und die Elastizität der Bandscheiben. Aragonit stärkt das Immunsystem und hilft bei Verdauungsbeschwerden.

Anwendung

Aragonit kann als Handschmeichler oder Anhänger dauerhaft am Körper getragen werden.

Aragonit, Spanien;
Aventurinquarz, Zimbabwe

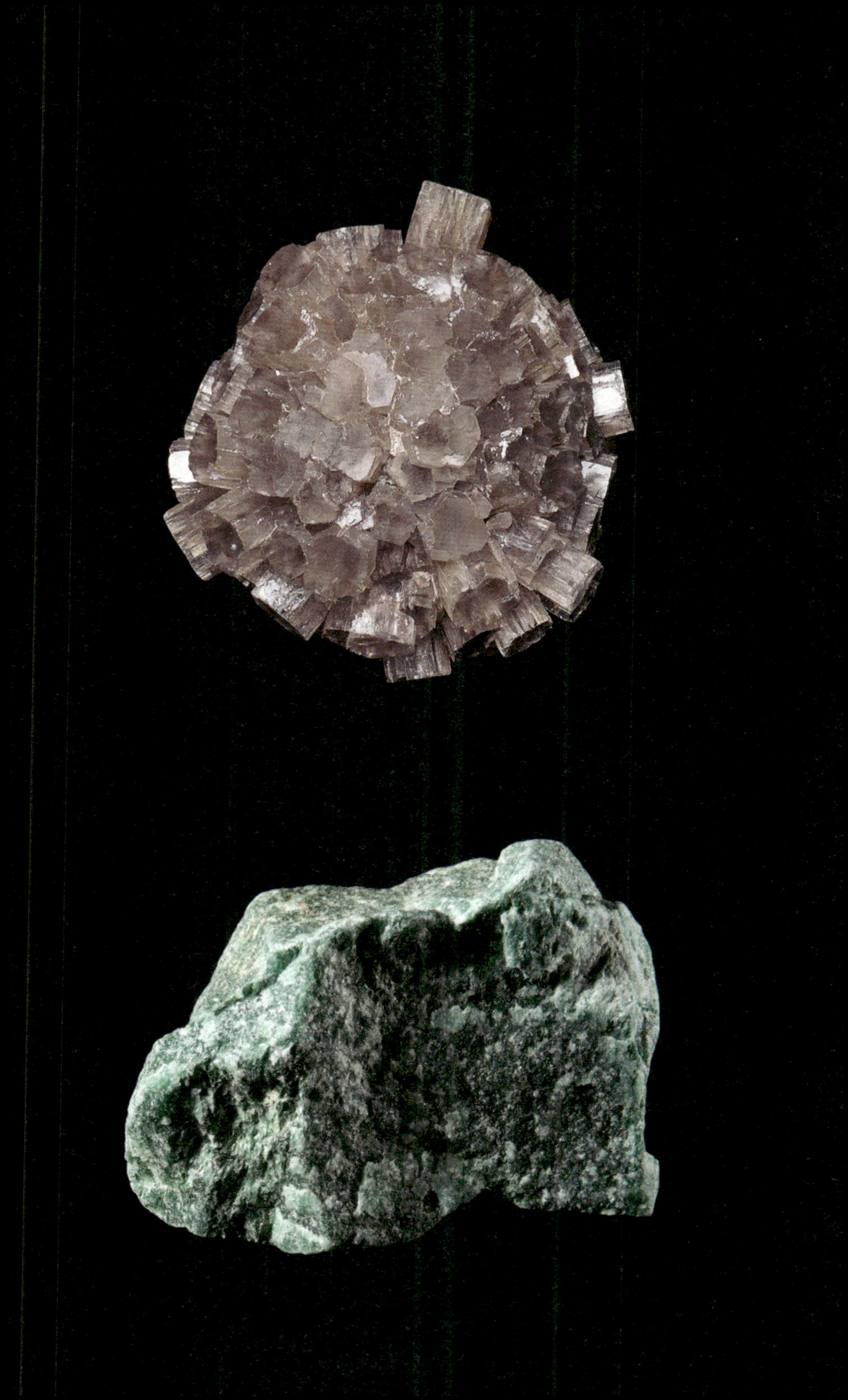

Aventurinquarz grün (Fuchsit-Quarzit)

Kristallsystem: trigonal (Quarz) + monoklin (Fuchsit)
Bildungsprinzip: tertiär
Mineralklassen: Oxide/Gerüstsilikate (Quarz) + Schichtsilikate (Fuchsit)
Farbe: hellgrün bis dunkelgrün glitzernd
Chemische Formel, Mineralstoffe: SiO_2 (Quarz) + $K(Al,Cr)_2[(OH,F)_2 | AlSi_3O_{10}]$ (Fuchsit)

Mineralogie

Grüner Aventurinquarz ist ein Quarzit mit Einlagerungen von grün-glitzerndem Fuchsit (Chrom-Muskovit). Er entsteht bei der Metamorphose chromhaltiger quarzreicher Sandsteine.

Mythologie

»Aventurin« war im 17. Jahrhundert eine Bezeichnung für Glas, das durch eingestreutes Kupfer glitzerte (italienisch »a ventura« = »aufs Geratewohl«). Erst im 19. Jahrhundert wurde der Name auf Aventurinquarz übertragen.

Heilkunde

Spirituell verdeutlicht grüner Aventurinquarz, was glücklich oder unglücklich macht. Er stärkt dadurch die Selbstbestimmung und Individualität und regt an, zu träumen und Träume wahr werden zu lassen.
Seelisch fördert grüner Aventurinquarz Entspannung, Regeneration und Erholung. Er hilft gegen Einschlafstörungen, macht geduldig und beruhigt bei Wut und Ärger.
Mental bringt grüner Aventurinquarz vielseitige Ideen und Begeisterung, fördert gleichzeitig jedoch auch Toleranz und Akzeptanz fremden Vorschlägen gegenüber.
Körperlich fördert grüner Aventurinquarz die Herzregeneration. Er regt den Fettstoffwechsel an und senkt den Cholesterinspiegel. Dadurch beugt er Arteriosklerose und Herzinfarkt vor. Grüner Aventurinquarz wirkt entzündungshemmend und schmerzlindernd, lindert Hautkrankheiten, Ausschläge und Allergien, und stärkt das Bindegewebe.

Anwendung

Grüner Aventurinquarz kann auf betroffene Körperregionen aufgelegt, als Kette, Anhänger und Handschmeichler getragen, unter das Kopfkissen gelegt oder als Edelsteinwasser eingenommen werden.

Azurit

Kristallsystem: monoklin
Bildungsprinzip: primär oder sekundär
Mineralklasse: Carbonate
Farbe: hellblau, azurblau bis schwarzblau
Chemische Formel, Mineralstoffe: $Cu_3[(OH)_2 | (CO_3)_2]$ + (Ca,Fe,Mg,Co,Zn,Mn)

Mineralogie

Azurit ist ein basisches Kupfer-Carbonat, das primär aus dem Kontakt magmatischer Lösungen mit Carbonatgesteinen oder sekundär durch die Reaktion von kohlendioxidhaltigem Oberflächenwasser mit Kupfererz entstehen kann.

Mythologie

Azurit wurde in der Antike zur Kupfergewinnung und seit dem Mittelalter als Farbpigment genutzt. Im Gegensatz zu anderen Kupfermineralien finden sich bei Azurit keine heilkundlichen Überlieferungen.

Heilkunde

Spirituell repräsentiert Azurit das Erkenntnisstreben. Er weckt den Hunger nach eigener Erfahrung, so dass wir uns nicht mit Erklärungen zufrieden geben, die wir nicht selbst prüfen können.
Seelisch offenbart und löst Azurit die Prägungen der Vergangenheit, insbesondere jene Vorstellungen und inneren Bilder, die wir unbewusst einfach übernommen und geglaubt haben.
Mental macht Azurit sehr kritisch. Er offenbart unsere Gedankenmuster, lässt uns über scheinbare Selbstverständlichkeiten gründlich nachdenken und fördert so Bewusstheit und Selbsterkenntnis.
Körperlich wirkt Azurit in erster Linie leberanregend und entgiftend. Er regt die Gehirn- und Nerventätigkeit an. Azurit stimuliert die Tätigkeit der Schilddrüse und wirkt so wachstumsfördernd.

Anwendung

Azurit entfaltet seine seelisch-geistigen Wirkungen als Meditationsstein, der entweder ruhig betrachtet oder auf die Stirn aufgelegt wird. Für körperliche Anwendungen sollte er in den entsprechenden Körperregionen direkt auf die Haut gelegt werden.

Azurit-Malachit

Kristallsystem: monoklin
Bildungsprinzip: primär oder sekundär
Mineralklasse: Carbonate
Farbe: blau und grün
Chemische Formel, Mineralstoffe: $Cu_3[(OH)_2|(CO_3)_2] + Cu_2[(OH)_2/CO_3] + H_2O +$ (Ca,Fe,Mg,Co,Zn,Mn)

Mineralogie

Azurit-Malachit ist ein basisches Kupfer-Carbonat, das primär aus dem Kontakt magmatischer Lösungen mit Carbonatgesteinen oder sekundär durch die Reaktion von kohlendioxidhaltigem Oberflächenwasser mit Kupfererz sowie durch partielle Umwandlung von Azurit in Malachit entstehen kann.

Mythologie

Azurit-Malachit ist weitaus seltener noch, als Azurit, traditionelle Überlieferungen zu Heilwirkungen sind nicht bekannt.

Heilkunde

Spirituell fördert Azurit-Malachit das Interesse an der Umwelt und den Mitmenschen. Er macht aufgeschlossen, hilfsbereit und führt zu Wohlbefinden auf allen Ebenen.
Seelisch bringt Azurit-Malachit Harmonie, insbesondere in Zuständen innerer Zerrissenheit. Er hilft, Schmerz und Unglücklichsein zu überwinden sowie unterdrückte Emotionen freizulassen.
Mental fördert Azurit-Malachit den Einklang von Verstand und Gefühl. Er hilft uns, auf unsere Gefühle zu hören und sie in Worten mitteilen zu können sowie eine positive Lebenseinstellung zu gewinnen.
Körperlich wirkt Azurit-Malachit leberanregend, entgiftend und krampflösend. Außerdem regt er das Immunsystem an, disharmonisches Zellwachstum (Tumore etc.) aufzulösen.

Anwendung

Azurit-Malachit kann als Rohstein oder Handschmeichler am Körper getragen oder als Edelstein-Essenz eingenommen werden. Der Stein selbst sollte zur körperlichen Anwendung in den entsprechenden Körperregionen direkt auf die Haut gelegt werden.

Azurit, USA
Azurit-Malachit, USA

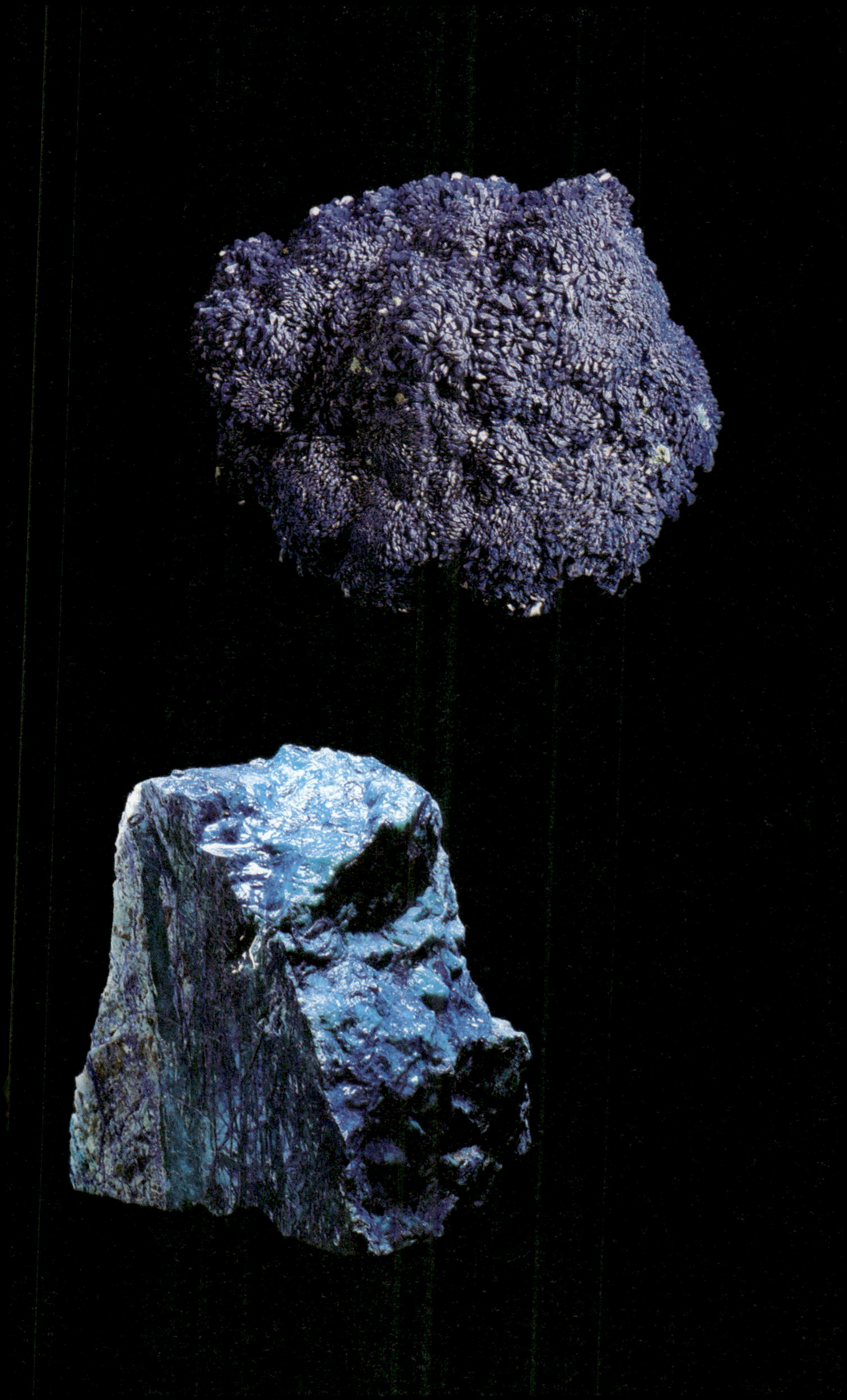

Baryt

Kristallsystem: rhombisch
Bildungsprinzip: primär, sekundär oder tertiär
Mineralklasse: Sulfate
Farbe: farblos, braun, gelb, grünlich, seltener rot, grau und bläulich
Chemische Formel, Mineralstoffe: $BaSO_4$ + Ca,Pb,Sr

Mineralogie

Baryt ist ein wasserfreies Bariumsulfat, das primär aus magmatisch-hydrothermalen Lösungen, sekundär durch Verwitterung anderer bariumhaltiger Mineralien sowie gelegentlich auch tertiär aus metamorph-hydrothermalen Lösungen entstehen kann.

Mythologie

Baryt wurde lange Zeit nur als schwere Gips-Variante betrachtet. Da sein großes Gewicht Rätsel aufgab, vermutete man sogar Gold darin. In der Homöopathie findet Baryt als Barium sulfuricum Verwendung, bekannt wurde Baryt jedoch durch strahlenabschirmende Eigenschaften.

Heilkunde

Spirituell fördert Baryt das Streben nach Stabilität und Sicherheit. Er hilft, sich auf das Wesentliche zu konzentrieren, einen festen Standpunkt zu finden und diesen beharrlich zu vertreten.
Seelisch fördert Baryt die Selbständigkeit. Er stärkt das Leistungsvermögen, bringt innere Festigkeit und hilft bei Unsicherheit, Schüchternheit, Niedergeschlagenheit und Minderwertigkeitsgefühlen.
Mental unterstützt Baryt, Vorstellungen zu konkretisieren sowie Gedanken und Worte zu formulieren. Er stärkt das Gedächtnis, klärt Verwirrung und ermöglicht Konzentration bei geistiger Ermüdung.
Körperlich hilft Baryt bei Ermattung, Muskelschwäche, tauben Gliedmaßen, Verdauungsstörungen und Atemwegsbeschwerden. Er verbessert die Haltung, hilft bei Haut- und Drüsenerkrankungen und lindert Strahleneinwirkungen.

Anwendung

Baryt wirkt sehr intensiv, wenn er am Körper getragen oder in der Umgebung ausgelegt wird. Auch die Einnahme von Edelsteinwasser sollte niedrig dosiert werden.

Baryt, Schwarzwald;
Baryt, Wölsendorf, Deutschland

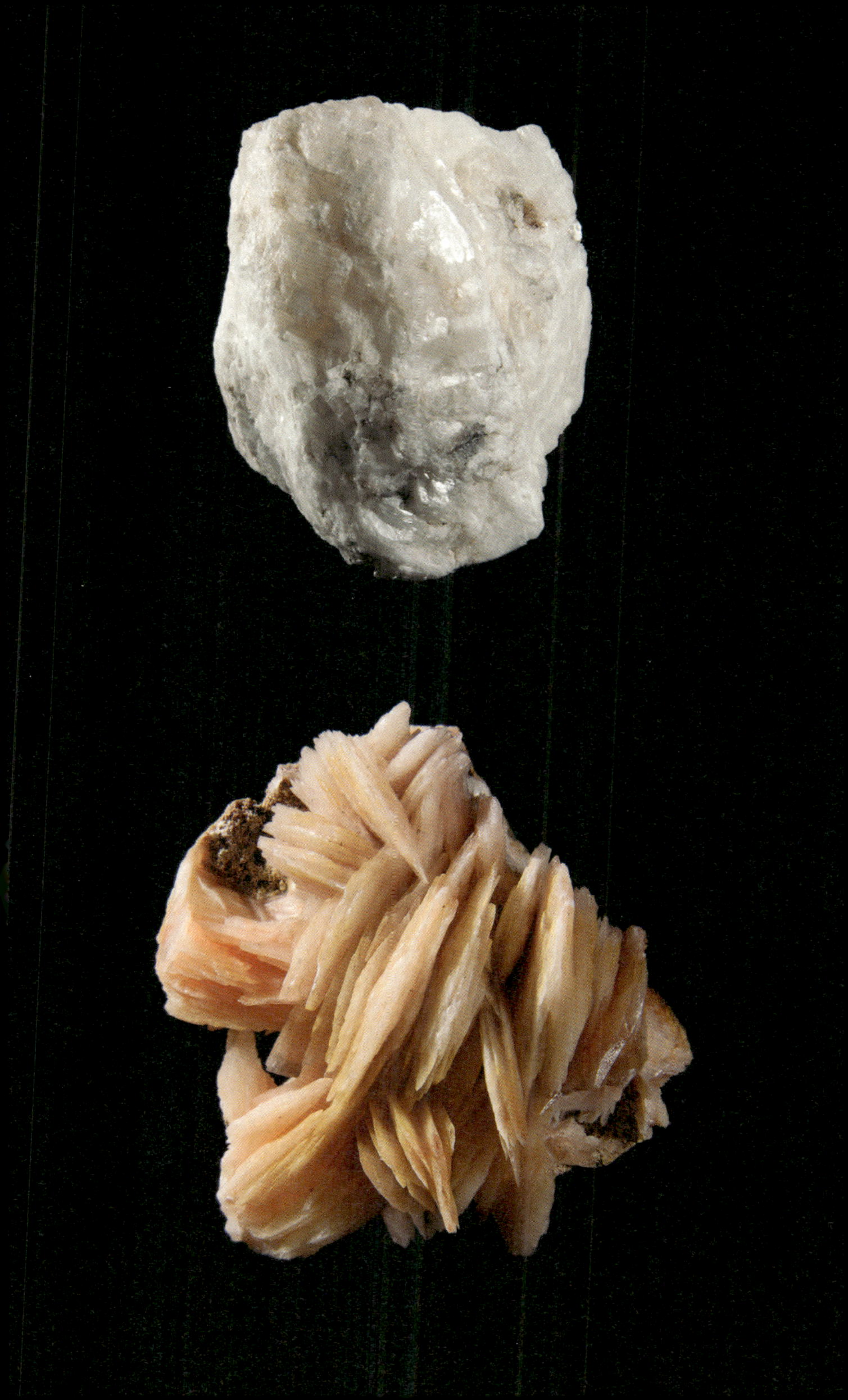

Baumachat (Chalcedon/Quarz)

Kristallsystem: trigonal (Quarz/Chalcedon) + monoklin (Chlorit)
Bildungsprinzip: primär
Mineralklasse: Oxide/Gerüstsilikate (Quarz) + Schichtsilikate (Chlorit)
Farbe: weiß mit grünen Einschlüssen
Chemische Formel, Mineralstoffe: SiO_2 (Quarz/Chalcedon) +
$(Mg,Fe,Al)_{12}[(Si,Al)_8O_{20}(OH)_{16}]$ (Chlorit)

Mineralogie

Baumachat ist entweder weißer derber Quarz mit grünen Chloritfüllungen in Spalten, Fugen und Rissen oder weißer Chalcedon mit faden- und schlierenförmigen grünen Chlorit-Einschlüssen. Beide Varietäten entstehen aus magmatischen Kieselsäurelösungen. Höhere Temperaturen begünstigen die Entstehung von derbem Quarz, weshalb sich Baumachat dieser Art vor allem in Pegmatiten findet. In niedriger temperierten hydrothermalen Bereichen ist dagegen die Chalcedonbildung bevorzugt. Da Baumachat keine Bänderungen zeigt, ist die Endung »-achat« eigentlich nicht korrekt.

Heilkunde

Spirituell fördert Baumachat innere Ruhe und Unanfechtbarkeit. Er vergegenwärtigt das Bewusstsein der eigenen Stärke und gibt so Sicherheit und Stabilität.
Seelisch stärkt Baumachat Ausdauer und Beharrlichkeit. Er macht mutig in Situationen, wo man sich kraft- und schutzlos fühlt.
Mental hilft Baumachat, Schwierigkeiten als Herausforderung zu betrachten und zu meistern. Er weckt die kriegerische Natur in uns, den Drang zu forschen und zu erobern.
Körperlich sorgt Baumachat für Vitalität, eine stabile Gesundheit und ein funktionsfähiges Immunsystem. Er macht widerstandsfähiger bei häufiger Infektanfälligkeit.

Anwendung

Baumachat muss über längere Zeit getragen werden, um wirksam zu werden. Er ist kein Stein für schnelle Effekte, sondern leistet eine langsame, unauffällige aber beständige »Aufbauarbeit«.

Baumachat, Indien

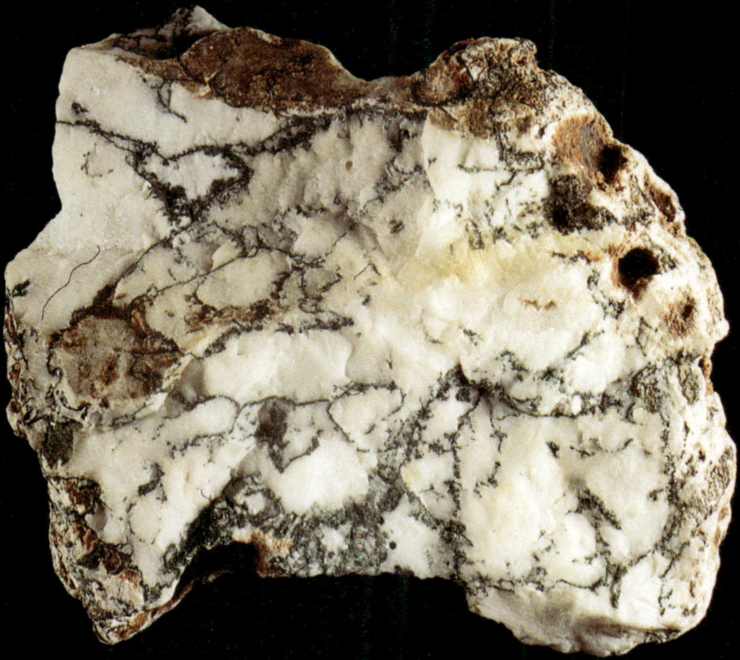

Bergkristall (Quarz)

Kristallsystem: trigonal
Bildungsprinzip: primär, sekundär oder tertiär
Mineralklasse: Oxide/Gerüstsilikate, Quarze
Farbe: farblos (glasklar)
Chemische Formel, Mineralstoffe: SiO_2 + (Al,Li,Na,H)

Mineralogie

Bergkristall ist klarer, reiner Kristallquarz. Er entsteht in Gängen, Klüften und Drusen aus hydrothermalen Lösungen magmatischen, sedimentären oder metamorphen Ursprungs. Kristalle, deren Jugendformen durch Ablagerungen sichtbar geblieben sind, werden Phantomquarze genannt.

Mythologie

Für die Griechen war Bergkristall tiefgefrorenes Eis (griech. »krystallos«). Er galt in allen Kulturen als Heil- und Zauberstein. Bergkristall sollte Dämonen und Krankheiten vertreiben und wurde als Kraft- und Energiespender benutzt. Kugeln wurden zum Wahrsagen verwendet.

Heilkunde

Spirituell fördert Bergkristall Klarheit und Neutralität und verbessert so Wahrnehmung und Verstehen. Er stärkt den eigenen Standpunkt und fördert die Entwicklung, die unserem inneren Wesen entspricht.
Seelisch hebt Bergkristall tiefe Erinnerungen ins Bewusstsein. Er hilft, Probleme auf einfache Weise zu lösen und verlorengeglaubte Fähigkeiten wiederzubeleben.
Mental bringt Bergkristall Selbsterkenntnis und hilft als Phantomquarz, vermeintliche geistige Grenzen zu überwinden.
Körperlich vitalisiert Bergkristall gefühllose, kalte, taube und gelähmte Stellen. Er harmonisiert die Gehirnhälften, stärkt die Nerven und regt die Drüsentätigkeit an. Bergkristall gibt Energie, senkt jedoch das Fieber und lindert Schmerzen, Schwellungen, Übelkeit und Durchfall.

Anwendung

Bergkristall kann als Kristall, Gruppe, geschliffener Stein, Edelsteinwasser oder Elixier verwendet werden. Außerdem verstärkt er die Wirkung anderer Steine.

Bergkristall, Brasilien
Phantomquarze, Brasilien

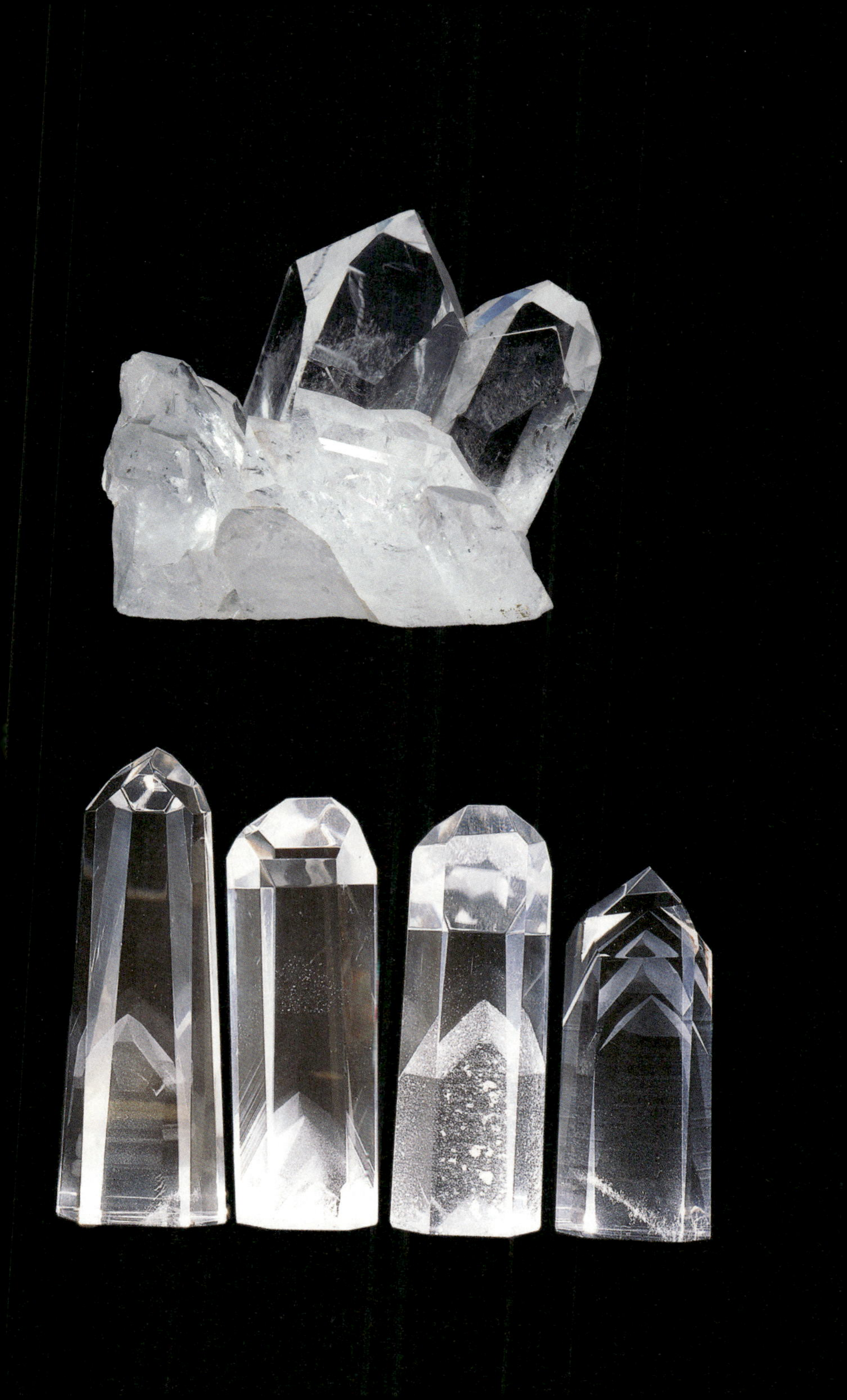

Bernstein (fossiles Harz)

Kristallsystem: amorph
Bildungsprinzip: sekundär
Mineralklasse: Organisches Harz
Farbe: weiß, gelb, braun bis dunkelbraun, selten schwarz, bläulich oder grünlich
Mineralstoffe: ca. 78% C, 10% H, 11% O,
etwas S (Mischung verschiedener Kohlenwasserstoffe)

Mineralogie

Bernstein ist fossiles Baumharz, das im Laufe von Jahrmillionen durch Wasserverlust »gealtert« und allmählich erhärtet ist. Gefunden wird Bernstein vorwiegend in Braunkohle-Lagerstätten.

Mythologie

Bernstein war der erste Edelstein der Menschheitsgeschichte: Schon seit der Steinzeit ist er als Heilstein und Amulett in Gebrauch.

Heilkunde

Spirituell fördert Bernstein ein sonniges Wesen, das sanft und nachgiebig erscheint, jedoch sehr selbstbewusst ist. Er macht spontan und aufgeschlossen, gleichzeitig jedoch traditionsbewusst.
Seelisch vermittelt Bernstein Sorglosigkeit, Glück und Fröhlichkeit. Er macht friedliebend und vertrauensvoll und stärkt den Glauben an sich selbst. Daraus entsteht der typische leichte Erfolg.
Mental baut Bernstein Widerstände ab, macht flexibler und fördert die Kreativität. Motivation entsteht aus der persönlichen Wunscherfüllung, die oftmals erstrangig wird im Leben.
Körperlich hilft Bernstein bei Magen-, Milz- und Nierenbeschwerden, sowie Leber-, Gallen- und stoffwechselbedingten Hautkrankheiten. Bernstein hilft bei Gelenkbeschwerden (Knorpelaufbau), stärkt Schleimhäute und Wundheilung und erleichtert das Zahnen kleiner Kinder.

Anwendung

Bernstein wirkt am besten, wenn man ihn häufig und lange Zeit trägt. Babykettchen helfen besser, wenn sie zunächst von der Mutter einige Zeit getragen werden (sie nehmen die entsprechende Information auf).

Bernstein, Ostpreußen

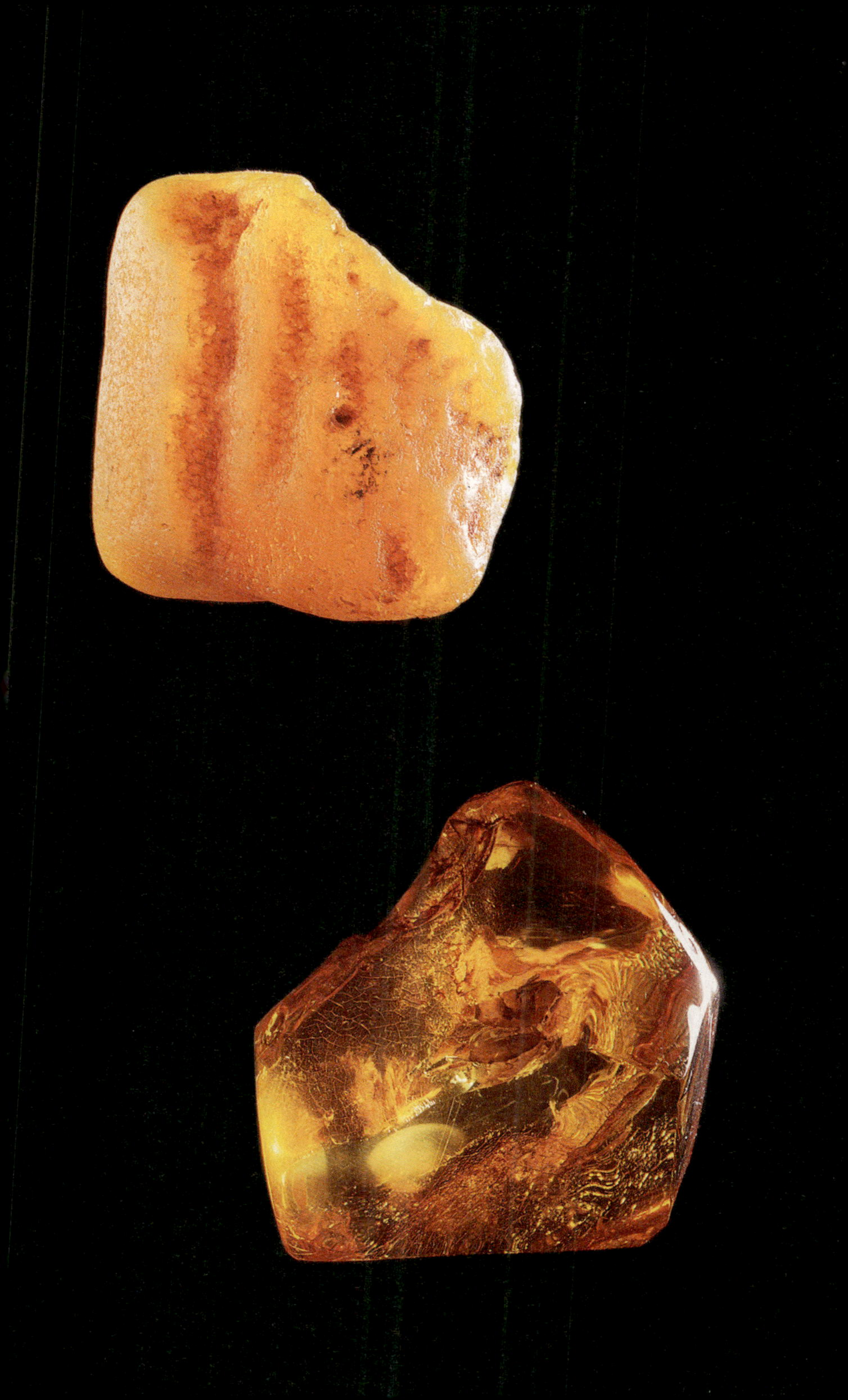

Beryll (Bixbit, Goldberyll, Heliodor)

Kristallsystem: hexagonal
Bildungsprinzip: primär
Mineralklasse: Ringsilikate
Farbe: farblos, gelb, gelbgrün, grün, hellblau, rosa, rot, schwarz
Chemische Formel, Mineralstoffe: $Be_3Al_2[Si_6O_{18}]$ + Na,K,Li,Cs,Mg,Ca,Rb,Mn,Sc,H_2O + (Cr,Fe,N,U,Ti,V)

Mineralogie

Beryll entsteht überwiegend als späte Bildung bei der Restkristallisation kieselsäurereichen Magmas auf Drusen und Klüften in Granitpegmatiten. Reiner Beryll ist farblos (Goshenit), Spuren von Eisen färben grün bis blau (Aquamarin) oder grün bis gelb (Heliodor), Mangan färbt rosa (Morganit) und mit Lithium rot (Bixbit); Chrom (Smaragd) und Vandium färben grün (Vanadiumberyll).

Mythologie

Beryll gilt seit der Antike als entgiftender, augenstärkender Kristall. Daher wurde er zu Linsen und Sehhilfen geschliffen. Vom Begriff »Beryll« stammt unser deutsches Wort »Brille«.

Heilkunde

Spirituell macht Beryll zielstrebig und effektiv, gleichzeitig jedoch vielseitig, weitblickend und lebensfreudig. Goldberyll und Heliodor sind dabei sehr harmonisch, Bixbit sehr dynamisch.
Seelisch hilft Beryll (am besten Goldberyll) bei Nervosität und emotionalen Ausbrüchen durch Überbelastung. Bixbit hilft bei Antriebslosigkeit.
Mental fördern alle Berylle Sicherheitsbewusstsein. Sie regen Bedächtigkeit und die schrittweise, aber konsequente Entwicklung aller Pläne an.
Körperlich wirkt Beryll entgiftend, leberanregend und ausgleichend für das vegetative Nervensystem. Er lindert Kurz- und Weitsichtigkeit (am besten Heliodor), sowie typische Dauerstress-Symptome.

Anwendung

Beryll wird am besten am Körper getragen oder zur Meditation verwendet. Als Augen-Heilstein sollte er abends auf die geschlossenen Augen aufgelegt oder als Edelsteinwasser bzw. Elixier eingenommen werden.

Bixbit, USA;
Goldberyll, Südafrika; Heliodor, Südafrika

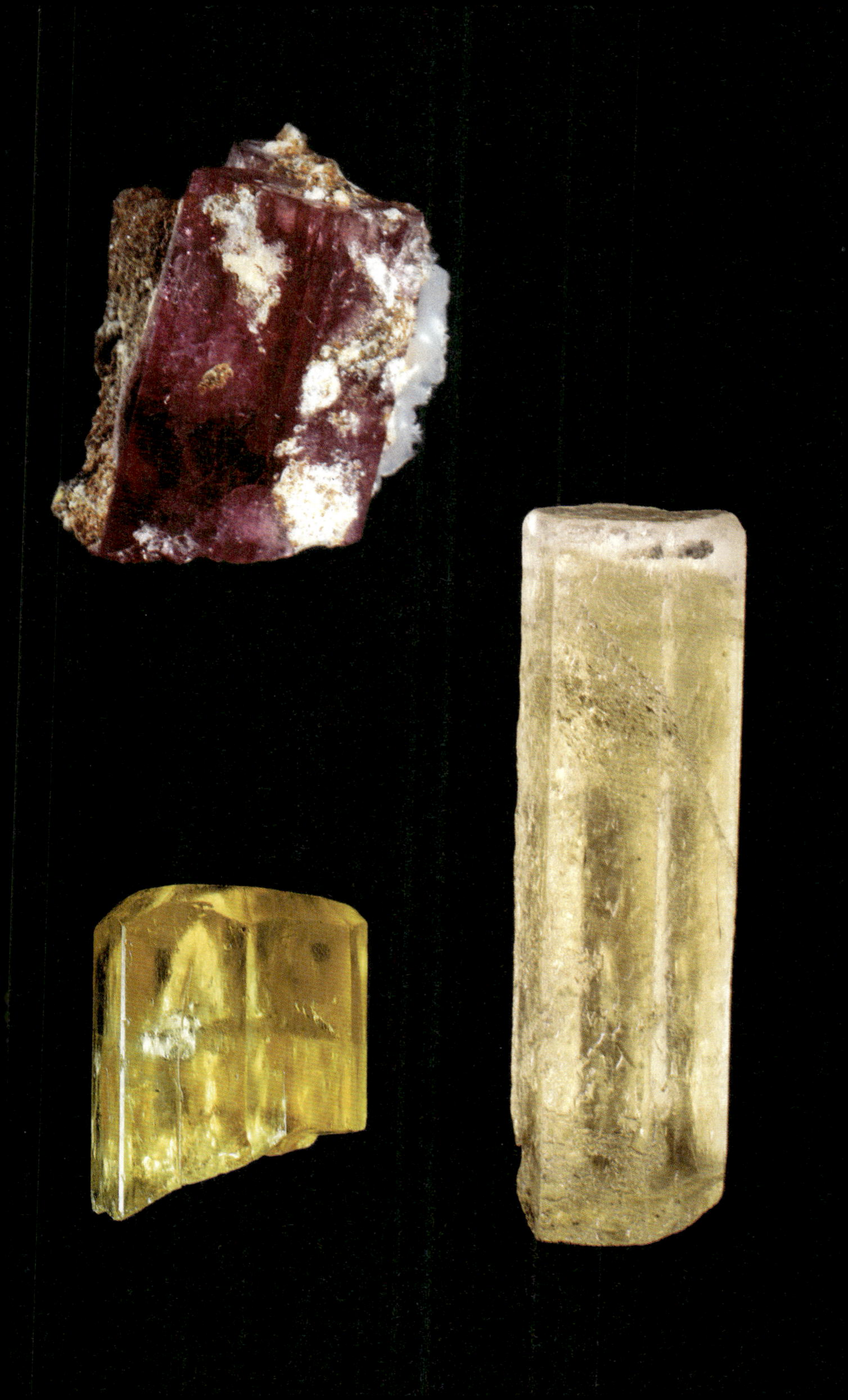

Biotit-Linse

Kristallsystem: monoklin
Bildungsprinzip: tertiär
Mineralklasse: Schichtsilikate, Glimmer-Gruppe
Farbe: dunkelgrau, bräunlich, schwarz
Chemische Formel, Mineralstoffe: $K(Mg,Fe,Mn)_3[(OH,F)_2 | (Al,Fe)Si_3O_{10}]$ + Ca,Ba,Li,Na,Rb,Ti

Mineralogie

Biotit-Linsen sind bei der Gebirgsbildung Nord-Portugals entstandene metamorphe Glimmer-Aggregate. Durch Erhitzung des Gesteins im Sommer blähen sie sich linsenförmig auf, sprengen das Gestein und kommen so an die Oberfläche.

Mythologie

Aufgrund ihrer Entstehung und ihrer Verwendung zur Geburtshilfe werden Biotit-Linsen im Fundgebiet auch »Gebärende Steine« genannt. Sie sind in Portugal auch als Schutzsteine in Verwendung.

Heilkunde

Spirituell regen Biotit-Linsen die individuelle Selbstverwirklichung an. Sie lassen Flexibilität und Anpassung zu, solange wir uns selbst dabei nicht untreu werden.
Seelisch schützen Biotit-Linsen vor äußeren Einflüssen. Sie helfen, sich von Fremdbestimmung und Ansprüchen anderer zu befreien, wenn diese unserer ureigensten Überzeugung widersprechen.
Mental stärken Biotit-Linsen die Fähigkeit, klare Entscheidungen zu treffen. Sie fördern Kreativität und Intuition und helfen, Entschlüsse und Ideen schneller und leichter umzusetzen.
Körperlich werden Biotit-Linsen zur Geburtshilfe verwendet. Sie beschleunigen die Geburt, da sie die Wehentätigkeit auslösen und gleichzeitig den Muttermund weich machen. Weiterhin wirken sie entgiftend und helfen gegen Verstopfung, Nierenbeschwerden, Übersäuerung, Ischias, Rheuma und Gicht.

Anwendung

Biotit-Linsen werden am besten am Körper getragen. Zum Auslösen oder Erleichtern der Wehentätigkeit werden sie auf dem Schambein aufgelegt bzw. gehalten.

Biotit-Linse (Gebärender Stein), Portugal; Bronzit, Brasilien

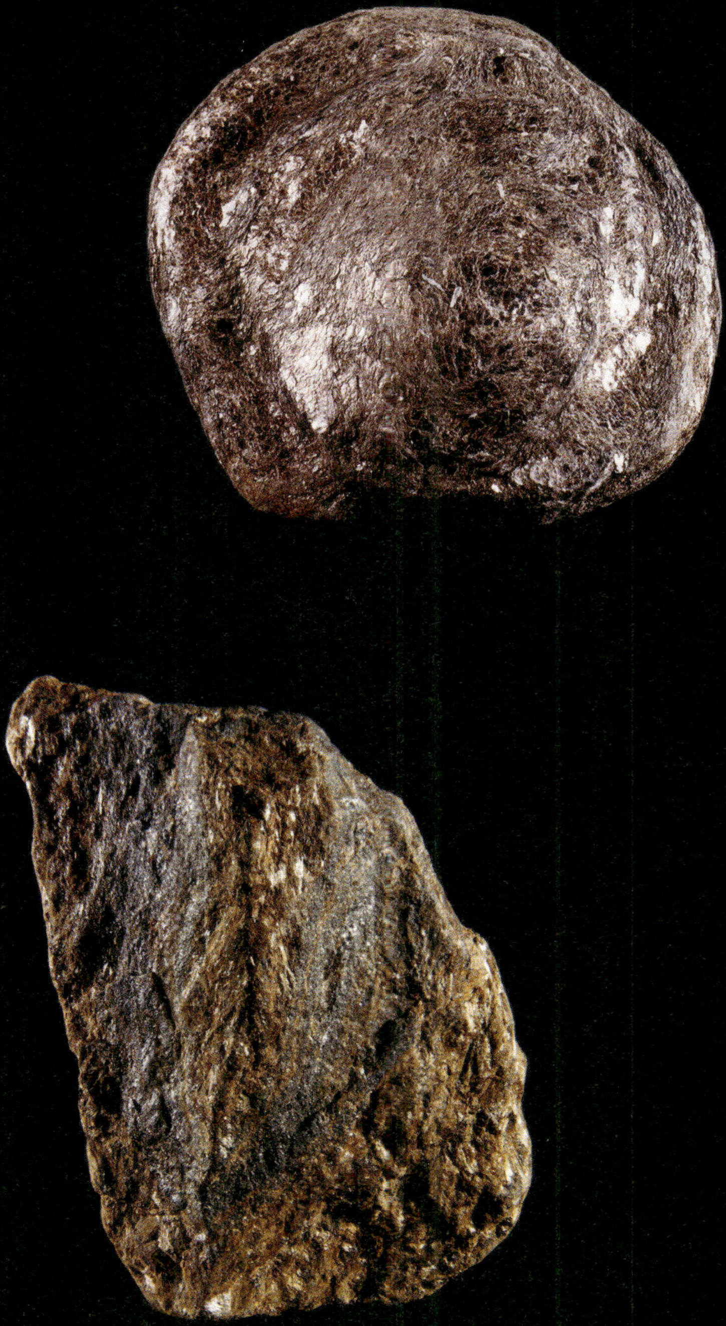

Bronzit (Ferro-Enstatit)

Kristallsystem: rhombisch
Bildungsprinzip: primär oder tertiär
Mineralklasse: Kettensilikate, Pyroxen-Gruppe
Farbe: bronzefarben, braun bis schwarzbraun mit goldgelb glitzernden Flecken
Chemische Formel, Mineralstoffe: $(Mg,Fe)_2(S_2O_6)$ + Al,Ca,Mn,Ti,Cr,Na.

Mineralogie

Bronzit ist ein eisen- und magnesiumhaltiges Kettensilikat aus der Gruppe der Pyroxene. Er kann magmatisch in Tiefengesteinen (Plutoniten) und Vulkaniten entstehen oder metamorph in Granuliten. Bronzit-Lagerstätten beider Art gibt es weltweit.

Mythologie

Traditionelle Überlieferungen zu Bronzit gibt es nicht. Er wurde erst in der modernen Steinheilkunde bekannt, wo er aufgrund des anregend-stärkenden Eisen- und zugleich beruhigend-entspannenden Magnesiumgehalts den Spitznamen »Tascheninsel für Eltern« erhielt.

Heilkunde

Spirituell fördert Bronzit eine innere Gelassenheit, die auch starken Belastungen standhält. Er hilft, dem Leben mit Zuversicht zu begegnen und eine positive innere Einstellung zu wahren.
Seelisch hilft Bronzit bei Stress, kraftraubendem Alltag und Erschöpfung. Er bringt Erholung und Regeneration, auch wenn äußere Umstände kein »Abschalten« ermöglichen.
Mental unterstützt Bronzit dabei, in schwierigen Situationen einen kühlen Kopf und die Kontrolle zu bewahren. Dadurch macht er es auch leichter, Konflikte und Extremsituationen zu meistern.
Körperlich stärkt Bronzit die Nerven und die Verdauung (vor allem bei stressbedingten Beschwerden). Er wirkt krampflösend und schmerzlindernd und fördert in Kombination mit Apatit die Festigkeit der Knochen.

Anwendung

Bronzit sollte über längere Zeit am Körper getragen werden. Sehr gut wirken auch Edelsteinmassagen, Edelsteinwasser und der Aufenthalt im Steinkreis.

Budstone (Grünschiefer)

Kristallsystem: triklin (Plagioklas-Feldspat) + monoklin (Fuchsit)
Bildungsprinzip: tertiär
Mineralklassen: Gerüstsilikate (Plagioklas-Feldspat) + Schichtsilikate (Fuchsit)
Farbe: grasgrün, dunkelgrün bis schwarzgrün
Chemische Formeln: $NaAlSi_3O_8/CaAl_2Si_2O_8$ (Plagioklas-Feldspat) + $K(Al,Cr)_2[(OH,F)_2|AlSi_3O_{10}]$ (Fuchsit)

Mineralogie

Budstone ist ein 3,2 Milliarden Jahre alter metamorpher Grünschiefer mit Anteilen von Plagioklas-Feldspat und chromreichem Glimmer (meist Fuchsit). Als Nebengemengteile können Rutil (Titanoxid), Eskolait (ein Chromoxid aus der Korundgruppe) und Quarz auftreten. Budstone war jahrzehntelang als »Prasem« oder »Prasemquarz« im Handel, jedoch sind beide Bezeichnungen für diesen Stein irreführend (siehe das Kapitel Prasem).

Mythologie

Der Name Budstone ist eine moderne Handelsbezeichnung, die darauf anspielt, dass getrommelter Budstone mitunter wie eine geschlossene Knospe aussieht (englisch »bud« = »Knospe«).

Heilkunde

Spirituell bringt Budstone Entschlossenheit und Lebenskraft. Er fördert das geistige Wachstum, stärkt die Beherrschung und ermöglicht eine bewusste Kontrolle des eigenen Lebens.
Seelisch lindert Budstone hitziges Gemüt, Zorn und Wutausbrüche. Er baut die eigenen Kräfte bei tiefer Erschöpfung wieder auf, hilft, im Fluss zu bleiben und Schwierigkeiten zu überwinden.
Mental hilft Budstone, bei heftigen emotionalen Reaktionen die bewusste Kontrolle über die eigenen Handlungen nicht zu verlieren. Er bringt Kreativität, Ideenreichtum und Tatendrang.
Körperlich lindert Budstone Entzündungen und Schmerzen. Er hilft, beweglich zu bleiben, entlastet die Gelenke und lindert Strahleneinflüsse, Sonnenbrand, Sonnenstich, Hitzschlag und Insektenstiche.

Anwendung

Budstone kann auf betroffene Körperregionen aufgelegt, als Kette, Anhänger und Handschmeichler getragen, als Steinkreis ausgelegt oder als Edelsteinwasser eingenommen werden.

Calcit

Kristallsystem: trigonal
Bildungsprinzip: sekundär
Mineralklasse: Carbonate
Farbe: farblos, weiß, grau, schwarz, rot, orange, gelb, grün, blau, violett
Chemische Formel, Mineralstoffe: $CaCO_3$ + Mn,Fe,Mg + (Sr,Ba,Co,Zn)

Mineralogie

Calcit entsteht sekundär bei der Bildung von Kalkgesteinen. In Hohlräumen und Klüften dieser Gesteine können aus sedimentär-hydrothermalen Lösungen gut ausgebildete Calcit-Kristalle entstehen.

Mythologie

Als Kalk findet Calcit schon seit Jahrtausenden in der Volksheilkunde Verwendung. Als Umschlag wurde er hauptsächlich bei Hautkrankheiten, Geschwüren, Warzen und eiternden Wunden eingesetzt.

Heilkunde

Spirituell wirkt Calcit sehr stark entwicklungsbeschleunigend. Besonders bei kleinen Kindern ist dies feststellbar, aber auch bei Erwachsenen, die an keine positive Wendung im Leben mehr glauben.
Seelisch gibt Calcit Stabilität, Selbstvertrauen und Standhaftigkeit. Er wirkt gegen Trägheit und stärkt die Fähigkeit zur Überwindung.
Mental fördert Calcit das Vermögen, Ideen in die Tat umzusetzen. Er verbessert das Unterscheidungsvermögen und das Gedächtnis und macht tüchtig und erfolgreich.
Körperlich wirkt Calcit stoffwechselanregend, immunstärkend und wachstumsfördernd bei Kindern. Er lindert Haut- und Darmbeschwerden, regt die Blutgerinnung an und fördert die Heilung von Gewebe und Knochen. Calcit normalisiert den Herzrhythmus und stärkt das Herz.

Anwendung

Calcit sollte als Handschmeichler oder Anhänger längere Zeit am Körper getragen sowie als Edelsteinwasser oder Elixier eingenommen werden. Als Wasser oder Elixier ist seine Wirkung meist rascher spürbar.

Budstone, Südafrika;
Calcit, Brasilien

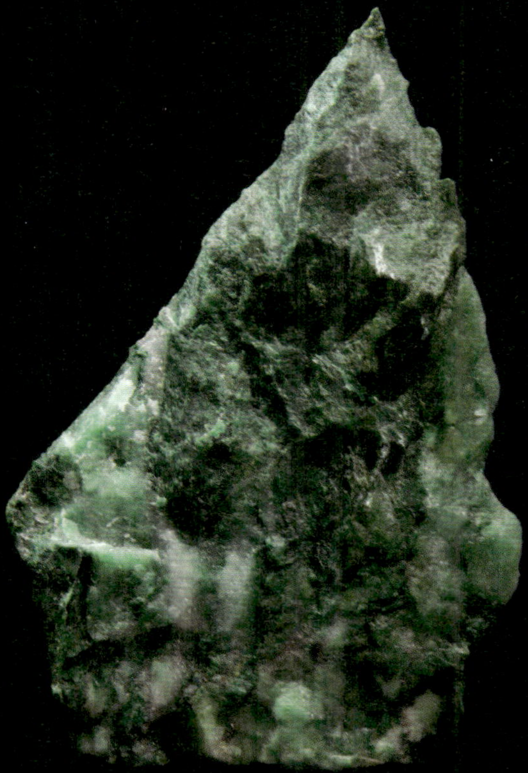

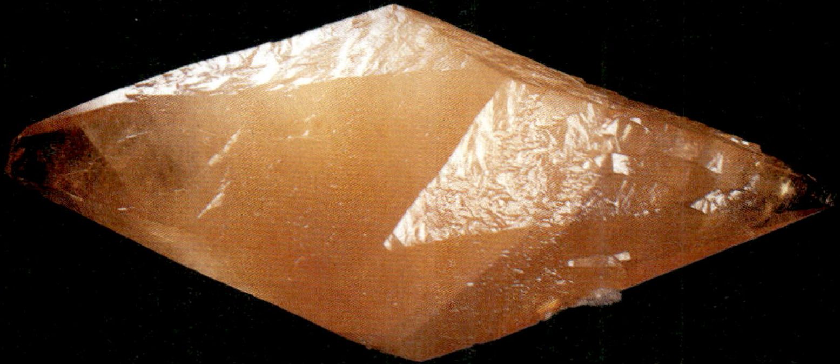

Chalcedon blau

Kristallsystem: trigonal
Bildungsprinzip: primär oder sekundär
Mineralklasse: Oxide/Gerüstsilikate, Quarze
Farbe: blassblau bis hellblau, z.T. gebändert
Chemische Formel, Mineralstoffe: $SiO_2 \cdot H_2O$

Mineralogie

Blauer Chalcedon ist reiner faseriger, mikrokristalliner Quarz, gebildet bei Temperaturen unter 100° C aus kieselsäurereichen Lösungen, meist magmatischen, selten sedimentären Ursprungs, die durch feine Risse und Äderchen im Gestein hindurchsickern, um sich schließlich in größeren Spalten und Hohlräumen zu sammeln, einzudicken und auszukristallisieren. Die hellblaue Farbe erhält der Chalcedon durch Lichtbrechung an seinen mikroskopisch feinen Kristallen, den sog. »Tyndall-Effekt«: Dabei wird der Rot-Anteil des Lichts absorbiert, der Blau-Anteil reflektiert.

Mythologie

Chalcedon repräsentierte schon in der Antike die Elemente Luft und Wasser. Als solcher wurde er für Wetterzauber und zur Heilung witterungsbedingter Krankheiten verwendet, wie z. B. Erkältungen, Wetterfühligkeit oder Kreislaufbeschwerden. Auch für den geistigen Aspekt des Elements Luft, die Kommunikation, findet er Verwendung: Er gilt von alters her als Stein der Redner.

Heilkunde

Spirituell repräsentiert blauer Chalcedon beide Aspekte der Kommunikation: Die Fähigkeit, hinzuhören und zu verstehen, ebenso wie die Fähigkeit, sich verständlich mitzuteilen. Er fördert die Freude am Kontakt mit anderen Menschen, mit Tieren, Pflanzen und Wesen aus allen Welten. So wie das Mineral selbst sich in vorgegebene Räume hineinfügt, so hilft Chalcedon, neue Situationen anzunehmen und Widerstände abzubauen, ohne den eigenen Charakter zu verlieren.

Seelisch vermittelt blauer Chalcedon Leichtigkeit, ein unbeschwertes, beschwingtes Lebensgefühl mit einer optimistischen Grundstimmung. Er bringt Bewusstheit durch eine verbesserte

Gebänderter Chalcedon, Namibia;
Chalcedon-Rosette, Brasilien; Blauer Chalcedon, Türkei;
Dendriten-Chalcedon, Brasilien

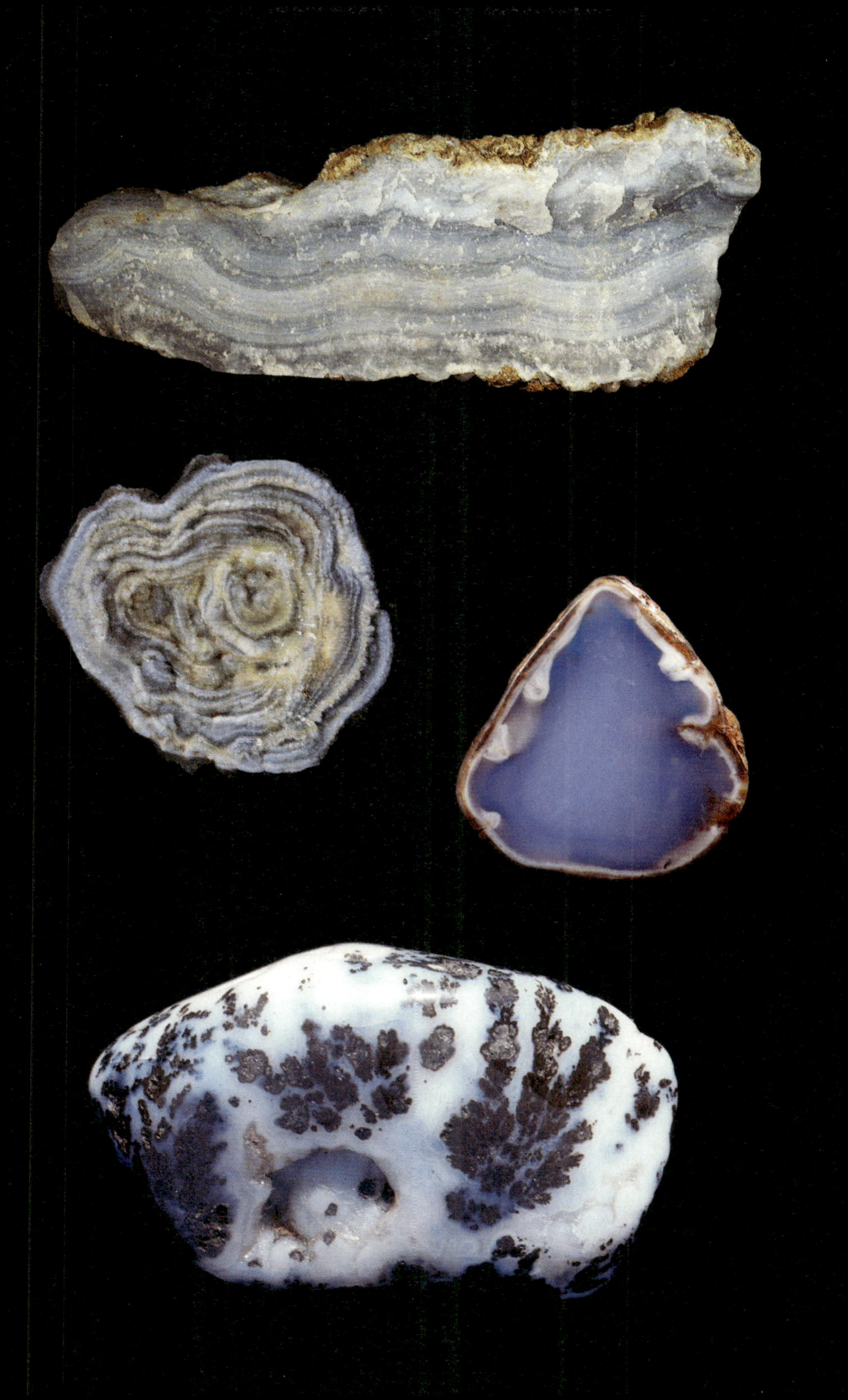

Wahrnehmung unserer Gefühle, Wünsche und Bedürfnisse. So lernt man die wahren Motivationen der eigenen Handlungen kennen und kann sie verändern. Außerdem erleichtert blauer Chalcedon die Erinnerung, wirkt beruhigend und baut Stress ab (Prüfungsstein!).

Mental verbessert blauer Chalcedon die Redekunst, die sprachliche Gewandheit und die Fähigkeit, mit der Sprache des anderen zu sprechen. Chalcedon ist daher auch der Stein der Diplomatie. Mit diesem Stein bleibt man gedanklich offen für neue Ideen, er erleichtert generell das Verstehen und hilft, alles, mit dem man übereinstimmt, auch schnell umzusetzen. So steigert sich die Kreativität und Offenheit für Inspirationen.

Körperlich heilt blauer Chalcedon Atemwegserkrankungen wie Erkältungen oder Folgen des Rauchens. Insbesondere der gebänderte Chalcedon fördert hier die Regeneration der Schleimhäute. Blauer Chalcedon lindert außerdem Beschwerden durch Wetterfühligkeit, druckabhängige Beschwerden der Augen (Glaukom, »grüner Star«), Ohren und des Gleichgewichtssinns. Er wirkt entzündungshemmend, Blutdruck senkend und kühlend bei erhöhter Temperatur. Der Fluss der Lymphe und Körperflüssigkeiten wird angeregt, Wassereinlagerungen im Gewebe (Ödeme) abgebaut und das Immunsystem sowie die Sekretion innerer Drüsen gefördert. Durch Stimulierung der Insulin-Produktion hilft er in frühen Stadien der Diabetes.

Stillenden Müttern erleichtert der klare blaue, weiße oder rosafarbene Chalcedon aufgrund der o.g. Entstehungsweise die Milchbildung. Auch die Muttermilch bildet sich ja in den Zellzwischenräumen der Brust und fließt dann durch feine Kanäle, um sich schließlich in der Brustdrüse zu sammeln.

Anwendung

Chalcedon kann als Edelsteinwasser oder Elixier innerlich eingenommen, als Handschmeichler, Kette, Anhänger oder Schmuckstück längere Zeit am Körper getragen oder direkt auf erkrankte Bereiche aufgelegt werden. Für organspezifischen Anwendungen empfehlen sich auch Chalcedon-Rosetten mit der Signatur des Organs. So helfen z.B. Rosetten mit der Signatur weiblicher Geschlechtsorgane, eine gesunde Scheidenflora zu fördern und Pilzansiedlungen vermeiden, da blauer Chalcedon ein leicht saures Flüssigkeitsmilieu erzeugt.

Chalcedon, Dendritenchalcedon

Kristallsystem: trigonal
Bildungsprinzip: primär oder sekundär
Mineralklasse: Oxide/Gerüstsilikate, Quarze
Farbe: weiß, hellblau mit schwarzen Dendriten
Chemische Formel, Mineralstoffe: $SiO_2 \cdot H_2O + MnO_2$

Mineralogie

Dendritenchalcedon entsteht aus verdickter Kieselsäure, in die manganhaltige Flüssigkeit eindringt, ohne dass eine Vermischung erfolgt. So entstehen die schwarzen Dedriten (griech. »dendron« = »Baum«), die dem Stein seinen Namen geben.

Mythologie

Das enthaltene Mangan wurde im Mittelalter dem klärenden Aspekt des Elements Feuer zugeordnet, da z. B. gefärbte, unreine Gläser durch Schmelzen mit Mangandioxid tatsächlich klar und rein werden.

Heilkunde

Spirituell repräsentiert der Dendritenchalcedon eine umgängliche, gesellige Natur, wo jedoch deutlich abgegrenzt wird zwischen den eigenen Zielen und den Meinungen und Einflüssen anderer.
Seelisch befreit Dendritenchalcedon von unbewussten Mechanismen, Gewohnheiten, Stimmungen und Bildern der Vergangenheit, an die Aufmerksamkeit gebunden ist.
Mental fördert Dendritenchalcedon präzises Denken, systematisches Forschen, die Kunst, Verwirrung zu klären, sowie die Fähigkeit, genau hinzuhören, welche Aussage und Absicht sich tatsächlich hinter einer Mitteilung verbirgt.
Körperlich sind die Wirkungen des Dendritenchalcedons jenen des blauen Chalcedons ähnlich. Er wirkt stärker noch bei chronischen Krankheitsverläufen und Folgeerkrankungen des Rauchens.

Anwendung

Dendritenchalcedon kann als Handschmeichler, Anhänger oder Schmuckstück am Körper getragen, direkt auf erkrankte Bereiche aufgelegt oder als Edelsteinwasser und Elixier eingenommen werden.

Chalcedon, Kupferchalcedon

Kristallsystem: trigonal
Bildungsprinzip: sekundär
Mineralklasse: Oxide/Gerüstsilikate, Quarze
Farbe: blaugrün mit Kupfer-Einschlüssen
Chemische Formel, Mineralstoffe: $SiO_2 \cdot H_2O + Cu + (Cu)$

Mineralogie

Kupferchalcedon entsteht in der Zementationszone kupferhaltigen Gesteins. Das von der Kieselsäure zunächst gelöste Kupfer wird dort teilweise reduziert und bleibt daher als metallisches Kupfer im Chalcedon enthalten.

Mythologie

Für den Kupferchalcedon selbst gibt es keine Überlieferung, wohl jedoch für das enthaltene Kupfer als Venus-Metall. Es repräsentiert Liebe, Schönheit, Sinnlichkeit und Harmonie, aber auch Ausgleich und Neutralität.

Heilkunde

Spirituell hilft Kupferchalcedon, gegenwärtig und bewusst zu sein, sich Unangenehmem zu stellen, bei Angriffen ruhig zu kommunizieren und gelassen zu bleiben. Er zeigt Sinn und Gehalt des Lebens und weckt den Sinn für Ästhetik und Harmonie. Er hilft, das Leben zu genießen.
Seelisch regt Kupferchalcedon die Verarbeitung innerer Bilder und Erinnerungen an. Er erleichtert ein offenes, herzliches Verhältnis zu unseren Mitmenschen und unserer Umwelt.
Mental hilft Kupferchalcedon, Neutralität zu bewahren und Situationen, Menschen und Erlebnisse ohne Wertung zu betrachten. Er fördert Urteilsvermögen und Toleranz gleichzeitig.
Körperlich regt Kupferchalcedon den Kupferstoffwechsel und die Entgiftungsprozesse der Leber an. Er hemmt Entzündungen der weiblichen Geschlechtsorgane und verhindert Pilzansiedlungen in der Vagina. Kupferchalcedon wirkt immunstärkend.

Anwendung

Kupferchalcedon kann lange Zeit am Körper getragen oder direkt auf betroffene Körperregionen aufgelegt werden. Auch die innere Einnahme als Edelsteinwasser ist hilfreich.

Chalcedon rosa

Kristallsystem: trigonal
Bildungsprinzip: primär oder sekundär
Mineralklasse: Oxide/Gerüstsilikate, Quarze
Farbe: rosa bis rosa-violett
Chemische Formel, Mineralstoffe: $SiO_2 \cdot H_2O + (Mn)$

Mineralogie

Rosa Chalcedon entsteht in der Oxidationszone manganhaltigen Gesteins aus Kieselsäurelösungen magmatischen oder sedimentären Ursprungs.

Mythologie

Für rosa Chalcedon ist keine Überlieferung bekannt, wohl jedoch für das Mangan, das die rosa Farbe verursacht. Es repräsentiert erhaltende Wärme, inneres Feuer und Lebendigkeit.

Heilkunde

Spirituell repräsentiert rosa Chalcedon Lebendigkeit, Verständnis und Hilfsbereitschaft. Er stärkt die Fähigkeit, hinzuhören, zu verstehen und anderen zu helfen, ihre Probleme und Sorgen zu bewältigen.
Seelisch fördert rosa Chalcedon Güte und Herzlichkeit. Er schenkt Sorglosigkeit, inneren Frieden und tiefes Vertrauen, auch bei Konflikten und psychosomatischen Erkrankungen wie z. B. Herzneurosen.
Mental lehrt rosa Chalcedon, die Welt mit staunenden Augen zu betrachten. Er vermittelt kindliche Neugier, die Bereitschaft, ständig hinzuzulernen und fördert die Gabe, Geschichten zu erzählen.
Körperlich vermittelt rosa Chalcedon Lebendigkeit und Wärme. Er stärkt das Herz, so dass es kraftvoll, doch ohne Anstrengung arbeiten kann. Rosa Chalcedon erleichtert das Stillen und gibt die nötige innere Ruhe dazu. Wie blauer Chalcedon fördert er das Immunsystem und den Lymphfluss.

Anwendung

Rosa Chalcedon kann als Edelsteinwasser eingenommen, längere Zeit am Körper getragen oder direkt auf die betreffenden Körperpartien aufgelegt werden. Bei Herzproblemen oder zur Erleichterung des Stillens möglichst mit Hautkontakt auf der Brust.

Chalcedon rot

Kristallsystem: trigonal
Bildungsprinzip: primär oder sekundär
Mineralklasse: Oxide/Gerüstsilikate, Quarze
Farbe: dunkelrot
Chemische Formel, Mineralstoffe: $SiO_2 \cdot H_2O + Fe$

Mineralogie

Roter Chalcedon entsteht aus dickflüssiger eisenhaltiger Kieselsäure-Lösung magmatischen oder sedimentären Ursprungs, in der sich das enthaltene Eisen nicht vermischt, sondern als flockiges Eisenoxid erhalten hat.

Mythologie

Zum roten Chalcedon ist keine Überlieferung bekannt. Das Eisen, das ihm seine rote Farbe gibt, wird jedoch dem Mars zugeordnet und repräsentiert Willenskraft, Aktivität, Dynamik und Unternehmungslust.

Heilkunde

Spirituell gibt roter Chalcedon Stärke, Beharrlichkeit und die Kraft, Schwierigkeiten zu meistern und gesteckte Ziele zu erreichen. Er hilft, die richtige Strategie zu wählen: Nachgeben, kämpfen oder stillhalten, und hält geistig flexibel, ohne den eigenen Standpunkt zu vergessen.
Seelisch vermittelt roter Chalcedon Kraft und Zuversicht. Er macht die eigenen Lebensträume bewusst und hilft, sie zu prüfen und zu realisieren, ohne sich darauf zu fixieren.
Mental fördert der rote Chalcedon die Fähigkeit, Strategien zu entwerfen. Er fördert Offenheit und Inspiration und stärkt die Absicht, wodurch es besser gelingt, sich Gehör zu verschaffen.
Körperlich fördert roter Chalcedon die Blutgerinnung und regt den Kreislauf an, ohne dass Bluthochdruck entsteht. Er hemmt die Nährstoffaufnahme im Dünndarm und unterbindet Hungergefühle.

Anwendung

Roter Chalcedon sollte nur ein bis zwei Wochen ununterbrochen verwendet werden. Da er die Nährstoffaufnahme hemmt, kann längerer Gebrauch vorübergehende Übelkeit erzeugen.

*Rosa Chalcedon, USA; (Gruppe von links im Uhrzeigersinn:)
Roter Chalcedon, Russland; Blauer Chalcedon, Südafrika;
Rosa Chalcedon, Kupfer-Chalcedon, Türkei*

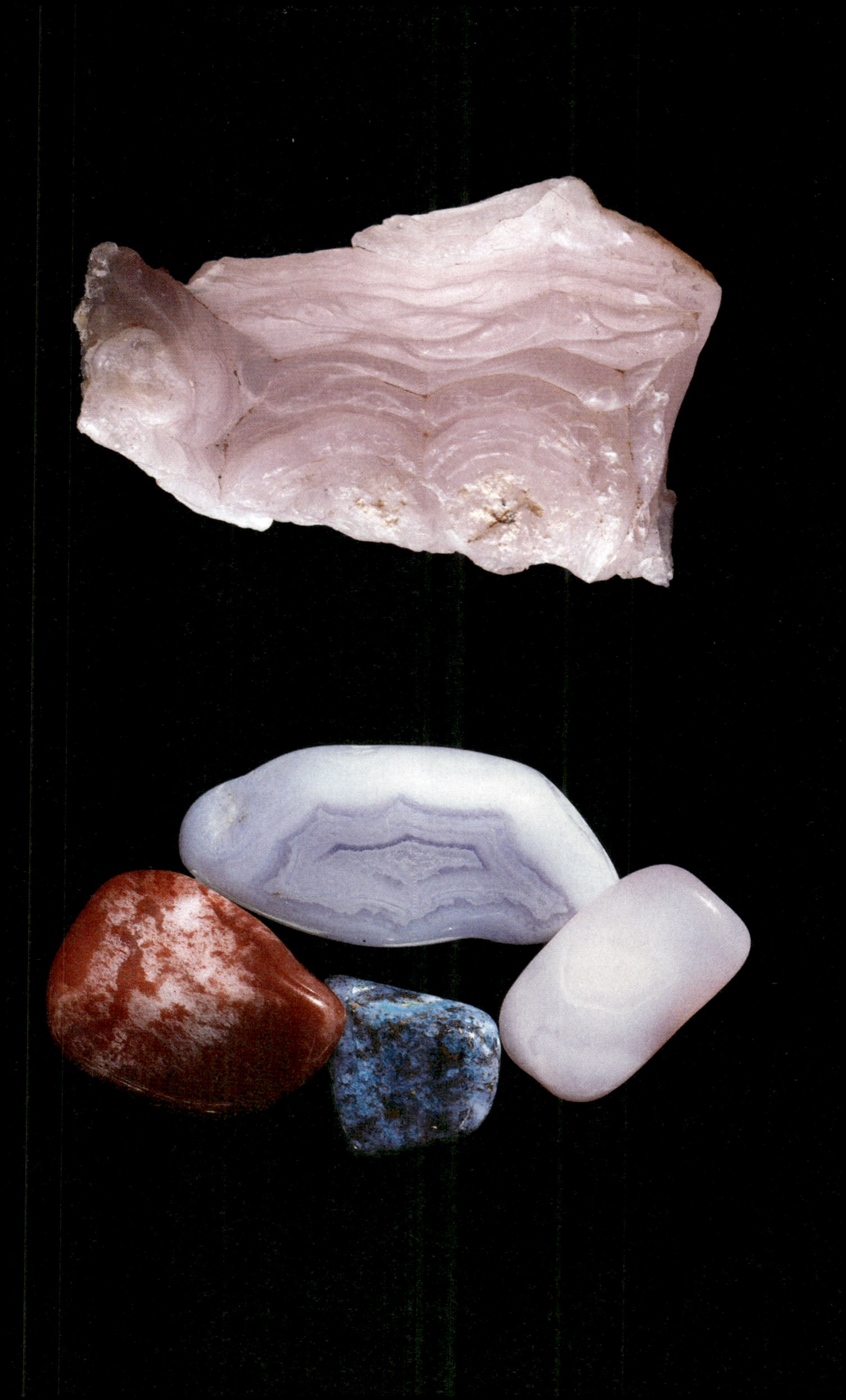

Chalkopyrit

Kristallsystem: tetragonal
Bildungsprinzip: primär, sekundär oder tertiär
Mineralklasse: Sulfide
Farbe: messinggelb bis goldgelb, bei oxidierter Oberfläche mit bunten Anlauffarben
Chemische Formel, Mineralstoffe: $CuFeS_2$ + Ag,Au,In,Tl,Se,Te,Zn

Mineralogie

Chalkopyrit kommt in allen Bildungsbereichen vor, er ist eines der weltweit häufigsten Mineralien. Schöne Kristalle entstehen vor allem in hydrothermalen Lösungen magmatischen und sedimentären Ursprungs. Trommelsteine werden oft aus derben Massen metamorpher Herkunft verarbeitet.

Mythologie

Chalkopyrit ist eines der wenigen Minerale, die Kupfer und Eisen zugleich in nennenswerten Anteilen enthalten. Im Chalkopyrit liegen sie sogar im Verhältnis 1 : 1 vor! Die Qualitäten von Venus (Kupfer) und Mars (Eisen) finden sich im Chalkopyrit daher in ausgewogenen Anteilen.

Heilkunde

Spirituell regt Chalkopyrit Neugier und Forschergeist an. Er weckt den Wunsch, die Geheimnisse des Lebens zu verstehen.
Seelisch inspiriert Chalkopyrit zu neuen Erfahrungen. Er bringt die Ursachen von Problemen und Krankheiten ans Licht und hilft, sich selbst zu akzeptieren.
Mental hilft Chalkopyrit, systematisches Denken zu entwickeln und aus Fehlern zu lernen. Dazu fördert er eine präzise Beobachtungsgabe, die auch kleinste Details bemerkt.
Körperlich regt Chalkopyrit Reinigungsprozesse an. Er verstärkt die Freisetzung und Ausscheidung von Giftstoffen und kann daher Erstverschlimmerungen wie Benommenheit oder Übelkeit auslösen, die jedoch nur von kurzer Dauer sind.

Anwendung

Chalkopyrit sollte nur für kurze Zeit direkt mit der Haut in Berührung gebracht werden, da er bei längerem Kontakt schwarzes Sulfid absondert, das die Haut reizen kann. Besser ist es, ihn zur Meditation zu verwenden oder an einen Ort zu stellen, wo man ihn regelmäßig betrachten kann.

Chalkopyrit Skelettwachstum, China;
Chalkopyrit mit Anlauffarben, Frankreich

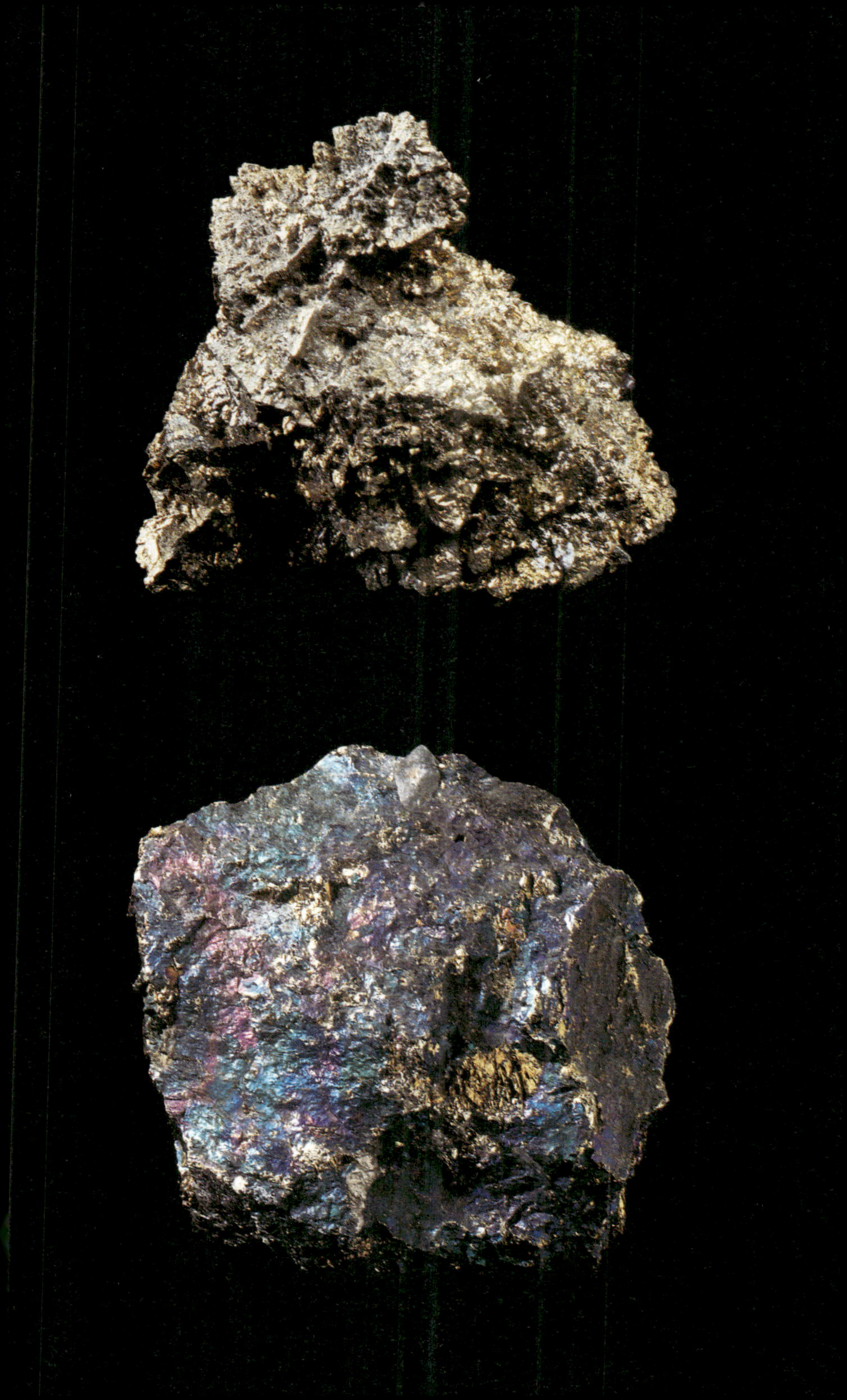

Charoit

Kristallsystem: monoklin
Bildungsprinzip: tertiär
Mineralklasse: Schichtsilikate
Farbe: intensiv violett bis grauviolett
Chemische Formel, Mineralstoffe: $(Ca,Na)_4(K,Sr,Ba)_2[(OH,F)_2Si_9O_{22}] \cdot H_2O$ + Fe,Mn

Mineralogie

Charoit entsteht metasomatisch bei Temperaturen um 200° C im Kontaktbereich zwischen Kalk und einem Nephelinsyenit, der reich an Alkali- und Erdalkali-Metallen ist (Kalium, Natrium, Lithium, Calcium, Barium, Strontium). Charoit tritt immer im Gestein eingewachsen auf (Charoitit).

Mythologie

Charoit stammt aus dem Murunsker Massiv zwischen den Flüssen Chara und Tokko südlich von Olekminsk, Sibirien, Russland. Überlieferungen zu seiner Heilwirkung sind leider nicht bekannt.

Heilkunde

Spirituell hilft Charoit, tiefgreifende Veränderungen im Leben zu meistern. Er gibt Entschlossenheit, Spontaneität und Tatkraft, wenn Unerledigtes sich scheinbar zu unüberwindbaren Bergen häuft, und hilft, Widerstände zu überwinden.
Seelisch bringt Charoit Gelassenheit und macht unangreifbar für Stress und Sorgen. Er schenkt ruhigen und erholsamen Schlaf mit intensiven, kreativen Träumen.
Mental hilft Charoit, besonnen aber ohne Zögern, wichtige Entscheidungen zu treffen. Er fördert die Beobachtungsgabe, auch sich selbst gegenüber, und löst Fremdbestimmungen und Zwänge.
Körperlich wirkt Charoit krampflösend und fördert einen basischen Stoffwechsel. Er beruhigt die Nerven, lindert Schmerzen und hilft bei vegetativen Störungen, vor allem auch, wenn das Herz davon betroffen ist.

Anwendung

Charoit sollte mit Hautkontakt am Körper getragen oder als Edelsteinwasser und Elixier eingenommen werden. Sehr intensiv wirkt auch der Aufenthalt in einem Charoit-Steinkreis.

Chiastolith (Andalusit)

Kristallsystem: rhombisch
Bildungsprinzip: tertiär
Mineralklasse: Inselsilikate, Andalusit
Farbe: weiß, gelblich, hellgrau, graubraun bis rötlichbraun mit schwarzem Kreuz
Chemische Formel, Mineralstoffe: Al_2SiO_5 + Fe,Mn,Cr + C

Mineralogie

Chiastolith, auch Kreuzstein genannt, ist ein in kohligen Tonschiefern gebildeter Andalusit, an dessen Kristallkanten sich Kohlenstoff ablagert. Durch das schichtweise Wachstum entstehen im größer werdenden Kristall auf diese Weise kohlige Einschlüsse in Form eines diagonalen Kreuzes.

Mythologie

Das gleichschenklige Kreuz, wie es der Chiastolith zeigt, ist ein altes Symbol für Mehrung (daher das »x« als Malzeichen). Diese Bedeutung wurde daher auch auf den Stein übertragen.

Heilkunde

Spirituell hilft Chiastolith, die eigene Identität und Lebensaufgabe konsequent zu verwirklichen. Er fördert Realitätssinn, Nüchternheit und Wachheit und lässt Illusionen schwinden.
Seelisch wirkt Chiastolith stark beruhigend bei Nervosität, Ängsten und Schuldgefühlen. Er zentriert, stabilisiert und hilft besonders gegen die Angst, verrückt zu werden.
Mental stärkt Chiastolith die analytischen Fähigkeiten des Verstands. Er steigert die Bewusstheit und hilft, Verhaltensmuster des Festhaltens und der Zurückhaltung abzulegen.
Körperlich lindert Chiastolith Übersäuerung und deren Folgen, z.B. Rheuma und Gicht. Er stärkt die Nerven und hilft bei Schwächezuständen, verlangsamter Wahrnehmung und Bewegung, ja selbst bei Lähmungen.

Anwendung

Um die spirituellen, seelischen und mentalen Wirkungen zu erzielen, ist es am besten, täglich mit Chiastolith zu meditieren. Zusätzlich kann er getragen oder aufgelegt werden. Bei körperlichen Beschwerden empfiehlt sich außerdem die innere Einnahme des Edelsteinwassers oder Elixiers.

Chrysoberyll

Kristallsystem: rhombisch
Bildungsprinzip: primär oder tertiär
Mineralklasse: Oxide
Farbe: weiß, gelblich, hellgrau, graubraun bis rötlichbraun mit schwarzem Kreuz
Chemische Formel, Mineralstoffe: Al_2BeO_4 + Cr,Fe,Ti,V

Mineralogie

Chrysoberyll entsteht magmatisch überwiegend in Pegmatiten oder metamorph bei der Bildung von Glimmerschiefern. Seine Kristalle sind in der Regel nur wenige Millimeter groß.

Mythologie

Im Altertum war Chrysoberyll gleichbedeutend mit Goldberyll. Erst im 18. Jahrhundert wurde der Name auf das heutige Mineral übertragen. Daher ist über den heutigen Chrysoberyll nur bekannt, dass er ein Stein für Regenten und Feldherren ist.

Heilkunde

Spirituell vermittelt Chrysoberyll Strenge, Autorität und Führungsqualität. Er fördert (Selbst-) Disziplin, Selbstbeherrschung, Ehrgeiz und Selbständigkeit und bringt verborgene Talente ans Licht.
Seelisch hilft Chrysoberyll gegen Ängste, Beklemmungen und Alpträume. Er ermöglicht, das Notwendige zu tun, ohne von Gefühlen und Simmungen beeindruckt zu sein.
Mental fördert Chrysoberyll strategisches Denken und Planen sowie das Bewusstwerden und Erkennen von Gedanken-, Verhaltens- und sozialen Strukturen.
Körperlich stärkt Chrysoberyll die Selbstheilkräfte des Körpers und hilft gegen Erkrankungen und Entzündungen im Brustraum. Chrysoberyll stärkt die Leber.

Anwendung

Chrysoberyll wirkt einfach dadurch, dass er am Körper getragen wird. Permanenter Hautkontakt muss nicht sein. Ihn gelegentlich in die Hand zu nehmen, genügt. Edelsteinwasser und Elixiere wirken in der Regel sehr stark und sollten daher niedrig dosiert werden.

Charoit, Russland; Chiastolith, Chile;
Chrysoberyll, Zimbabwe; Chrysoberyll-Drilling, Brasilien

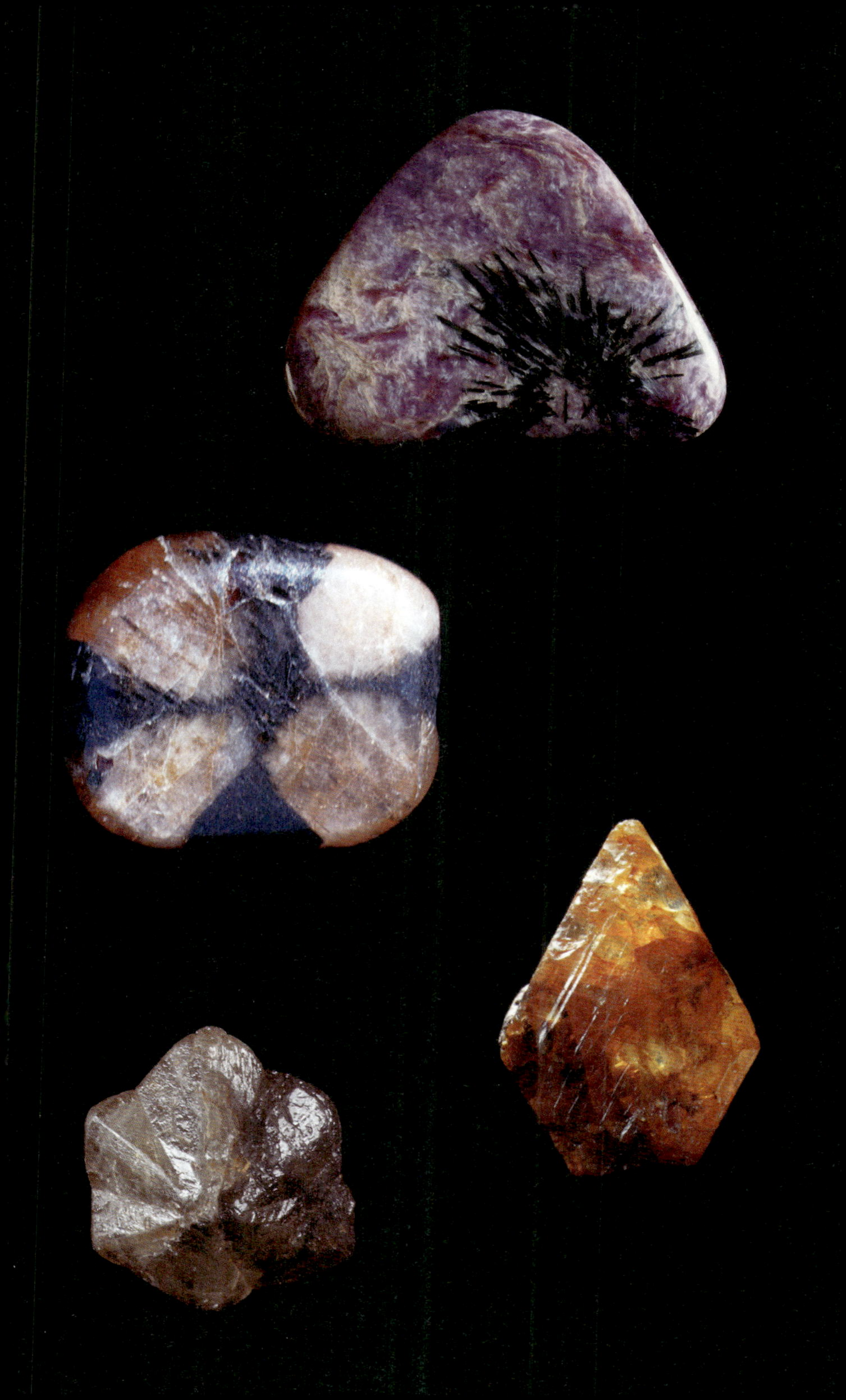

Chrysokoll

Kristallsystem: monoklin
Bildungsprinzip: primär oder sekundär
Mineralklasse: Ringsilikate
Farbe: blaugrün, türkis
Chemische Formel, Mineralstoffe: $(Cu,Al)_2[H_2Si_2O_5(OH)_4] \cdot n\ H_2O$

Mineralogie

Chrysokoll entsteht unter dem Einfluss hydrothermaler Kieselsäurelösungen magmatischen oder sedimentären Ursprungs in der Oxidationszone von Kupfererz-Lagerstätten.

Mythologie

Als Heilstein war Chrysokoll hauptsächlich in den indianischen Kulturen Amerikas bekannt, wo er zur Stärkung der körperlichen Widerstandskraft und zur Harmonisierung aufgebrachter Gefühle verwendet wird.

Heilkunde

Spirituell fördert Chrysokoll Ausgeglichenheit und Selbstbeobachtung. Er hilft, ständig veränderte Situationen zu akzeptieren, und, trotz Auf und Ab, die eigenen Ziele zu verfolgen.
Seelisch gibt Chrysokoll Antrieb bei Trägheit, lindert gleichzeitig jedoch Nervosität und Überreiztheit.
Mental hilft Chrysokoll, einen »kühlen Kopf« zu bewahren. Er fördert Neutralität und Klarheit.
Körperlich hilft Chrysokoll bei Infektionen, insbesondere der Mandeln und im Halsbereich. Er entgiftet und stärkt die Leberfunktionen. Chrysokoll kühlt, senkt den Blutdruck und beschleunigt die Heilung von Brandwunden. Er reguliert die Schilddrüsenfunktion und hilft bei stressbedingten Verdauungsstörungen. Chrysokoll wirkt fiebersenkend, entspannend und krampflösend, gerade auch bei Menstruationsbeschwerden.

Anwendung

Bei körperlichen Beschwerden hilft Chrysokoll am besten durch direktes Auflegen auf die betroffenen Stellen oder durch die Einnahme von Edelsteinwasser und Elixieren. Seelisch-mentale Wirkungen entfalten sich durch das Tragen des Steins, spirituelle durch das Auflegen auf die Stirn (»Drittes Auge«).

Chrysokoll, USA;
Chrysokoll, Peru

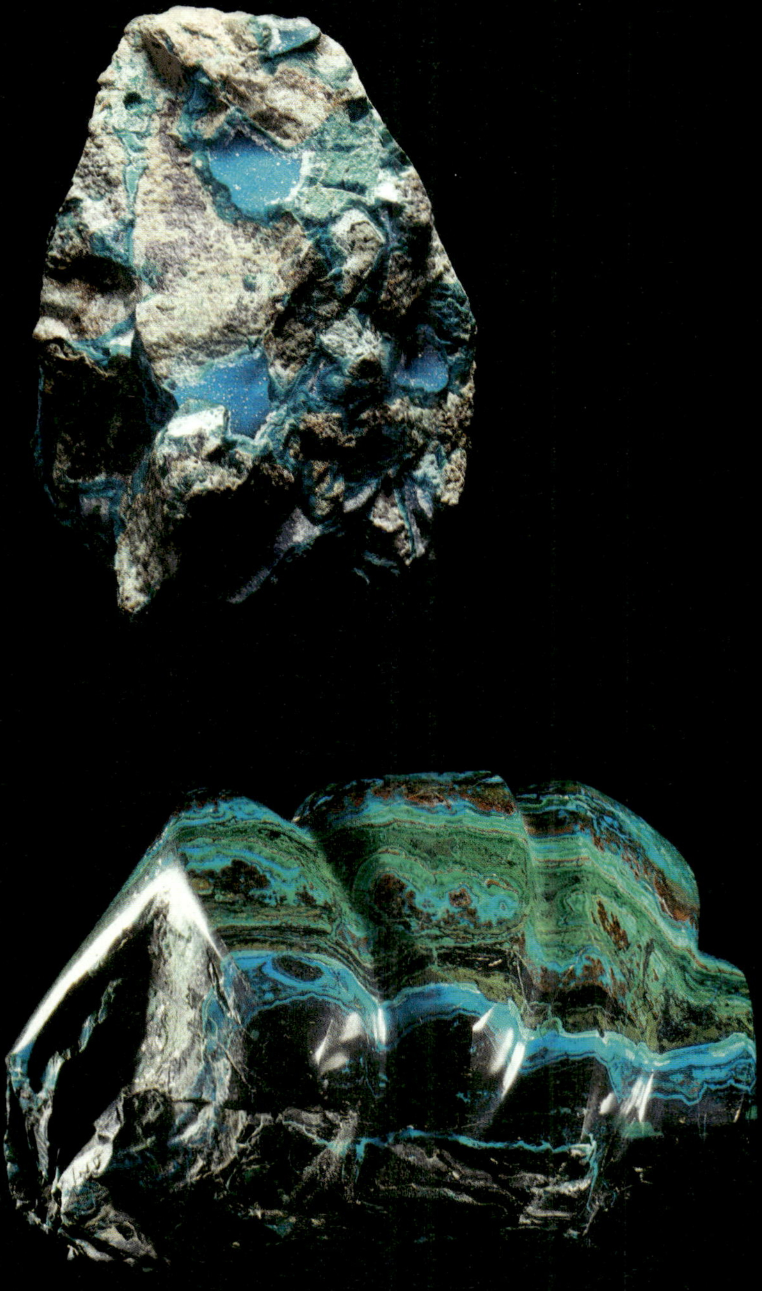

Chrysopras (Chalcedon)

Kristallsystem: trigonal
Bildungsprinzip: sekundär
Mineralklasse: Oxide/Gerüstsilikate, Quarze
Farbe: apfelgrün
Chemische Formel, Mineralstoffe: $SiO_2 \cdot H_2O$ + Ni,Fe,Cr

Mineralogie

Chrysopras ist ein apfelgrüner Chalcedon, der seine Farbe durch Nickel-Einlagerungen erhält. Er entsteht sekundär aus Kieselsäure-Lösungen in der Oxidationszone von Nickel-Lagerstätten. Das von der Kieselsäure aus dem Umgebungsgestein herausgelöste Nickel färbt das Mineral nur so lange, so lange auch Wasser im Kristallgitter des Steins enthalten ist. Als erste Zwischenstufe entsteht so ein zum Verwechseln ähnlicher grüner Opal, der sich durch Wasserverlust in Chrysopras umwandelt. Durch völlige Austrocknung verliert dieser seine grüne Färbung und wird blass.

Mythologie

In der Antike wurde Chrysopras der Venus zugeordnet. Er repräsentierte jedoch nicht die körperliche Sinnlichkeit oder die Liebe zum anderen Geschlecht, sondern »die höchste himmlische Liebe zur Wahrheit«, wie es der Seher Emmanuel Swedenborg später zusammenfasste. Das zielt auf den Gerechtigkeitssinn, der ebenfalls ein Attribut der Göttin Venus ist. Hildegard von Bingen spricht dem Chrysopras eine entgiftende Wirkung zu und erwähnt insbesondere auch seine Heilkraft bei Gicht. Weiterhin empfiehlt sie ihn zur Linderung von Zorn bzw. dafür, dass im Zorn keine unbedachten Worte ausgesprochen werden. Dies wiederum zeigt seine Verwandtschaft zum Chalcedon.

Heilkunde

Spirituell vermittelt Chrysopras die Erfahrung, Teil eines größeren Ganzen zu sein. Er macht geistesgegenwärtig und lenkt unsere Aufmerksamkeit auf die scheinbaren Zufälle, in welchen die Tätigkeit der geistigen Welt erkannt werden kann. Chrysopras fördert eine einfache, kindliche Weltsicht, in der Schutzengel und geistige Helfer kein Widerspruch zu logisch-rationalen Überlegungen sind. Chrysopras verbindet Wahrheitssuche mit Geduld, so dass man glücklich werden kann, auch wenn man

Chrysopras, Australien;
Citrin, Brasilien

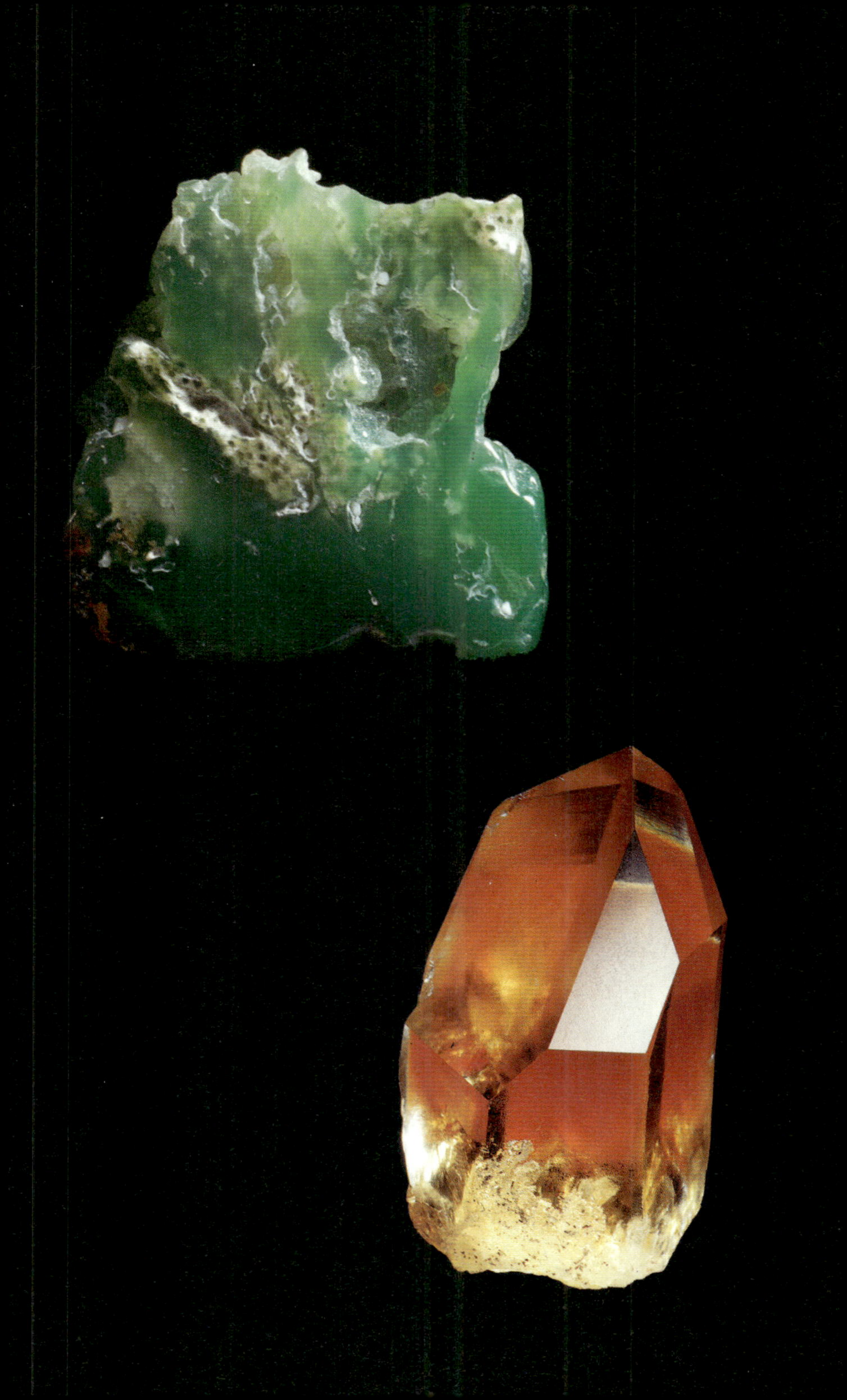

nur winzige Bruchteile des Universums versteht. Er fördert den Sinn für Ästhetik, Kunst und Schönheit.

Seelisch schenkt Chrysopras Vertrauen und Geborgenheit in sich selbst. Er hilft, unabhängig von der Zuwendung anderer aus sich selbst heraus zufrieden zu sein. Dadurch lindert er einerseits Eifersucht und Liebeskummer und hilft andererseits bei sexuellen Problemen. So wie er auch körperlich entgiftet, so befreit Chrysopras von belastenden Bildern bzw. hilft, diese zu verarbeiten. Er beendet wiederkehrende Alpträume, gerade auch bei Kindern, die nachts verstört weinend erwachen und ihre Umgebung nicht erkennen.

Mental hilft Chrysopras, egoistische Motivationen im Handeln zu erkennen und sich selbst zu überprüfen, ob das reale Tun und Lassen im Einklang mit den eigenen höheren Idealen ist. Er hilft, sich von zwanghaften Handlungen, Verhaltens- und Denkmustern zu lösen. Bei negativen Geisteshaltungen lenkt Chrysopras die Aufmerksamkeit auf positive Ereignisse und verändert dadurch den »Wahrnehmungsfilter«, mit dem man normalerweise die eigene innere Einstellung durch selektive Wahrnehmung zu bestätigen sucht.

Körperlich regt Chrysopras die Entgiftung und Entschlackung an. Selbst Schwermetalle und andere schwer lösliche Stoffe werden ausgeschieden. Dazu wird die Lebertätigkeit stark angeregt. Krankheiten, die als Folge von Vergiftungen (auch starker Medikamente) entstanden sind, können so geheilt werden. Chrysopras lindert aus diesem Grund auch viele Hautkrankheiten, selbst manche Formen der Neurodermitis, und hilft in Kombination mit Rauchquarz bei Pilzinfektionen. Er fördert außerdem die Fruchtbarkeit der Frau, vor allem, wenn Infektionen zu Unfruchtbarkeit geführt haben.

Anwendung

Chrysopras kann als Kette, Anhänger oder Handschmeichler lange Zeit getragen oder direkt auf die betreffenden Körperregionen aufgelegt werden. Unterstützt wird seine entschlackende Wirkung durch Fastenkuren. Die stärkste Wirkung bei akuten Fällen zeigen Edelsteinwasser und Elixiere.

Citrin (Quarz)

Kristallsystem: trigonal
Bildungsprinzip: primär, sekundär oder tertiär
Mineralklasse: Oxide/Gerüstsilikate, Quarze
Farbe: hellgelb, goldgelb bis bräunlich gelb (cognac), seltener grünlich gelb
Chemische Formel, Mineralstoffe: SiO_2 + (Al,Fe)

Mineralogie

Citrin ist ein gelber Kristallquarz, dessen Farbe durch minimale Eisen-Einlagerungen oder eine leichte ionisierende Strahlung hervorgerufen wird. Er entsteht in hydrothermalen Lösungen magmatischen, sedimentären oder metamorphen Ursprungs.

Mythologie

Die Bezeichnung »Citrin« galt bis ins 16. Jahrhundert für viele gelbe Steine (Beryll, Zirkon etc.). Erst 1546 wurde sie erstmals eindeutig dem gelben Quarz zugeordnet. Dem heutigen Citrin wurde in der Folge zugesprochen, dass er den Verstand stärkt und sonnige Gefühle an den Tag bringt.

Heilkunde

Spirituell fördert Citrin Individualität, Selbstsicherheit und Lebensmut. Er macht dynamisch und fördert den Wunsch nach Abwechslung, neuen Erfahrungen und Selbstverwirklichung.
Seelisch bringt Citrin Lebensfreude. Er hilft Depressionen überwinden und sich von bedrückenden Einflüssen zu befreien. Citrin macht extrovertiert und fördert den Selbstausdruck.
Mental hilft Citrin, aufgenommene Eindrücke geistig zu verdauen. Er fördert die Fähigkeit, sich zu konfrontieren und hilft, schnell Schlüsse zu ziehen und zu verstehen.
Körperlich regt Citrin die Verdauung an. Er fördert die Funktionen von Magen, Milz und Bauchspeicheldrüse und lindert durch letzteres auch Diabetes im Anfangsstadium. Citrin stärkt die Nerven und wirkt erwärmend.

Anwendung

Citrin sollte mit Hautkontakt getragen oder z.B. als Kugel oder Kristall zur Meditation verwendet werden. Auch die Einnahme von Edelsteinwasser oder Elixieren wirkt sehr gut.

Diamant

Kristallsystem: kubisch
Bildungsprinzip: tertiär
Mineralklasse: Natürliche Elemente
Farbe: farblos, grau, gelb, braun, schwarz, seltener blau, rot, grün
Chemische Formel, Mineralstoffe: C_n + (N,B)

Mineralogie

Diamanten entstehen in den Gesteinen Peridotit und Eklogit in ca. 150 - 200 km Tiefe. Aufgrund des dort herrschenden Drucks von rund 40000 Atmosphären und bei mehr als 2000° C Hitze wandelt sich Kohlenstoff, der in Form des hexagonalen Graphits vorliegt, in einer Metamorphose in Diamant um. Aus dem Erdinneren wird das Mineral dann durch Vulkanausbrüche innerhalb weniger Stunden an die Erdoberfläche gebracht, wenn emporsteigende Lava Gesteinsbrocken des Tiefengesteins mitreißt. Das Lava- und Gesteins-Gemisch im Vulkanschlot bildet dann die Gesteine Kimberlit und Lamproit, in denen der Diamant schließlich gefunden wird.
Aufgrund seiner stofflichen Reinheit (reiner Kohlenstoff) kann Diamant absolut klar werden. Er besitzt eine sehr hohe Lichtbrechung (sein »Feuer«) und ist mit Abstand das härteste Mineral. Durch minimale Einlagerungen anderer Elemente kann Diamant verschiedenste Färbungen zeigen. Dabei verursacht Stickstoff die Farben Gelb, Braun und Grün, Bor die Farben Blau und Grau. Andere Farbtöne gehen auf Störungen im Kristallgitter zurück.

Mythologie

Der Name »Diamant« leitet sich ab von griech. »adamas« = »unbezwingbar«. Und eben dieses Thema zieht sich durch die gesamte Mythologie des Diamants. In vielen Kulturen wurde Diamant der Venus zugeordnet. Er galt als Befreier von dämonischen Einflüssen und repräsentierte Gerechtigkeit und Tugendhaftigkeit. Im Mittelalter symbolisierte er Stärke, Mut und Unverwundbarkeit. Der Diamant warnte seinen Träger vor drohenden Gefahren und förderte die Veredelung des Charakters. Doch wehe, wenn er geraubt oder unrechtmäßig erworben wurde. Dann schien er Unglück zu bringen, wie es die Geschichte der größten und berühmtesten Diamanten beschreibt. Bis heute hat sich außerdem die Überlieferung erhalten, dass Diamant Geisteskrankheiten und Nervenleiden heilt.

Diamant, Südafrika;
Dioptas, Namibia

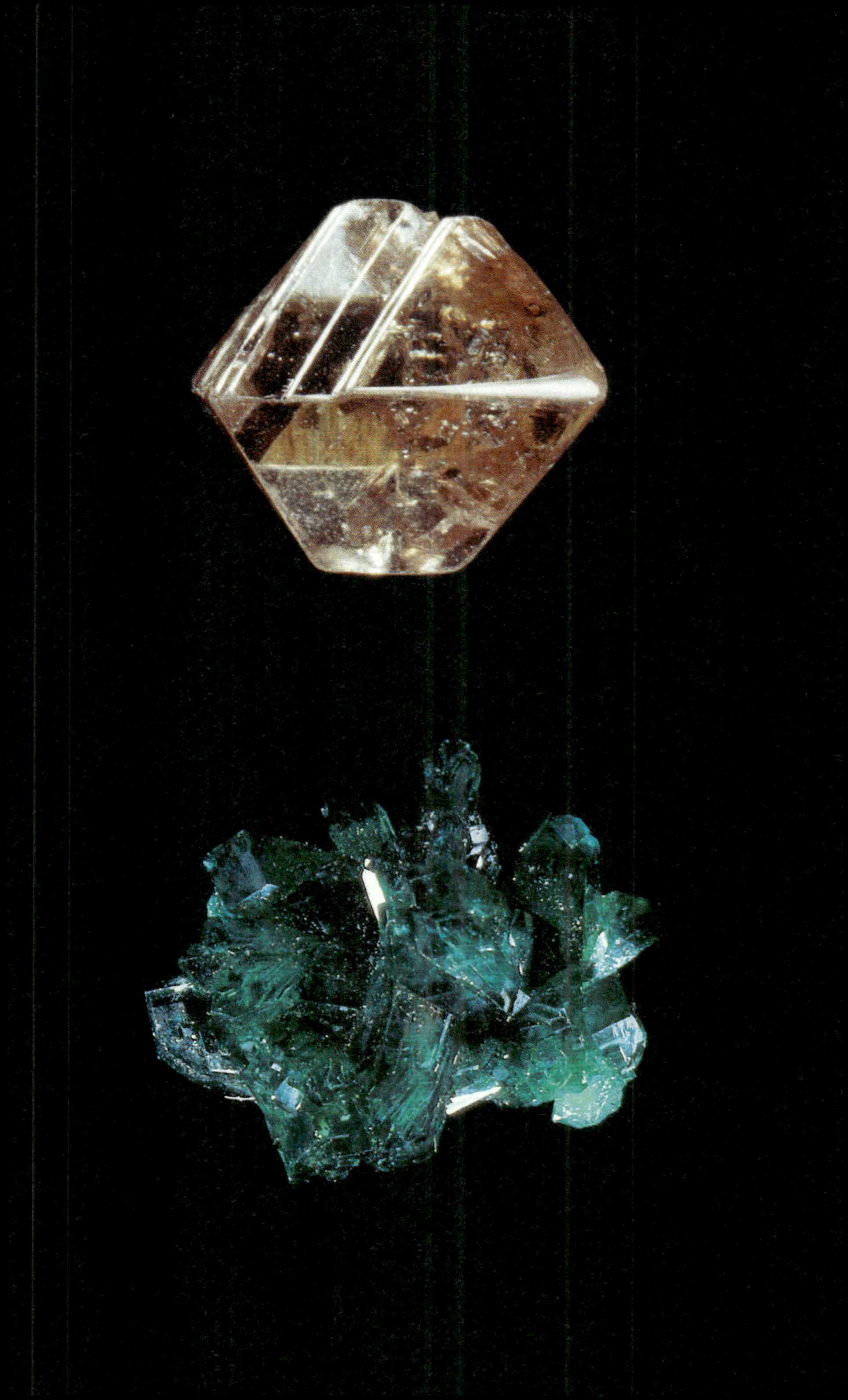

Heilkunde

Spirituell bringt Diamant die klare Erkenntnis der eigenen Lebenssituation. Er hilft, die Lebensprüfungen zu bestehen, die der Veredelung des Charakters dienen. Diamant bringt Ordnung ins Leben und hilft, faule Kompromisse ebenso abzustellen wie überflüssige Regeln und Gesetze. Er fördert die geistige Freiheit, unbezwingbar, d.h. sich selbst treu zu sein. Er stärkt die Ethik und die innere Gerechtigkeit. So entsteht Objektivität, die Fähigkeit, unvoreingenommen das Richtige zu tun.

Seelisch hilft Diamant, Angst, Depressionen und das Gefühl der Sinnlosigkeit zu überwinden. Er hilft, Krisen zu bewältigen, die durch das Scheitern von Plänen und Zielen entstanden sind. Diamant macht die Ursachen von Problemen oder Krankheit bewusst und ermöglicht, sie unvoreingenommen anzuschauen. Dadurch erreichen wir eine bessere Kontrolle unserer inneren Bilder, unserer Gefühle und Stimmungen und letztendlich unseres Lebens.

Mental hilft Diamant, die Konsequenzen des eigenen Tuns zu überblicken. Er fördert logisches Denken und ermöglicht, größere Zusammenhänge zu überschauen. Diamant macht lernfähig, er bringt neue Eindrücke sofort in Verbindung mit Bekanntem. Dadurch wird Erlerntes schnell anwendbar. Diamant fördert die Fähigkeit, klare Entscheidungen zu treffen und Probleme zu lösen.

Körperlich kann Diamant immer dann eingesetzt werden, wenn eine Erkenntnis und lange überfällige Veränderung des Lebens notwendig ist. Er heilt insbesonders auch Krankheiten von Organen, die einen direkten Bezug zur geistigen Tätigkeit haben, wie z.B. Gehirn, Nervensystem, Sinnesorgane und Hormondrüsen. Diamant fördert außerdem alle Reinigungsprozesse des Körpers. So wie er die geistige Kontrolle des Lebens verbessert, so stärkt er auch die Kontrolle unseres Körpers.

Anwendung

Diamant kann entweder am Körper getragen oder in der Meditation auf die Stirn (»Drittes Auge«) aufgelegt werden. Kraftvolle Wirkungen zeigt auch das Edelsteinwasser. Diamant verstärkt außerdem die Wirkung anderer Steine.

Dioptas

Kristallsystem: trigonal
Bildungsprinzip: primär oder sekundär
Mineralklasse: Ringsilikate
Farbe: intensiv smaragdgrün bis dunkelgrün
Chemische Formel, Mineralstoffe: $Cu_6(Si_6O_{18}) \cdot 6\ H_2O$ + (Zn)

Mineralogie

Dioptas entsteht primär aus kupferhaltigen Kieselsäure-Lösungen in Klüften von Kalk und Sandsteinen oder sekundär in der Oxidationszone von Kupfererz-Lagerstätten.

Mythologie

Als sog. »Kupfersmaragd« galt Dioptas als Stein der Fülle und des Reichtums. Er wurde der Venus zugeordnet und repräsentierte den Sinn für Schönheit.

Heilkunde

Spirituell macht Dioptas den eigenen inneren Reichtum bewusst. Er hilft, die eigenen Fähigkeiten ins richtige Licht zu rücken und ermöglicht so die Verwirklichung der eigenen Lebensträume.
Seelisch fördert Dioptas das Selbstbewusstsein. Er bringt intensive Träume, Hoffnung und Gefühlstiefe und regt an, sich in den Mittelpunkt des allgemeinen Interesses zu stellen.
Mental belebt Dioptas die Vorstellungskraft und Fähigkeit zur Imagination. Er macht kreativ, bringt eine Fülle von Ideen hervor und erleichtert deren tatkräftige Umsetzung.
Körperlich regt Dioptas die Regenerationskraft der Leber an. Er wirkt schmerzlindernd, krampflösend und hilft bei chronischen Kopfschmerzen.

Anwendung

Dioptas bildet nur kleine Kristalle und zerbrechliche Grüppchen. Daher kann er nur selten wirklich getragen werden. Zur Entfaltung der spirituellen, seelischen und mentalen Wirkungen empfiehlt es sich daher, ihn in der Meditation zu betrachten oder auf die Stirn aufzulegen. Zur Heilung des Körpers sollte er vorsichtig auf die betreffenden Stellen aufgelegt oder als Edelsteinwasser und Elixier innerlich eingenommen werden.

Disthen (Kyanit)

Kristallsystem: triklin
Bildungsprinzip: tertiär
Mineralklasse: Inselsilikate
Farbe: blau, blaugrün, gelbgrün, grau, schwarz
Chemische Formel, Mineralstoffe: Al_2SiO_5 + Fe,Cr

Mineralogie

Disthen, auch Kyanit oder Cyanit genannt, entsteht bei der Metamorphose kristalliner Schiefer und zählt zu deren charakteristischen Leitmineralien (er kennzeichnet ein bestimmtes Druck-Temperatur-Verhältnis in deren Metamorphose).

Mythologie

Kyanos war in der Antike eine Sammelbezeichnung für blaue Steine (Azurit, Lapislazuli). Erst im 18. Jahrhundert erhielt das heutige Mineral diesen Namen. Daher findet sich für Disthen/Kyanit leider keine Überlieferung zu seinen Wirkungen. Der Name Disthen stammt aus dem 19. Jahrhundert und konnte sich erst in jüngster Zeit gegenüber Kyanit durchsetzen.

Heilkunde

Spirituell hilft Disthen, sich aus Schicksalsgläubigkeit zu lösen und zu erkennen, wann und wo man selbst die Ursachen gesetzt hat, deren Wirkung man später wird. Disthen bringt Entschlossenheit.

Seelisch führt Disthen zu einer Beruhigung der inneren Bilderwelt und aufgebrachter Gefühle. Er fördert ein angenehm friedliches Gemüt und befreit von Frustration und Belastungen.

Mental fördert Disthen logisches, rationales Denken und spontanes, sicheres Handeln, wenn es erforderlich ist. Disthen fördert die Bewusstheit.

Körperlich stärkt Disthen die Funktionen des Kleinhirns und der motorischen Nerven und verbessert so die Beweglichkeit und Fingerfertigkeit.

Anwendung

Nachdem Disthen lange Zeit nur in Form von Kristallen oder Aggregaten erhältlich war, sind inzwischen auch Trommelsteine verfügbar. Disthen wird am besten am Körper getragen, auf betroffene Bereiche aufgelegt oder als Edelsteinwasser eingenommen.

Disthen, Brasilien

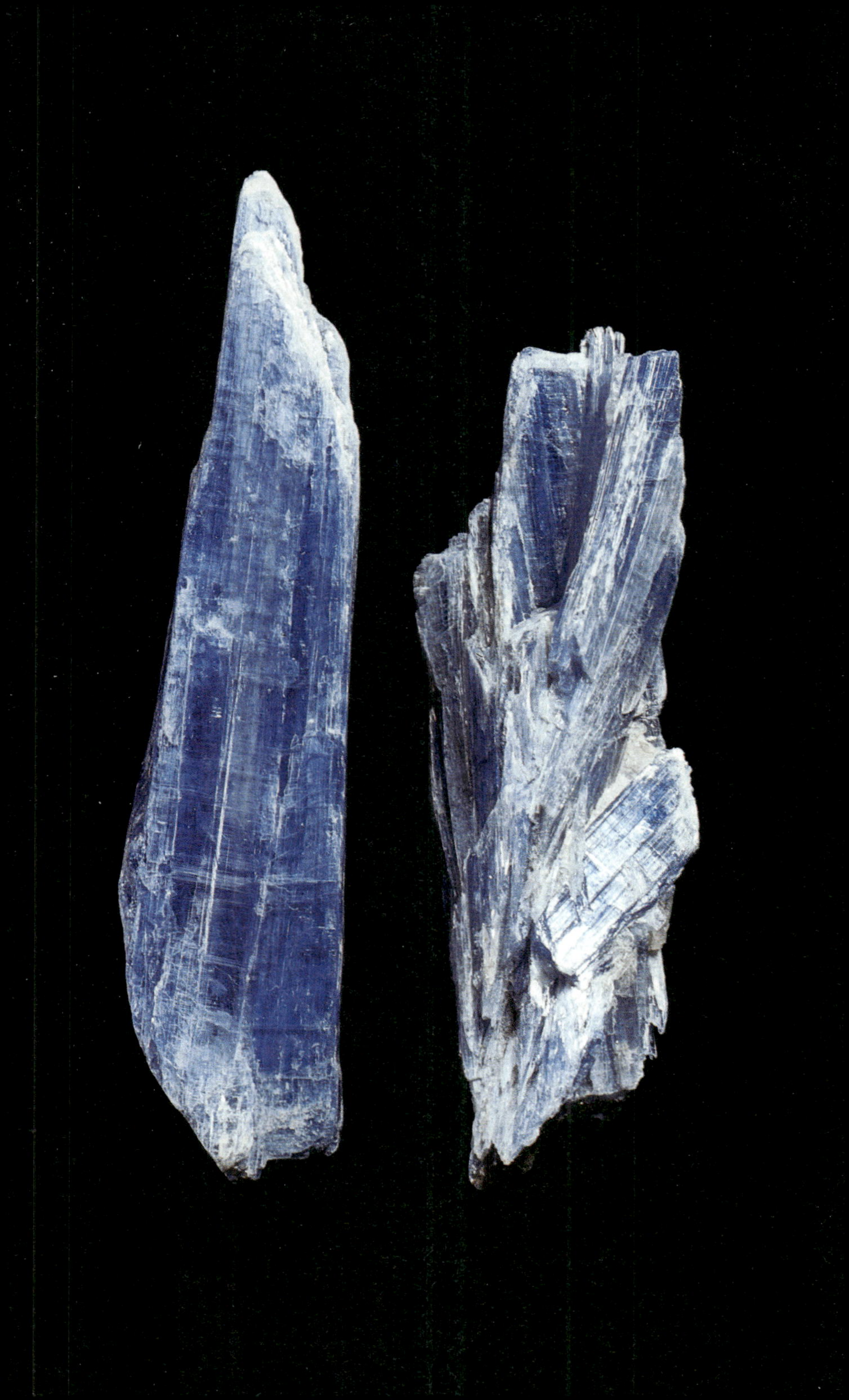

Dolomit

Kristallsystem: trigonal
Bildungsprinzip: sekundär oder tertiär
Mineralklasse: Carbonate
Farbe: weiß, grau, beige, gelb, braun, orange, rosa, rot, pink-violett
Chemische Formel, Mineralstoffe: $CaMg(CO_3)_2$ + Fe,Mn + (Co,Pb,Zn)

Mineralogie

Dolomit tritt gesteinsbildend in Sedimenten und Metamorphiten (Dolomitmarmor) auf. In Gängen und Klüften können schöne Kristalle aus hydrothermalen Lösungen sedimentären oder metamorphen Ursprungs entstehen.

Mythologie

Erst 1791 entdeckte Dolomieu bei Alpenreisen Kalksteine, die sich in ihren Eigenschaften vom üblichen Kalk unterschieden. Anfang des 19. Jahrhunderts wurde die Zusammensetzung des Dolomits dann analysiert. Aus diesem Grund gibt es keine Überlieferung zum Dolomit, zu lange wurde er mit Kalk (Calcit) identifiziert.

Heilkunde

Spirituell fördert Dolomit die Selbstverwirklichung. Er erleichtert, so zu sein, wie man ist, ohne sich zu verstellen. Gleichzeitig stärkt er das Traditionsbewusstsein und hilft, sich in gewachsene Gemeinschaften einzufügen.
Seelisch sorgt Dolomit für Stabilität. Er wirkt ausgleichend bei plötzlichen und heftigen Gefühlsausbrüchen und schenkt Zufriedenheit.
Mental fördert Dolomit einfach-pragmatisches Denken und hilft, selbstgesteckte Ziele leicht und unkompliziert zu verwirklichen. Dolomit regt den gesunden Menschenverstand an.
Körperlich regt Dolomit den Calcium- und Magnesiumstoffwechsel an und hält diese beiden »Gegenspieler« im Gleichgewicht. Daher stabilisiert er die Gesundheit, insbesondere Blut, Herz und Kreislauf, und wirkt entspannend und krampflösend.

Anwendung

Dolomit kann getragen, aufgelegt oder als Edelsteinwasser und Elixier eingenommen werden. Am stärksten wirkt jedoch der Aufenthalt auf Dolomit-Gestein oder in einem Dolomit-Steinkreis.

Dolomit, Brasilien;
Dolomit mit Pyrit, Schweiz

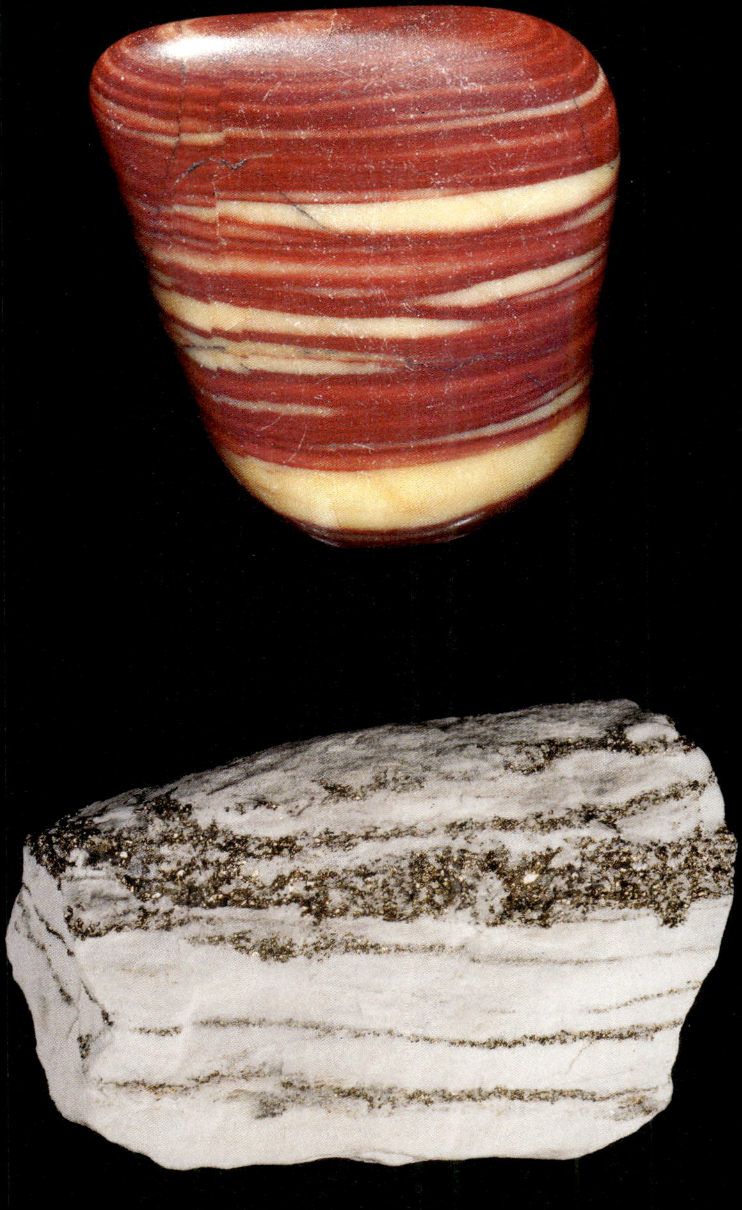

Dumortierit

Kristallsystem: rhombisch
Bildungsprinzip: primär und tertiär
Mineralklasse: Inselsilikat
Farbe: blau, grau, grün, braun
Chemische Formel, Mineralstoffe: $(Al,Fe)_7[O_3 | BO_3 | (SiO_4)_3] + Mn,Ti$

Mineralogie

Dumortierit entsteht einerseits magmatisch in Pegmatiten oder durch pneumatolytische Verdrängung (Einwirken von Borsäure auf Aluminiumsilikatgestein), kann sich andererseits jedoch auch in kontakt- und regionalmetamorpher Umgebung bilden.

Mythologie

Dumortierit wurde erst Ende des 19. Jahrhunderts entdeckt und nach dem franz. Paläontologen Eugéne Dumortier benannt. Es existiert daher keine Überlieferung zu seiner Wirkung.

Heilkunde

Spirituell fördert Dumortierit eine positive Lebenseinstellung. Er gibt Mut und Zuversicht auch in schwierigen Situationen und hilft, Kontrolle über das eigene Leben zu gewinnen oder zu bewahren.
Seelisch vermittelt Dumortierit ein leicht-beschwingtes Lebensgefühl und wird daher oft als »Take-it-easy«-Stein bezeichnet. Dumortierit hilft bei Panik und großer Angst und fördert Harmonie und Vertrauen.
Mental hilft Dumortierit zwanghafte Verhaltensmuster zu erkennen und aufzulösen. Er wird daher auch unterstützend bei Suchttherapien eingesetzt.
Körperlich hilft Dumortierit bei Übelkeit, Erbrechen, Krämpfen, Koliken und Durchfall. Er lindert Hautreizungen durch Giftstoffe oder Strahlung (UV-Licht) und hilft bei Nervenleiden, z. B. auch bei starken Kopfschmerzen, Epilepsie oder Wahrnehmungsstörungen.

Anwendung

Dumortierit kann lange Zeit getragen oder in akuten Fällen direkt auf die betreffende Stelle aufgelegt werden. Gute Wirkungen zeigt auch die Einnahme von Edelsteinwasser oder Elixieren.

Epidot

Kristallsystem: monoklin
Bildungsprinzip: tertiär
Mineralklasse: Gruppensilikate
Farbe: grün bis braun-schwarz
Chemische Formel, Mineralstoffe: $Ca_2(Fe,Al)Al_2[O|OH|SiO_4|Si_2O_7]$ + Cr,Mg,Mn,Sr,Ti,Pb,V,Th

Mineralogie

Epidot kann zwar bei großer Kristallisationstiefe in magmatischen Gesteinen entstehen, jedoch spielen diese Gesteine in der Steinheilkunde bislang keine Rolle. Häufiger entsteht er bei Kontakt- oder Regionalmetamorphosen, wenn die umgewandelten Gesteine basisch und reich an Calcium und Aluminium sind. Vermengt mit rotem Feldspat bildet er hier ein Gestein, das unter dem Handelsnamen »Unakit« erhältlich ist. Epidot-Kristalle entstammen metamorph-hydrothermalen Klüften.

Mythologie

Epidot wurde erst Anfang des 19. Jahrhunderts als eigenständiges Mineral von dem französischen Kristallografen Rene-Just Hauy (vgl. auch Teil 1, Kapitel 2) identifiziert. Zuvor wurde er stets dem Aktinolith gleichgesetzt. Von Hauy erhielt Epidot auch seinen Namen, der soviel wie »Zugabe« (lat.) bedeutet, da bei Epidot im Vergleich zum Aktinolith immer zwei Seiten »verlängert« sind. Überlieferungen zur Heilwirkung des Epidots gibt es leider nicht.

Heilkunde

Spirituell bringt Epidot Geduld. Er löst falsche Selbstbilder auf, macht die tatsächliche Realität bewusst und verdeutlicht deren Stärken und Schwächen. Daraus entstehende Veränderungswünsche bleiben jedoch im richtigen Maß, so dass sie auch umgesetzt werden können, und Erfolg stets auf Erfolg aufbaut. Auf diese Weise führt Epidot zurück zu den ursprünglichen inneren Bildern einer gesunden und glücklichen Existenz. Genau das ist ja auch die Bedeutung von »regenerieren«: Zurück (re-) bilden (generieren) in den ursprünglichen Zustand.
Seelisch fördert Epidot Erholung und Regeneration nach schweren Erkrankungen oder bei ausgeprägter Erschöpfung aufgrund von Überarbeitung, Belastung und schmerzhaften Erlebnissen. Er hebt die Emotion und löst Trauer, Kummer, Selbstmitleid und

Gram auf. Epidot hilft, Frustrationen aufgrund von Fehlschlägen zu überwinden, und lehrt, sich wegen Fehlern nicht abzuwerten.
Mental verbessert Epidot die Leistungsfähigkeit. Er hilft, die Anforderungen an sich selbst angemessen, d.h. der eigenen Kraft und des eigenen Könnens entsprechend, zu stellen und bewahrt so vor Misserfolgen. Durch allmähliches Steigern des Anspruchs können die eigenen Möglichkeiten dann harmonisch erweitert und entwickelt werden. Epidot hilft jedoch auch, Schwächen zu akzeptieren und einzugestehen.
Körperlich stärkt Epidot die Konstitution und Kondition, er regt das Immunsystem an und unterstützt prinzipiell alle Heilungsprozesse. Er kann daher zu anderen Mineralien hinzugegeben werden, wenn deren Wahl zwar richtig ist, die Wirkung sich jedoch nicht entfalten kann, da eine zu große Schwäche vorliegt. Epidot regt folgerichtig auch die Leber als unser zentrales Regenerationsorgan an, fördert dadurch die Gallenproduktion und verbessert so die Verdauungsprozesse im Dünndarm. Damit werden wiederum mehr Nährstoffe ins Blut aufgenommen, was zusätzlich aufbauend und stärkend wirkt.

Anwendung

Die spirituelle Wirkung von Epidot zeigt sich am deutlichsten in der Meditation. Dazu kann ein Epidot-Kristall entweder auf die Stirn oder den Solarplexus aufgelegt werden. Ähnlich wirkt der Aufenthalt in einem (evtl. doppelt gelegten) Epidot-Steinkreis, der gleichzeitig auch die seelische und körperliche Regeneration spürbar anregt. Ansonsten kann der Stein längere Zeit als Kette, Anhänger oder Handschmeichler getragen, bei akuten Erkrankungen direkt auf die betreffende Stelle aufgelegt oder als Edelsteinwasser und Elixier innerlich eingenommen werden.

Dumortierit, Mosambik;
Epidot (Unakit), Südafrika

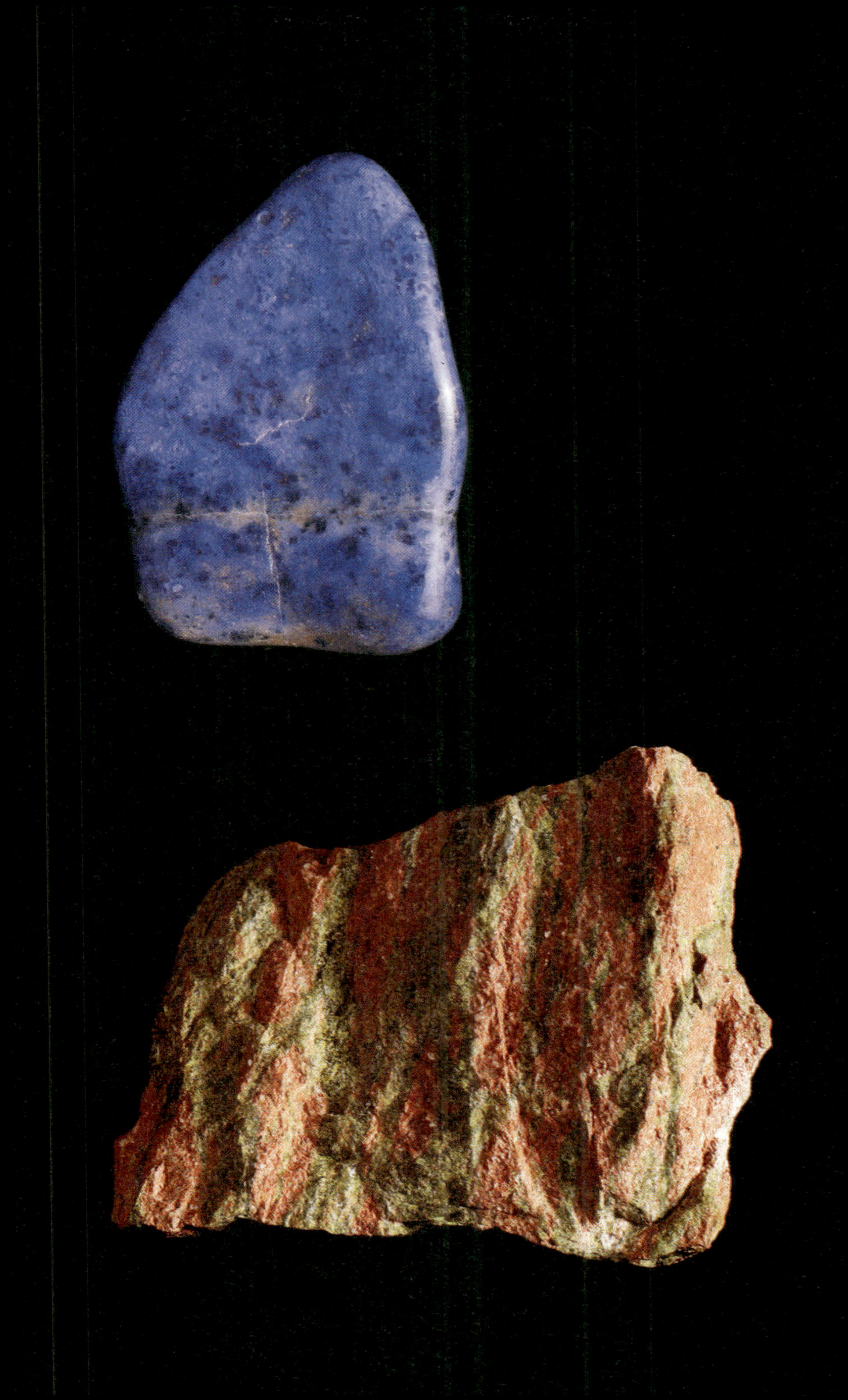

Falkenauge (Faserquarz)

Kristallsystem: trigonal (Quarz) + monoklin (Krokydolith)
Bildungsprinzip: sekundär
Mineralklasse: Oxide/Gerüstsilikate (Quarz) + Kettensilikate, Amphibole (Krokydolith)
Farbe: blaugrau bis blauschwarz, auch grünschwarz
Chemische Formel, Mineralstoffe: SiO_2 (Quarz) +
$Na_2Mg_3Fe_2(OH/Si_4O_{11})_2$ + Al,Ti (Krokydolith)

Mineralogie

Falkenauge entsteht sekundär durch die Verkieselung von Krokydolith (schwarz-blauem Riebeckit-Asbest). Die Asbestfasern des Krokydoliths werden dabei fest in Quarz eingeschlossen.

Mythologie

Der seidenartige Schimmer, den die Asbestfasern im Quarz erzeugen, führt im runden Schliff zu einem Lichtlauf, der an ein Auge erinnert. Davon stammt der Name des Steins, und daher rührt auch der Glaube an die Augenheilkraft des Falkenauges und an seine Schutzwirkung.

Heilkunde

Spirituell hilft Falkenauge, die scheinbar zufälligen Ereignisse des Alltags in einem größeren Zusammenhang zu sehen. Es schafft Verständnis für den eigenen Lebensplan.
Seelisch gibt Falkenauge Distanz zu den eigenen Gefühlen und Empfindungen und hilft dadurch, von Stimmungsschwankungen weniger beeinflusst zu werden.
Mental bringt Falkenauge besseren Überblick in komplizierten Situationen und hilft bei Entscheidungsschwierigkeiten.
Körperlich wirkt Falkenauge schmerzlindernd. Es hemmt den Energiefluss im Körper, wirkt daher gegen Nervosität und Zittern sowie Überfunktionen der Hormondrüsen.

Anwendung

Liegen bereits Blockaden vor, kann Falkenauge den Energiefluss im Körper hemmen, was sich durch Taubheitsgefühle in den Gliedmaßen äußern kann. In diesen Fällen sollte es nie länger als eine Woche ununterbrochen eingesetzt werden. Ansonsten kann Falkenauge getragen, aufgelegt oder als Wasser und Elixier eingenommen werden. Für seelisch-spirituelle Wirkungen empfiehlt sich die Meditation.

Falkenauge, Südafrika

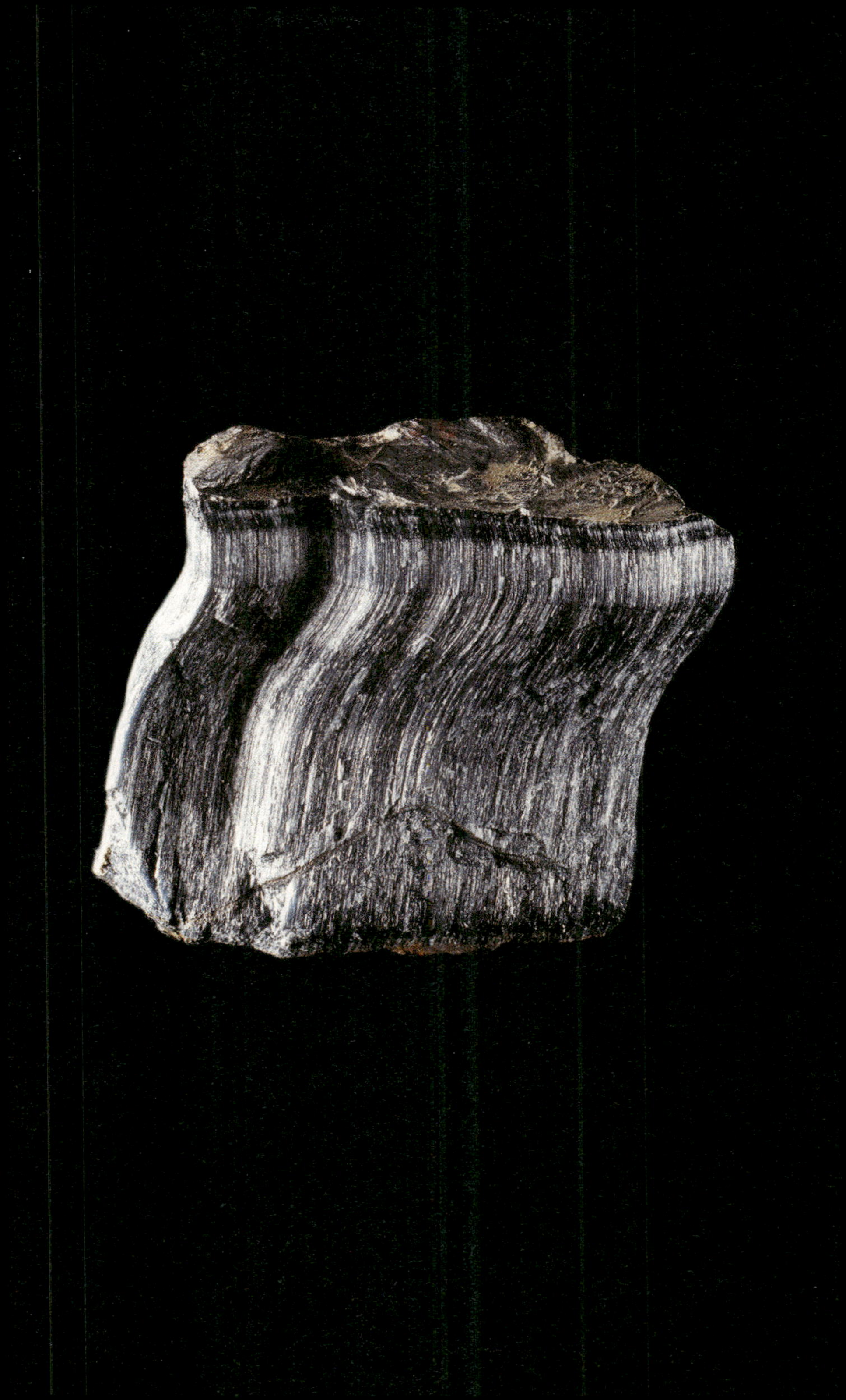

Fluorit

Kristallsystem: kubisch
Bildungsprinzip: primär, sekundär oder tertiär
Mineralklasse: Halogenide
Farbe: farblos, blau, grün, gelb, rosa, violett, auch mehrfarbig
Chemische Formel, Mineralstoffe: CaF_2 + C, Ce, Cl, Fe, Mn, Y

Mineralogie

Fluorit kann magmatisch-hydrothermal (China, Mexiko, Deutschland), sedimentär-hydrothermal (England, Spanien sowie Illinois, Missouri, Tennessee/USA) oder metamorph-hydrothermal (Rosafluorit aus den Alpen) entstehen. Die größten Vorkommen sind magmatischen Ursprungs, hier entsteht er durch die Einwirkung fluorhaltiger Lösungen auf calciumhaltige Gesteine.

Mythologie

Als Flussspat ist Fluorit seit der Mitte des 18. Jahrhunderts bekannt. Zuvor wurde er nicht als eigenes Mineral definiert, sondern gehörte ganz einfach zum »Spat«, einer allgemeinen Bezeichnung für blättrig brechende Mineralien (Wortverwandschaft zu »spalten« oder »Span«), bzw. zum »Fluss«, einer ebenso allgemeinen Bezeichnung für Zusätze, die Erze schneller zum Schmelzen (»Fließen«) bringen bzw. für »Glasflüsse«, d.h. Produkte des Schmelzflusses bei der Glasherstellung. Da Fluorit aufgrund seiner Farben ebenso wie Glas und farbige Quarze zur Imitation von Edelsteinen verwendet wurde, kann heute nicht mehr nachvollzogen werden, ob mit den überlieferten Namen Rubinfluss, Topasfluss oder Smaragdfluss nun tatsächlich Fluorit oder aber Quarz und Glas gemeint ist. Ebenso schwierig ist es daher, eine gesicherte Überlieferung zu seinen Heilwirkungen aufzuspüren.

Heilkunde

Spirituell regt Fluorit den »Freigeist« an, der sein Leben selbst bestimmen und gestalten möchte. Er macht bewusst, wo man fremdbestimmt ist und nicht sein eigenes Spiel spielt, und hilft, diese unerwünschten Einflüsse schnell wieder aufzulösen. Fluorit kann radikal und kompromisslos machen, wenn man auf Unrecht oder unterdrückerische Strukturen trifft. Gleichzeitig hilft er, das eigene Dasein zu strukturieren und Systeme zu erfinden,

Fluorit, Schwarzwald;
Fluorit, USA

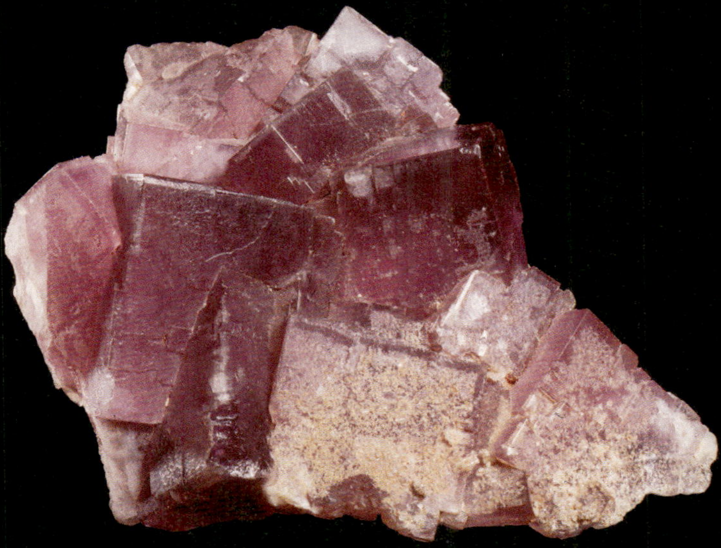

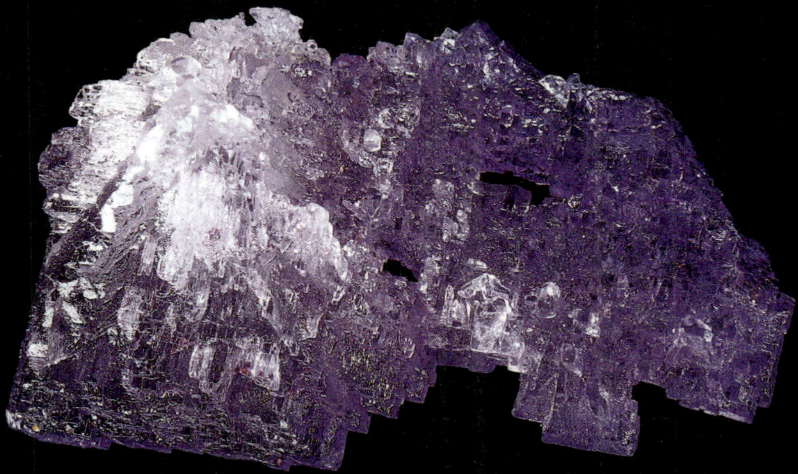

die stabil aber dynamisch sind. Generell macht Fluorit kreativ und erfinderisch, zentrales Thema ist immer die »freie Entscheidung«.

Seelisch macht Fluorit unterdrückte Gefühle bewusst, stärkt jedoch nicht deren Ausdruck, sondern hilft, sie ganz allmählich »geschehen zu lassen«. Fluorit öffnet die Tür zum Unterbewusstsein, doch in der Regel ist ein äußerer Anlass notwendig, bis man die plötzlich hinzugewonnene Gefühlstiefe erkennt. Fluorit wirkt insgesamt emotional stabilisierend, gibt Selbstvertrauen und klärt Verwirrung.

Mental hilft Fluorit, Verhaftungen, fixe Ideen, »kleinkariertes Denken«, Engstirnigkeit und einschränkende Denk- und Verhaltensmuster aufzulösen. Er hilft außerdem, Ordnung zu halten und aufgenommene Informationen schnell zu verarbeiten. Das macht ihn zu einer hervorragenden Lernhilfe, da er anregt, Querverbindungen zum bestehenden Wissen zu ziehen und alles bewusst macht, was noch nicht begrifflich verstanden wurde. Fluorit regt ein sehr rasches Auffassungsvermögen und schnelles Denken an.

Körperlich regt Fluorit die Regeneration von Haut und Schleimhäuten an, insbesondere in den Atemwegen und der Lunge, und hilft bei Geschwulsten und eiternden Wunden. Er stärkt Knochen und Zähne, vermindert Verwachsungen und hilft bei Haltungsschäden. Fluorit macht körperlich beweglich und bessert Steifheit und Gelenkbeschwerden, auch bei Arthritis (Gelenkentzündung). Die Tätigkeit des Nervensystems, insbesondere des Großhirns, wird gefördert, Allergien psychischer Herkunft werden gelindert.

Anwendung

Die spirituelle Wirkung von Fluorit erhält ihren stärksten Ausdruck durch Meditationen mit gebändertem chinesischen Fluorit (Ausdruck der Kreativität) oder Fluorit-Oktaedern (Ausdruck der Ordnung). Um mehr Ordnungssinn zu erreichen, genügt es, Fluorit-Gruppen oder -Oktaeder in der persönlichen Umgebung aufzustellen, ebenso als Lernhilfe auf dem Schreibtisch. Ansonsten kann Fluorit getragen, direkt auf den Körper aufgelegt oder als Edelsteinwasser und Elixier eingenommen werden.

Fluorit-Spaltoktaeder, USA

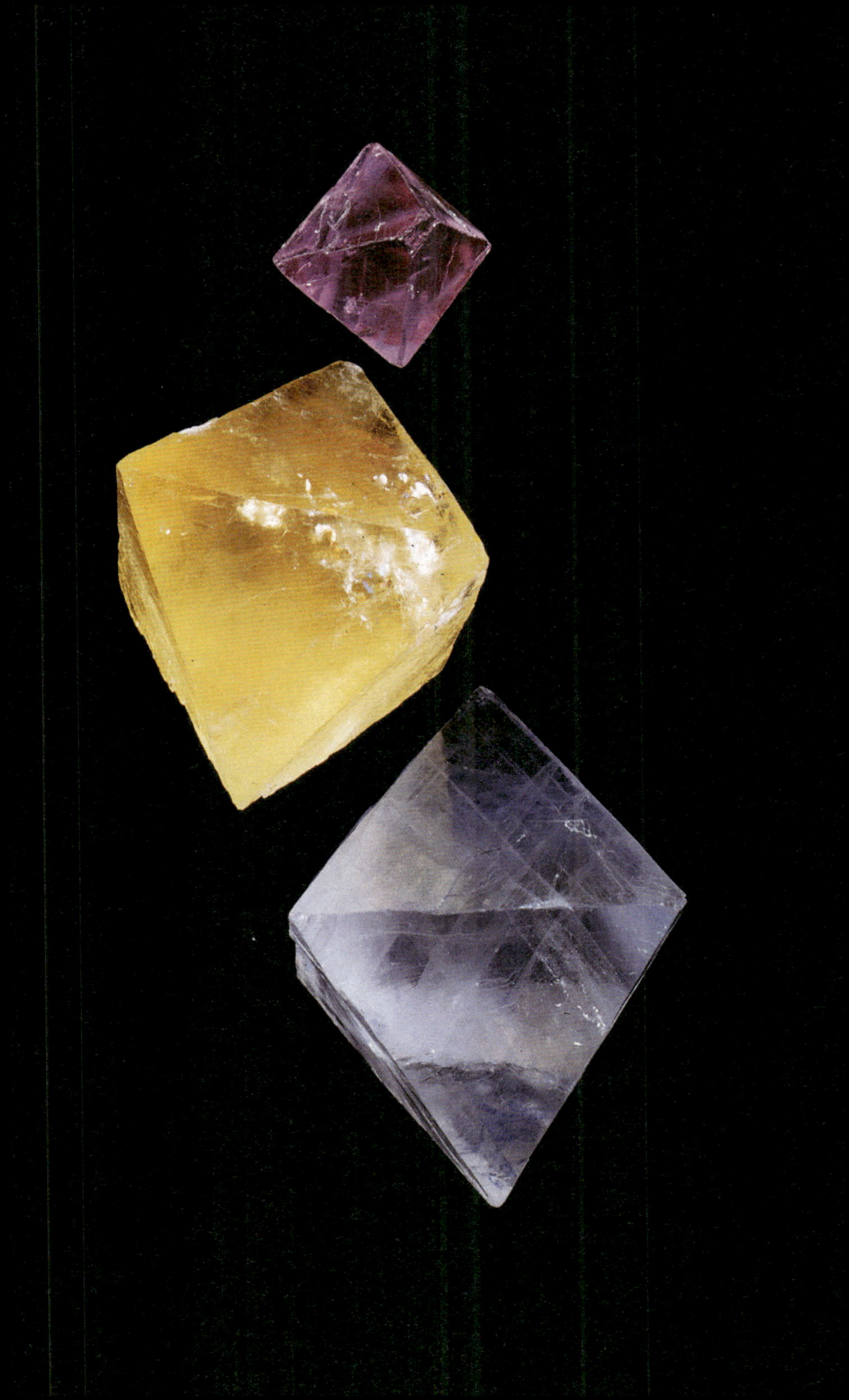

Gagat (Jett, Braunkohle)

Kristallsystem: amorph
Bildungsprinzip: sekundär
Mineralklasse: Organisches Gestein
Farbe: schwarz
Mineralstoffe: ca. 83% C, 5% H, 10% O, 0,1% N
(Mischung verschiedener Kohlenwasserstoffe)

Mineralogie

Gagat ist ein sedimentäres Kohlegestein. Er entsteht bei der Inkohlung von Holz in Sumpfgebieten, wenn die Braunkohle mit Bitumen (öligen Kohlenwasserstoffen) durchsetzt wird. Gagat findet sich daher vor allem in Braunkohle-Lagerstätten oder in Tonsedimenten.

Mythologie

Bereits in der Bronzezeit wurde Gagat in Form von Armbändern, Halsketten und Ringen getragen, wie Grabbeigaben belegen. In der Antike wurde er bei Magenbeschwerden eingesetzt, und sein Rauch sollte vor Dämonen schützen. Bei vielen Indianervölkern Nordamerikas gehört Gagat mit Türkis, Abalone und weißer Muschel zu den vier heiligen Steinen.

Heilkunde

Spirituell hilft Gagat, Pessimismus und innere Leere zu überwinden, Zuversicht und Vertrauen zu entwickeln und die eigene Würde zu wahren.
Seelisch ermöglicht Gagat, Kummer, Trauer, Niedergeschlagenheit und Enttäuschungen zu überwinden und loszulassen sowie das Unabänderliche zu akzeptieren.
Mental hilft Gagat, ausdauernd und beharrlich die Verbesserung der eigenen Lebensumstände voranzutreiben und stets offen zu bleiben für Neues.
Körperlich fördert Gagat die Reinigung und Ausscheidung. Er hilft bei Beschwerden von Mund, Zahnfleisch, Darm (Durchfall), Haut, Gelenken und Wirbelsäule.

Anwendung

Gagat kann längere Zeit getragen, direkt auf betroffene Körperbereiche aufgelegt oder als Edelsteinwasser und Elixier eingenommen werden.

Gagat, USA

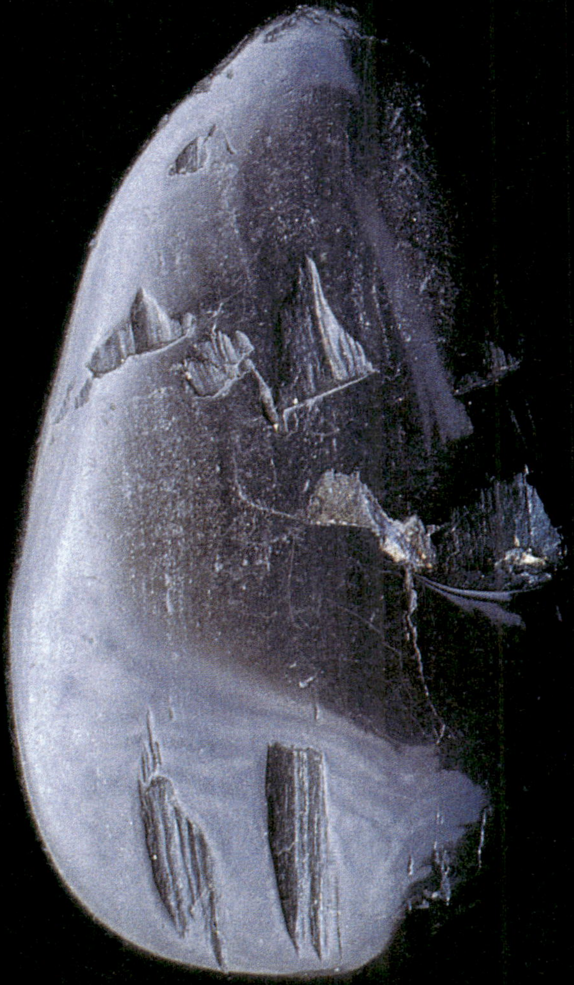

Granat

Kristallsystem: kubisch
Bildungsprinzip: tertiär, seltener primär
Mineralklasse: Inselsilikate
Farbe: farblos, rot, rosa, orange, gelb, grün, braun, schwarz
Chemische Formel, Mineralstoffe: $Me^{2+}{}_3Me^{3+}{}_2(SiO_4)_3$ + Al,Ca,Fe,Mg,Mn,Ti

Mineralogie

Granat ist eine Mineralgruppe, die aus verschiedensten Vertretern besteht. Diese sind in ihrer chemischen Zusammensetzung so verschieden, dass sie als eigenständige Mineralien besprochen werden müssten. Das stößt jedoch in der Praxis auf Schwierigkeiten, da sich in der Natur so gut wie nie Reinformen, sondern stets Mischkristalle der verschiedenen Vertreter finden. Zudem ähneln sich die Eigenschaften der verschiedenen Granate sehr, da sie fast immer in metamorphen Gesteinen entstehen, alle dieselbe kubische Struktur besitzen, alle zu den Inselsilikaten zählen und in ihrer chemischen Zusammensetzung trotz verschiedener Stoffe immer eine ganz bestimmtes Mengenverhältnis zeigen: Jeder Granat besteht aus zweiwertigen Metallionen, dreiwertigen Metallionen und Inselsilikat-Molekülen im stets gleichbleibenden Verhältnis 3 : 2 : 3 (allgemeine Formel: $Me^{2+}{}_3Me^{3+}{}_2(SiO_4)_3$). Die Ähnlichkeit ihrer Eigenschaften ist bei so viel Übereinstimmung der verschiedenen Vertreter also wohlbegründet. Als Heilsteine sind derzeit die folgenden Granate bekannt und in Verwendung:

Varietät	**Formel, Mineralstoffe**	**Farbe**
Almandin	$Fe_3Al_2(SiO_4)_3$ + Ca,Mg,Mn,Ti	Rot, braun bis schwarz
Andradit	$Ca_3Fe_2(SiO_4)_3$ + Al	Khaki, braun, schwärzlich
Grossular	$Ca_3Al_2(SiO_4)_3$ + Fe,Mn	Grau, grün bis rosa
Hessonit	$Ca_3(Al,Fe)_2(SiO_4)_3$	Rot, gelb, orange, braun
Melanit	$(Ca,Na)_3(Fe,Ti)_2(SiO_4)_3$	Schwarz
Pyrop	$Mg_3Al_2(SiO_4)_3$ + Fe,Ti	Dunkelrot
Rhodolith	$(Mg,Fe)_3Al_2(SiO_4)_3$ + Ti	Dunkelrot bis rotviolett
Spessartin	$Mn_3Al_2(SiO_4)_3$ + Fe	Gelb, rotbraun, braun
Uwarowit	$Ca_3Cr_2(SiO_4)_3$	Smaragdgrün

Almandin in Schiefer, Österreich; Andradit, USA; Hessonit, Italien

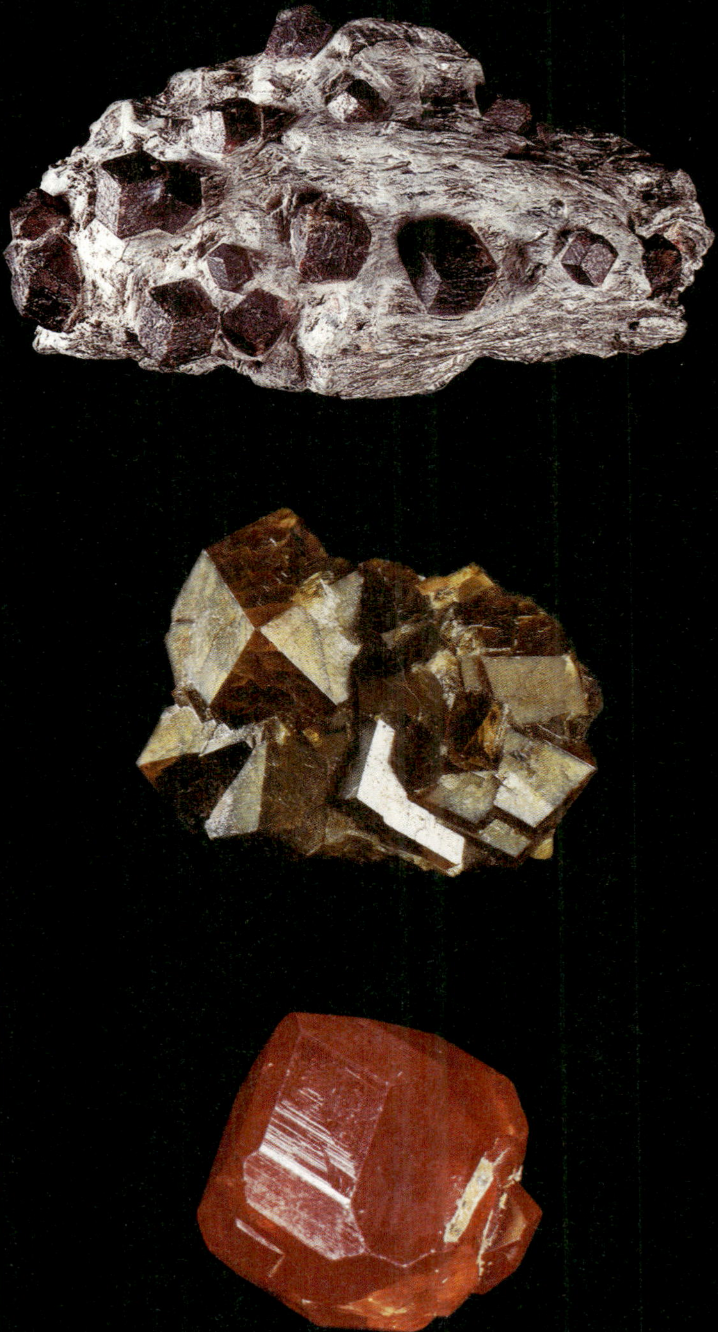

Mythologie

Der Granat entspricht dem mittelalterlichen Karfunkel. Er ist jener Stein, von welchem die Sage erzählt, dass er im Dunkeln leuchtet. Dies wurde jedoch durchaus schon im Mittelalter im geistigen Sinne verstanden: Der Karfunkel, der die verdunkelte Seele erhellt und Licht und Hoffnung bringt, wo der (Lebens-) Pfad ohne Ausweg erscheint. Er galt als Stein des Helden, der sich schweren Aufgaben und Prüfungen stellen muss, um seinen Mut zu beweisen. Das zeigte sich auch darin, dass der rohe Granat oft sehr unscheinbar wirkt, und erst poliert oder geschliffen seine verborgene innere Farbe und sein Feuer ans Licht bringt. Entsprechend wurden die Schwierigkeiten des Lebens als geistiger »Schleifprozess« betrachtet, der den Charakter veredelt. Die Krieger des Mittelalters ließen Granate in Schild und Schwertknauf arbeiten, um gegen Verwundung geschützt zu sein, und Granat-Amulette sollten Glück, Reichtum und Segen bringen.

Heilkunde

Granat allgemein:
Spirituell hilft Granat in aussichtslosen Situationen. Er ist der klassische Krisenstein, wenn Weltbilder zusammenstürzen oder die allgemeinen Lebensumstände extrem schwierig werden. Er war tatsächlich auch immer in Krisenzeiten (z. B. nach dem ersten und zweiten Weltkrieg) in Mode. Granat hilft, auch in Extremsituationen die täglich notwendigen Dinge zu erledigen und sich immer wieder zu überwinden. Er stärkt die innere Flamme, den Wunsch nach Selbsverwirklichung und fördert die grundlegende Dynamik des gemeinsamen Überlebens: Die gegenseitige Hilfe. Granat hilft auch, über den eigenen Horizont hinauszusehen und sich für das Wohl der Gemeinschaft zu engagieren.
Seelisch fördert Granat Selbstvertrauen, Willensstärke und Lebensfreude. Er schenkt Mut, Hoffnung und Zuversicht, Widerstände werden zu Herausforderungen, die es zu bewältigen gilt. In schwierigen Situationen bringt Granat eine Ausdauer an den Tag, die seinen Träger selbst verwundert. Er beseitigt unnötige Hemmungen und Tabus, sorgt für eine aktive, ausgeglichene Sexualität und hilft auch bei Potenzproblemen.
Mental hilft Granat, sich von unbrauchbaren oder veralteten Vorstellungen, Ideen, Vereinbarungen und Übereinstimmungen zu verabschieden und ein neues Leben zu beginnen. Er löst Ver-

Grossular, Russland;
Grossular, Mexiko; Pyrop, Alaska

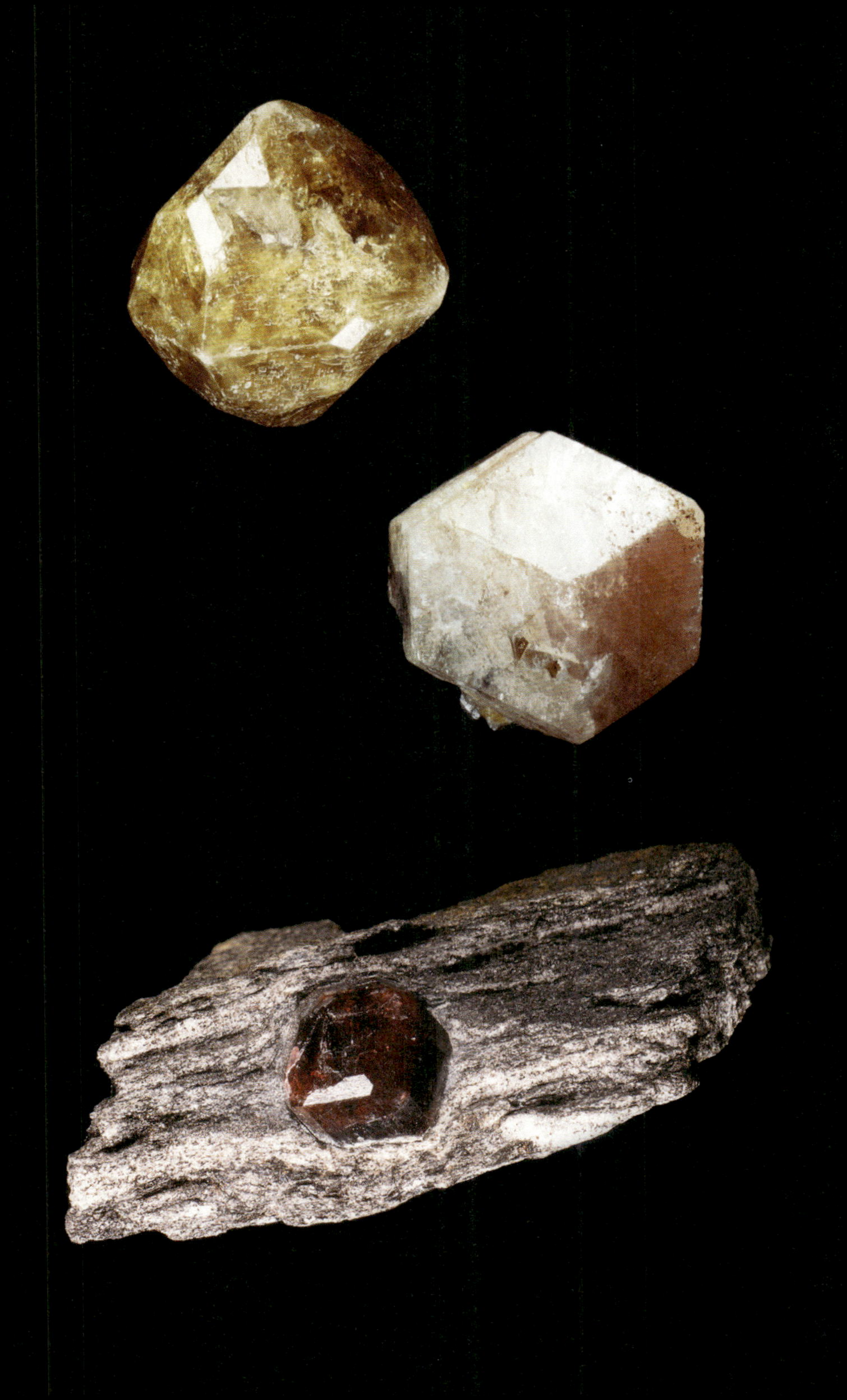

haltensmuster und Gewohnheiten auf, die für ein freies Leben hinderlich sind. Granat bringt eine Fülle neuer Ideen und auch die notwendige Dynamik, diese trotz Widerständen, Anfeindungen oder bewusster Sabotage zu realisieren.
Körperlich stärkt Granat die Regenerationskraft des Körpers. Er beseitigt energetische Blockaden, regt den Stoffwechsel an und harmonisiert die Zusammensetzung unserer Körperflüssigkeiten, insbesondere des Bluts. Granat stabilisiert den Kreislauf und stärkt das Immunsystem, er fördert die Nährstoffaufnahme im Darm und beschleunigt die Heilung innerer und äußerer Wunden.

Anwendung

Granat kann als Kette (nur von wenigen Varietäten erhältlich), Anhänger, Handschmeichler oder Rohstein getragen oder auf die entsprechenden Körperstellen aufgelegt werden. Direkter Hautkontakt ist dabei wichtig. Ebenso kann er als Edelsteinwasser und Elixier eingenommen werden. Für bestimmte Anwendungen empfehlen sich spezielle Varietäten:

Almandin: Tatendrang, Arbeitskraft, Vorstellungsgabe, Eisenaufnahme im Darm, Wundheilung.

Andradit: Dynamik, Flexibilität, kreative Gedanken, leberanregend, blutbildend.

Grossular: Entspannung, Nierenstärkung, für Haut und Schleimhäute, gegen Rheuma und Arthritis.

Hessonit: Selbstachtung, geistiges Wachstum, reguliert die Hormonproduktion.

Melanit: Aufrichtigkeit, Widerstandskraft, kräftigt die Wirbelsäule und die Knochen.

Pyrop: Mut, Lebensqualität, Charisma, kreislaufstärkend, verbessert die Blutqualität.

Rhodolith: Lebenslust, Herzlichkeit, Vertrauen, gesunde Sexualität, stoffwechselanregend.

Spessartin: Hilfsbereitschaft, herzstärkend, gegen Depression, Alpträume, sexuelle Probleme.

Uwarowit: Individualität, Begeisterung, Entgiftung, gegen Entzündungen, fiebertreibend.

Melanit, USA;
Spessartin, Madagaskar; Uwarowit, Russland

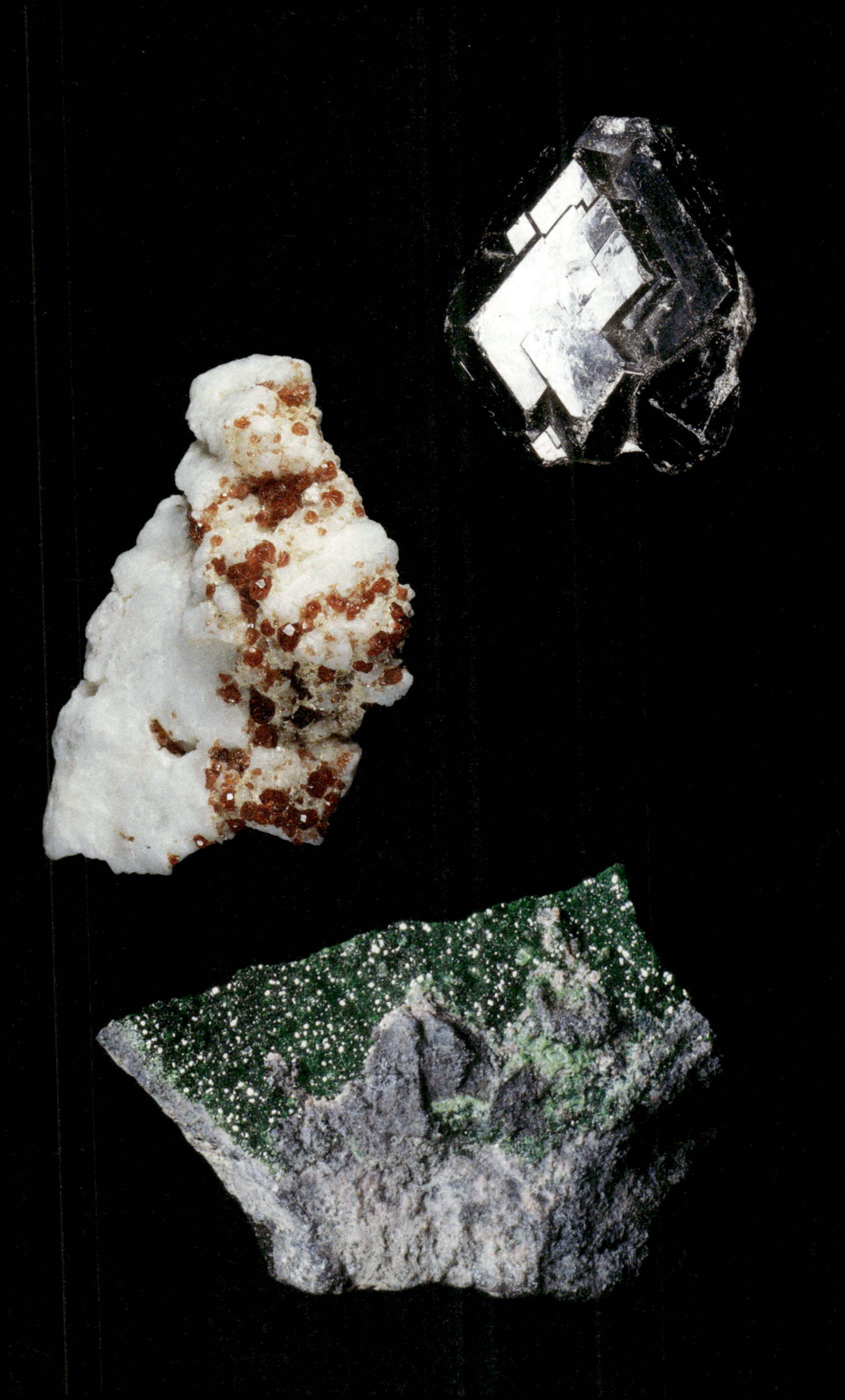

Halit (Steinsalz)

Kristallsystem: kubisch
Bildungsprinzip: sekundär
Mineralklasse: Halogenide
Farbe: farblos, weiß, rosa, orange, blau, blauviolett, braun bis schwarz
Chemische Formel, Mineralstoffe: NaCl + K,F,Br,J

Mineralogie

Steinsalz entsteht sedimentär als Eindampfungsgestein in flachen Salzseen und Meeren. Werden horizontale Lagerstätten von immer mächtigeren Sedimentschichten überlagert, beginnt das leichtere und gleitfähige Salz durch den Druck in vertikale Risse und Spalten einzudringen und aufzusteigen. Auf diese Weise bilden sich vertikale Salzstöcke.

Mythologie

Steinsalz (Halit) ist ein uraltes Kulturgut und Heilmittel, um das sich ein reichhaltiges Brauchtum rankt. Dabei waren weltweit stets drei Eigenschaften von großer Bedeutung: Halit besitzt die Fähigkeit, zu schützen, zu reinigen und zu heilen.

Heilkunde

Spirituell wirkt Halit reinigend und befreiend. Er fördert die Bewusstheit und ermöglicht so, sich gegen subtile Einflüsse und Manipulationen zu schützen.
Seelisch bringt Halit inneres Gleichgewicht. Er hilft, Verhaftungen und unbewusste Verhaltensmuster aufzulösen und lindert melancholische Stimmungen.
Mental hilft Halit, alte Denkgewohnheiten loszulassen. Er fördert die Konzentration und stärkt die Entscheidungskraft.
Körperlich reguliert Halit Nervensystem, Stoffwechsel und Wasserhaushalt. Er entschlackt, entgiftet und reinigt Atemwege, Darm und Haut.

Anwendung

Halit kann in der Meditation betrachtet, als Steinkreis ausgelegt oder in der Umgebung aufgestellt werden (z.B. auch als Steinsalz-Leuchte). Bei körperlichen Beschwerden kann er als Kristall oder Rohstein äußerlich aufgelegt und am Körper getragen werden. Als 1,5%ige Sole wird Halit zudem für Trinkkuren, Spülungen, Inhalationen, Bäder und Umschläge verwendet.

Halit-Kristalle, Deutschland

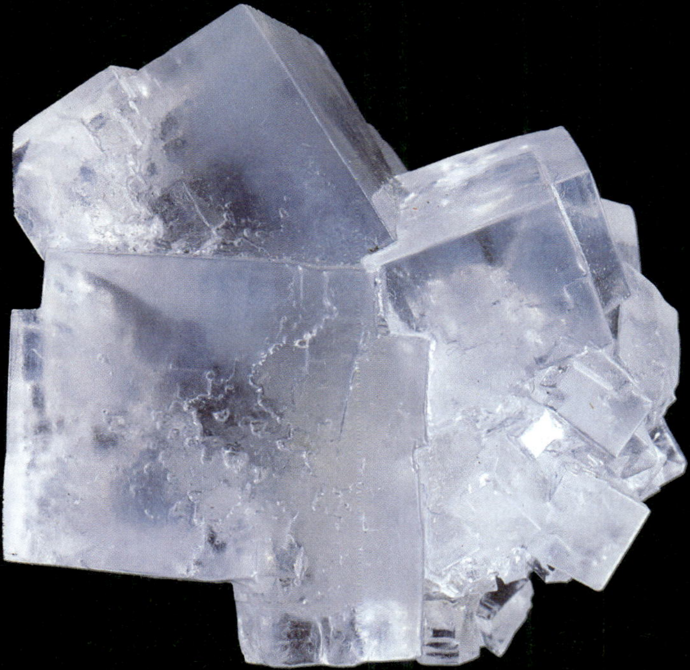

Hämatit

Kristallsystem: trigonal
Bildungsprinzip: primär, sekundär oder tertiär
Mineralklasse: Oxide
Farbe: eisengrau, rotbraun
Chemische Formel, Mineralstoffe: Fe_2O_3 + Al,Mg,Ti

Mineralogie

Hämatit entsteht meist sekundär oder tertiär. Die größten Hämatit-Lagerstätten entstanden vor 3,8 bis 1,8 Milliarden Jahren aus Eisen, das durch Vulkanismus oder Verwitterung ins Meer gelangte und sich dort durch sedimentäre Prozesse ablagerte. Weitere Lagerstätten entstanden aus Eisenlösungen, die bei der Verwitterung oberflächennaher Gesteine freigesetzt wurden und sich dann in tieferen Schichten ablagerten. Große Massen können auch bei der metamorphen Umwandlung von Magnetit, Siderit und Limonit entstehen.

Mythologie

Hämatit wurde schon im alten Ägypten und in Babylonien als Heilstein zur Blutbildung und zum Stillen von Blutungen verwendet. Im Mittelalter erhielt er aus diesem Grund auch den Namen Blutstein.

Heilkunde

Spirituell fördert Hämatit die Fähigkeit zu überleben, im Sinne einer permanenten Weiterentwicklung hin zu besseren Lebensumständen.
Seelisch stärkt Hämatit den Willen und macht die unerfüllten Wünsche bewusst. Er bringt Vitalität und Dynamik ins Leben.
Mental lenkt Hämatit unsere Aufmerksamkeit auf unsere elementaren Grundbedürfnisse und das leibliche Wohl. Er hilft, notfalls darum zu kämpfen.
Körperlich regt Hämatit die Eisenaufnahme im Dünndarm und die Bildung roter Blutkörperchen an. Dadurch verbessert er die Sauerstoffversorgung und stabilisiert die Gesundheit.

Anwendung

Hämatit wird am besten mit Hautkontakt getragen oder aufgelegt. Auch als Edelsteinwasser oder Elixier kann er verwendet werden. Vorsicht bei Entzündungen, diese regt er an!

Hämatit (Roter Glaskopf), Großbritannien;
Hämatit-Rosette, Brasilien

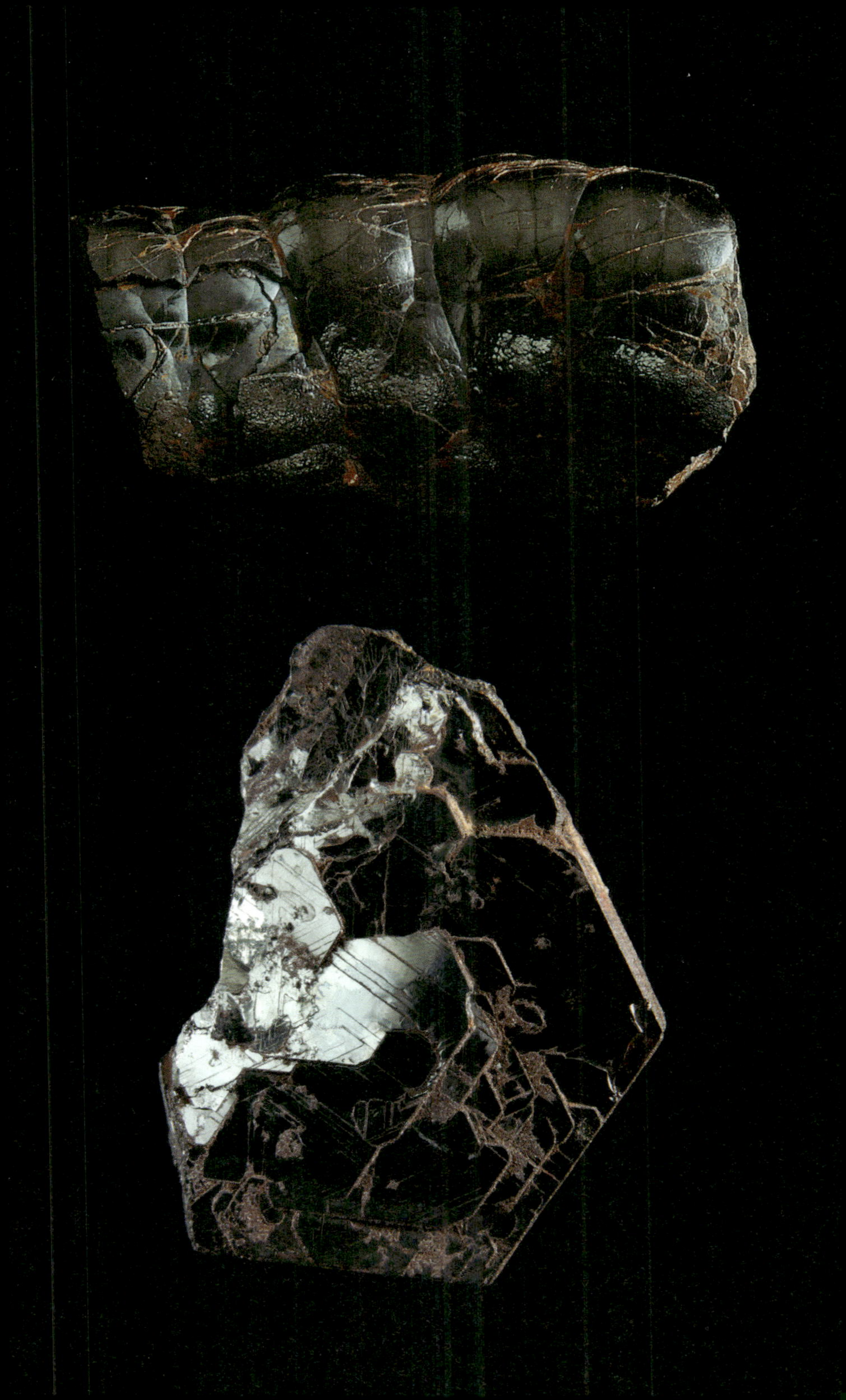

Heliotrop (Chalcedon)

Kristallsystem: trigonal
Bildungsprinzip: primär
Mineralklasse: Oxide/Gerüstsilikate, Quarze
Farbe: moosgrün bis dunkelgrün mit roten Flecken
Chemische Formel, Mineralstoffe: $SiO_2 \cdot H_2O$ + Al,Fe

Mineralogie

Heliotrop bildet das Verbindungsglied zwischen den Quarz-Familien Chalcedon und Jaspis. Die Grundlage bildet durch Eisensilikat grün gefärbter Chalcedon (Verwandtschaft zum Moosachat), eingeschlossen sind jedoch wie beim Jaspis kleine körnige Quarzkristalle, Hämatit und andere Eisenoxide als gelbe und rote Flecken.

Mythologie

Heliotrop bedeutet griech. »Sonnenwender«, was auf seine starke Heilkraft verweist. Diese ist seit der Antike dokumentiert. In mittelalterlichen Schriften wird er als grüner Jaspis oder Blutjaspis erwähnt und zur Heilung von Infektionen, Entzündungen und Vergiftungen empfohlen.

Heilkunde

Spirituell hilft Heliotrop, sich zu schützen, abzugrenzen und unerwünschte Einflüsse abzuwehren.
Seelisch beruhigt Heliotrop bei Gereiztheit, Aggressivität und Ungeduld, und er vitalisiert bei Erschöpfung und Müdigkeit. Er regt die Traumtätigkeit an.
Mental hilft Heliotrop, sich schnell auf unvorhergesehene Situationen einzustellen und in jeder Situation die Kontrolle zu bewahren.
Körperlich ist Heliotrop der beste immunstärkende Stein bei akuten Infektionen. Er regt Lymphfluss und Stoffwechsel an, lässt Eiterbildungen abklingen, entgiftet und neutralisiert Übersäuerung.

Anwendung

Zur immunstärkenden Wirkung wird Heliotrop, sobald die Infektion bemerkt wird, auf die Thymusdrüse oberhalb des Herzens aufgelegt. Ansonsten kann er am Körper getragen oder als Edelsteinwasser und Elixier eingenommen werden.

Heliotrop, Indien

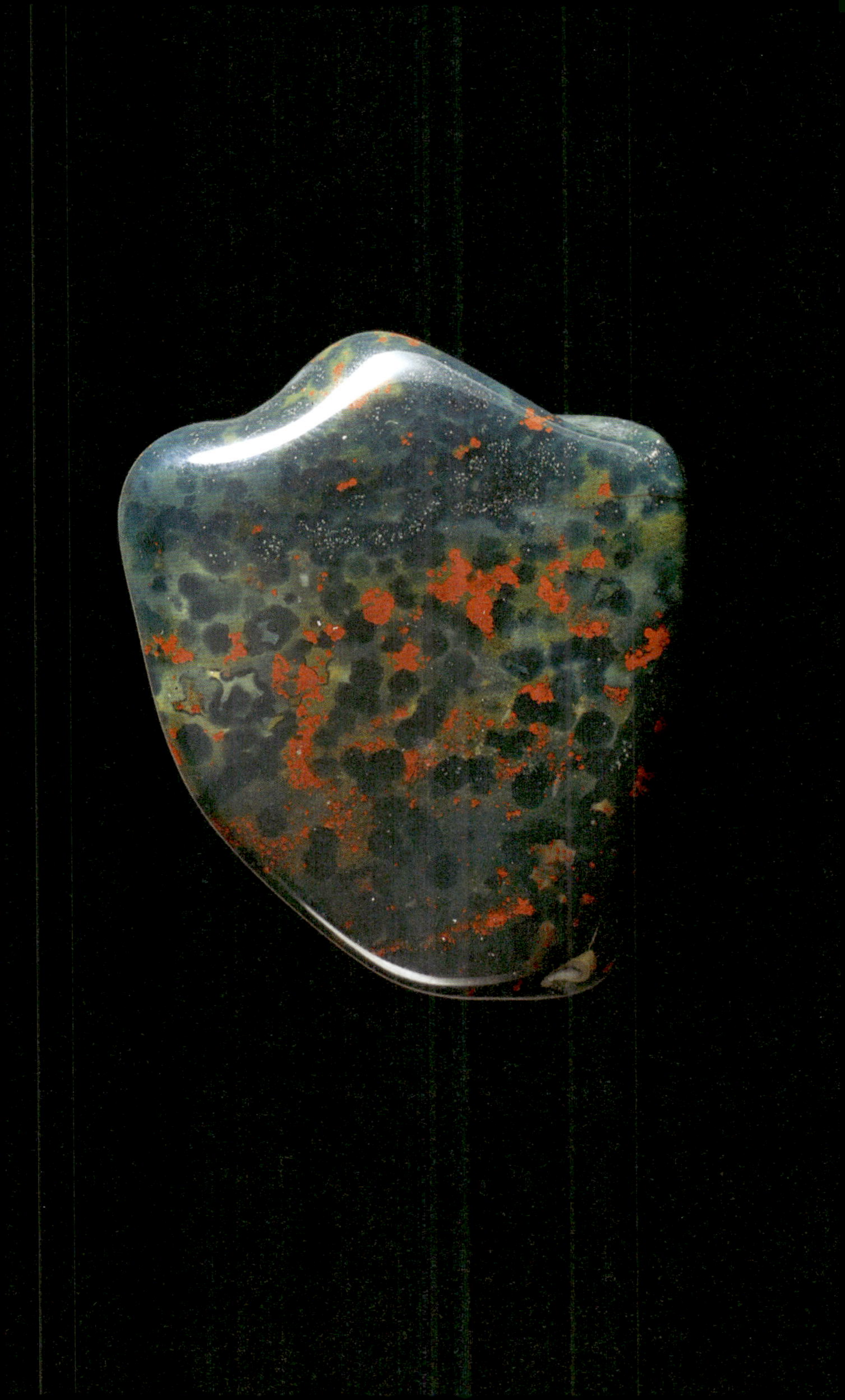

Jadeit

Kristallsystem: monoklin
Bildungsprinzip: tertiär
Mineralklasse: Kettensilikate, Pyroxen-Gruppe
Farbe: grün, gelb, braun, lila bis fliederfarben
Chemische Formel, Mineralstoffe: $NaAl[Si_2O_6]$ + Ca,Cr,Fe,Mg,Mn

Mineralogie

Jadeit und Nephrit werden häufig als »Jade« gehandelt. Dies hat historische Gründe, da sich die beiden Mineralien in vielen Eigenschaften ähneln. Ihre chemischen Unterschiede sind jedoch groß (vgl. das Kapitel Nephrit). Jadeit entsteht bei der druckbetonten Metamorphose albithaltiger Gesteine (z. B. Granit, Grauwacke usw.) in Tiefen von über 40 km. Spuren von Chrom verursachen grüne bis fliederfarbene, Eisenhydroxide gelbe bis braune und manganhaltige Fremdstoffe rosa bis lila Farben (Lavendel-Jade).

Mythologie

Vor allem im Fernen Osten galt Jadeit seit Jahrtausenden als Glücksbringer. Er wurde zu Amuletten verarbeitet und war in den alten Kulturen Amerikas und Asiens als Nieren-Heilstein bekannt.

Heilkunde

Spirituell fördert Jadeit die Selbstverwirklichung. Er hilft, sich selbst als geistiges Wesen zu erkennen und spielerisch-spontan das Leben zu gestalten. Lavendel-Jade bringt inneren Frieden.
Seelisch belebt Jadeit die inneren Bilder, die Träume und weckt das verborgene innere Wissen. Er schafft Ausgleich: Aktivität bei Trägheit, Ruhe bei Gereiztheit. Lavendel-Jade hilft, sich abzugrenzen.
Mental regt Jadeit Ideenfülle und Tatendrang an. Körperliche Ruhepausen werden für geistige Aktivität genutzt, Entschlüsse werden ohne Zögern in die Tat umgesetzt.
Körperlich regt Jadeit die Nierenfunktion an und gleicht damit Wasser-, Salz- und Säure-Basen-Haushalt aus. Er regt Nervensystem und Nebenniere an und macht damit sehr reaktionsschnell.

Anwendung

Jadeit kann getragen und aufgelegt oder als Edelsteinwasser und Elixier innerlich eingenommen werden.

Jadeit, China; Lavendel-Jade, Türkei

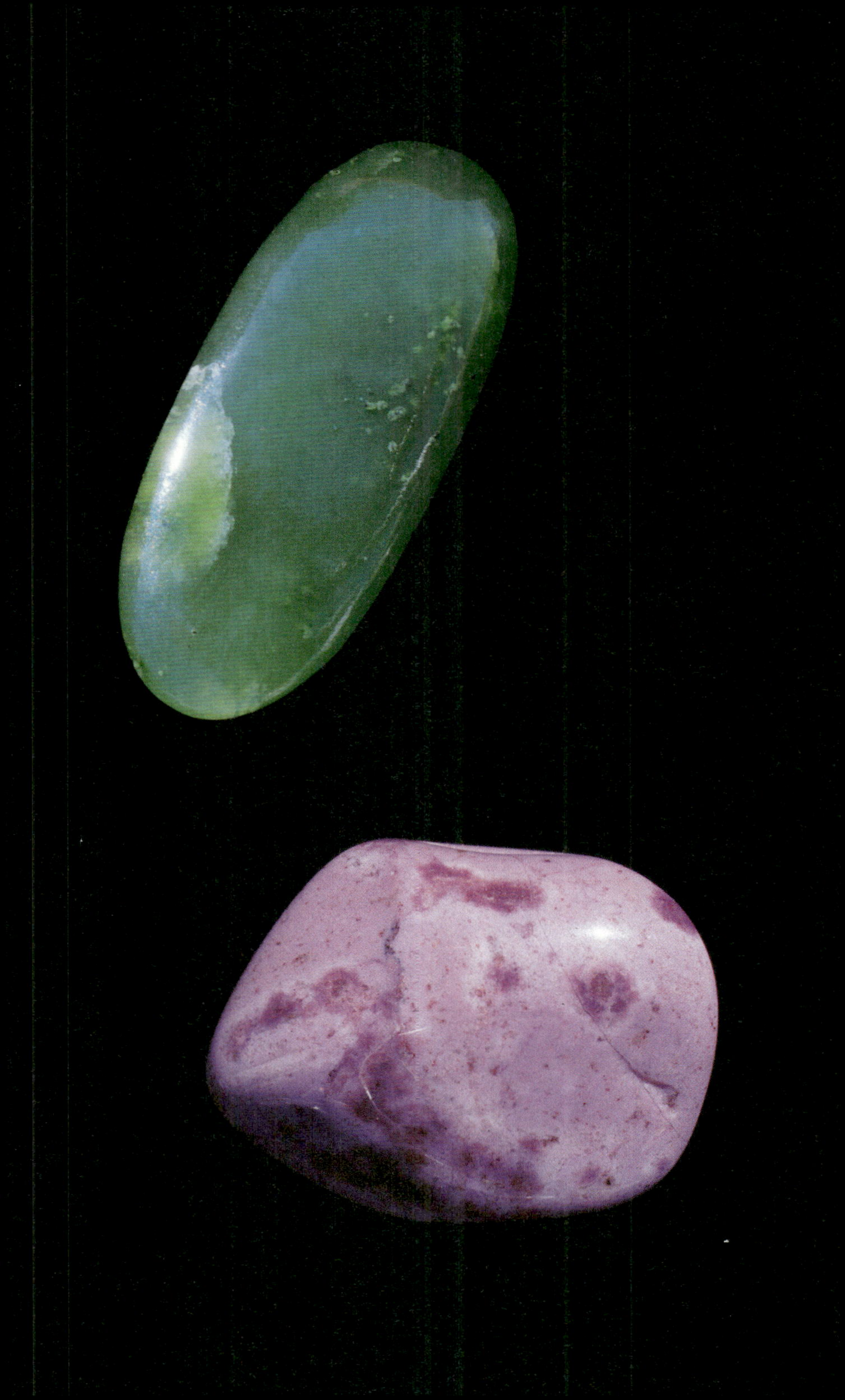

Jaspis

Kristallsystem: trigonal
Bildungsprinzip: primär, sekundär, selten auch tertiär
Mineralklasse: Oxide/Gerüstsilikate, Hornstein-Gruppe
Farbe: beige, braun, grau, rot, gelb, sandfarben, grün, oft mehrfarbig
Chemische Formel, Mineralstoffe: SiO_2 + Al,Fe

Mineralogie

Jaspis ist feinkörniger, mikrokristalliner Quarz mit einer Fülle von eingelagerten Fremdstoffen. Er kann primär oder sekundär entstehen, indem Kieselsäure-Lösungen tonige oder sandige Gesteine durchdringen und verfestigen. Findet er sich als Spalten- und Hohlraumfüllung, entstammt er fremdstoffreichen hydrothermalen Lösungen. In beiden Fällen können die Kieselsäure-Lösungen sowohl sedimentären als auch (seltener) magmatischen Ursprungs sein. Da Jaspis ein Mineral ist, das praktisch überall entstehen kann, sind heute verschiedenste Jaspis-Vertreter im Handel, deren Zeichnung mit Phantasie-Namen beschrieben wird. Möchte man Jaspis tatsächlich klassifizieren, so bieten sich als einzig sicherer Halt seine drei Grundfarben an: Rot, Gelb und Grün.

Varietät	**Formel, Mineralstoffe**	**Farbe**
Gelber Jaspis:	SiO_2 + Fe,O,OH	Gelb, sandfarben, braun
Grüner Jaspis:	SiO_2 + Fe,Si	Hell- bis dunkelgrün
Roter Jaspis:	SiO_2 + Fe,O	Ziegelrot bis braunrot

Gelber Jaspis ist im Handel unter dieser Bezeichnung erhältlich, hierzu zählen jedoch auch beige und sandfarbene Varietäten. Der braune »Turritella-Jaspis« ist eigentlich ein Chalcedon, der versteinerte Schneckenhäuser enthält. Gelber Jaspis erhält seine Farbe durch Eisenoxid, wobei das Eisen überwiegend in zweiwertiger Form vorliegt (Fe^{2+}).

Grüner Jaspis ist ebenfalls unter diesem Namen erhältlich, und im weitesten Sinn kann auch Heliotrop (siehe dort) dazugerechnet werden. Die grüne Farbe wird hier durch Einschlüsse von Eisensilikat-Verbindungen (Chlorit etc.) verursacht.

Der meiste rote Jaspis im Handel ist »Silex« oder »Radiolarit«. Zu ihm zählt auch der rote Brekzien-Jaspis. Sie entstehen sedimentär aus abgestorbenen Kieselalgen. Die Farbe entsteht hier durch Eisenoxid aus überwiegend dreiwertigem Eisen (Fe^{3+}).

Buntjaspis, Indien;
Gelber Jaspis, Südafrika; Brekzien-Jaspis, Südafrika

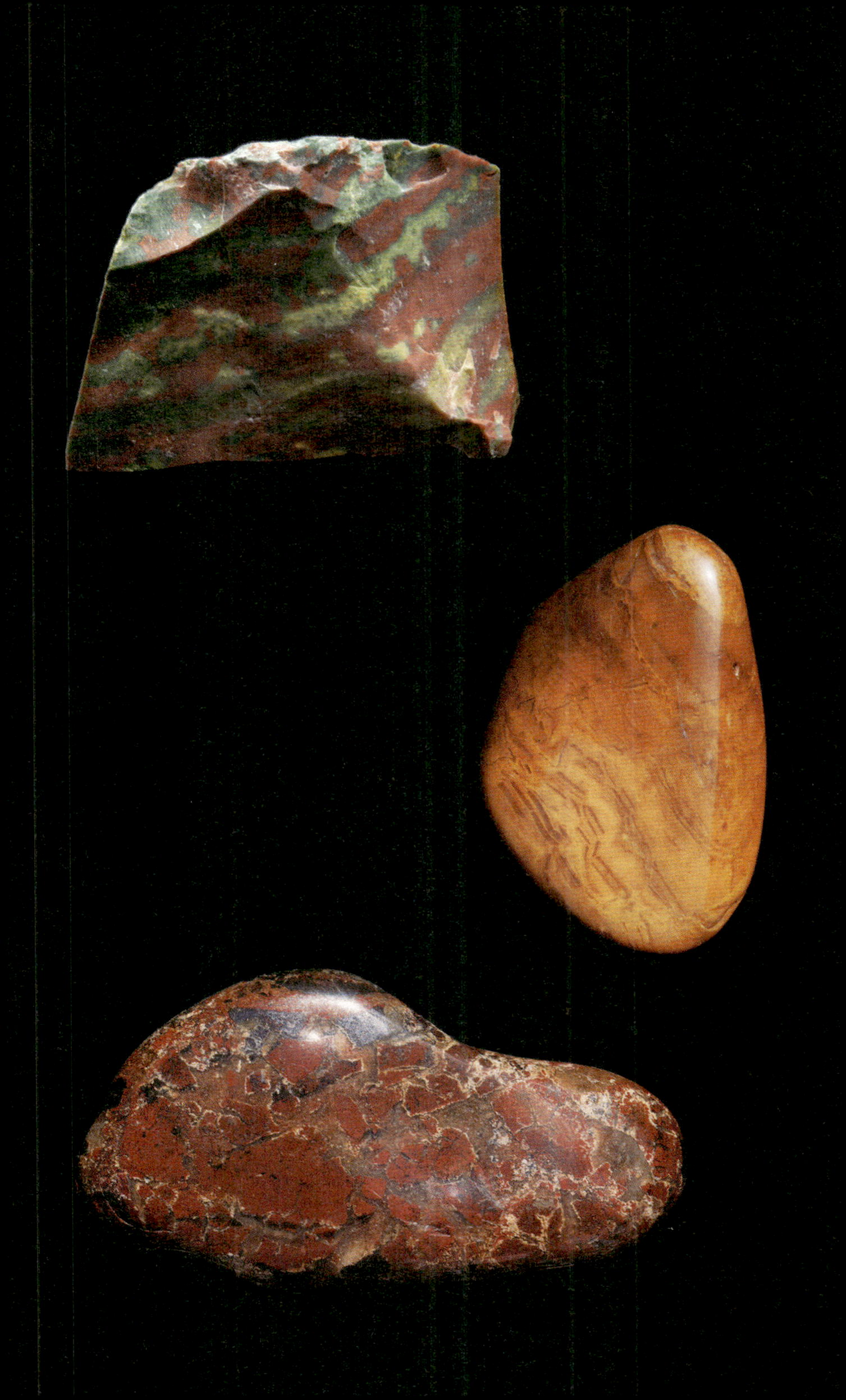

Mythologie

Der Begriff Jaspis stammt aus dem Orient und war im Altertum gleichbedeutend mit unserem heutigen Wort Quarz. So war der klare »Jaspis« der Bibel wohl der Bergkristall, der durchsichtige grüne »Jaspis« bei Plinius wohl ein Chrysopras und der »Jaspis« bei Orpheus wohl ein Heliotrop, ebenso bei Hildegard von Bingen. Auch heute ist dies kaum anders: Alle bunten, schwer zu identifizierenden Steine werden gerne als »Jaspis« bezeichnet: »Silberauge«-Serpentin als »Zebra-Jaspis«, Epidot (Unakit) als »Blumen-Jaspis«, Rhyolith als »Leopardenfell-, Augen- und Regenwald-Jaspis«. Über den realen Jaspis ist heute nur bekannt, dass er im alten Ägypten als Amulettstein verwendet wurde, es wurden Skarabäen daraus geschnitten, und im Mittelalter als Stein der Krieger galt: Er war der Sage nach auch in den Knauf des Balmung, in Siegfrieds Schwert, eingelassen.

Heilkunde

Spirituell fördert Jaspis die Kriegernatur. Er hilft, Ziele nachdrücklich zu verfolgen und zu erreichen. Roter Jaspis ist dabei der dynamischste, gelber der ruhigste und grüner der ausgeglichenste Stein.
Seelisch stärkt Jaspis Mut, Konfliktbereitschaft, Aggression (im Sinne von »in Angriff nehmen«), Willenskraft (rot), Durchhaltevermögen (gelb) und die Fähigkeit, sich selbst zu schützen (grün).
Mental regt Jaspis Aufrichtigkeit und Ehrlichkeit (auch sich selbst gegenüber) an. Er bringt die Courage, auch unangenehme Aufgaben zu bewältigen. Jaspis fördert die Phantasie und hilft, Ideen in die Tat umzusetzen.
Körperlich regt Jaspis Kreislauf und Energiefluss an (rot). Er stärkt das Immunsystem (gelb) und wirkt entgiftend und entzündungshemmend (grün). Er hilft bei Erkrankungen der Geschlechtsorgane, Verdauungs- und Darmbeschwerden. Jaspis, insbesondere der Turritella-Jaspis erhöht die Widerstandskraft gegen Umweltbelastung (Schmutz, Gift, Strahlung).

Anwendung

Jaspis sollte mit Hautkontakt getragen oder aufgelegt werden. Wirkungsvoll ist auch die innere Einnahme als Edelsteinwasser oder Elixier, ebenso das Auslegen als Steinkreis oder das Aufstellen größerer Objekte in der Umgebung.

Roter Jaspis, Südafrika; Grüner Jaspis, Indien; »Turritella-Jaspis« (Chalcedon), Wyoming, USA

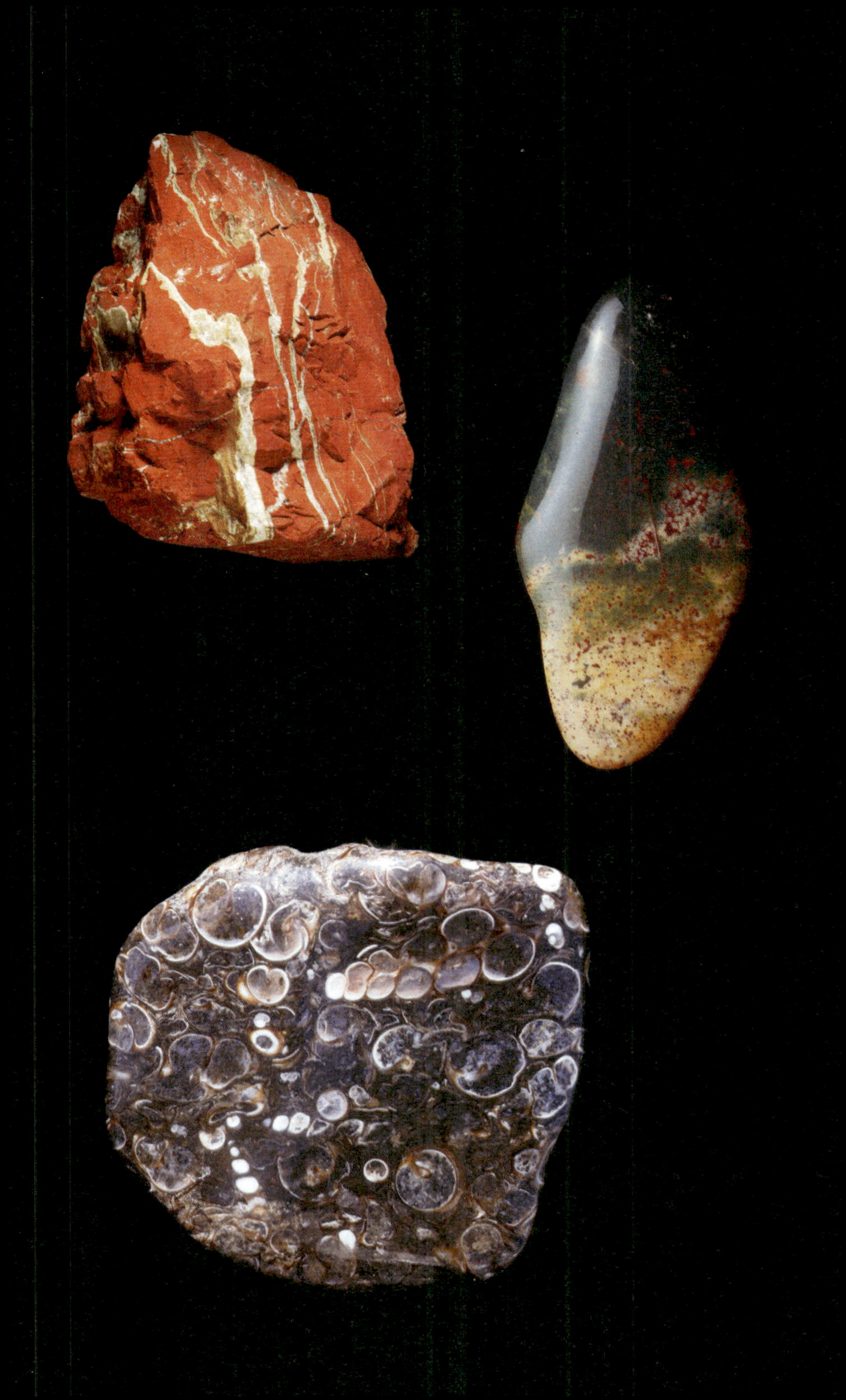

Kalkoolith (Margaritastein)

Kristallsystem: trigonal (Calcit, Dolomit) oder rhombisch (Aragonit)
Bildungsprinzip: sekundär
Mineralklassen: Carbonate
Farbe: braun mit rötlichen oder beigen Kügelchen
Chemische Formel, Mineralstoffe: $CaCO_3$ + Fe (Aragonit, Calcit) oder $CaMg(CO_3)_2$ + Fe (Dolomit)

Mineralogie

Kalkoolith ist ein Gestein aus Aragonit-, Calcit- oder Dolomit-Kügelchen von 1 - 5 mm Größe. Er entsteht als Sediment in flachen, warmen Meeresteilen, wo Schwebeteilchen von ausfallendem Kalk schalig umhüllt werden, so dass perlenähnliche Kügelchen (Ooide) entstehen. Je nach Größe der Ooide spricht man auch vom Rogenstein (1 - 2 mm) oder Erbsenstein (bis 5 mm).

Mythologie

Schon Hildegard von Bingen schrieb über anorganische Perlen in Gewässern, in denen »das Fettige und Salzige auf dem Sand ausfällt (...) und mit diesem zusammen Margariten (Perlen) ausbildet«. Daher wird Kalkoolith auch Margaritastein genannt.

Heilkunde

Spirituell fördert Kalkoolith Reinigung und Klärung. Er befreit von innerem Ballast und schützt gegen Überlastung durch zu viele innere und äußere Auseinandersetzungen.
Seelisch lindert Kalkoolith Überempfindlichkeit. Er bringt Entlastung auf sanfte Weise, stabilisiert emotional und hilft, nachts besser durchzuschlafen.
Mental befreit Kalkoolith von drängenden Gedanken und Kopfzerbrechen. Außerdem erleichtert er das Erkennen und Aufarbeiten verdrängter Bewusstseinsinhalte.
Körperlich wirkt Kalkoolith fiebersenkend, entgiftend und entschlackend. Er lindert stoffwechselbedingte Kopfschmerzen, stärkt Leber, Magen und Darm und fördert die Ausscheidung.

Anwendung

Kalkoolith kann längere Zeit getragen oder direkt auf betroffene Körperbereiche aufgelegt werden. Sehr gut wirkt auch das bereits bei Hildegard von Bingen beschriebene Edelsteinwasser.

Kalkoolith (Rogenstein), Harz, Deutschland; Kalkoolith (Erbsenstein), Böhmen, Tschechien; Karneol, Botswana; Kunzit, Pakistan

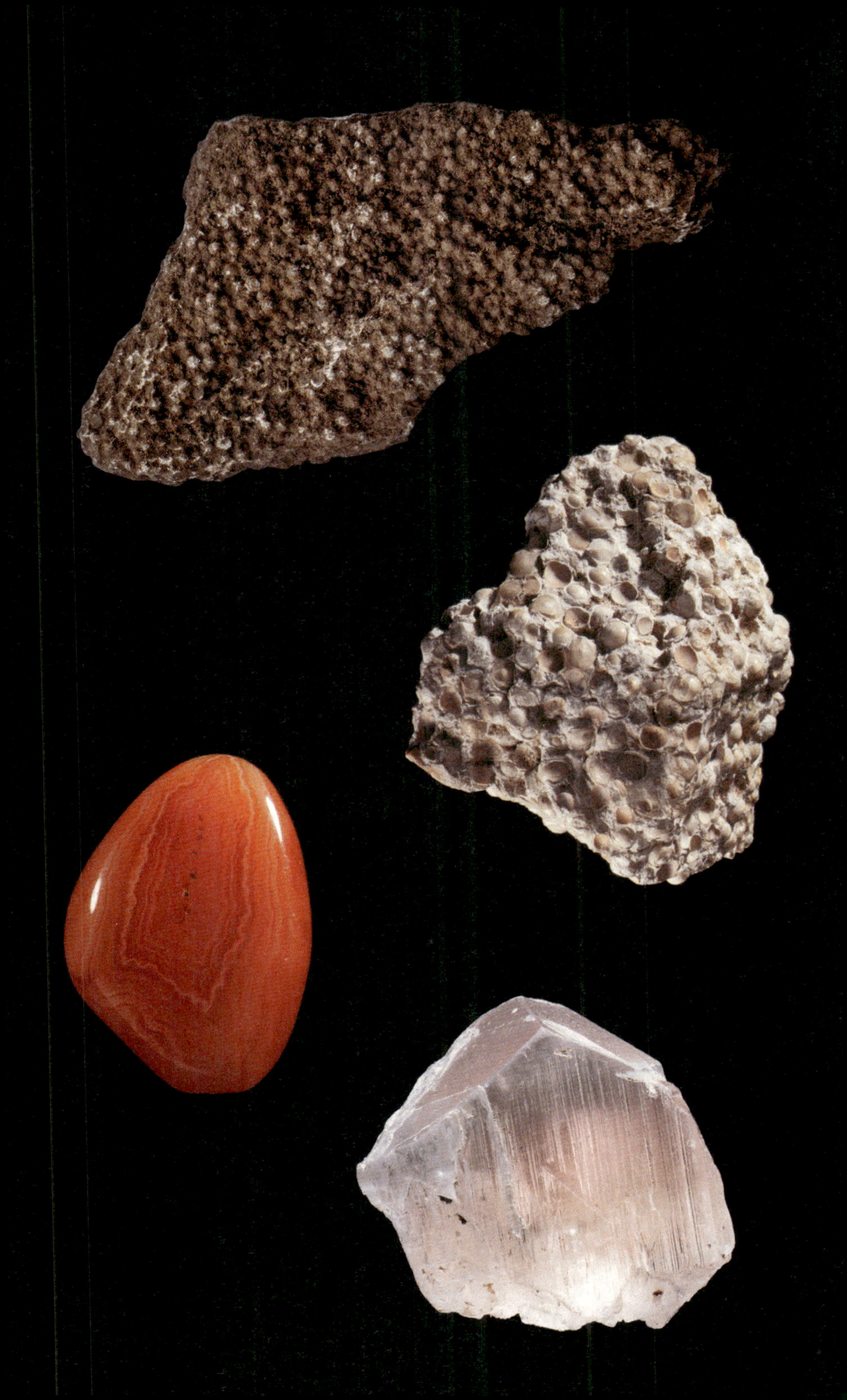

Karneol (Chalcedon)

Kristallsystem: trigonal
Bildungsprinzip: primär oder sekundär
Mineralklasse: Oxide/Gerüstsilikate, Quarze
Farbe: rotbraun, orange bis fleischrot
Chemische Formel, Mineralstoffe: $SiO_2 \cdot H_2O$ + (Fe,O,OH)

Mineralogie

Karneol ist eisenhaltiger Chalcedon. Er entsteht im Bereich basischer und saurer Vulkangesteine aus magmatischen oder sedimentären eisenhaltigen Kieselsäurelösungen. Rotbrauner Karneol wird auch Sarder genannt.

Mythologie

In der Antike war Karneol allgemein als Sarder bekannt. Erst Hildegard von Bingen unterschied die orangefarbene und braune Varietät. Ihm wurde im Mittelalter eine blutstillende und zornmildernde Wirkung zugeschrieben. Hildegard von Bingen empfahl ihn gegen Kopfweh und zur Geburtshilfe. Grabbeigaben in Ägypten belegen seine Bedeutung als Schutzstein des Verstorbenen.

Heilkunde

Spirituell vermittelt Karneol Standfestigkeit und starken Gemeinschaftssinn. Er macht hilfsbereit und idealistisch und hilft, energisch für eine gute Sache einzutreten.
Seelisch gibt Karneol Standfestigkeit und Mut. Nicht den leichtsinnigen Heldenmut, sondern den alltäglichen Mut, sich zu überwinden und sich Schwierigkeiten zu stellen. Er hebt die Emotion.
Mental fördert Karneol die Fähigkeit, Probleme schnell und pragmatisch zu lösen. Er hilft, begonnene Aktionen zuende zu bringen und bringt Realitätssinn, wenn man sich verwirrt fühlt.
Körperlich regt Karneol die Aufnahme von Vitaminen, Nähr- und Mineralstoffen im Dünndarm an und verbessert so die Blutqualität. Er sorgt für eine gute Durchblutung der Organe und Gewebe. Karneol lindert Rheuma und regt den Stoffwechsel an.

Anwendung

Karneol sollte mit Hautkontakt getragen und aufgelegt oder als Edelsteinwasser und Elixier eingenommen werden.

Kunzit (Spodumen)

Kristallsystem: monoklin
Bildungsprinzip: primär
Mineralklasse: Kettensilikate, Pyroxen-Gruppe
Farbe: blass bis intensiv rosa oder rosaviolett
Chemische Formel, Mineralstoffe: $LiAl[Si_2O_6]$ + Fe,Mn

Mineralogie

Kunzit ist eine Farbvarietät des Minerals Spodumen. Er bildet sich ausschließlich aus sauren, lithiumhaltigen magmatischen Lösungen in Pegmatiten.

Heilkunde

Spirituell fördert Kunzit Hingabe und Demut. Auch die Hingabe an eine Aufgabe, die mit aller zur Verfügung stehenden Kraft bewältigt wird. Er lehrt, sich zu beugen, ohne sich selbst untreu zu werden, und fördert die Bereitschaft, zu dienen.
Seelisch baut Kunzit Widerstände ab. Er hilft, nachgiebig zu sein und sich in die Bedürfnisse anderer einzufühlen. Kunzit fördert die Erinnerungsfähigkeit, wirkt stimmungaufhellend und hilft bei Depressionen.
Mental hilft Kunzit, konstruktive Kritik anzunehmen. Er fördert das Nachdenken über sich selbst sowie Toleranz sich selbst und anderen gegenüber. Kunzit verbindet Logik mit Inspiration und Intuition.
Körperlich lindert Kunzit Nervenleiden, z. B. Schmerzen eingeklemmter Nerven, Ischias, Neuralgien aber auch Epilepsie und Beeinträchtigungen der Sinnesorgane und -nerven. Er löst Spannungen im Herzbereich und hilft bei Gelenkbeschwerden.

Anwendung

Kunzit sollte direkt am Körper getragen und bei akuten Anlässen, wie z. B. Schmerzen, direkt auf die entsprechende Stelle aufgelegt werden. Hilfreich ist auch die innere Einnahme des Edelsteinwassers oder Elixiers.

Labradorit

Kristallsystem: triklin
Bildungsprinzip: primär
Mineralklasse: Gerüstsilikate, Feldspat-Gruppe
Farbe: weiß, gelb, graugrün, grau, schwarz mit weißem, blauem oder buntem Flächenschiller
Chemische Formel, Mineralstoffe: $NaAlSi_3O_8/CaAl_2Si_2O_8$ + K,Mg,Sr,Ba,Ti,Fe,Mn

Mineralogie

Labradorit ist ein Mischkristall der Feldspäte Albit und Anorthit (Plagioklas-Mischkristallreihe), der in Pegmatiten und basischen Magmatiten entsteht. Seine schillernden Farben erhält er durch feine Lamellen, an denen sich das einfallende Licht bricht. Ein schwarzer Labradorit mit farbenprächtigem Lichtspiel wird auch Spektrolith genannt.

Mythologie

Labradorit wurde 1770 erstmalig auf der Halbinsel Labrador gefunden, Spektrolith wurde erst im 20. Jahrhundert in Finnland entdeckt. Zu beiden ist keine traditionelle Überlieferung bekannt.

Heilkunde

Spirituell ist Labradorit ein hervorragender Illusionskiller. Ähnlich wie sein buntes Farbenspiel, führt er uns unsere Ziele und Absichten deutlich vor Augen – so dass wir plötzlich deren realen Gehalt erkennen. Labradorit stärkt Intuition und Medialität.
Seelisch bringt Labradorit vergessene Erinnerungen empor und vermittelt Gefühlstiefe. Er regt die Phantasie an, stimmt kontemplativ und introvertiert.
Mental hilft Labradorit, kindliche Begeisterung und Ideenfülle zu entwickeln. Er vermittelt eine lebendige, wenn auch manchmal etwas sprunghafte Kreativität.
Körperlich lindert Labradorit Kälteempfindungen, Erkältungen, rheumatische Erkrankungen und Gicht. Labradorit wirkt blutdrucksenkend und beruhigend.

Anwendung

Labradorit entfaltet seine geistigen Wirkungen am besten in der Meditation. Körperlich wirkt er, indem man ihn bei sich trägt sowie durch die Einnahme von Edelsteinwasser oder Elixieren.

Labradorit, Madagaskar;
Spektrolith, Finnland

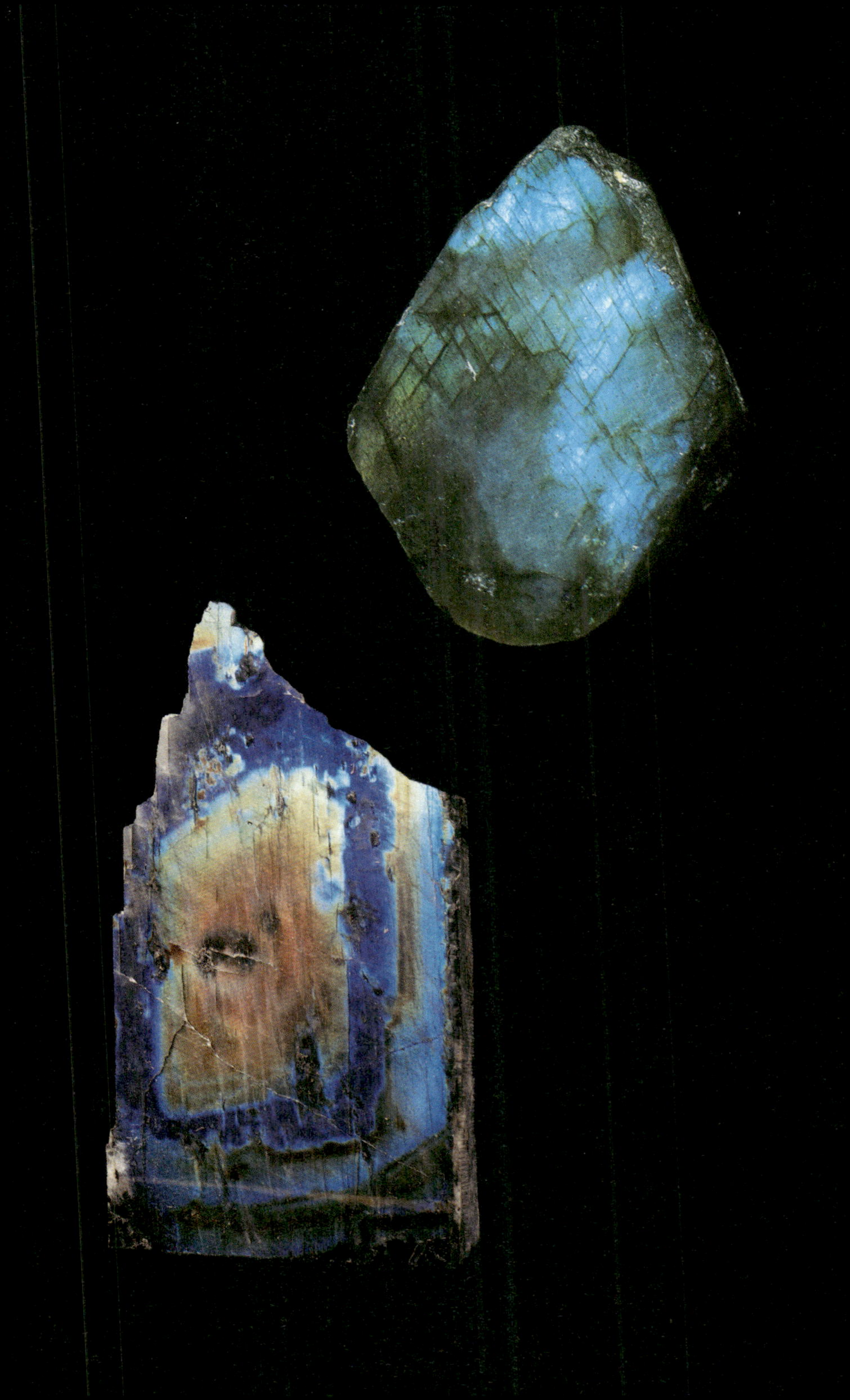

Lapislazuli

Kristallsystem: kubisch (Lasurit, Pyrit), trigonal (Calcit), monoklin (Diopsid)
Bildungsprinzip: tertiär
Mineralklasse: Gerüstsilikate (Lasurit), Kettensilikate (Diopsid), Sulfide (Pyrit), Carbonate (Calcit)
Farbe: azurblau bis ultramarinblau (Lasurit), goldgelb (Pyrit), weiß (Calcit, Diopsid)
Chemische Formel, Mineralstoffe: $(Na,Ca)_8[(SO_4,S,Cl)_2 | (AlSiO_4)_6]$ (Lasurit)

Mineralogie

Lapislazuli entsteht metamorph beim Kontakt von Kalk oder Dolomit mit kieselsäurereichem Magma. Dabei bildet sich blauer Lasurit, der oft von weißem Calcit und Diopsid oder goldenem Pyrit durchsetzt ist.

Mythologie

Lapis Lazuli stammt aus dem Persischen und bedeutet »blauer Stein«. Er wurde bereits in Indien als »Stein der Herrscher« und in Ägypten als »Stein der Wahrheit« bezeichnet.

Heilkunde

Spirituell bringt Lapislazuli Weisheit, Ehrlichkeit und offenbart die eigene innere Wahrheit. Er hilft, zu sein, wer man ist, und befreit von Kompromissen und Zurückhaltung. Mit Lapislazuli wird man »Herrscher im eigenen (geistigen) Reich«. Er gilt außerdem auch als Stein der Freundschaft.
Seelisch fördert Lapislazuli Selbstbewusstsein, Würde, Ehrlichkeit und Aufrichtigkeit. Er bringt Kontaktfreudigkeit und hilft, Gefühle und Empfindungen deutlich zu vermitteln.
Mental hilft Lapislazuli, der Wahrheit ins Auge zu schauen und sie anzunehmen sowie offen die eigene Meinung zu äußern. Er hilft, Konflikte zu meistern.
Körperlich heilt Lapislazuli Beschwerden von Hals, Kehlkopf und Stimmbändern, besonders, wenn diese auf Zurückhaltung oder unterdrückten Ärger zurückzuführen sind. Lapislazuli senkt den Blutdruck, reguliert die Funktion der Schilddrüse und verlängert den Menstruationszyklus.

Anwendung

Lapislazuli kann zur Meditation auf die Stirn aufgelegt, am Hals getragen oder als Edelsteinwasser eingenommen werden.

Lasurit-Kristall, Afghanistan;
Lapislazuli mit Pyrit, Afghanistan

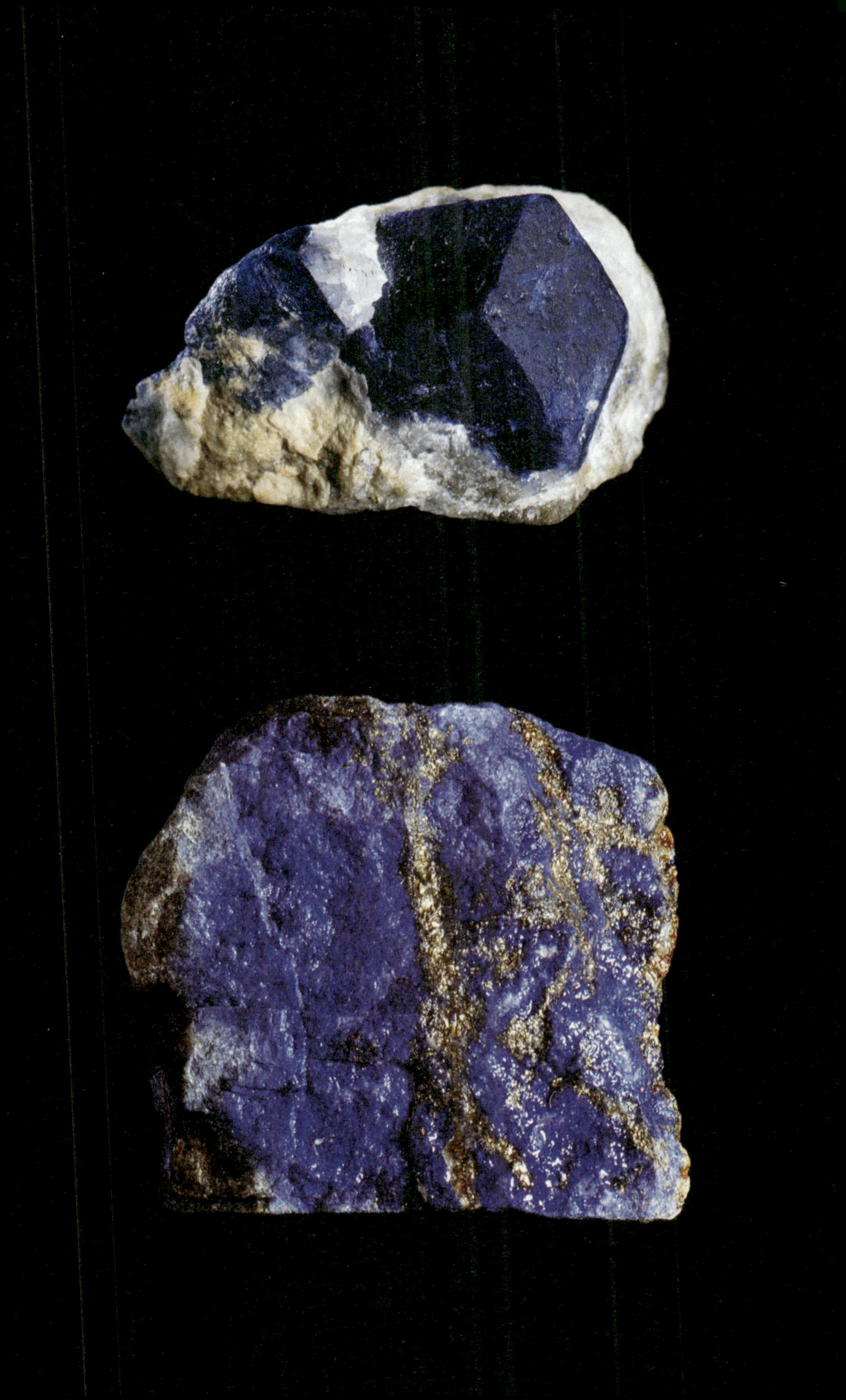

Larimar (Pektolith)

Kristallsystem: triklin
Bildungsprinzip: primär
Mineralklasse: Kettensilikate, Pektolith
Farbe: hellblau-weiß
Chemische Formel, Mineralstoffe: $Ca_2Na[HSi_3O_9]$ + (Cu,Fe,K,Mn,V)

Mineralogie

Larimar ist die hellblaue Farbvarietät des Minerals Pektolith. Er entsteht magmatisch-hydrothermal auf Klüften basischer Vulkangesteine.

Mythologie

Larimar ist erst in den letzten Jahren bekannt geworden. Auch in seinem Ursprungsland, der Dominikanischen Republik, finden sich keine Hinweise auf eine frühere Verwendung als Heilstein.

Heilkunde

Spirituell regt Larimar an, das eigene Leben selbst in die Hand zu nehmen. Er löst Opferhaltung und Leidensphilosophien auf. Larimar macht bewusst, wie weit das persönliche geistige Wirkungsspektrum reicht und dass es für den Geist nur die Grenzen gibt, an die er glaubt.
Seelisch hilft Larimar, Angst, Leid und übermäßige Emotionen aufzulösen. Er bringt innere Ruhe und hilft, bei dramatischen Veränderungen gelassen zu bleiben.
Mental erleichtert Larimar konstruktives Nachdenken und regt an, kreativ tätig zu werden. Er hilft, Dinge und Ereignisse nicht unnötig zu manipulieren, sondern geschehen zu lassen.
Körperlich regt Larimar die Selbstheilkraft an, indem er die Gewissheit stärkt, selbst über Gesundheit und Krankheit entscheiden zu können. Er löst allgemein Energieblockaden, insbesondere im Brust- Hals und Kopfbereich und regt die Gehirntätigkeit an.

Anwendung

Larimar kann zur Meditation auf Solarplexus, Brust oder Stirn aufgelegt werden. Er kann als Steinkreis ausgelegt oder schlicht als Stein verwendet werden, den man ruhig betrachtet. Körperlich löst er überall Blockaden, wo er direkt aufgelegt wird. Stark wirkt auch die innere Einnahme von Edelsteinwasser oder Elixieren.

Larimar, Dominikanische Republik; Lepidolith, USA

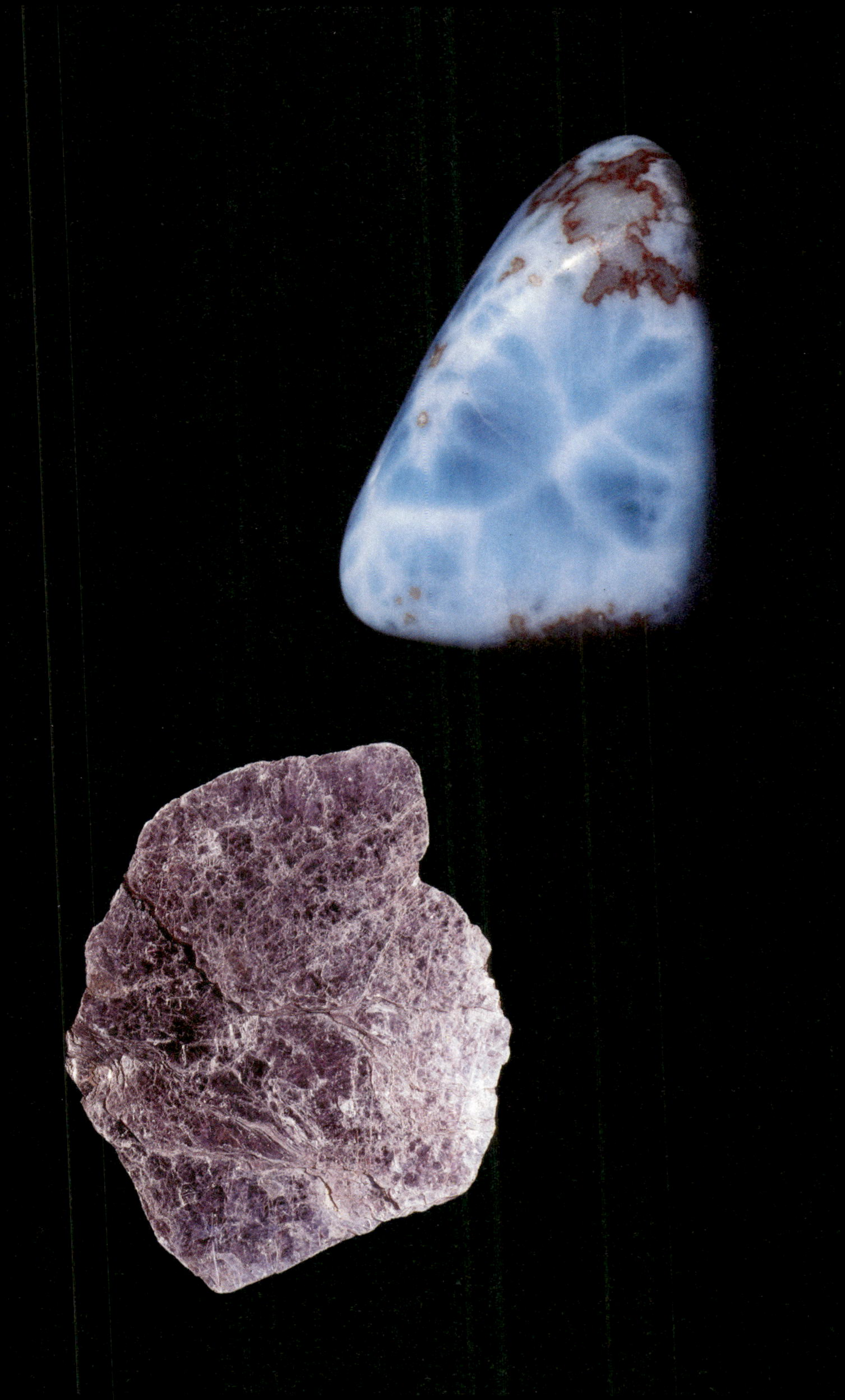

Lepidolith

Kristallsystem: monoklin
Bildungsprinzip: primär
Mineralklasse: Schichtsilikate, Glimmer-Gruppe
Farbe: rotviolett bis blauviolett
Chemische Formel, Mineralstoffe: $K(Li,Al)_3[(OH,F)_2 | AlSi_3O_{10}]$ + Na,Rb,Cs,Fe,Mn,Mg,Ca,Ba,Sr,Nb,Ti

Mineralogie

Lepidolith ist lithiumhaltiger Glimmer. Er entsteht primär in Pegmatiten oder Greisen, das sind pneumatolytisch umgewandelte Granite.

Mythologie

Lepidolith wurde im 18. Jahrhundert entdeckt und erhielt durch Abbé Poda zunächst den Namen Lilalith, der außer der Farbe auch das indische Wort »Lila« = »Spiel« andeutete. Der Wissenschaft nicht seriös genug, wurde das Mineral später durch den Mineralogen Klaproth in Lepidolith (»Schuppenstein«) umgetauft.

Heilkunde

Spirituell fördert Lepidolith Eigenständigkeit. Er hilft, sich eigene Ziele zu setzen und diese ohne fremde Hilfe selbst zu verwirklichen. Lepidolith lässt Entwicklungen ruhig und unauffällig verlaufen.
Seelisch schützt Lepidolith vor äußerer Beeinflussung und hilft, sich in Menschenmengen abzugrenzen. Lepidolith gibt Ruhe und inneren Frieden und hilft bei Schlafstörungen.
Mental fördert Lepidolith sachliches Abwägen und treffsichere Entscheidungen. Er hilft, sich auf das Wesenliche zu konzentrieren, die eigene Absicht zu bewahren und Ablenkungen auszuschalten.
Körperlich hilft Lepidolith gegen Nervenschmerzen, Ischias, Neuralgien und Gelenkbeschwerden. Er wirkt entgiftend und regt die Reinigungsprozesse von Haut und Bindegewebe an.

Anwendung

Lepidolith kann am Körper getragen oder direkt auf schmerzende Stellen aufgelegt werden. Für die geistigen Wirkungen und gegen Schlafstörungen genügt es, ihn unters Kopfkissen zu legen. Wirkungsvoll ist auch die Einnahme des Edelsteinwassers oder Elixiers.

Magnesit

Kristallsystem: trigonal
Bildungsprinzip: sekundär oder tertiär
Mineralklasse: Carbonate
Farbe: weiß bis beige
Chemische Formel, Mineralstoffe: $MgCO_3$ + Ca,Fe,Mn

Mineralogie

Magnesit wird meist sedimentär bei der Verwitterung magnesiumhaltiger Gesteine gebildet. Auch bei der Metamorphose von Kalk zu Marmor oder durch die metasomatische Verdrängung des Calciums im Dolomit kann er entstehen.

Mythologie

Magnesit wurde im 18. Jahrhundert entdeckt und zunächst »Reine Talkerde« genannt, da das in ihm enthaltene Magnesium chemisch noch nicht bekannt war. Mit der Identifizierung des Magnesiums wurde auch das Mineral dann Magnesit genannt. Überlieferungen zur Wirkung gibt es nicht.

Heilkunde

Spirituell fördert Magnesit eine lebensbejahende Gesinnung. Er hilft, sich anzunehmen und zu lieben.
Seelisch wirkt Magnesit beruhigend und entspannend, hilft gegen Nervosität, Ängstlichkeit und Gereiztheit. Er erhöht die seelische Belastbarkeit und macht geduldig.
Mental fördert Magnesit die Fähigkeit, hinzuhören und sich selbst etwas in den Hintergrund zu stellen.
Körperlich ist Magnesit der wichtigste Heilstein bei Magnesium-Mangel. Er wirkt entgiftend, krampflösend, muskelentspannend und hilft bei Migräne, Kopfschmerzen, Gefäß-, Magen- und Darmkrämpfen sowie Gallenkoliken. Er hemmt die Blutgerinnung, regt den Fettstoffwechsel und den Abbau von Cholesterin an, beugt so Gewebs- und Gefäßverkalkung vor und erweitert die Herzkranzgefäße. Dadurch ist Magnesit auch zur Herzinfarkt-Prophylaxe geeignet.

Anwendung

Magnesit sollte mit Hautkontakt getragen oder als Edelsteinwasser und Elixier eingenommen werden.

Malachit

Kristallsystem: monoklin
Bildungsprinzip: primär oder sekundär
Mineralklasse: Carbonate
Farbe: blassgrün bis kräftig dunkelgrün
Chemische Formel, Mineralstoffe: $Cu_2[(OH)_2 | CO_3]$ + H_2O + (Zn,Co,Ni)

Mineralogie

Malachit ist ein basisches Kupfer-Carbonat, das primär aus dem Kontakt magmatischer Lösungen mit Carbonatgesteinen oder sekundär durch die Reaktion von kohlendioxidhaltigem Oberflächenwasser mit Kupfererz entstehen kann. Malachit ist verwandt mit Azurit, enthält im Gegensatz zu jenem jedoch mehr Wasser.

Mythologie

Malachit gehört zu den sagenumwobensten Mineralien. Im Ural war es der Kupferbergherrin geweiht, einer Verkörperung der Venus, deren recht zwiespältige Gunst den Bergleuten, die Malachit abbauten, mal Glück, mal Unglück bescherte. Niemand war sich sicher, ob er die Geschenke der Göttin annehmen sollte, denn mancher Reichtum machte unglücklich, und mancher, der es vorzog, ihr Geschenk auszuschlagen, ging zufrieden seiner Wege. – Wohl ein Hinweis auf die stets ausgleichende Gerechtigkeit der Schöpfung. Malachit war immer ein Stein der Frau und in allen Kulturen einer Göttin geweiht: In Ägypten der Hathor, in der Antike der Aphrodite / Venus, in Europa der Freya. Malachit repräsentierte Verführung, Sinnlichkeit, Schönheit, Neugier, Ästhetik und die musischen Künste. Er galt als Stein des Paradieses, woraus später abgeleitet wurde, dass man auf Erden die Finger von ihm lassen solle. Als luziferisch gilt er z.T. daher noch bis in unsere Zeit. Seit dem Mittelalter ist bekannt, dass Malachit Menstruationsbeschwerden lindert und die Geburt erleichtert. Aus diesem Grund wird er im Volksmund noch heute Hebammenstein genannt.

Heilkunde

Spirituell fördert Malachit den Sinn für Ästhetik, Sinnlichkeit und Schönheit, Freundschaft und Gerechtigkeit. Er hilft, sich in das Erleben anderer hineinzuversetzen und ihr Denken und

Magnesit, Zimbabwe;
Malachit, Zaire

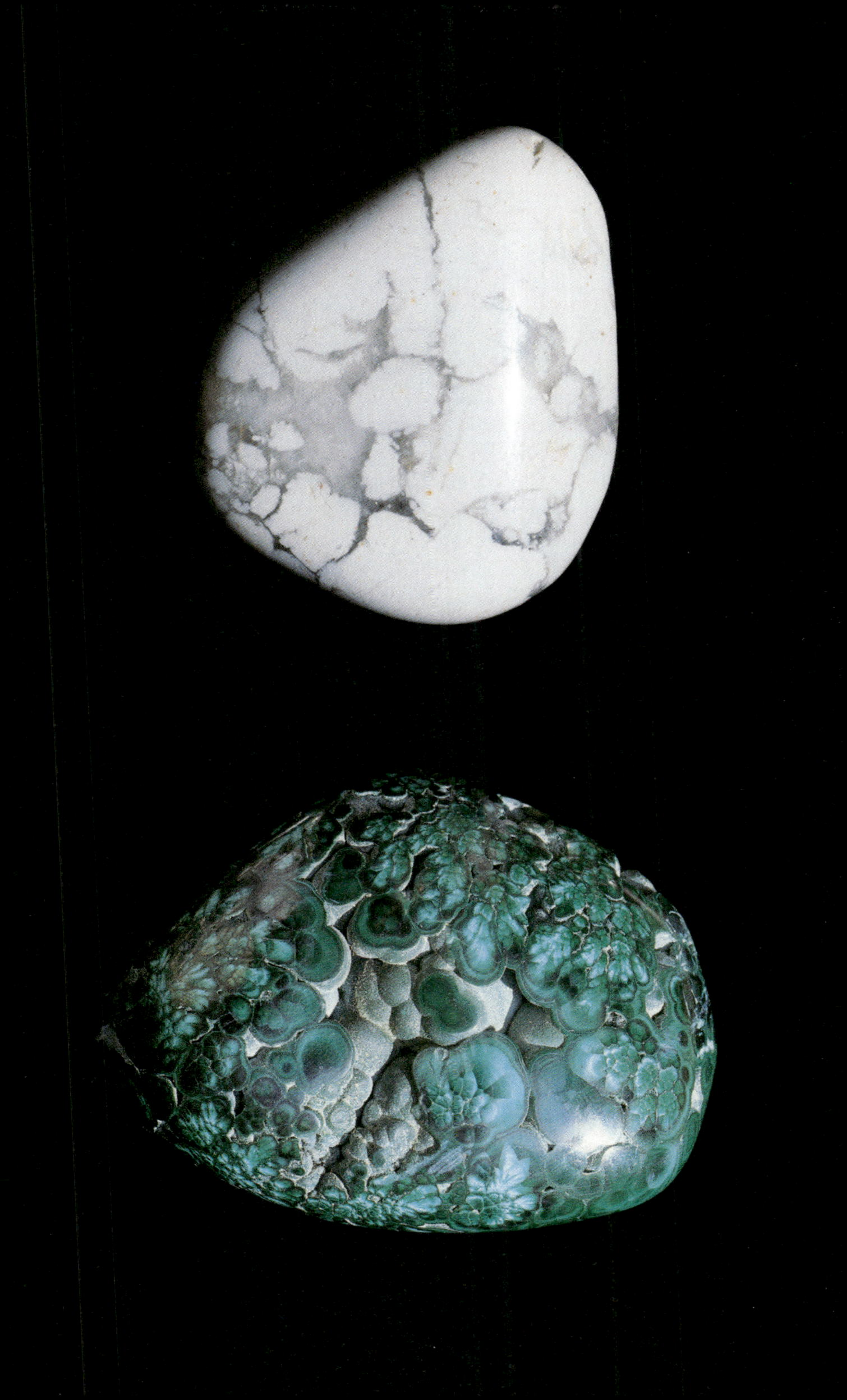

Fühlen selbst zu empfinden. Malachit nimmt jede Scheu und macht wissensdurstig. Er macht das Leben intensiver und abenteuerlicher. Durch Malachit inspiriert, liebt man das Risiko und verlässt sich gerne auf das Glück. Malachit ist ein Bewusstmacher: Wünsche, Bedürfnisse und Ideale werden sichtbar, deren Umsetzung bleibt uns jedoch selbst überlassen.
Seelisch regt Malachit die innere Bilderwelt an. Träume, Vorstellungen und Erinnerungen werden lebendig und plastisch. Unterdrückte Gefühle kommen schlagartig ans Licht. Malachit nimmt Hemmungen und fördert den Gefühlsausdruck. Stimmungen werden intensiv erlebt und genausoschnell wieder losgelassen, wie sie entstanden sind. Alte Schmerzen und Traumata können auftauchen und aufgelöst werden, wenn man in der Lage ist, sich ihnen zu stellen. – Darin liegt eine der Schwächen des Malachits: Er macht viel bewusst, hilft jedoch wenig, Erkanntes zu verändern.
Mental verstärkt Malachit das begriffliche Verstehen. Man ist in der Lage, Informationen schneller zu erfassen, da die Vorstellungskraft stärker und bewusster handhabbar wird. Die Gedanken fließen sehr schnell, auch Entschlüsse werden ohne großes Nachdenken getroffen. Malachit stärkt die Beobachtungsgabe: Selbst Kleinigkeiten werden viel schneller wahrgenommen und in ihrer Bedeutung erkannt. Dadurch steigt auch die Kritik- und Konfrontations-Fähigkeit und -Freudigkeit.
Körperlich wirkt Malachit krampflösend. Er hilft bei Menstruationsbeschwerden und erleichtert die Geburt. Malachit unterstützt darüberhinaus die Entwicklung der weiblichen Geschlechtsorgane und heilt deren Erkrankungen. Er hilft auch bei sexuellen Schwierigkeiten, vor allem, wenn vergangene schlechte Erfahrungen der Grund sind. Malachit fördert die Lebertätigkeit, wirkt entgiftend, lindert Rheuma und erleichtert die Entsäuerung des Gewebes. Er regt die Nerven- und Gehirntätigkeit an.

Anwendung

Um die Wirkungen des Malachits zu erleben, genügt es, ihn bei sich zu tragen oder direkt auf den Körper aufzulegen. Malachitwasser und Elixiere wirken sehr stark und sollten zu Beginn niedrig dosiert werden.

Marmor, Tessin, Schweiz;
Meta-Rhyolith (Regenwaldstein), Australien;
Meta-Rhyolith (Leopardenstein), Mexiko

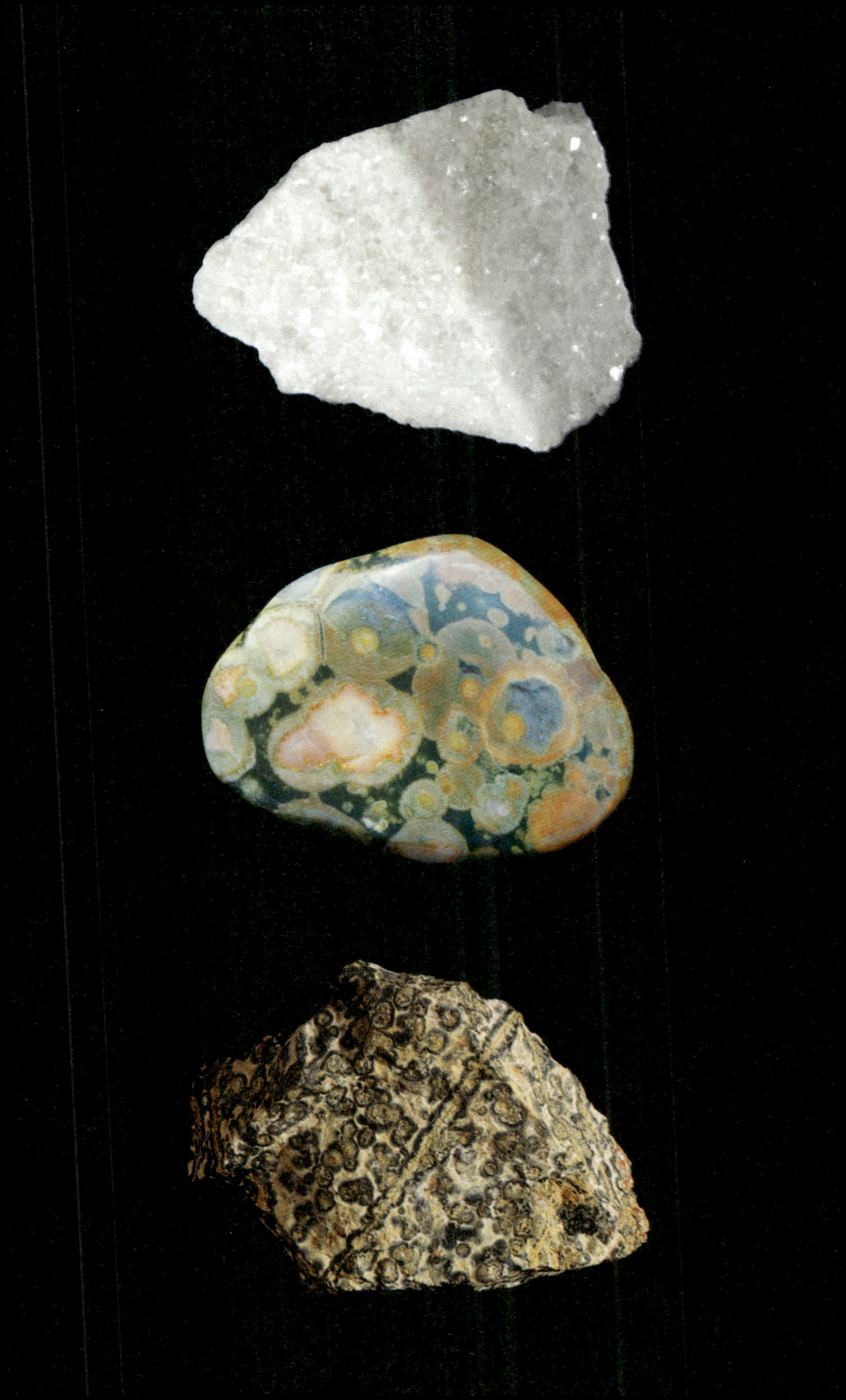

Marmor

Kristallsystem: trigonal
Bildungsprinzip: tertiär
Mineralklasse: Carbonate
Farbe: weiß, cremefarben, gelbgrün, rötlich, braun bis schwarz
Chemische Formel, Mineralstoffe: $CaCO_3$ + Mg,Fe,Sr (Calcit)
oder $CaMg(CO_3)_2$ + Fe (Dolomit)

Mineralogie

Marmor ist ein metamorphes monomineralisches Gestein aus Calcit oder Dolomit. Er entsteht durch die Umwandlung von sedimentärem Kalkstein oder Dolomit unter Druck und Hitze. Durch die Metamorphose werden die winzigen Kristalle des Sediments zu größeren zusammengefügt, was dem Marmor Transparenz und das typisch körnige Erscheinungsbild gibt. Achtung: Im Steinmetzgewerbe werden alle polierfähigen Kalksteine als Marmor bezeichnet, auch wenn sie nicht metamorph sind.

Mythologie

Marmor (griech. »marmaros« = »weißer Stein«) war im Altertum eine Sammelbezeichnung für »besondere Steine, die durch Fleckung und Zeichnung ansprechen« (Zitat Isidor). Über den heutigen Marmor ist daher wenig bekannt. Überliefert ist seine verwandelnde Kraft, Leid in Freude zu kehren, und seine Symbolik als Stein für Reichtum, Pracht und Herrlichkeit.

Heilkunde

Spirituell bringt Marmor die Verwandlung unglücklicher Lebensumstände. Er hilft, Dinge, von denen man glaubte, sich damit abfinden zu müssen, mit neuer Dynamik zu verändern.
Seelisch bringt Marmor unterdrückte Bewusstseinsinhalte hervor. Er hilft, sich von allem seelischen Unfrieden zu befreien.
Mental eröffnet Marmor neue Perspektiven und regt kreative Problemlösungen an, wo man zuvor resignierte.
Körperlich verbessert Marmor die Calcium-Verwertung des Körpers. Hier gleicht seine Wirkung der des Calcits.

Anwendung

Schon Marmor als Baustoff zeigt seine Wirkung, doch bewusster erfahrbar wird er durch längeres Tragen am Körper oder die Einnahme von Edelsteinwasser und Elixieren.

Meta-Rhyolith

Kristallsystem: trigonal (überwiegend)
Bildungsprinzip: primär
Mineralklassen: Oxide/Gerüstsilikate, Quarze (überwiegend)
Farbe: grau, braun, beige, gelblich, rötlich, grün mit Einsprenglingen und Hohlraumfüllungen
Chemische Formel, Mineralstoffe: SiO_2 + Fe,Al (überwiegend Quarz)

Mineralogie

Meta-Rhyolithe sind verkieselte ehemalige Vulkangesteine (Rhyolithe). Durch das Einwirken magmatischer Kieselsäurelösungen wurden die ursprünglichen Mineralien der Laven, Tuffe und Aschelagen weitgehend verdrängt und durch Quarz ersetzt. Dadurch entstanden auch jüngere Hohlraumfüllungen z. B. mit Chalcedon. Je nach Aussehen werden die Meta-Rhyolithe als Leopardenstein (sandfarben-braun), Regenwaldstein (grünbraun) oder Dr. Liesegang-Stein (beige-rot gebändert) gehandelt.

Mythologie

Der Name Rhyolith stammt von griech. »rhyx« = »Lavastrom«. Überlieferungen zur Wirkung sind nicht bekannt.

Heilkunde

Spirituell hat Meta-Rhyolith den interessanten Effekt, den bestehenden geistigen Zustand zu verstärken und zu verdeutlichen, ohne jedoch eine Veränderung herbeizuführen.
Seelisch stärkt Meta-Ryolith Selbstachtung und Selbstwertgefühl. Er hilft, sich so anzunehmen, wie man ist und wirkt emotional ausgleichend.
Mental hilft Meta-Rhyolith anstrengende Lebenssituationen ruhig und konzentriert im Bewusstsein der eigenen Kraft zu meistern.
Körperlich stärkt Meta-Rhyolith die Widerstandskraft. Leopardenstein hilft aufgrund seiner Signatur bei Hautkrankheiten, verhärtetem Gewebe und Steinbildungen, Regenwaldstein bei Grippe, Erkältungen und Infektionen.

Anwendung

Der Aufenthalt auf Meta-Rhyolithen wirkt natürlich am stärksten, ansonsten können sie am Körper getragen oder aufgelegt sowie als Edelsteinwasser eingenommen werden.

Moldavit (Tektit)

Kristallsystem: amorph
Bildungsprinzip: tertiär
Mineralklassen: Oxide/Silikate, Gesteinsglas
Farbe: flaschengrün, seltener grasgrün
Chemische Formel, Mineralstoffe: $SiO_2 + Al_2O_3 + Ca,K,Fe,Mg + (Na,Ti,Mn)$

Mineralogie

Moldavit entstand vor etwa 15 Mio. Jahren durch den Aufprall eines Riesenmeteorits im heutigen Nördlinger Ries. Aus der durch den Aufprall entstandenen Gesteinsschmelze wurden Spritzer 400 km weit durch die Luft geschleudert, kühlten im Flug ab, und fielen im Bereich der heutigen Moldau zur Erde. An deren Ufern wird der Moldavit nun gefunden und trägt aus diesem Grund ihren Namen.

Mythologie

Steinzeitfunde belegen die Verwendung des Moldavits als Amulettstein. Bis heute hat sich sein Ruf als magischer Glücksstein sowie für Wunsch- und Fruchtbarkeitszauber erhalten.

Heilkunde

Spirituell lässt Moldavit immense geistige Dimensionen erleben. Er vermittelt eine grenzenlose Weite, fördert die Hellsichtigkeit und lässt erahnen, was die tatsächliche geistige Größe des Menschen ist.
Seelisch bringt Moldavit Erinnerungen und Traumbilder, die Einblick in den Sinn und die Aufgabe unseres Daseins ermöglichen. Außerdem stärkt Moldavit das Einfühlungsvermögen.
Mental löst Moldavit unsere Aufmerksamkeit von starker materieller Verhaftung sowie Geld- und Zukunftssorgen. Moldavit bringt spontane, unkonventionelle Ideen und Problemlösungen.
Körperlich unterstützt Moldavit Heilungsprozesse, indem er die Ursache der Erkrankung und den Krankheitsgewinn bewusst macht.

Anwendung

Starke Wirkungen entfaltet Moldavit, wenn er auf die Stirn (»Drittes Auge«) aufgelegt wird. Generell genügt es jedoch, ihn bei sich zu tragen. Sehr intensiv wirken Edelsteinwasser und Elixiere.

Moldavit, Tschechien;
Mondstein, Tansania; Mookait, Australien

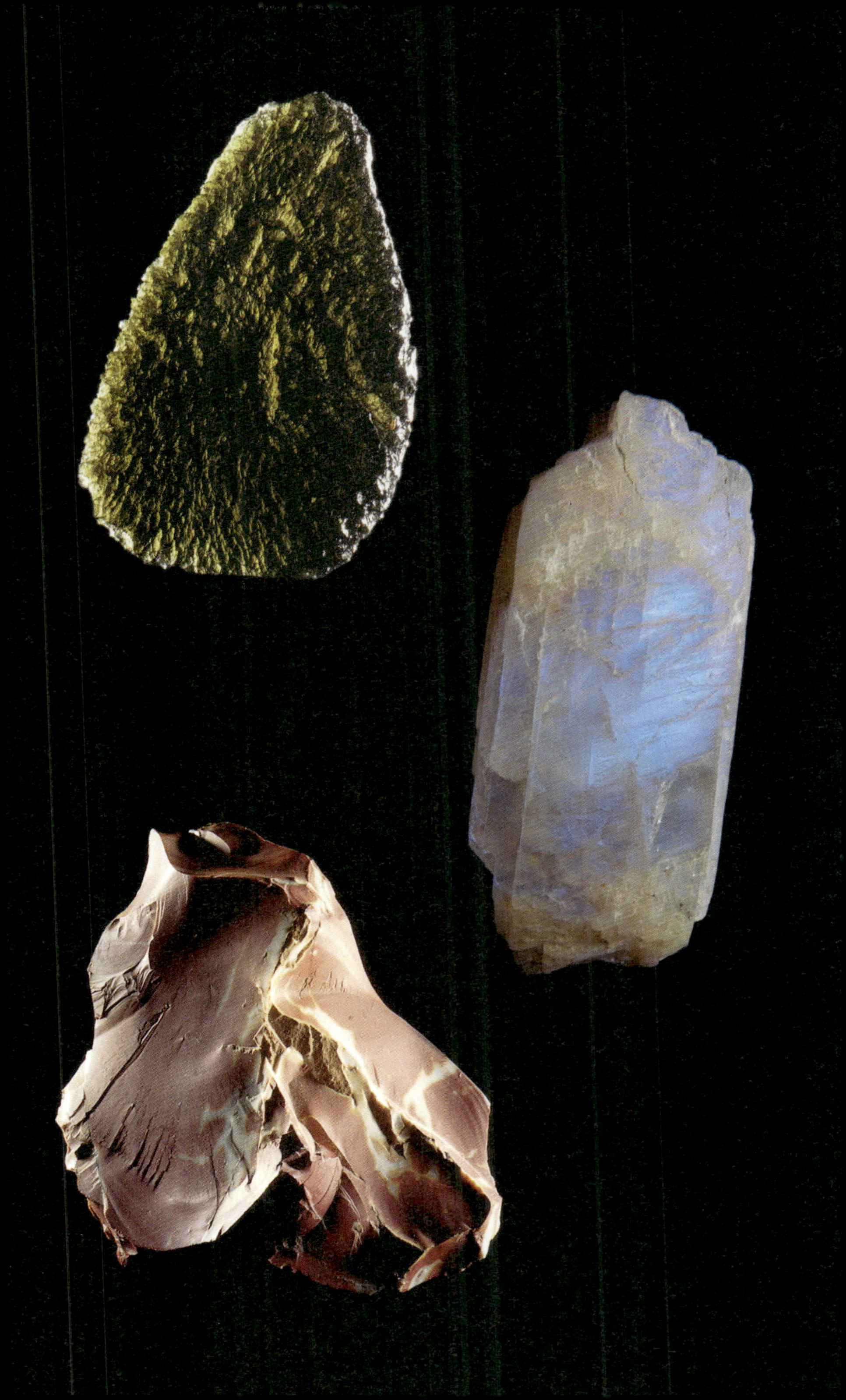

Mondstein (Feldspat)

Kristallsystem: monoklin/triklin
Bildungsprinzip: primär
Mineralklasse: Gerüstsilikate, Feldspat-Gruppe
Farbe: weiß, gelb, graugrün, grau, schwarz mit weißem, blauem oder buntem Flächenschiller
Chemische Formel, Mineralstoffe: $KAlSi_3O_8/NaAlSi_3O_8$ + Fe,Ca,Ba,Sr,Mg

Mineralogie

Mondstein ist ein magmatischer Alkalifeldspat, in dem bei der Abkühlung feine Lamellen aus Orthoklas (Kalifeldspat) und Albit (Natronfeldspat) entstanden. An diesen entsteht durch Lichtbrechung der blaue oder weiße Schimmer.

Mythologie

Mondstein wird dem Mond zugeordnet und gilt damit traditionell als Intuitions-, Gefühls-, Herzens- und Fruchtbarbeitsstein. Er wurde sowohl in Fernost, dem Orient, als auch in Europa als Glückstein und für Liebeszauber verwendet.

Heilkunde

Spirituell steigert Mondstein die Medialität und Hellsichtigkeit. Er fördert luzides Träumen, vor allem zu Vollmond.
Seelisch verfeinert der Mondstein die (unbewusste) Lichtwahrnehmung und steigert so die Intuition. Er bringt Gefühlstiefe, verbessert die Traumerinnerung und lindert Mondsüchtigkeit.
Mental macht Mondstein aufgeschlossen gegenüber plötzlichen irrationalen Impulsen. So fördert er einerseits »glückliche Zufälle«, lässt einen jedoch ungehindert auf die eigenen Illusionen hereinfallen.
Körperlich regt Mondstein die Tätigkeit der Zirbeldrüse an und bringt über deren Lichtempfindlichkeit die inneren Hormonzyklen in Übereinstimmung mit den Rhythmen der Natur. Damit fördert Mondstein auch die Fruchtbarkeit der Frau und hilft bei Beschwerden während der Menstruation, nach Entbindungen und im Klimakterium.

Anwendung

Für spirituelles Erleben sollte der Mondstein auf die Stirn, für seelisches Erleben aufs Herz gelegt werden. Ansonsten genügt es, den Stein zu tragen oder Edelsteinwasser und Elixiere einzunehmen.

Mookait (Radiolarit)

Kristallsystem: trigonal (Quarz) + amorph (Opal)
Bildungsprinzip: sekundär
Mineralklasse: Oxide/Silikate, Hornstein-Gruppe
Farbe: weiß, beige, gelb, rot, rotviolett
Chemische Formel, Mineralstoffe: SiO_2 + Fe,O,OH

Mineralogie

Mookait ist ein bunter Radiolarit-Hornstein aus Westaustralien, der größtenteils aus Quarz besteht, in geringen Mengen auch aus einem Quarz-Opal Gemisch. Er entstand aus einem 2 Milliarden Jahre alten Radiolarit-Sediment. Durch später eindringende Lösungen wurden Eisenoxide eingebracht, welche die bunten Farben verursachen.

Mythologie

Mookait wurde von den australischen Ureinwohnern aufgrund seines scharfkantigen Bruchs als Klinge und Speerspitze genutzt. Außerdem fand er als Wundheilstein Verwendung.

Heilkunde

Spirituell fördert Mookait den Wunsch nach Abwechslung und neuen Erfahrungen. Er hilft, die äußeren Aktivitäten und die innere Verarbeitung der daraus folgenden Eindrücke in einem harmonischen Gleichgewicht zu halten.
Seelisch schenkt Mookait gleichzeitig tiefe innere Ruhe und Abenteuerlust. Er hilft, zu erfahren, dass Meditation bei jeder Tätigkeit möglich ist.
Mental macht Mookait beweglich und flexibel. Er hilft, immer mehrere Möglichkeiten zu sehen und doch problemlos das Passende auszuwählen.
Körperlich stabilisiert Mookait die Gesundheit. Er stärkt das Immunsystem und regt die Blutreinigung in Leber und Milz an. Mookait fördert die Wundheilung und lässt Vereiterungen abklingen.

Anwendung

Mookait sollte über längere Zeit am Körper getragen werden, da sich seine Wirkung nur langsam entfaltet. Auch als Edelsteinwasser und Elixier wirkt er eher sanft.

Moosachat grün (Chalcedon)

Kristallsystem: trigonal
Bildungsprinzip: primär
Mineralklasse: Oxide/Gerüstsilikate, Quarze
Farbe: farblos bis hellblau mit dunkelgrünen Einschlüssen
Chemische Formel, Mineralstoffe: $SiO_2 \cdot H_2O$ + Al,Fe + grüne Silikate

Mineralogie

Grüner Moosachat gehört zur Chalcedon-Familie und entsteht aus dickflüssigem magmatisch-hydrothermal gebildetem Kieselsäure-Gel, in das grüne Silikatlösungen eindringen, ohne sich zu vermischen. So bildet sich Chalcedon, der moosgrüne faden- und schlierenförmige Einschlüsse enthält.

Mythologie

Bis in die moderne Literatur hinein findet sich immer wieder der Hinweis, dass Moosachat aufgrund seiner pflanzenartigen Signatur die Naturliebe stärkt. Weitere Hinweise auf seine Heilwirkung finden sich jedoch nicht.

Heilkunde

Spirituell bringt grüner Moosachat Befreiung von geistigen Ketten und Verhaftungen. Er verhilft zu neuer Initiative nach langem Zögern oder langer Zurückhaltung. Grüner Moosachat bringt Inspiration und ermöglicht, immer wieder neu anzufangen.
Seelisch befreit grüner Moosachat von Druck und Belastung. Er hilft, tiefsitzende Angst zu lösen und fördert Zuversicht und Hoffnung. Grüner Moosachat bringt der Seele Erholung.
Mental fördert grüner Moosachat die Kommunikationsfähigkeit. Er steigert die Bewusstheit, hilft, auch schwierige Sachverhalte geistig nachzuvollziehen, und macht den Verstand sehr rege.
Körperlich fördert grüner Moosachat den Lymphfluss, hilft gegen Lymphknotenschwellungen und hartnäckige Infektionen, wirkt immunstärkend, fiebersenkend, entzündungshemmend, schleimbildend (bei trockenem Husten) und lindert Wetterfühligkeit.

Anwendung

Grüner Moosachat sollte auf jeden Fall mit Hautkontakt getragen oder aufgelegt werden. Stark wirkt er auch als Edelsteinwasser und Elixier.

Grüner Moosachat, Indien;
Rosa Moosachat, Indien

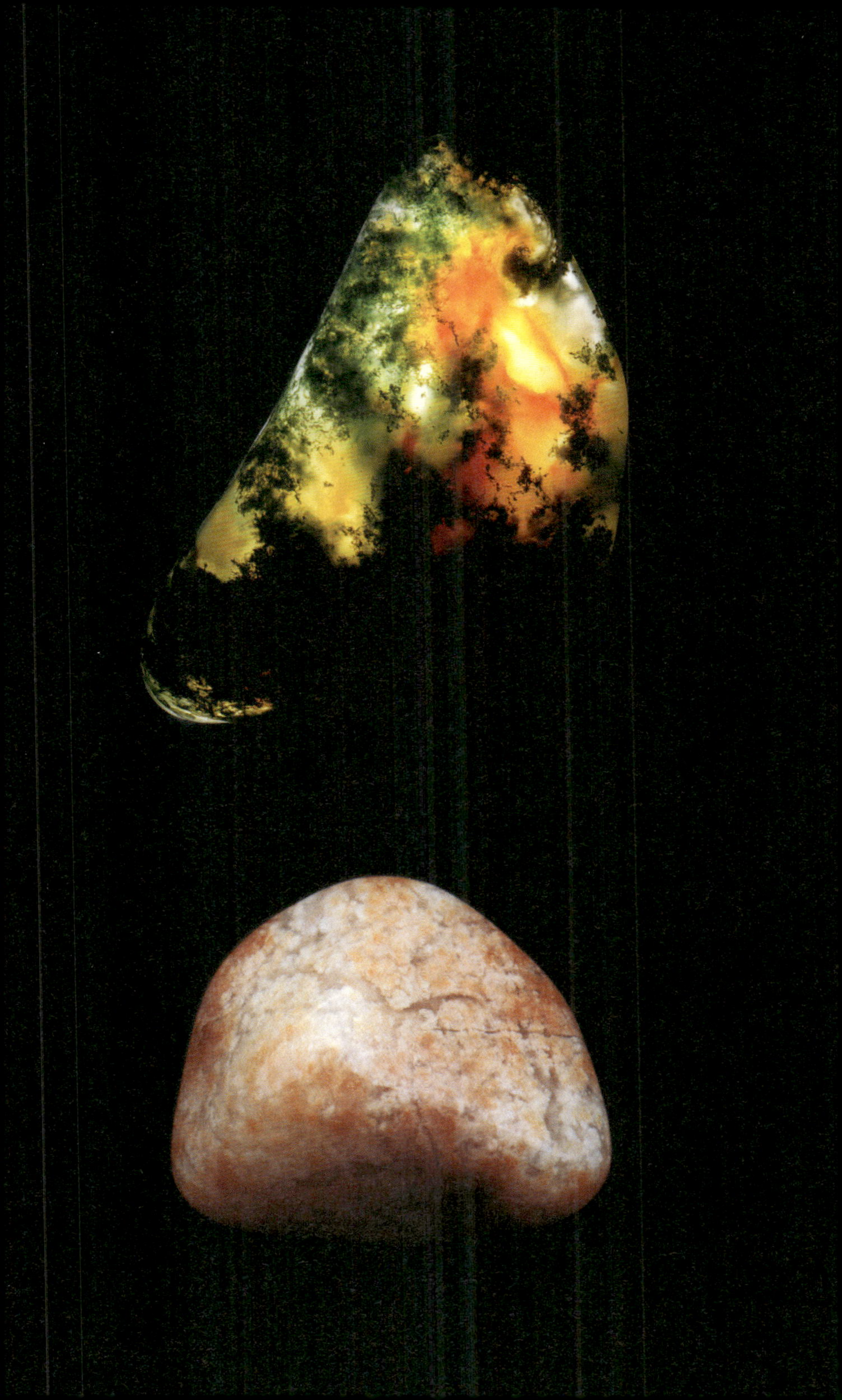

Moosachat rosa (Chalcedon)

Kristallsystem: trigonal
Bildungsprinzip: primär
Mineralklasse: Oxide/Gerüstsilikate, Quarze
Farbe: farblos-bräunlich mit orangerosa bis orangebraunen Einschlüssen
Chemische Formel, Mineralstoffe: $SiO_2 \cdot H_2O$ + Al,Fe

Mineralogie

Rosa Moosachat ist ein Chalcedon, der aus magmatisch-hydrothermalen Kieselsäurelösungen entsteht, die Chlorit-Mineralien einschließen. Deren Substanz wird dabei durch Quarz verdrängt, so dass es sich bei den braunen Einschlüssen um Pseudomorphosen von Quarz nach Chlorit handelt.

Mythologie

Rosa Moosachat kam erst in den 1990er Jahren in größeren Mengen auf den Markt. Ältere Überlieferungen zu seinen Heilwirkungen gibt es nicht.

Heilkunde

Spirituell hilft rosa Moosachat, zurückliegende Lebenserfahrungen zu verarbeiten, Verhaftungen loszulassen und Offenheit und Freiheit zu gewinnen.
Seelisch ermöglicht rosa Moosachat, Empfindungen von Ekel, Abscheu, Groll und Streitlust zu überwinden. Er bringt innere Stabilität und Sicherheit, so dass Zurückgezogenheit und Schutzbedürfnisse schwinden.
Mental löst rosa Moosachat Rachegedanken und Schuldzuweisungen auf. Er hilft, Verantwortung für das eigene Wohl zu übernehmen und spielerisch neue Lebensstrategien zu erforschen.
Körperlich regt rosa Moosachat die Verdauung und Ausscheidung an. Er fördert die Sekretion der Verdauungsenzyme, hilft bei Übelkeit, regt die Darmtätigkeit an, verbessert die Darmflora und lindert Entzündungen im Magen-Darm-Trakt. Er hilft sehr schnell bei Verstopfung und bei längerer Anwendung auch bei Durchfall.

Anwendung

Rosa Moosachat sollte mit Hautkontakt auf den Bauch aufgelegt werden. Kurz angesetztes Edelsteinwasser hilft bei vielen Verdauungsbeschwerden. Wird der Stein für drei Tage in Wasser eingelegt, entwickelt sich ein kräftiges Abführmittel.

Morganit (Beryll)

Kristallsystem: hexagonal
Bildungsprinzip: primär
Mineralklasse: Ringsilikate, Beryll-Varietät
Farbe: blassrosa, rosa bis apricot
Chemische Formel, Mineralstoffe: $Be_3Al_2[Si_6O_{18}]$ + Li,Mn + (Cs,Fe)

Mineralogie

Morganit ist ein durch Spuren von Mangan, Lithium oder Cäsium rosa gefärbter Beryll. Er entsteht in Pegmatiten, wenn die magmatische Lösung dort ausreichend mit Beryllium und den genannten Spurenelementen angereichert ist.

Mythologie

Morganit wurde erst in diesem Jahrhundert entdeckt und nach dem Mineraliensammler, Bankier und Geheimbündler John Pierpont Morgan benannt. Überlieferungen zur Wirkung gibt es daher nicht.

Heilkunde

Spirituell hilft Morganit, Selbstwichtigkeit, Fanatismus, Scheuklappenmentalität und Fluchtgewohnheiten als solche zu erkennen und sich stattdessen einem beschaulicheren Leben zu widmen. Morganit weckt die Liebe zum Leben selbst und damit auch zu allem Lebendigen.
Seelisch hilft Morganit, Stress und Leistungsdruck abzubauen. Morganit macht übergangene seelische Bedürfnisse wieder bewusst und hilft, Gefühle wahrzunehmen und zu leben.
Mental hilft Morganit, Ehrgeiz loszulassen und Freude an geistigen Tätigkeiten zu haben, die keinem Gewinn oder Erfolg dienen. Morganit schafft Raum für Muse.
Körperlich lindert Morganit stressbedingte Krankheiten wie Herzbeschwerden, Nervenleiden, Gleichgewichtsstörungen und Impotenz.

Anwendung

Morganit kann als Meditationsstein auf das Herz aufgelegt werden. Stresssymptome lindert schnell der Aufenthalt in einem Morganit-Kreis, gefolgt von längerem Tragen direkt am Körper. Wirkungsvoll sind auch Edelsteinwasser und Elixiere.

Nephrit (Aktinolith)

Kristallsystem: monoklin
Bildungsprinzip: tertiär
Mineralklasse: Kettensilikate, Amphibol-Gruppe
Farbe: grün bis grünschwarz
Chemische Formel, Mineralstoffe: $Ca_2(Mg,Fe)_5[(OH,F)_2 | Si_8O_{22}]$ + Al,Na,Cr

Mineralogie

Nephrit ist die feinfaserige Varietät des Aktinoliths. Er entsteht metamorph bei der Bildung von Grünschiefern sowie in der Umgebung basischer (Gabbro, Basalt) und ultrabasischer Gesteine (Serpentin).

Mythologie

Der Name Nephrit stammt von griech. »nephron« = »Niere«. Schon im Altertum und in den frühen Kulturen Südamerikas und Neuseelands war Nephrit als Nierenheilstein bekannt. Darüber hinaus wurde er als Amulett und zur Herstellung von Götterbildern verwendet.

Heilkunde

Spirituell zählt Nephrit zu den Schutzsteinen gegen aggressive Einflüsse. Er macht unbeeinflussbar durch Druckmittel und hilft, die eigene Identität zu wahren.
Seelisch vermittelt Nephrit Sicherheit. Er hilft, Spannungen und Kummer abzubauen, heftige Emotionen zu entladen, mildert Aggressivität und führt langfristig zu innerem Frieden.
Mental fördert Nephrit Neutralität und Toleranz. Er hilft bei Unentschlossenheit, Entscheidungen zu fällen, und löst Zweifel und sinnloses Grübeln auf. Nephrit macht kreativ und handlungsfreudig.
Körperlich verbessert Nephrit die Nierenfunktion, lindert Nierenentzündungen und beugt Ablagerungen in den Harnwegen und Nierensteinen vor. Er fördert dadurch auch die Entgiftung der Körperflüssigkeiten und des Gewebes.

Anwendung

Nephrit sollte längere Zeit am Körper getragen werden, bis sich ein inneres Gleichgewicht einstellt. Bei akuten Fällen kann er direkt auf den Nieren aufgelegt, mit Pflaster aufgeklebt oder als Edelsteinwasser und Elixier eingenommen werden.

Morganit, Brasilien;
Nephrit, Russland

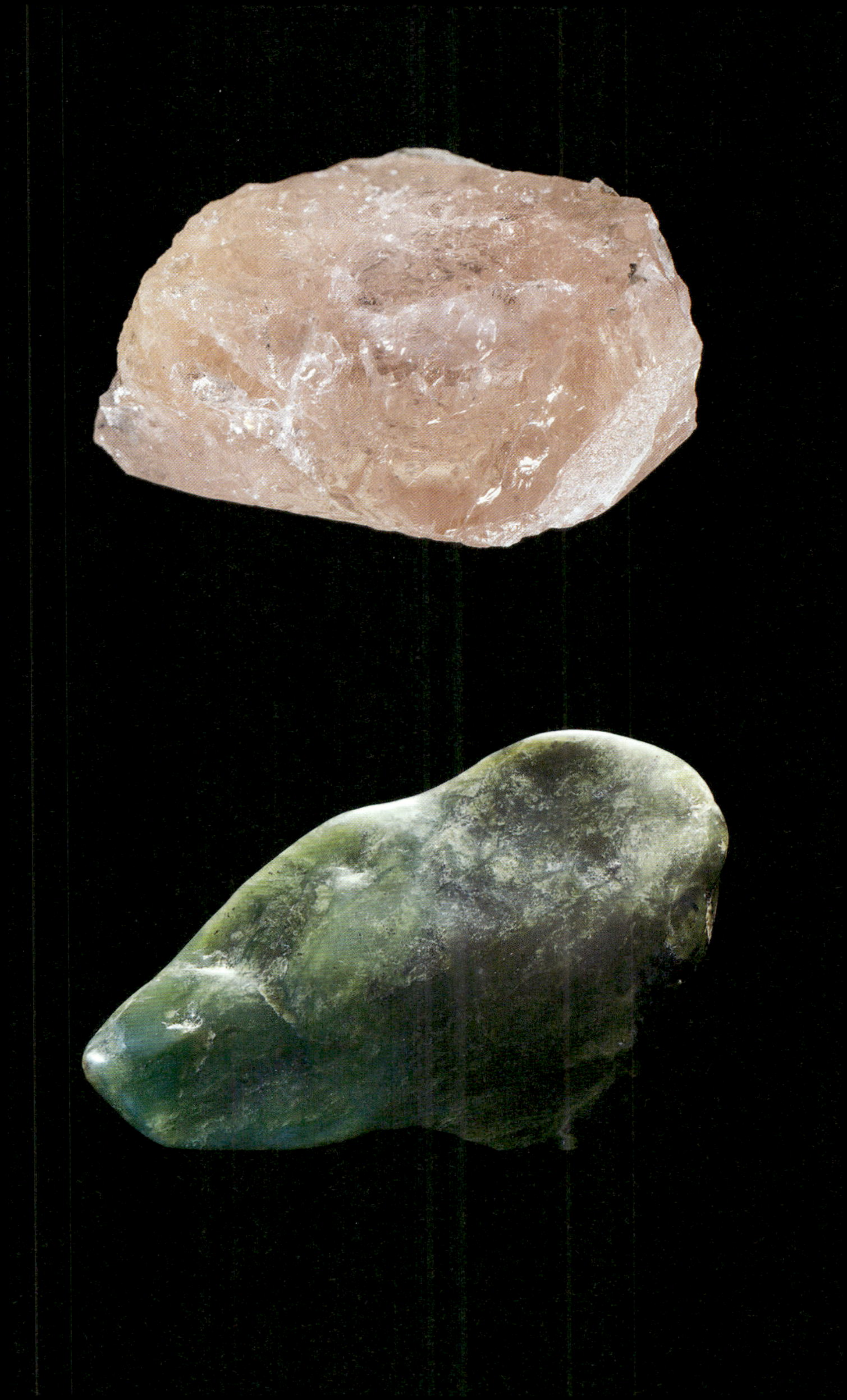

Obsidian

Kristallsystem: amorph
Bildungsprinzip: primär
Mineralklassen: Oxide/Silikate, Gesteinsglas
Farbe: schwarz, grau, braun
Chemische Formel, Mineralstoffe: SiO_2 + Al_2O_3 + K,Na,Fe,Ca + (Mg,Ti)

Mineralogie

Obsidian entsteht vulkanisch durch rasche Abkühlung kieselsäurereicher und weitgehend entgaster Lava, die so schnell erstarrt, dass sich keine kristallinen Strukturen ausbilden (»Temperaturschock«). Es entsteht eine amorphe »erstarrte Schmelze« mit zahlreichen Mineral-, Wasser- und Gaseinschlüssen. Obsidian wird aus diesem Grund auch »Gesteinsglas« oder »vulkanisches Glas« genannt. Die Grundfarbe des Obsidians ist *Schwarz*, und in der Regel ist er opak. Bei fremdstoffarmer, glasiger Beschaffenheit kann Obsidian transparent werden (*Rauchobsidian* oder *Apachenträne*). Bei abwechselnd opaken und transparenten Lagen wird er *Lamellenobsidian* genannt. Durch fein verteilte Gas- und Glasbläschen erhält Obsidian einen silbrigen oder goldenen Schimmer (*Silber-* oder *Goldobsidian*) sowie durch Lichtbrechung an winzigen kristallinen Einschlüssen bunte Farben (*Regenbogenobsidian*). Beginnen Sanidin, Cristobalit oder Tridymit im Obsidian auszukristallisieren, bilden sich radialstrahlige Einschlüsse (*Schneeflockenobsidian*). Durch einen hohen Gehalt an Eisenoxiden entstehen manchmal auch braune Flecken (*Mahagony-Obsidian*).

Mythologie

Obsidian gehört zu den ältesten Kulturgegenständen der Menschheit. Schon in der frühen Steinzeit fanden Obsidianklingen, wie Grabbeigaben belegen, für kultische Zwecke Verwendung. Im Altertum galt er als Stein, der Dämonen austreibt, im Mittelalter als Hilfsmittel für magische Handlungen. Die Azteken-Priester des Gottes Tezcatlipoca (»Rauchender Spiegel«) benutzten Obsidian-Spiegel zur Wahrsagekunst. Ebenfalls nach uralter Tradition wird Obsidian zur Wundheilung und Schmerzlinderung verwendet – ein interessanter Zusammenhang: War er doch die erste Klinge und Waffe des Menschen. Seinen Namen erhielt

Obsidian, Mexiko;
Mahagony-Obsidian, Mexiko

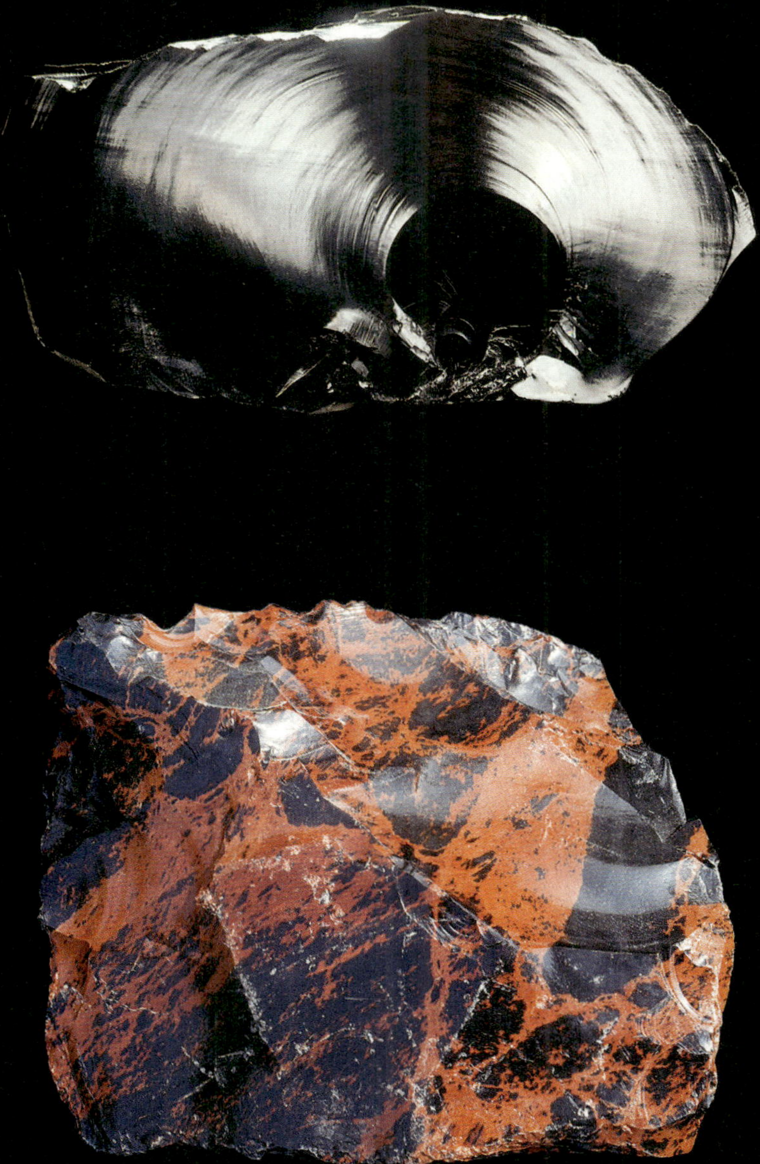

Obsidian nach dem Römer Obsius, der den Stein, den Berichten Plinius' zufolge, im heutigen Äthiopien fand.

Heilkunde

Spirituell hilft Obsidian, Integrität zu erlangen, indem die eigenen Schattenseiten in ihrer wahren Natur erkannt und wieder Teil des eigenen Selbsts werden. So erreicht man die »Makellosigkeit des Kriegers«, die geistige Unverwundbarkeit und Freiheit. Auf diese Weise kehren auch vergessene Fähigkeiten zurück, und die Wahrnehmung verfeinert sich bis hin zur Hellsichtigkeit.
Seelisch löst Obsidian Schocks, Angst, Blockaden und Traumatisierungen auf. Er wirkt belebend und bringt verborgene innere Bilder ans Licht. Obsidian gibt der Empfindungswelt eine ungeahnte Tiefe und hilft gegen jede Art von Besessenheit. Er reinigt die Atmosphäre von negativen geistigen Einwirkungen und schützt gegen geistige Angriffe.
Mental erweitert Obsidian die Bewusstheit und hilft, festgefahrene Glaubens-, Kommunikations- und Verhaltensmuster zu verändern. Er schärft die Sinne und hilft dem Verstand, mysteriöse Phänomene, Erlebnisse und Schilderungen zu durchschauen.
Körperlich löst Obsidian Schmerzen, Verspannungen, energetische Blockaden und Gefäßverengungen auf. Er löst den bei Verletzungen entstandenen Schock auf der Zellebene und hilft so, Blutungen zu stillen und die Wundheilung zu beschleunigen. Obsidian verbessert die Durchblutung, sogar in Extremfällen wie Raucherbein, und sorgt damit auch für eine Erwärmung der Gliedmaßen, z. B. bei chronisch kalten Händen und Füßen

Anwendung

Für die seelisch-geistigen Wirkungen sollte Obsidian als Meditationsstein in Form eines Spiegels oder einer Kugel ruhig betrachtet werden. Es empfiehlt sich jedoch, die Meditation zur abschließenden Klärung immer mit Bergkristall zu beenden. Zur Meditation eignen sich schwarzer, Regenbogen- und Silberobsidian an besten. Auf die Haut aufgelegter Rauchobsidian lindert Schmerzen sehr schnell, während die Durchblutung am besten mit Mahagony- oder Schneeflockenobsidian angeregt wird (am Körper tragen).

Silber-Obsidian, Mexiko;
Regenbogen-Obsidian, Mexiko;
Schneeflocken-Obsidian, USA

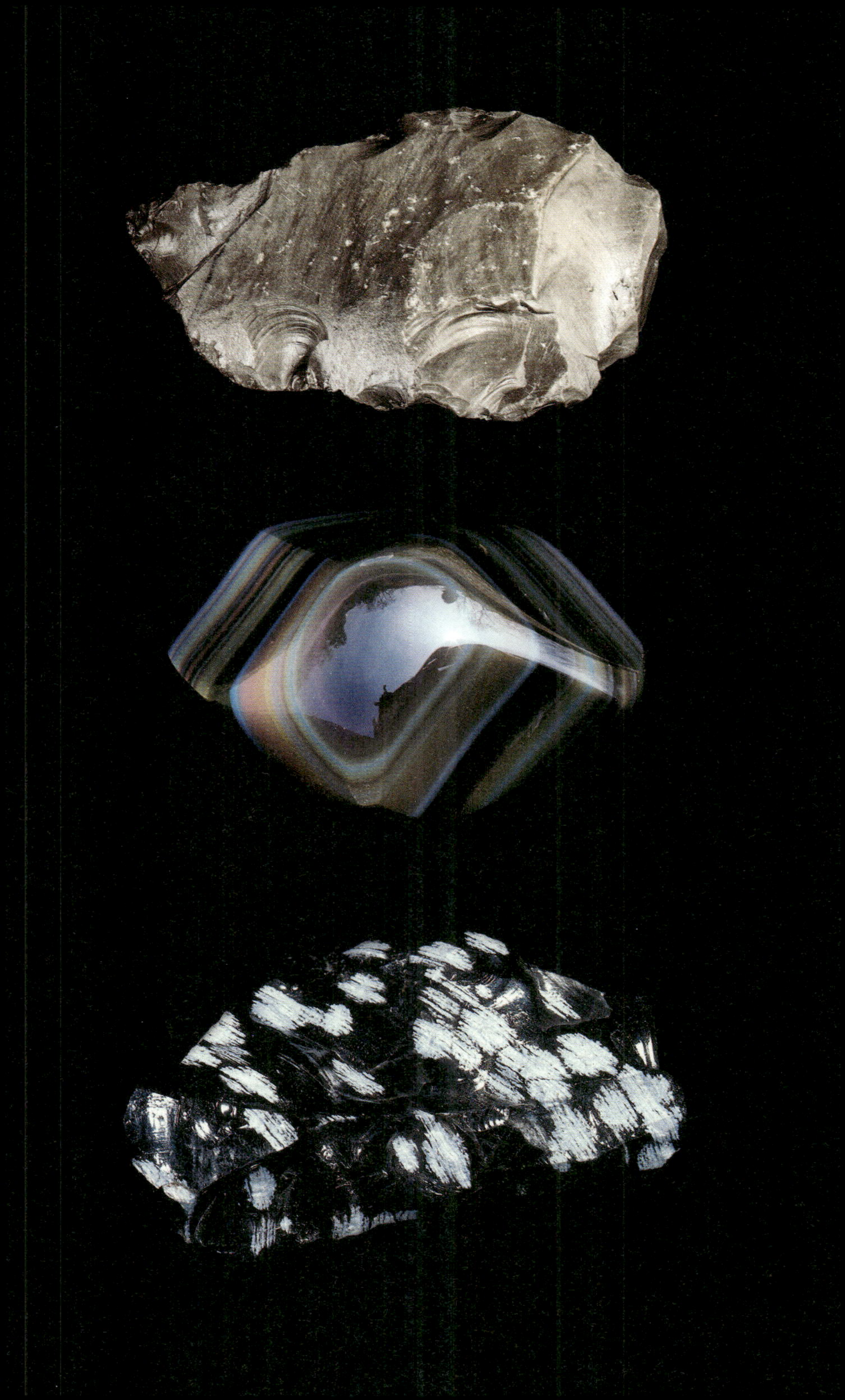

Olivin (Peridot, Chrysolith)

Kristallsystem: rhombisch
Bildungsprinzip: primär
Mineralklasse: Inselsilikate
Farbe: gelbgrün, flaschengrün, olivgrün
Chemische Formel, Mineralstoffe: $(Mg,Fe)_2[SiO_4]$ + Mn,Ni,Ca

Mineralogie

Olivin ist das wichtigste Mineral des oberen Erdmantels, wo er zusammen mit Pyroxenen und Chromit das Gestein Peridotit bildet. Dort wird er vereinzelt bei tief reichenden Vulkanausbrüchen mitgerissen und findet sich dann als Fremdgestein im Basalt.

Mythologie

Olivin wurde schon im 2. Jahrtausend vor Christus in Ägypten als Schmuck- und Heilstein verwendet. In alten Schriften wird er oft als Topas bezeichnet, so z. B. im Alten Testament: Der »Topas« aus dem Brustschild des Hohenpriesters ist vermutlich ein Olivin. Im Mittelalter wurde er zur Abwehr böser Geister und für Weisheit und Freundschaft verwendet.

Heilkunde

Spirituell hilft Olivin sich aus Fremdbestimmung zu lösen. Er hilft, das eigene Leben zu leben und Weisheit aus der Fülle der Lebenserfahrungen zu erwerben.
Seelisch löst Olivin Belastungen auf, die aus Selbstvorwürfen, schlechtem Gewissen und Schuldgefühlen stammen. Er hilft, aufgestauten Ärger und Wut zu entladen.
Mental hilft Olivin, sich Fehler einzugestehen und zu verzeihen. Er macht Versäumnisse bewusst und regt an, Schaden wiedergutzumachen.
Körperlich wirkt Olivin stark entgiftend und leberanregend. Er regt Leber und Galle an, stimuliert den Stoffwechsel und hilft bei Hautproblemen, sogar gegen Warzen.

Anwendung

Olivin sollte mit Hautkontakt getragen, auf die Leber aufgelegt oder als Edelsteinwasser bzw. Elixier eingenommen werden. Speziell zur Entgiftung des Fettgewebes wird Olivin vier Wochen in Sonnenblumenöl eingelegt, welches dann als Salatöl o. ä. zum Essen hinzugegeben wird.

Olivin (Chrysolith), USA;
Olivin (Peridot), Lanzarote

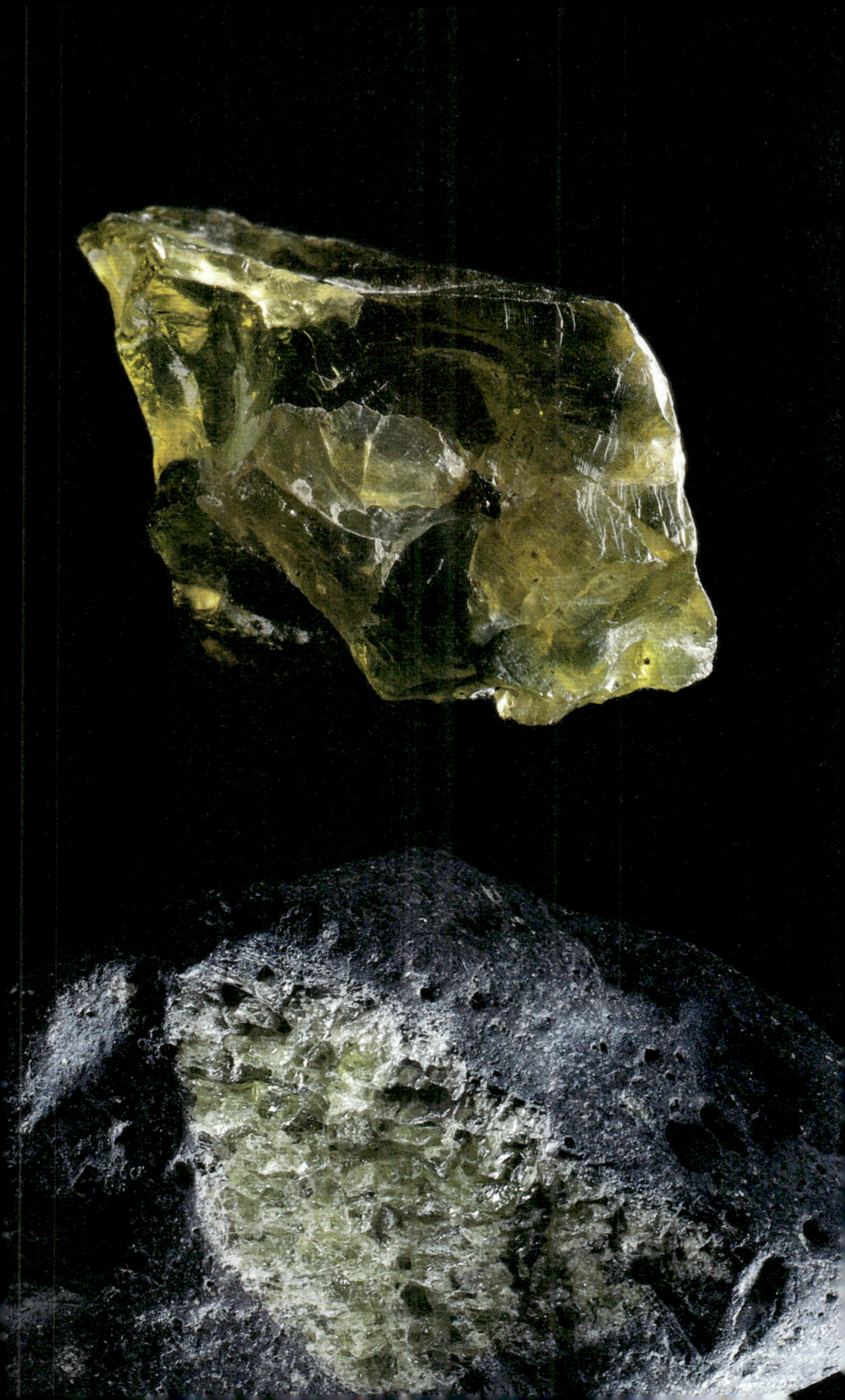

Onyx (Chalcedon)

Kristallsystem: trigonal
Bildungsprinzip: primär oder sekundär
Mineralklasse: Oxide/Gerüstsilikate, Quarze
Farbe: schwarz
Chemische Formel, Mineralstoffe: $SiO_2 \cdot H_2O$ + Mn,Fe

Mineralogie

Onyx ist ein durch Mangan- und Eiseneinlagerungen schwarz gefärbter Chalcedon. Er entsteht in Gesteinshohlräumen aus magmatischen oder sedimentären Kieselsäurelösungen.

Mythologie

Im Mittelalter galt Onyx als Unheilstein, der Traurigkeit, Ängste und im Schlaf Wahnbilder erzeugt sowie Streit und Zank fördert. Noch heute hat er einen schlechten Ruf als »Stein der Egoisten«.

Heilkunde

Spirituell fördert Onyx die Selbstverwirklichung. Er hilft, die eigenen Ziele unablässig zu verfolgen und eignet sich damit besonders für Menschen, die sich zu leicht beeinflussen lassen.
Seelisch stärkt Onyx Selbstbewusstsein und Verantwortungsgefühl. Er fördert einen gesunden Egoismus und die Bereitschaft, sich notfalls auch auf Auseinandersetzungen einzulassen.
Mental verbessert Onyx das Durchsetzungsvermögen. Er regt das analytische Denken und die Logik an, verbessert die Konzentrationsfähigkeit und hilft, schlüssig und bestimmt zu argumentieren. Onyx macht nüchtern und realistisch und bringt bessere Kontrolle über die eigenen Handlungen.
Körperlich schärft Onyx den Gehörsinn und heilt Erkrankungen des Innenohrs. Er fördert die Reinigung und Entschlackung des Bindegewebes und verbessert die Funktion sensorischer und motorischer Nerven. Er hilft damit auch bei Sehschwäche und stärkt das Immunsystem gegen Infektionsanfälligkeit.

Anwendung

Onyx sollte längere Zeit getragen werden, da seine Wirkung sich nur langsam entfaltet. Deutlich rascher wirkt die innere Einnahme von Edelsteinwasser oder Elixieren. Sehr intensiv wirkt außerdem der Aufenthalt im Steinkreis.

Onyx, Brasilien

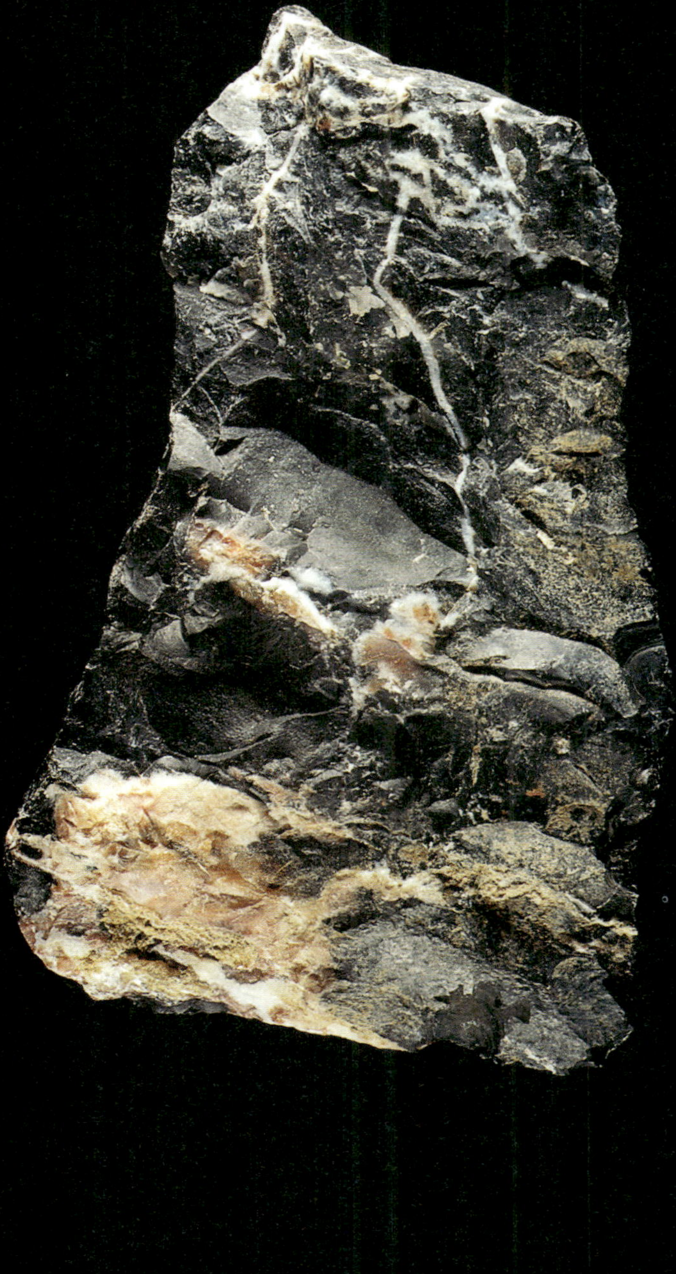

Onyx-Marmor (Aragonit-Calcit)

Kristallsystem: rhombisch (Aragonit) oder trigonal (Calcit)
Bildungsprinzip: sekundär
Mineralklassen: Carbonate
Farbe: weiß, gelb, braun und grünlich, immer gebändert
Chemische Formel, Mineralstoffe: $CaCO_3$ +
Fe (Aragonit, Calcit) oder $CaMg(CO_3)_2$ + Fe (Dolomit)

Mineralogie

Onyx-Marmor ist ein durch rhythmische Ablagerung an warmen Quellen gebildetes Kalkgestein mit wechselnden Lagen von Aragonit und Calcit. Der gebräuchliche Handelsname ist doppelt irreführend: Zwar werden im Steinmetzgewerbe gebänderte Gesteine nach alter Tradition als »Onyx« und polierfähige Kalksteine als »Marmor« bezeichnet, doch in der Mineralogie ist »Onyx« inzwischen ein Begriff für schwarzen oder schwarz-weißen Chalcedon und Marmor eine Bezeichnung für metamorphen Kalk. Beides trifft auf Onyx-Marmor nicht zu.

Mythologie

Onyx-Marmor wurde bereits in der Antike zur Herstellung von Gefäßen, Vasen, Skulpturen und Götterbildnissen genutzt. Eine ähnliche Verwendung ist auch aus der aztekischen Kultur bekannt.

Heilkunde

Spirituell fördert Onyx-Marmor rhythmische, an die Zyklen der Natur angepasste Entwicklungen. Dadurch bringt er Entlastung in anstrengenden Lebensphasen.
Seelisch macht Onyx-Marmor gelöster, freier und empfindsamer. Er bringt Aktivität und Ruhe in einen ausgewogenen Wechsel und sorgt so für Erholung bei andauernder Überlastung.
Mental bringt Onyx-Marmor Flexibilität und Kreativität. Er regt an, der momentanen Inspiration zu folgen.
Körperlich hilft Onyx-Marmor bei Beschwerden von Leber, Galle, Knochen, Knorpeln, Gelenken, Bandscheiben und Meniskus.

Anwendung

Onyx-Marmor kann längere Zeit getragen, direkt auf betroffene Körperbereiche aufgelegt, als Steinkreis ausgelegt oder in der Umgebung aufgestellt werden. Sehr gut wirken auch Edelsteinwasser und Elixiere.

Onyx-Marmor, Pakistan

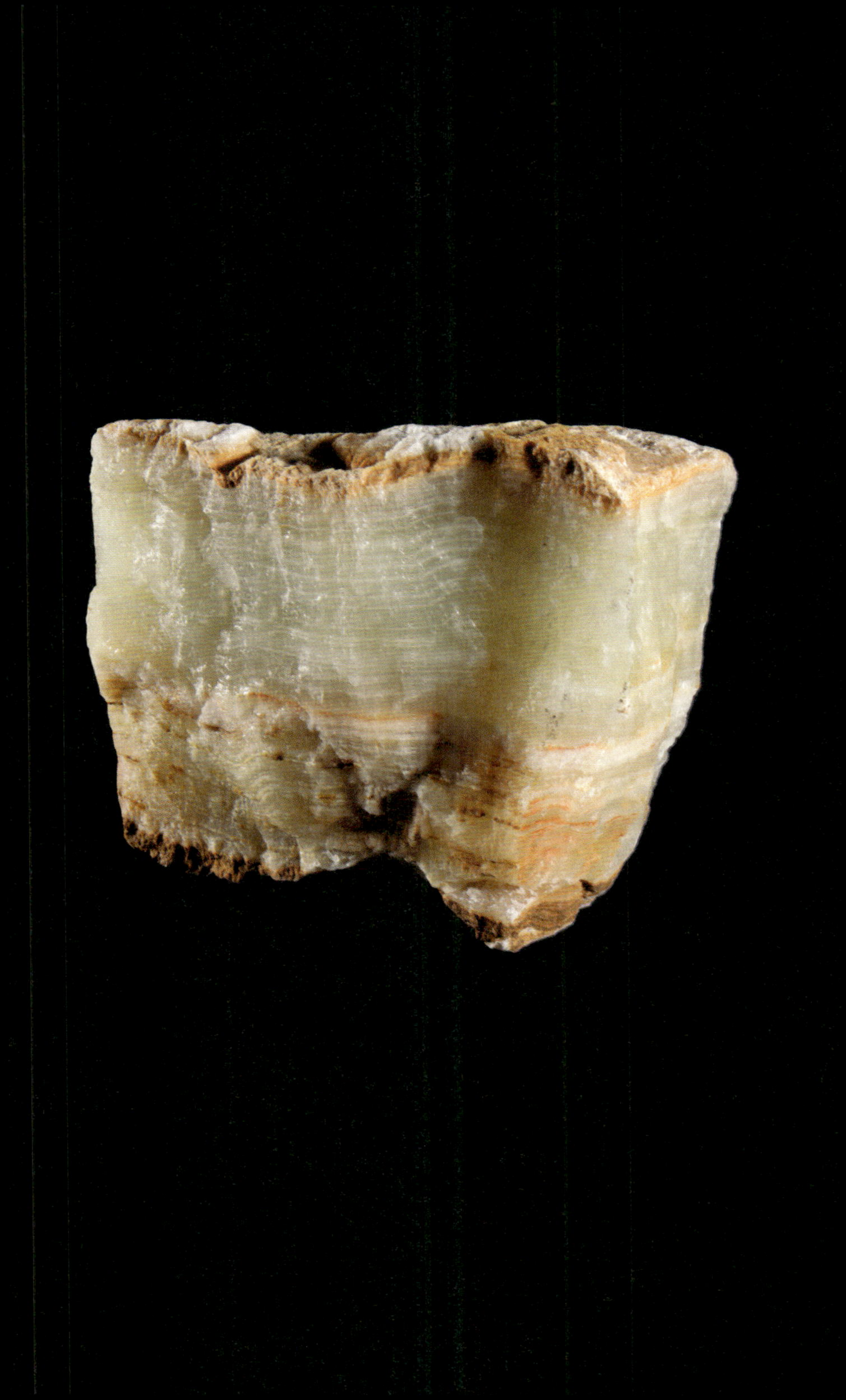

Opal, Edelopal

Kristallsystem: amorph
Bildungsprinzip: primär oder sekundär
Mineralklasse: Oxide/Silikate
Farbe: farblose, weiße, graue oder schwarze Körperfarbe mit opalisierenden bunten Lichtreflexen
Chemische Formel, Mineralstoffe: $SiO_2 \cdot n\ H_2O$ + Al,Fe

Mineralogie

Edelopal ist verfestigtes Kieselsäure-Gel magmatischen oder sedimentären Ursprungs. Aus der tröpfchenförmigen Kieselsäure im Gel entstehen Siliciumdioxid-Kügelchen, zwischen denen bis zu 20% Flüssigkeit eingeschlossen bleibt. Durch die Lichtbrechung an jenen Kügelchen erhält Edelopal sein Farbenspiel. Je nach Körperfarbe wird er Kristallopal (klar), heller Opal (weiß) oder Schwarzopal (schwarz) genannt. Flache Edelopal-Lagen werden auch Veta-Opal oder Seam-Opal genannt, von Edelopaladern durchzogene Gesteine heißen Boulder-Opal.

Mythologie

Edelopal ist mal Glücks-, mal Unglücksstein. In der griechischen Mythologie entstand er aus den Glückstränen des Zeus nach dem Sieg über die Titanen, in Indien ist er die auf der Flucht vor zudringlichen Göttern zu Stein erstarrte Göttin des Regenbogens.

Heilkunde

Spirituell bringt Edelopal Freude am irdischen Leben. Er lenkt unsere Aufmerksamkeit auf die bunten Seiten des Lebens und fördert so den Wunsch nach Abwechslung und Zerstreuung.
Seelisch stärkt Edelopal das Verlangen, die Erotik und Sexualität. Er macht emotional, verführerisch, unkonventionell, lebenslustig und fördert den Optimismus.
Mental macht Edelopal »leichten Sinnes«, manchmal auch etwas leichtsinnig. Er fördert Spontaneität, Poesie und das Interesse an den musischen Künsten.
Körperlich wirkt Edelopal aufgrund der Stärkung des Lebenswillens generell gesundheitsfördernd.

Anwendung

Edelopal wirkt durch Tragen, Auflegen und Einnahme von Edelsteinwasser und Elixieren sowie durch meditative Betrachtung.

Boulder-Opal und heller Opal, Australien; Schwarzopal und Veta-Opal, Honduras

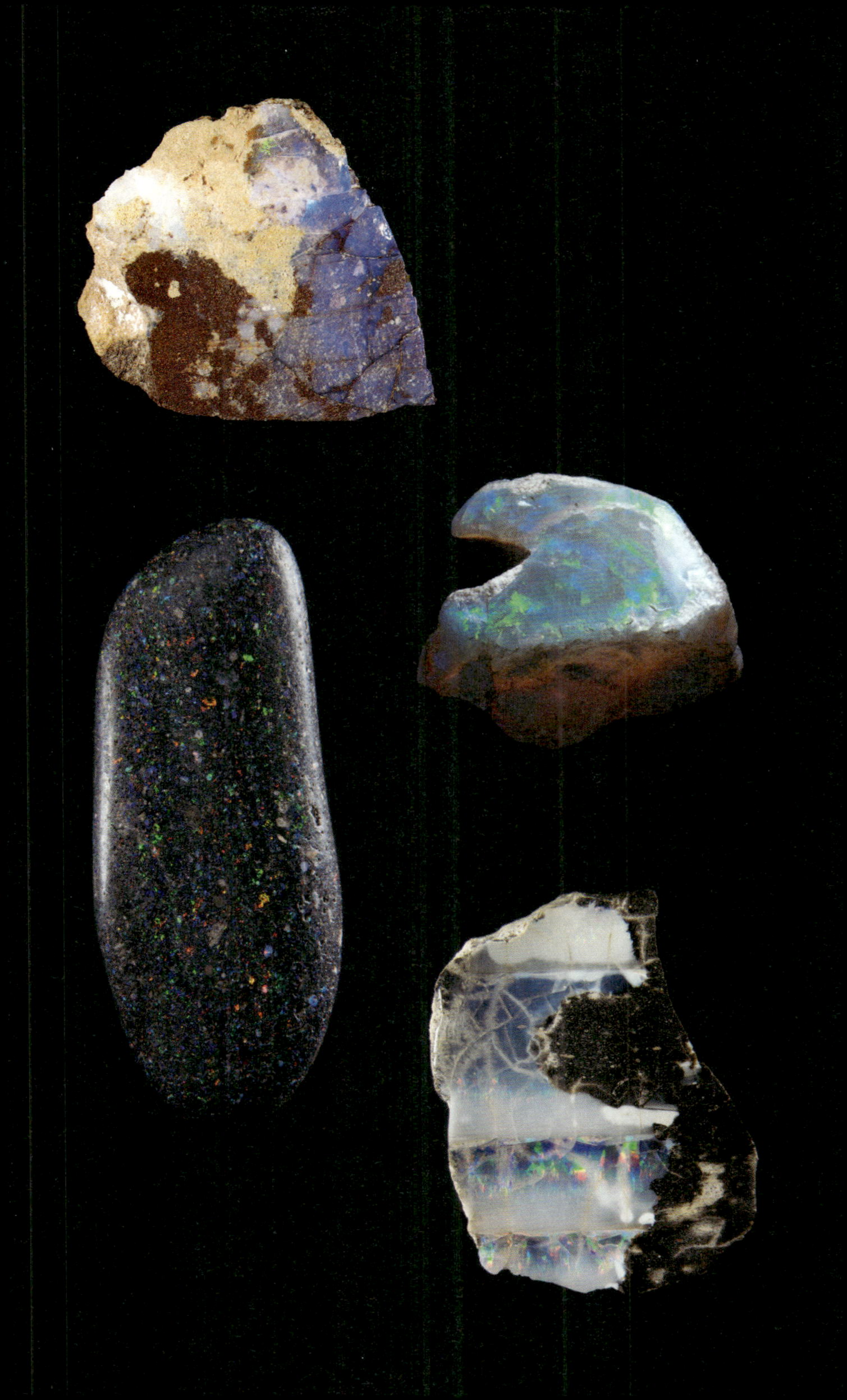

Opal, Chrysopal

Kristallsystem: amorph
Bildungsprinzip: primär
Mineralklasse: Oxide/Silikate
Farbe: grün-türkis bis blaugrün
Chemische Formel, Mineralstoffe: $SiO_2 \cdot n\ H_2O + Cu$

Mineralogie

Chrysopal entsteht aus kupferhaltigem Kieselsäure-Gel magmatischen Ursprungs, das sich durch Wasserverlust verfestigt. Er findet sich mitunter in Gesellschaft von Chrysokoll.

Mythologie

Chrysopal gilt als Stein des Meeres, der Weite und der Sehnsucht nach der (geistigen) Heimat. In Südamerika wird er noch heute als Zauberstein für Herzensangelegenheiten verwendet.

Heilkunde

Spirituell öffnet Chrysopal für neue Eindrücke. Er macht anderen Menschen gegenüber aufgeschlossen und fördert das Gemeinschaftserleben. Chrysopal bringt Begeisterungsfähigkeit.
Seelisch befreit Chrysopal die Gefühle. Er hilft, unterdrückter Trauer ihren Lauf zu lassen und sich alle Last von der Seele zu weinen. Chrysopal wirkt stimmungsaufhellend und vermittelt ein angenehm aufregend-melancholisches Lebensgefühl. Er hilft gegen Mutlosigkeit und schürt die kindliche Neugier, die in der ganzen Welt den Abenteuerspielplatz sieht.
Mental regt Chrysopal an, die Welt mit staunenden Augen zu betrachten und das Wunder des Lebens zu sehen.
Körperlich fördert Chrysopal die Regenerationskraft der Leber und wirkt entgiftend und fiebersenkend. Er befreit Herz und Brust von Beklemmungen.

Anwendung

Chrysopal sollte in der Herzregion getragen oder aufgelegt werden. Er kann auch als Edelsteinwasser und Elixier innerlich eingenommen, als Steinkreis ausgelegt oder in der Meditation kontemplativ betrachtet werden.

Chrysopal, Peru;
Feueropal, Mexiko

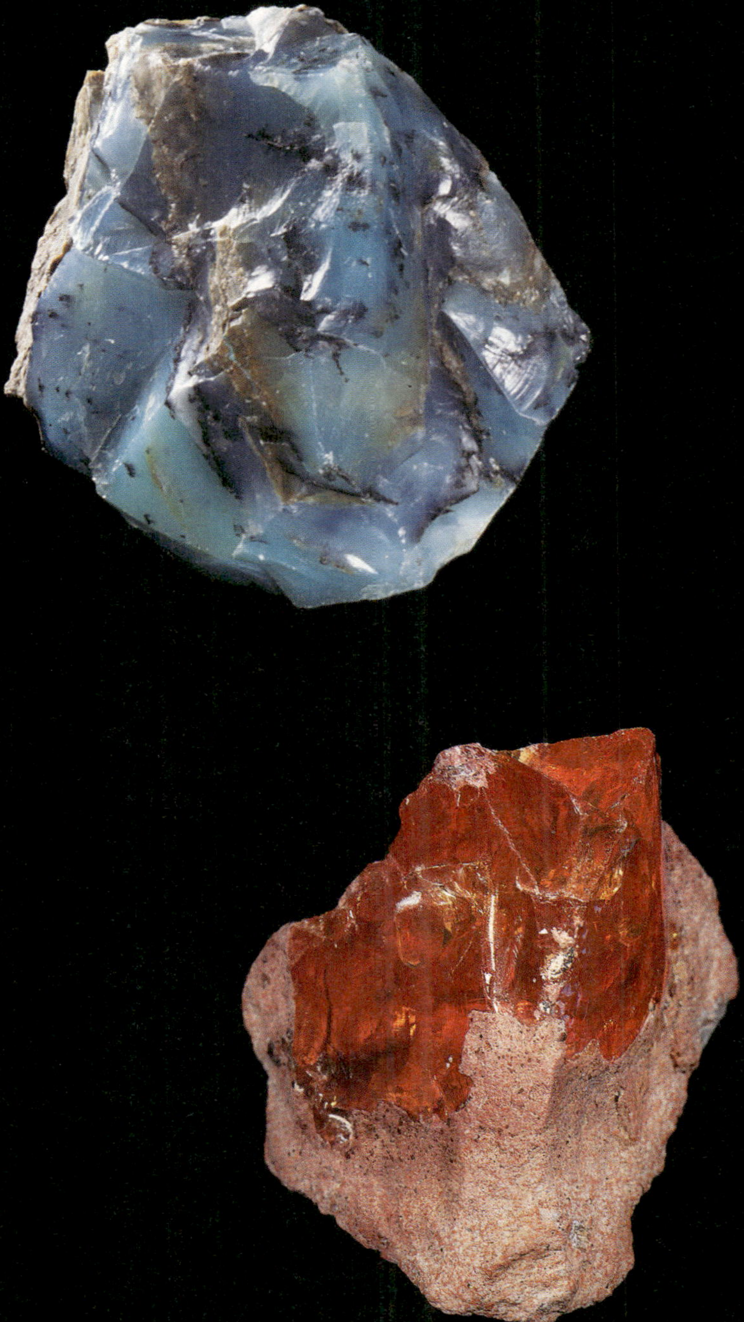

Opal, Feueropal

Kristallsystem: amorph
Bildungsprinzip: primär
Mineralklasse: Oxide/Silikate
Farbe: orange bis feuerrot
Chemische Formel, Mineralstoffe: $SiO_2 \cdot n\ H_2O + Fe$

Mineralogie

Feueropal entsteht aus Kieselsäure-Gel vulkanischen Ursprungs, das sich durch Wasserverlust verfestigt. Seine rot-orangene Farbe erhält er durch Eisen.

Mythologie

Feueropal ist ein Stein des Mars. Er gilt als Stein der Entdecker und Eroberer, der seinem Träger gutes Gelingen, Erfolg und die Überwindung aller Gefahren sichert.

Heilkunde

Spirituell bringt Feueropal Dynamik, Initiative und neue Ideen. Er weckt das innere Feuer, hilft, in kurzer Zeit sehr viel zu leisten und andere schnell zu begeistern. Feueropal macht spontan und impulsiv.

Seelisch macht Feueropal lebendig, aufgeschlossen und risikofreudig. Er weckt und muntert auf und bringt Fröhlichkeit, Begeisterung, Lebensfreude und Spaß an der Sexualität. Mitunter macht Feueropal etwas explosiv, so dass aufgestaute Emotionen sich blitzartig entladen.

Mental hilft Feueropal, zu starten. Er reißt aus langen Überlegungen heraus, bringt eine rasche Auffassungsgabe und regt an, zu handeln. Durch Feueropal wird das Denken sehr emotional bestimmt und durch Herausforderungen erst so richtig in Schwung gebracht.

Körperlich behebt Feueropal alle Energie-Mangelerscheinungen. Er regt die Geschlechtsorgane an und aktiviert die Nebennieren (Adrenalinproduktion).

Anwendung

Feueropal wirkt sehr stark als Edelsteinwasser und Elixier und wenn er am unteren Schambeinrand aufgelegt oder in der Hosentasche getragen wird. Zur Meditation ist es am besten, ihn (so ruhig es geht...) zu betrachten.

Opal grün, Chloropal

Kristallsystem: amorph (Opal) + monoklin (Nontronit)
Bildungsprinzip: primär
Mineralklasse: Oxide/Silikate (Opal) + Schichtsilikate (Nontronit)
Farbe: gelbgrün, grasgrün bis dunkelgrün
Chemische Formel, Mineralstoffe: $SiO_2 \cdot n\ H_2O$ (Opal) +
$Na_{0,3}Fe_2(Si,Al)_4O_{10}(OH)_2 \cdot 4\ H_2O$ (Nontronit)

Mineralogie

Grüner Opal entsteht aus Kieselsäure-Gel magmatischen Ursprungs, das sich durch Wasserverlust verfestigt. Seine grüne Farbe erhält er durch Einlagerungen von Nontronit. Auf die Farbe bezieht sich auch das Synonym Chloropal (griechisch »chloros« = »grün«).

Mythologie

Grüner Opal stammt aus Mexiko und ist erst seit den 1990er Jahren hier in Europa erhältlich. Leider ist über eine traditionelle Verwendung als Heilstein nichts bekannt.

Heilkunde

Spirituell hilft grüner Opal, neue Lebensperspektiven zu finden. Er ermöglicht, den Sinn in den alltäglichen Aufgaben zu sehen oder ihnen einen Sinn zu geben.
Seelisch fördert grüner Opal Erholung und Regeneration bei Erschöpfung durch anstrengende geistige Tätigkeiten. Er befreit von Angst und Schuldgefühlen und hilft, ruhig zu schlafen.
Mental hilft grüner Opal bei Orientierungslosigkeit. Er fördert die Fähigkeit, zu selektieren und aus einem unüberschaubaren Informationsangebot intuitiv die wichtigsten Fakten auszufiltern.
Körperlich wirkt grüner Opal sehr stark entgiftend. Er regt die Körperflüssigkeiten, Leber und Nieren und die Funktion der Keimdrüsen (Eierstöcke und Hoden) an.

Anwendung

Grüner Opal sollte am Körper getragen oder im Bereich der Leber aufgelegt werden. Seine befreiend-erholsame Wirkung wird außerdem sehr schnell bewusst, wenn er meditativ betrachtet wird. Sehr stark wirkt auch der Aufenthalt im Steinkreis und die Einnahme von Edelsteinwasser und Elixieren.

Opal, Pinkopal

Kristallsystem: amorph
Bildungsprinzip: primär
Mineralklasse: Oxide/Silikate
Farbe: blassrosa bis kräftig pink
Chemische Formel, Mineralstoffe: $SiO_2 \cdot n\ H_2O + Mn$

Mineralogie

Chrysopal entsteht aus manganhaltigem Kieselsäure-Gel magmatischen Ursprungs, das sich durch Wasserverlust verfestigt. Er findet sich in Manganerz-Lagerstätten.

Mythologie

Pinkopal ist erst seit den 1990er Jahren in Europa erhältlich. Leider ist keine traditionelle Überlieferung zur Verwendung als Heilstein bekannt.

Heilkunde

Spirituell fördert Pinkopal Gastfreundschaft und Engagement in ideellen Gemeinschaften. Er hilft, sich einem höheren Ideal unterzuordnen und uneigennützig zu handeln.
Seelisch bringt Pinkopal Unbefangenheit und Unbeschwertheit. Er löst Niedergeschlagenheit und Sorgen auf und fördert die Herzlichkeit unseren Mitmenschen gegenüber. Pinkopal hilft, sich offen so zu zeigen, wie man ist, und befreit von Schüchternheit, Scham und Hemmungen. Pinkopal hilft, Sexualität zu genießen.
Mental regt Pinkopal träumerische Nachdenklichkeit an, in der aus der Mischung von Erinnerungen und Wunschvorstellungen neue Ideen und Konzepte gesponnen werden.
Körperlich lindert Pinkopal Herzbeschwerden. Er hilft vor allem bei Herzneurosen, d.h. Symptomen, die nur aus der Sorge ums Herz auftreten, jedoch ohne körperlichen Befund bleiben.

Anwendung

Pinkopal sollte in der Herzregion getragen oder aufgelegt werden. Er kann auch als Edelsteinwasser und Elixier innerlich eingenommen, als Steinkreis ausgelegt oder in der Meditation kontemplativ betrachtet werden.

Pinkopal, Peru;
Grüner Opal, Mexiko

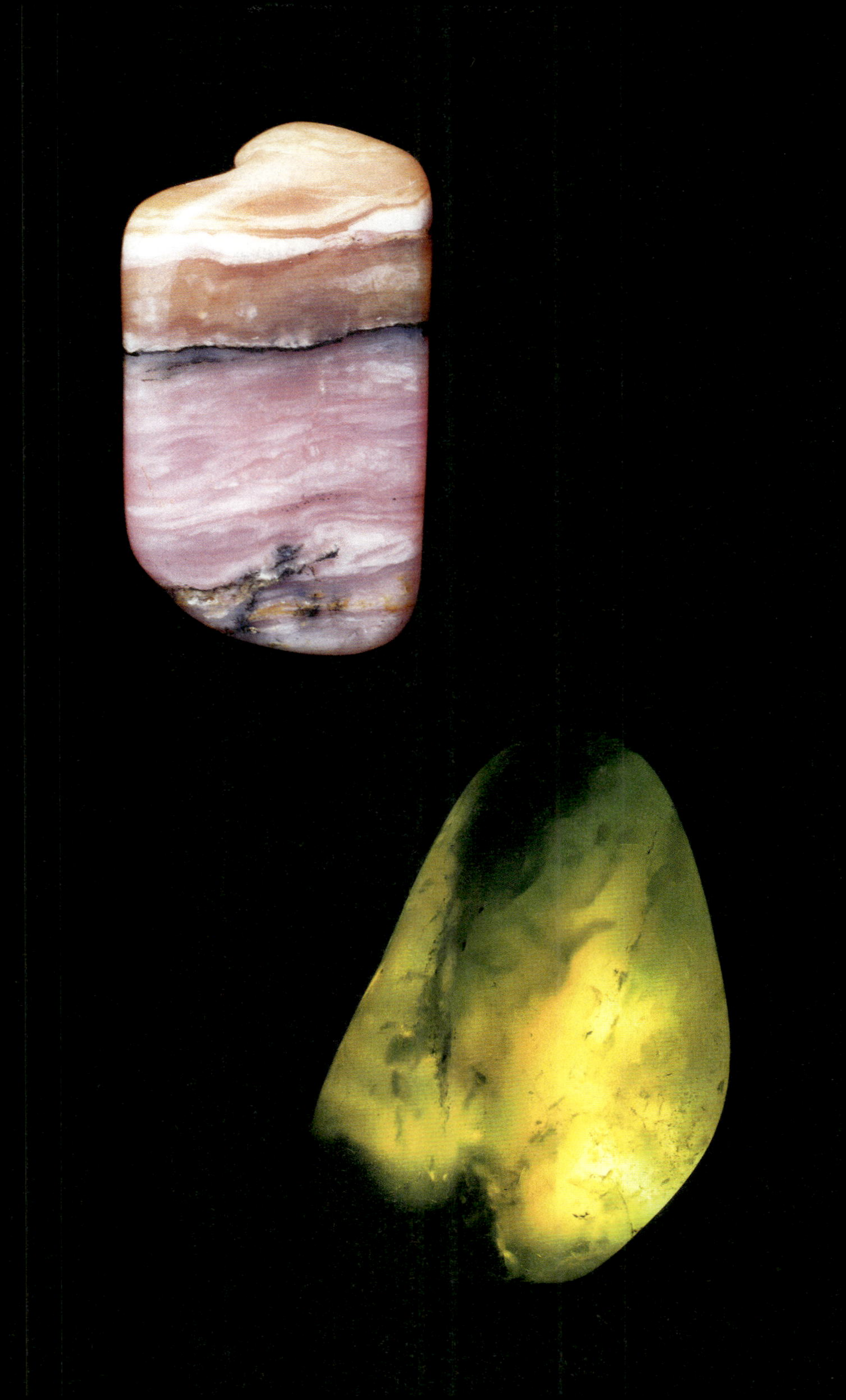

Ozeanchalcedon (Ozeanachat, Ozeanjaspis)

Kristallsystem: trigonal
Bildungsprinzip: primär
Mineralklasse: Oxide/Gerüstsilikate, Quarze
Farbe: weiß, gelb, orange, rötlich, braun, grün, hellblau
Chemische Formel, Mineralstoffe: $SiO_2 \cdot H_2O$ + Al,Fe

Mineralogie

Ozeanchalcedon ist ein Chalcedon mit kugelförmigen Bildungen. Er entsteht aus hydrothermalen Kieselsäurelösungen vulkanischen Ursprungs. Nach seinem Fundort an der Meeresküste Madagaskars wurde er zuerst »Ozeanjaspis« und später »Ozeanachat« genannt. Da er zu 99% aus Chalcedon besteht, wird er mineralogisch als sphärolithischer Chalcedon bezeichnet.

Mythologie

Ozeanchalcedon kam erst Ende der 1990er Jahren in größeren Mengen auf den Markt. Ältere Überlieferungen gibt es nicht.

Heilkunde

Spirituell fördert Ozeanchalcedon Erneuerung und Regeneration. Er bringt ein Bewusstsein der Fülle und unbegrenzten Möglichkeiten und regt an, das Leben zu verbessern.
Seelisch macht Ozeanchalcedon positiv, belastbar und gelassen. Er bringt Hoffnung, hilft bei Erschöpfung und fördert guten Schlaf.
Mental hilft Ozeanchalcedon, Konflikte zu lösen. Er bringt Kreativität, Tatkraft und einen guten Kontakt zur Umwelt.
Körperlich fördert Ozeanchalcedon Verdauung, Entgiftung, Regeneration und Immunsystem. Er senkt Fieber, lindert Entzündungen, Infektionen und Allergien, verbessert den Lymphfluss und hilft bei Migräne, Diabetes, Ödemen, offenen Beinen, Zysten, Myomen und Tumoren. Er ist gut für Haut, Schleimhäute, Atemwege, Schilddrüse, Ohren, Augen und Hohlorgane (Magen, Darm, Blase, Prostata, Gebärmutter), Nieren, Leber, Gallenblase, Prostata, Keimdrüsen (Hoden und Eierstöcke).

Anwendung

Ozeanchalcedon kann am Körper getragen oder aufgelegt werden. Sehr gut wirkt der Aufenthalt im Steinkreis sowie die Einnahme von Edelsteinwasser und Elixieren.

Ozeanchalcedon, Madagaskar

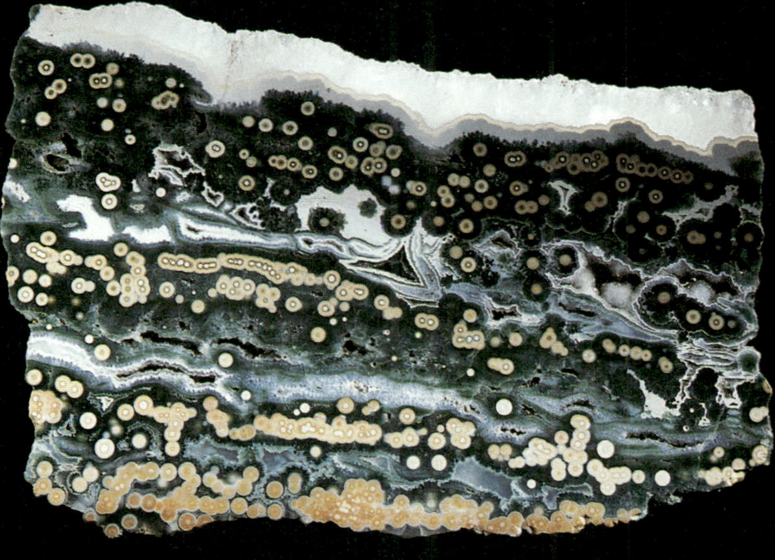

Pietersit

Kristallsystem: trigonal (Quarz) +
monoklin (Krokydolith) + rhombisch (Limonit)
Bildungsprinzip: sekundär
Mineralklasse: Oxide/Gerüstsilikate (Quarz) + Kettensilikate (Krokydolith) + Oxide (Limonit)
Farbe: blauschwarze und gelbbraune Trümmerstücke in farblosem Quarz
Chemische Formel, Mineralstoffe: SiO_2 (Quarz) +
$Na_2Mg_3Fe_2(OH/Si_4O_{11})_2$ + Al,Ti (Krokydolith) + FeOOH (Limonit)

Mineralogie

Pietersit ist eine durch Quarz verkittete Brekzie aus Falkenauge und Tigerauge und zeigt daher Trümmerstücke mit blauschwarzen Krokydolith- und gelbbraunen Limonit-Fasern.

Mythologie

Pietersit wird seit Ende des 20. Jahrhunderts in der Wüste Namibias gefunden und trägt den Namen des Entdeckers Sid Pieters. In der Edelsteintherapie-Schule von Jane Ann Dow in New Mexico wird er auch als Sturmstein bezeichnet, ein Stein, der in chaotischen Zeiten Hilfe bietet.

Heilkunde

Spirituell hilft Pietersit, Zeiten schneller und stürmischer (persönlicher oder kollektiver) Veränderungen zu meistern und aus Chaos neue Ordnung zu schaffen. Er löst hartnäckige Verhaftungen und klärt Verwirrung.
Seelisch hilft Pietersit, unverarbeitete Bilder und innere Konflikte zu bewältigen und daran geknüpfte unangenehme Gefühle aufzulösen. Pietersit hilft, notfalls distanziert zu bleiben, ohne gefühllos zu werden.
Mental hilft Pietersit, Eindrücke schneller zu verarbeiten und dadurch geistig aufnahmefähig zu bleiben. Er ermöglicht, in einer Vielzahl von Ablenkungen und Zerstreuungen konzentriert und gesammelt zu bleiben.
Körperlich unterstützt Pietersit die Heilung von Krankheiten, die durch Verwirrung oder unerfüllte Ruhebedürfnisse entstanden sind. Er hilft insbesondere bei allen Atembeschwerden.

Anwendung

Pietersit kann getragen oder auf den Solarplexus aufgelegt werden. Stark zentrierend wirkt der Aufenthalt im Steinkreis. Wirksam ist auch die innere Einnahme als Edelsteinwasser und Elixier.

Pietersit, Namibia; Pop-Rocks, USA

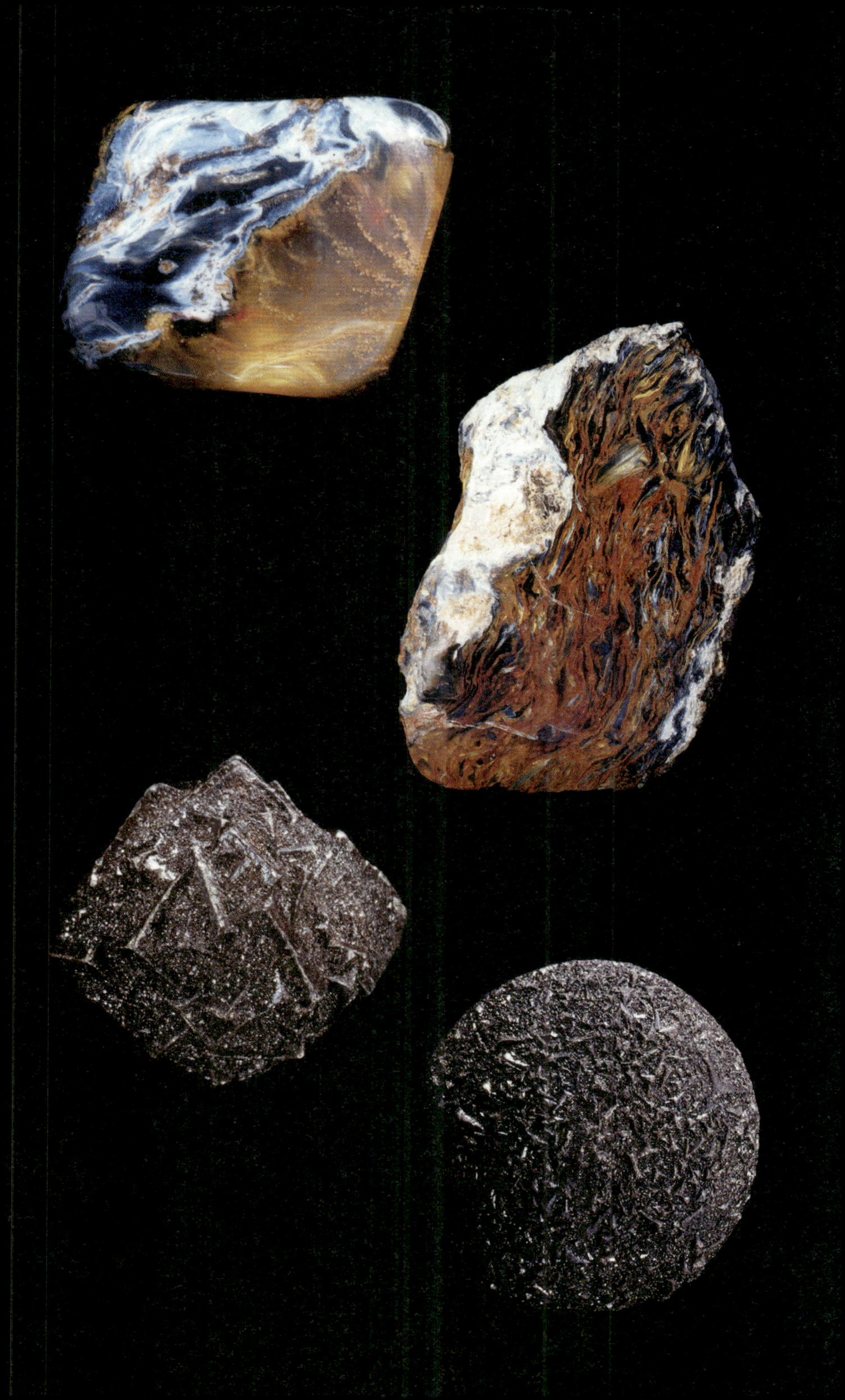

Pop-Rocks (Boji's, Kugelpyrit)

Kristallsystem: kubisch (Pyrit) + rhombisch (Limonit)
Bildungsprinzip: sekundär
Mineralklasse: Sulfide (Pyrit) + Oxide (Limonit)
Farbe: dunkelgrau bis rostbraun
Chemische Formel, Mineralstoffe: FeS_2 (Pyrit) + $FeOOH \cdot n\ H_2O$ (Limonit)

Mineralogie

Pop-Rocks sind in Meeressedimenten sekundär entstandener Kugelpyrite, die später an der Erdoberfläche verwittert sind und so einen Überzug aus Limonit erhalten haben. Je nachdem, wie weit die Verwitterung fortgeschritten ist, sind die kubischen Pyrit-Kristalle noch sichtbar (sog. »männliche Pop-Rocks«) oder verschwunden (»weibliche Pop-Rocks«).

Mythologie

Unter der Bezeichnung »Boji's« werden etliche moderne Mythen über Pop-Rocks gesponnen. In Wahrheit gibt es jedoch keine traditionelle Überlieferung zu ihrer Heilwirkung.

Heilkunde

Spirituell fördern Pop-Rocks die Bewusstheit und richten unsere Aufmerksamkeit auf die gegenwärtige Situation. Sie fördern alle geistigen Prozesse ohne jegliche Wertung.
Seelisch machen Pop-Rocks blockierte Gefühle, Bilder und Erinnerungen bewusst. Sie verstärken Emotionen und Stimmungen konfrontieren uns mit unserer Schattenseite.
Mental fördern Pop-Rocks die Erkenntnis behindernder und krankmachender Gedanken- und Verhaltens-Muster. Sie legen Prägungen und Übereinstimmungen der Vergangenheit frei.
Körperlich regen Pop-Rocks den Energiefluss in den Meridianen an und lösen damit leichte Blockaden schmerzfrei auf. Stärkere Blockaden werden bewusst. Pop-Rocks eignen sich hervorragend zur allgemeinen Krankheitsprophylaxe, weniger zur Behandlung akuter Erkrankungen.

Anwendung

In beiden Händen wird gleichzeitig je ein Stein eines Pop-Rock-Pärchens für ca. 10 bis 30 Minuten gehalten. Dadurch entsteht eine batterieähnliche Spannung, die den inneren Energiefluss erhöht.

Prasem (Quarz)

Kristallsystem: trigonal (Quarz) + monoklin (Aktinolith)
Bildungsprinzip: tertiär
Mineralklasse: Oxide/Gerüstsilikate (Quarz) + Kettensilikate (Aktinolith)
Farbe: grasgrün bis lauchgrün
Chemische Formel, Mineralstoffe: SiO_2 (Quarz) +
$Ca_2(Mg,Fe)_5[(OH)_2 | Si_8O_{22}]$ (Aktinolith)

Mineralogie

Prasem ist ein durch eisenhaltige grüne Silikate (meist Aktinolith) grün gefärbter Quarz. Er entsteht aus metamorph-hydrothermalen Lösungen und bildet Kristalle, deren Seiten mitunter fließend in die Spitze übergehen.

Mythologie

Der Name Prasem geht auf Plinius d.Ä. zurück, der von einem »Prasius« spricht. Später beschreibt Hildegard von Bingen Prasem als Heilstein bei Augenleiden, Fieber und Quetschungen. Unklar ist, ob die bei Plinius und Hildegard genannten grünen Steine tatsächlich dem heutigen Prasem entsprechen.

Heilkunde

Spirituell bringt Prasem Geduld und Sanftmut. Er hilft, das Leben in ruhige Bahnen zu lenken und intuitiv die eigenen Ziele zu verfolgen. Prasem fördert Ausgeglichenheit und Gleichmut.
Seelisch hilft Prasem, Lasten und Sorgen leichter zu nehmen und Konflikte zu lösen. Er wirkt beruhigend und hilft besonders nachtragenden Menschen, sich wieder zu versöhnen.
Mental ermöglicht Prasem, bei Schwierigkeiten und Konflikten vernünftig und besonnen zu bleiben und einfach-pragmatische Lösungen zu finden, die für alle Beteiligten passen.
Körperlich wirkt Prasem kühlend, schmerzlindernd und fiebersenkend. Er lässt Schwellungen und Prellungen abklingen, hilft bei Blasenbeschwerden und lindert Hitzschlag, Sonnenstich und Sonnenbrand.

Anwendung

Prasem sollte längere Zeit getragen werden, da sich seine Wirkung nur langsam entfaltet. Um Schmerzen und Schwellungen schneller zu lindern, kann der Stein zuvor erwärmt werden.

Prehnit

Kristallsystem: rhombisch
Bildungsprinzip: primär oder tertiär
Mineralklasse: Gruppensilikate
Farbe: farblos, blassgrün, gelb
Chemische Formel, Mineralstoffe: $Ca_2Al[(OH)_2|AlSi_3O_{10}]$ + Fe,Na,H_2O

Mineralogie

Prehnit kann bei eher niedrigen Temperaturen in der Regional- und Kontaktmetamorphose entstehen und dabei gesteinsbildend auftreten. Die schönsten Exemplare entstehen jedoch in hydrothermalen Lösungen magmatischen oder metamorphen Ursprungs.

Mythologie

Prehnit wurde erst Ende des 18. Jahrhunderts entdeckt und nach dem Oberst Prehn benannt, der das Mineral vom Kap der guten Hoffnung (Südafrika) mitgebracht hatte. Überlieferungen zur Heilwirkung gibt es nicht.

Heilkunde

Spirituell hilft Prehnit, Vermeidungs- und Verdrängungsmechanismen aufzulösen. Er hilft, auch unangenehme Wahrheiten zu akzeptieren, was die eigene Identität deutlich stärkt.
Seelisch hilft Prehnit, sich verdrängten Bildern und Erinnerungen zu stellen und damit verbundene unangenehme Empfindungen aufzulösen. Prehnit bringt nur wenig Erinnerungen hervor, doch er hilft in dem Moment, wenn sie durch ein neues Erlebnis aktiviert und präsent werden.
Mental fördert Prehnit den analytischen Verstand und beschleunigt die Verarbeitung von Sinneseindrücken. Prehnit steigert unmerklich aber kontinuierlich die Aufnahmefähigkeit.
Körperlich regt Prehnit den Fettstoffwechsel an und beschleunigt die Entfernung der im Fett eingelagerten Giftstoffe. Prehnit stimuliert alle Erneuerungsprozesse im Körper.

Anwendung

Prehnit kann direkt am Körper mit Hautkontakt getragen oder als Edelsteinwasser und Elixier eingenommen werden. Zum Fettabbau wirkt am stärksten, wenn mehrere Prehnite gleichzeitig auf Leber, Pankreas und im Dünndarmbereich aufgelegt werden.

Prasem, Serifos, Griechenland; Prehnit, Indien

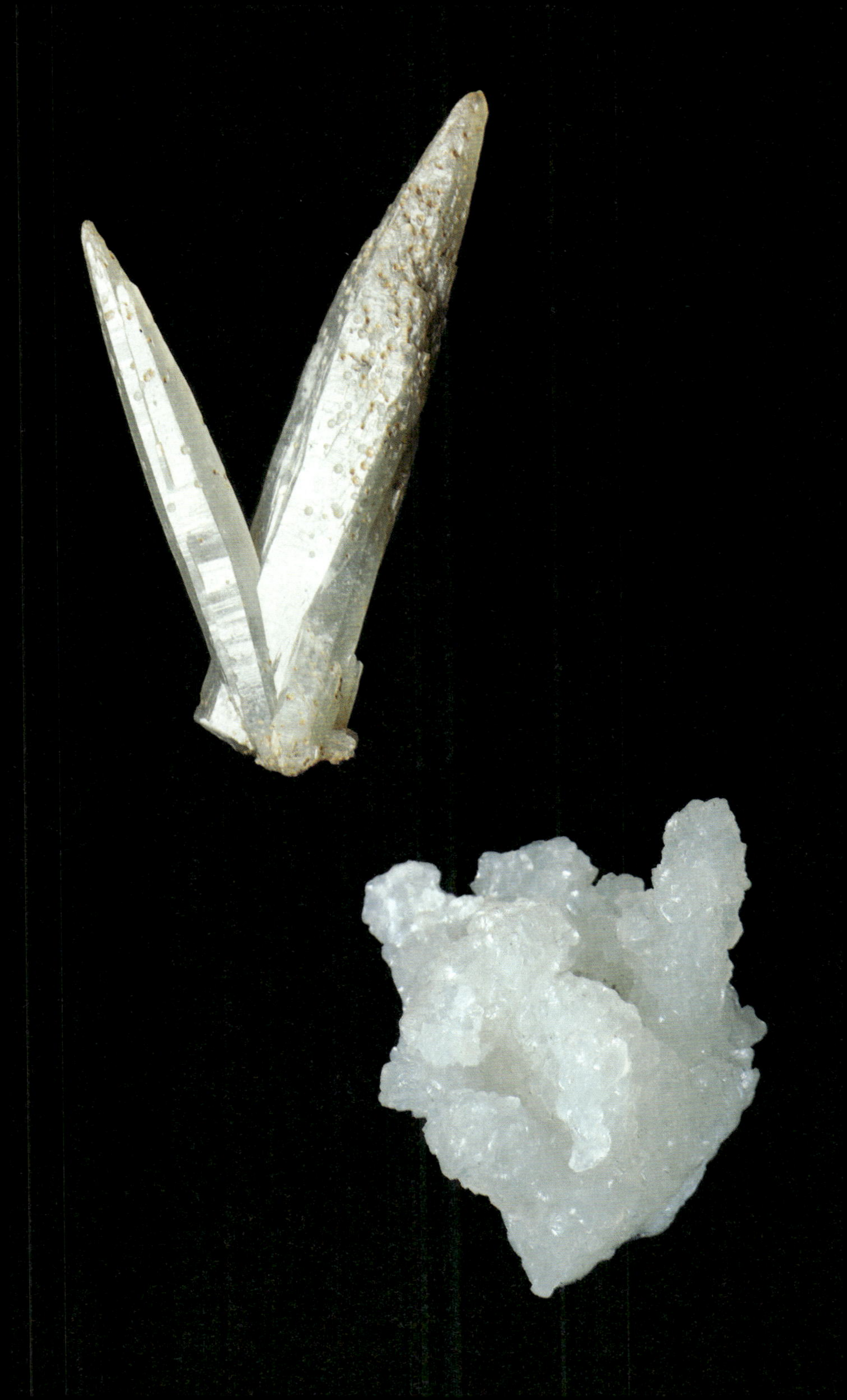

Purpurit

Kristallsystem: rhombisch
Bildungsprinzip: sekundär
Mineralklasse: Phosphate
Farbe: tief rosa bis rotviolett
Chemische Formel, Mineralstoffe: $(Mn,Fe)PO_4$ + Li,Na,Ca,H_2O

Mineralogie

Purpurit ist ein seltenes Mangan-Eisen-Phosphat, das sekundär entsteht, wenn phosphorreiche Pegmatite oxidiert und ausgelaugt werden. Dabei bilden sich Krusten oder massive Partien von Purpurit, oft vermengt mit dem nahe verwandten Heterosit.

Mythologie

Purpurit ist erst seit Anfang des 20. Jahrhunderts bekannt und wurde 1905 von den Mineralogen Graton und Schaller nach seiner Farbe benannt (lateinisch »purpureus« = »purpurrot«). Ältere Überlieferungen zu seiner Heilwirkung gibt es daher nicht.

Heilkunde

Spirituell fördert Purpurit Wachheit, Bewusstheit und Inspiration. Er hilft, den eigenen Lebenszielen Raum zu geben und sich mit Courage für sinnvolle Unternehmungen einzusetzen.

Seelisch wirkt Purpurit stimmungsaufhellend und belebend bei Müdigkeit, Niedergeschlagenheit, Erschöpfung und Burnout. Er bringt den Lebensfunken wieder und entfacht die eigene Herzenskraft.

Mental bringt Purpurit Licht in dunkle Gedanken. Er fördert die Klärung von Konflikten und hilft, Situationen genau zu durchschauen und erkannte Lösungen tatkräftig umzusetzen.

Körperlich mobilisiert Purpurit die Energiereserven und sorgt gleichzeitig durch besseren Schlaf für eine gute Regeneration. Dadurch stärkt er das Immunsystem sowie Herz, Kreislauf, Nerven und Nieren. Purpurit fördert die Motorik, Sinne und Sexualität.

Anwendung

Purpurit kann am Körper getragen oder aufgelegt werden (Obacht, manchmal färbt er ab!). Sehr intensiv wirkt auch der Aufenthalt im Steinkreis.

Purpurit, Namibia

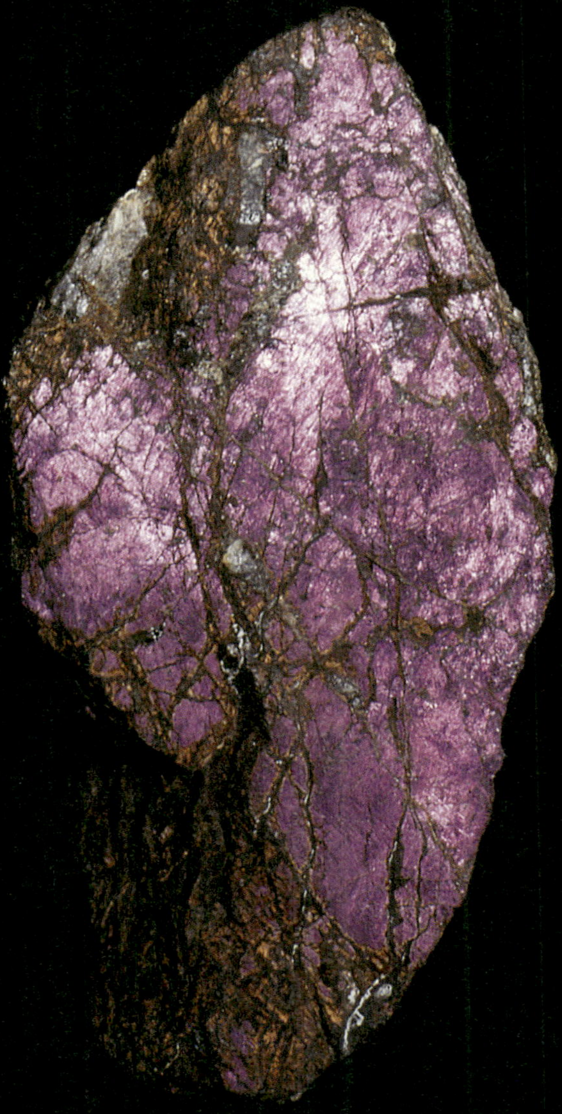

Pyrit

Kristallsystem: kubisch
Bildungsprinzip: primär, sekundär oder tertiär
Mineralklasse: Sulfide
Farbe: messinggelb, grünlichgelb, grau
Chemische Formel, Mineralstoffe: FeS_2 + Mn,Ni,Co + (Pb,Zn,Cu,As)

Mineralogie

Pyrit kann in allen Bildungsbereichen entstehen: Die gängigen Pyrit-Grüppchen entstehen überwiegend magmatisch, Pyrit-Knollen, -Sonnen und die exakten spanischen Würfel entstehen sedimentär in Tongesteinen, große Massen finden sich auch in metamorphen Gesteinen.

Mythologie

Pyrit bedeutet »Feuerstein«, da er beim Anschlagen Funken sprüht und schon in der Steinzeit zum Feuermachen verwendet wurde. Da »das Feuer in ihm wohnt«, wurde er als magischer Stein zu Amuletten verarbeitet und als »erwärmender Stein« heilkundlich verwendet.

Heilkunde

Spirituell fördert Pyrit Selbsterkenntnis. Er konfrontiert mit dem eigenen Charakter und zeigt dessen lichte wie dunkle Seiten auf.
Seelisch deckt Pyrit Heimlichkeiten und Erinnerungen auf, die zurückgehalten wurden, und bietet so die Chance für Offenheit und Ehrlichkeit.
Mental verdeutlicht Pyrit die Ursache bestimmter Lebenssituationen und Krankheiten und ermöglicht daher die notwendigen Veränderungen.
Körperlich klärt Pyrit verworrene Krankheitsbilder und unklare Symptomatiken. Er bringt die ursächlichen Krankheitssymptome hervor. Speziell Pyrit-Sonnen wirken schmerzlindernd.

Anwendung

Pyrit sollte nur für kurze Zeit direkt mit der Haut in Berührung gebracht werden, da er bei längerem Kontakt (insbesondere mit Schweiß) schwarzes Eisensulfid absondert, das die Haut reizt und die Kleidung färbt. Besser ist es, ihn zur Meditation zu verwenden oder an einen Ort zu stellen, wo man ihn regelmäßig betrachten kann.

Pyrit, Peru; Pyrit-Würfel, Spanien

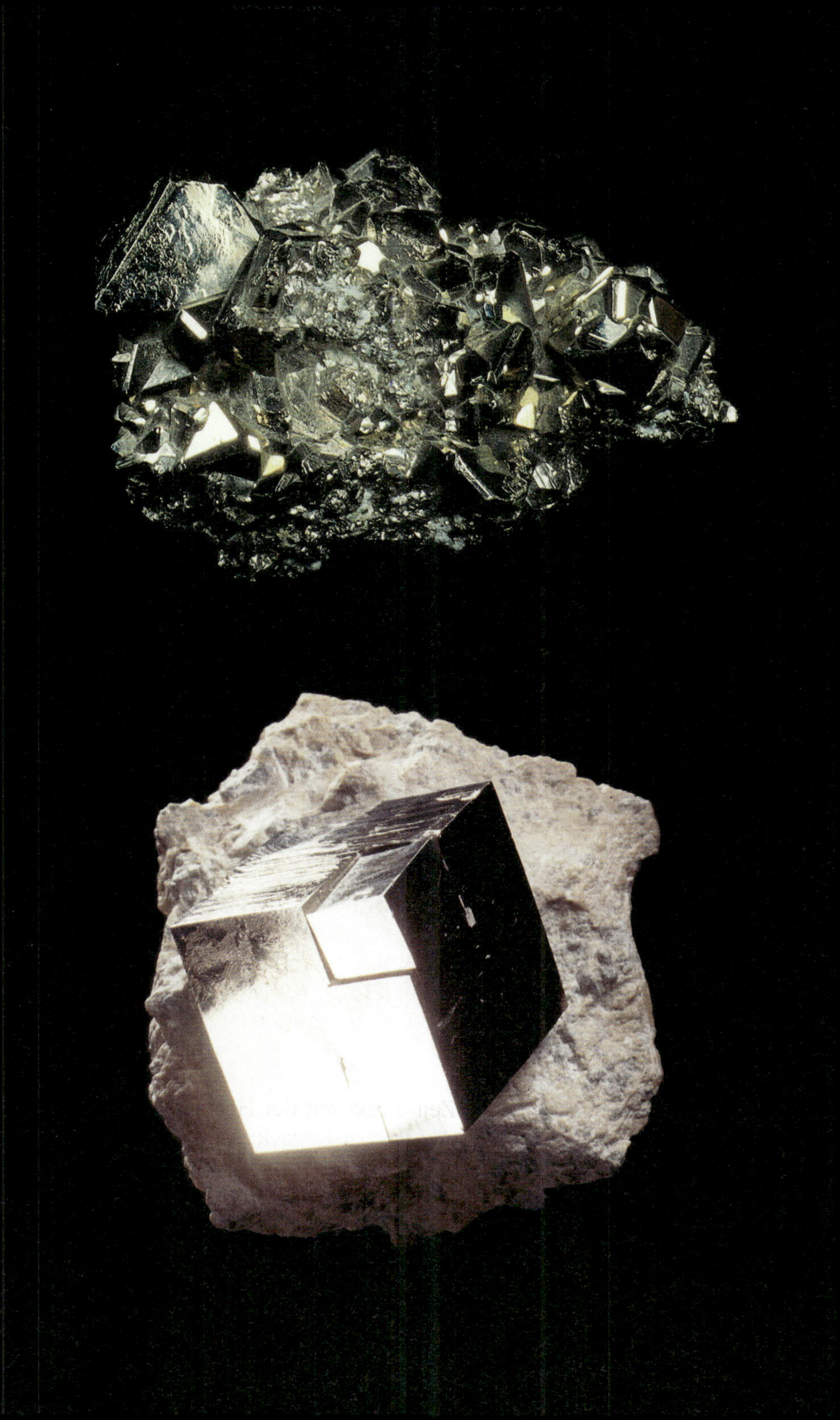

Rauchquarz (Quarz)

Kristallsystem: trigonal
Bildungsprinzip: primär oder tertiär
Mineralklasse: Oxide/Gerüstsilikate, Quarze
Farbe: gelblich braun bis dunkelbraun, schwärzlich grau oder schwarz
Chemische Formel, Mineralstoffe: SiO_2 + (Al,Li,Na,Fe,Mn,Ti)

Mineralogie

Rauchquarz ist ein brauner Kristallquarz, dessen Farbe durch ionisierende Strahlung hervorgerufen wird. Er entsteht in Pegmatiten sowie in hydrothermalen Lösungen magmatischen oder metamorphen Ursprungs.

Mythologie

Rauchquarz gilt in den Alpenländern als Schutzstein gegen Unheil, und noch heute werden aus diesem Grund Kreuze aus ihm geschliffen. Früher trugen ihn daher die Soldaten im Krieg.

Heilkunde

Spirituell erhöht Rauchquarz die Belastbarkeit. Er hilft, Leid und Anstrengung besser zu ertragen, schwere Zeiten leichter zu überstehen und die Arbeit zu tun, die getan werden muss.
Seelisch wirkt Rauchquarz entspannend. Er ist der klassische »Anti-Stress-Stein«, der langfristig auch die Neigung, sich »stressen zu lassen«, nimmt und gegen Stress-Faktoren widerstandsfähiger macht.
Mental macht Rauchquarz nüchtern, realistisch und pragmatisch. Er fördert die Konzentration und hilft, Widersprüche aufzulösen, sowie Gefühle und Gedanken zu trennen.
Körperlich wirkt Rauchquarz schmerzlindernd und löst Verkrampfungen. Er hilft insbesondere bei Rückenbescherden. Rauchquarz stärkt die Nerven, schützt gegen Strahleneinflüsse und lindert Strahlenschäden.

Anwendung

Zur Stärkung sollte Rauchquarz längere Zeit als Kette oder Anhänger getragen werden. In Stress-Situationen helfen zwei Trommelsteine oder Kristalle, die je in einer Hand gehalten werden. Um Schmerzen aufzulösen, kann Rauchquarz direkt auf die schmerzende Stelle aufgelegt werden. Generell kann er auch als Edelsteinwasser oder Elixier eingenommen werden.

Rauchquarz, Schweiz;
Rauchquarz-Gwindel, Schweiz

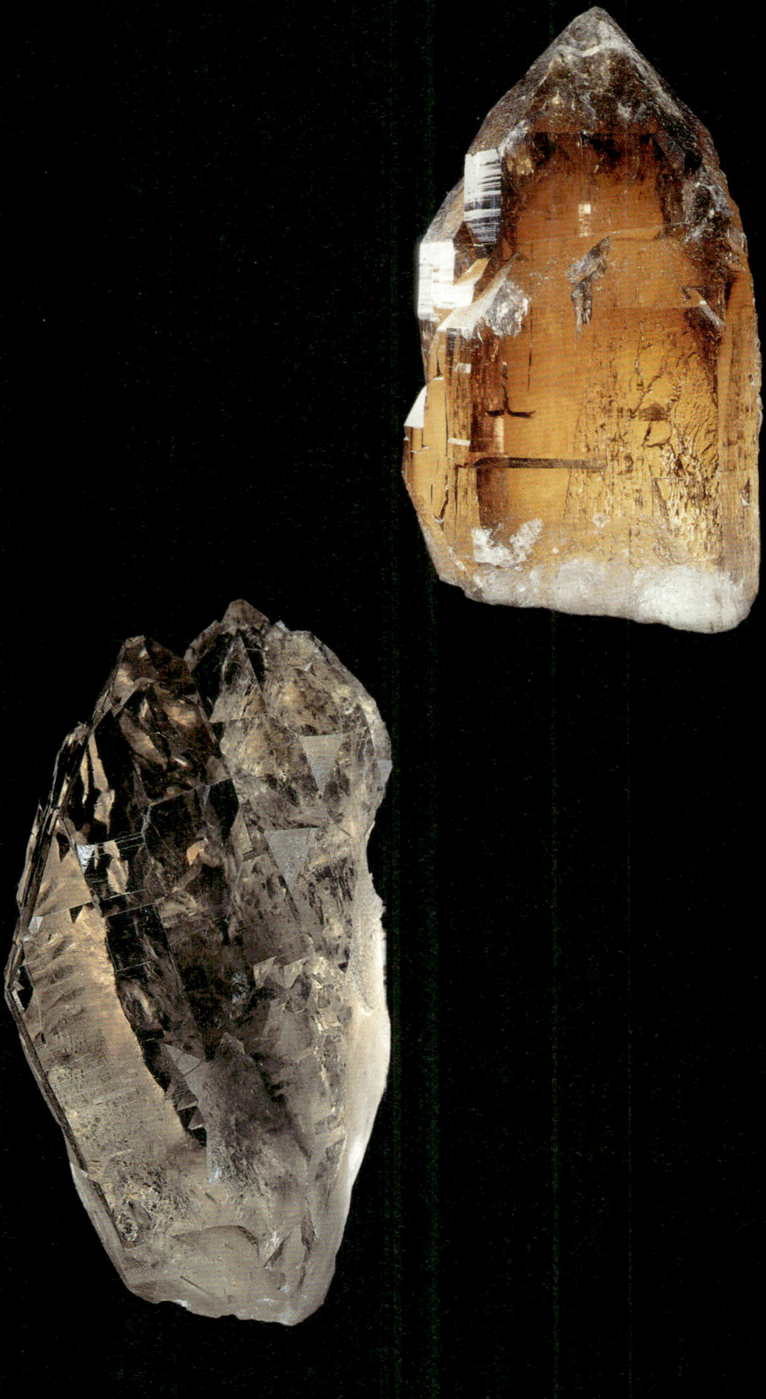

Rhodochrosit

Kristallsystem: trigonal
Bildungsprinzip: primär, sekundär oder tertiär
Mineralklasse: Carbonate
Farbe: rosa bis himbeerrot
Chemische Formel, Mineralstoffe: $MnCO_3$ + Ca,Mg,Fe

Mineralogie

Rhodochrosit entsteht überwiegend sekundär durch eindringendes kohlensäurehaltiges Wasser in der Oxidationszone von Manganerz-Lagerstätten. In geringeren Mengen entsteht er auch in magmatisch-hydrothermalen Lösungen oder durch Kontaktmetamorphose in Verbindung mit Rhodonit.

Mythologie

Rhodochrosit (griech. »rosenfarbig«) ist als Manganspat oder Himbeerspat schon lange bekannt, jedoch gibt es keine Hinweise auf eine traditionelle Verwendung als Heilstein.

Heilkunde

Spirituell vermittelt Rhodochrosit eine positive, enthusiastische Lebenseinstellung. Er regt die unpersönliche, allumfassende Liebe an.
Seelisch fördert Rhodochrosit Aktivität, Lebendigkeit, Erotik und spontane Gefühlsäußerungen. Er wirkt stimmungsaufhellend, bringt Energie und macht leicht und beschwingt.
Mental bringt Rhodochrosit Wachheit und Dynamik: Er verursacht große Geschäftigkeit, erfüllt mit Ideen und hilft, dass die Arbeit leicht fällt und gelingt.
Körperlich regt Rhodochrosit Kreislauf, Blutdruck, Nieren und Keimdrüsen an. Er macht die Blutgefäße elastisch und hilft daher auch bei Migräne.

Anwendung

Bei einem Migräneanfall sollte der Rhodochrosit auf die Medulla Oblongata aufgelegt werden, das ist jener druckempfindliche Punkt direkt unter dem Hinterhaupt, wo das Rückenmark durch die Öffnung des Schädels ins Stammhirn übergeht. Ansonsten genügt es, den Stein direkt am Körper zu tragen oder als Edelsteinwasser und Elixier einzunehmen.

Rhodochrosit, Argentinien; Rhodonit, Australien

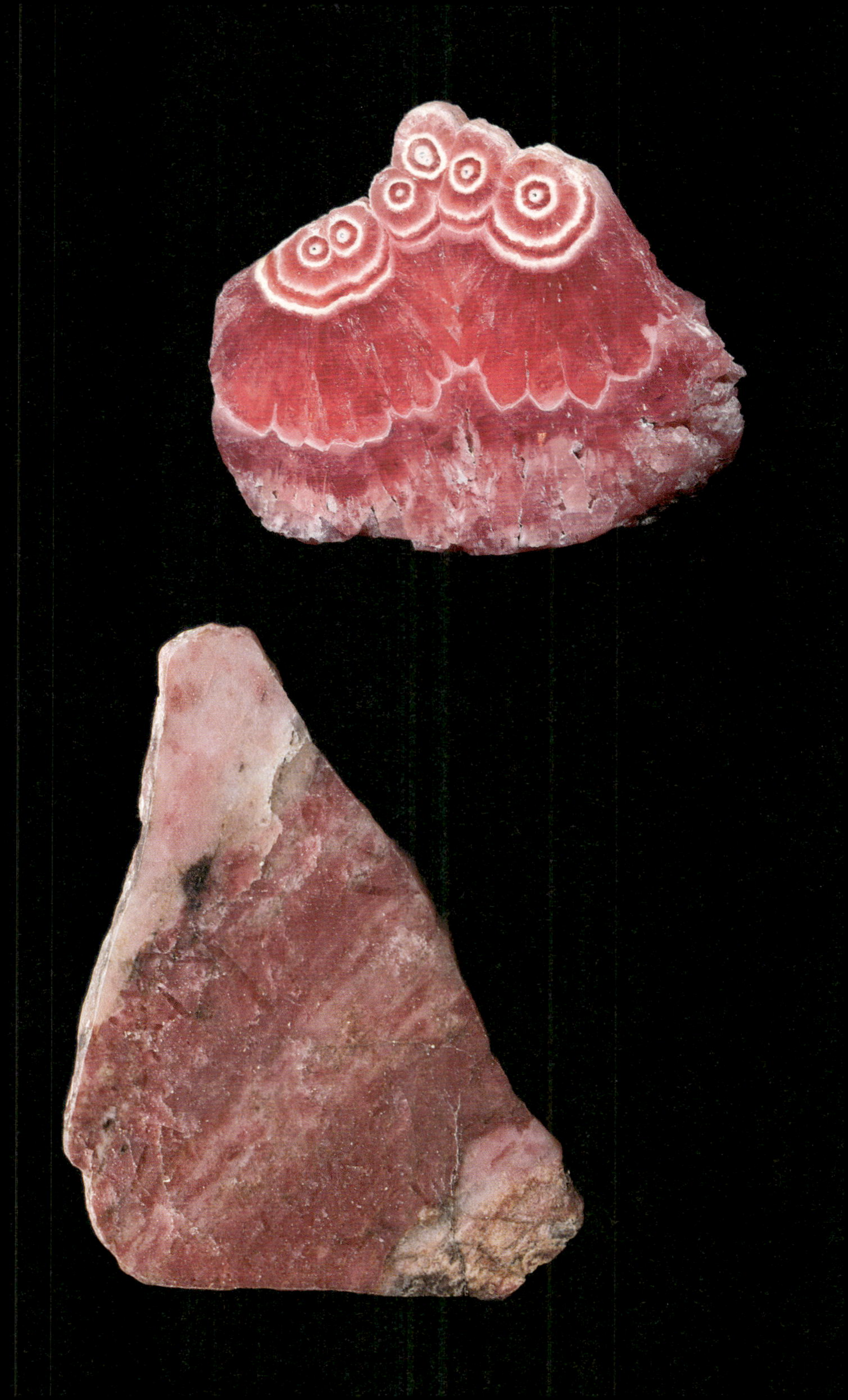

Rhodonit

Kristallsystem: triklin
Bildungsprinzip: tertiär, selten primär
Mineralklasse: Kettensilikate
Farbe: rosa, selten himbeerrot
Chemische Formel, Mineralstoffe: $CaMn_4[Si_5O_{15}]$ + Fe,Zn

Mineralogie

Sehr selten nur entsteht Rhodonit aus magmatisch-hydrothermalen Lösungen. Häufiger bildet er sich durch die Metamorphose sedimentärer Manganerze oder ozeanischer Manganknollen, die in eine Gebirgsbildung geraten sind. Dabei entstehen derbe, körnige bis dichte Massen, die oftmals noch von schwarzem Manganoxid durchzogen sind. Die metamorphen Lagerstätten bringen mitunter solche Mengen hervor, dass Rhodonit auch für Steinmetz- und Architekturarbeiten verwendet wird.

Mythologie

Rhodonit (nach griech. »rhodon« = »Rose«) ist seit etwa 200 Jahren unter diesem Namen bekannt, parallel dazu auch als Mangankiesel oder Kieselmangan. Überlieferungen zu seiner Heilwirkung waren leider nicht zu finden.

Heilkunde

Spirituell hilft Rhodonit, zu verzeihen und bringt dadurch Versöhnung zwischen Menschen, die sich immer wieder gegenseitig verletzen. Er hilft zu erkennen, dass Streit sehr häufig aus mangelnder Selbstliebe entsteht und die auslösenden »Verfehlungen« des anderen nicht die eigentliche Ursache sind. Dadurch ermöglicht er gegenseitiges Verstehen, festigt Freundschaft und hilft, Konflikte in konstruktiver Art und Weise zu lösen. Rhodonit regt an, aus dem Leben zu lernen, und bringt geistige Reife.
Seelisch hilft Rhodonit, alte »Wunden« und »Narben« zu heilen. Er ermöglicht, zugefügtes Leid und Unrecht zu verzeihen und befreit von seelischem Schmerz sowie gärender Wut und andauerndem Ärger. Entsprechend hilft Rhodonit auch bei erneuter Verletzung: Er löst Schocks auf und hilft bei Angst, Verwirrung und Panik. Rhodonit kann als »Rescue-« bzw. »Erste-Hilfe-Stein« betrachtet werden, der Traumatisierungen verhindert, wenn er sofort verwendet wird.
Mental ermöglicht Rhodonit, selbst in Extremsituationen, in Gefahr, bei Bedrohung oder unter starker Belastung klar und bewusst

zu bleiben. Er hilft zu verstehen, dass Rache in erster Linie selbstzerstörerisch wirkt, und erleichtert, mit Provokationen und Beleidigungen gelassen umzugehen und in allen Handlungen stets besonnen und bedacht zu bleiben. Rhodonit verdeutlicht den Sinn oder Gewinn jedes Erlebnisses, auch wenn es unangenehm ist, und zeigt so Auswege aus scheinbar aussichtslosen Situationen auf.

Körperlich ist Rhodonit der beste Wundheilstein. Kleinere Verletzungen, wie leichte Schnitte z.B., heilen minutenschnell aus. Er heilt Vereiterungen, leitet Gift aus dem Gewebe (auch bei Insektenstichen) und sorgt dafür, dass bei der Heilung einer Verletzung gesundes Gewebe und kein Narbengewebe entsteht. In geringerem Umfang ermöglicht er sogar bei verheilten Wunden die nachträgliche Umwandlung der Narben. Rhodonit heilt auch innere Verletzungen und bewirkt Regeneration bei Krankheiten, bei denen Selbstauflösungsprozesse im Gang sind, wie z.B. Autoimmunerkrankungen, Magengeschwüre, selbst bei Multipler Sklerose. Rhodonit stärkt Herz und Kreislauf und fördert die Fruchtbarkeit bei beiden Geschlechtern.

Anwendung

Zur Heilung seelischer Verletzungen sollte Rhodonit im Herzbereich längere Zeit getragen werden. Um spirituelle, seelische und mentale Wirkungen zu erzielen, wirkt auch die tägliche Meditation in einem Rhodonit-Steinkreis sehr stark. Bei kleineren Verletzungen sofort einen angefeuchteten Rhodonit auf die Wunde drücken und fünf bis zehn Minuten unter Druck halten. Alternativ dazu oder bei größeren Verletzungen kann Edelsteinwasser oder verdünntes Rhodonit-Elixier (ca. 10 Tropfen auf 0,2 l Liter-Wasser) aufgebracht werden. Insbesondere Edelsteinwasser und Elixier helfen bei Unfällen o.ä., Schock aufzulösen und das Entstehen eines Traumas zu verhindern. Hilfreich ist dabei zusätzlich, wenn der Verletzte einem ruhigen Zuhörer erzählen kann, was passiert ist. Dadurch bewältigt der Verstand das Geschehen.

Rosenquarz (Quarz)

Kristallsystem: trigonal (Quarz) +
rhombisch (Dumortierit)
Bildungsprinzip: primär
Mineralklasse: Oxide/Gerüstsilikate (Quarz) + Inselsilikat (Dumortierit)
Farbe: rosa, selten mit fliederfarbenem Hauch
Chemische Formel, Mineralstoffe: SiO_2 (Quarz) + $(Al,Fe)_7[O_3 | BO_3 | (SiO_4)_3]$ (Dumortierit)

Mineralogie

Rosenquarz entsteht magmatisch und bildet große Massen in Pegmatiten. Seine Farbe entsteht durch faserige Dumortierit-Einschlüsse. Asterismus (Sternbildung) kann entstehen, wenn Dumortierit- oder Rutilfasern orientiert im Quarz-Kristallgitter eingewachsen sind.

Mythologie

Rosenquarz gilt seit Jahrhunderten als Fruchtbarkeitsstein. Er wurde zur Heilung von Herzbeschwerden und Frauenleiden, aber auch zum Liebeszauber, d.h. »Herzensangelegenheiten« im übertragenen Sinn, verwendet.

Heilkunde

Spirituell macht Rosenquarz sanft, jedoch bestimmt. Es entsteht keinesfalls Nachgiebigkeit, sondern eher das Bewusstsein: »Das Weiche und Sanfte überwindet das Harte und Starke«. Rosenquarz fördert Hilfsbereitschaft, Aufgeschlossenheit und den Wunsch nach einem wohltuenden Ambiente.
Seelisch stärkt Rosenquarz Einfühlungsvermögen, Empfindsamkeit und manchmal auch Empfindlichkeit. Er fördert Selbstliebe, Herzenskraft, Romantik und Liebesfähigkeit.
Mental befreit Rosenquarz von Sorgen und stärkt die Unterscheidungsfähigkeit (Sympathie/Antipathie). Rosenquarz lenkt die Aufmerksamkeit auf die Erfüllung elementarer Bedürfnisse.
Körperlich regt Rosenquarz die Gewebsdurchblutung an. Er stärkt Herz und Geschlechtsorgane, hilft bei sexuellen Schwierigkeiten und wirkt fruchtbarkeitsfördernd.

Anwendung

Rosenquarz wirkt bereits als Rohstein in der näheren Umgebung. Er kann auf jede bekannte Weise angewendet werden.

Rosenquarz, Madagaskar;
Rutilquarz, Brasilien

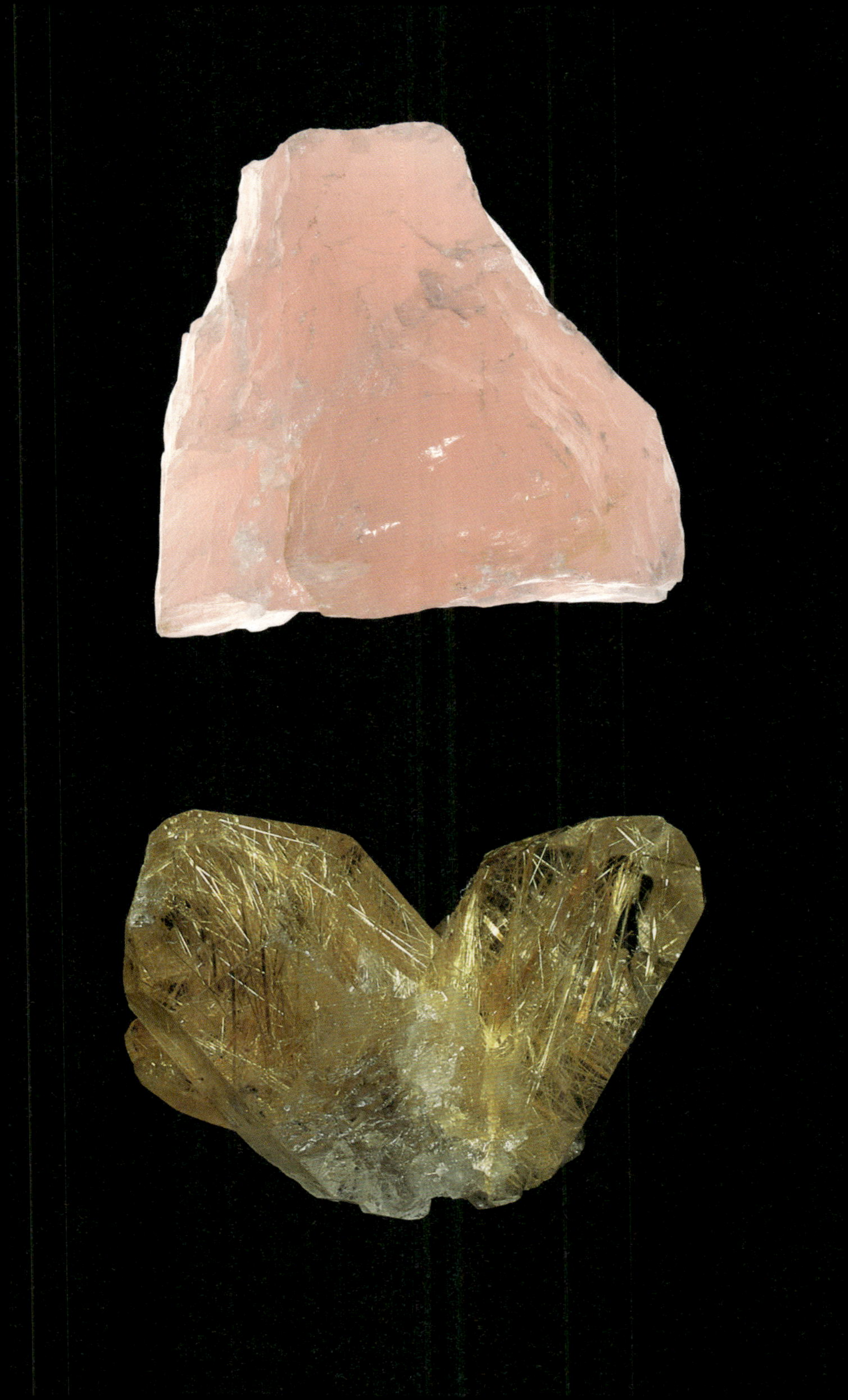

Rutilquarz

Kristallsystem: trigonal (Quarz) + tetragonal (Rutil)
Bildungsprinzip: primär oder tertiär
Mineralklasse: Oxide/Gerüstsilikate (Quarz) + Oxide (Rutil)
Farbe: farblos bis rauchbraun mit gelben bis rotbraunen Fasern
Chemische Formel, Mineralstoffe: SiO_2 (Quarz) + TiO_2 + Fe,Sn,V,Cr,Nb,Ta (Rutil)

Mineralogie

Rutilquarz entsteht aus titanhaltigen Kieselsäure-Lösungen, in denen zuerst Rutilfasern entstehen, die anschließend vom Quarz umschlossen werden. Er entsteht meist magmatisch in Pegmatiten, seltener aus metamorph-hydrothermalen Lösungen.

Mythologie

Rutilquarz wird von alters her als Venushaar, später auch als Sagenit bezeichnet. Er galt als eingefangenes Sonnenlicht und sollte bei verdunkeltem Gemüt und Husten helfen.

Heilkunde

Spirituell gibt Rutilquarz neue Hoffnung und vermittelt Aufrichtigkeit, Unabhängigkeit und geistige Größe. Er hilft, sich notfalls zur Wehr zu setzen, ohne das eigene Ziel zu verlieren.
Seelisch wirkt Rutilquarz stimmungsaufhellend und antidepressiv. Er löst verborgene und uneingestandene Angst auf und befreit von Beklemmungen. Rutilquarz hilft auch bei sexuellen Problemen durch zu große Anspannung, wie z.B. Potenzproblemen und vorzeitigem Samenerguss.
Mental hilft Rutilquarz, neue Lebenskonzepte zu entwickeln. Er hilft, groß zu denken und die eigene Visionskraft nicht ständig durch vermeintliche Sachzwänge zu beschneiden.
Körperlich hilft Rutilquarz bei Atemwegserkrankungen, insbesondere bei chronischer Bronchitis. Er fördert die Regenerationskraft aller Zellen und regt den Energiefluss und das Wachstum des Körpers an. Rutilquarz fördert eine aufrechte Haltung.

Anwendung

Rutilquarz kann zur Meditation, für Steinkreise, zum Tragen und Auflegen auf Brust oder Solarplexus sowie zur Einnahme als Edelsteinwasser und Elixier verwendet werden.

Rubin (Korund)

Kristallsystem: trigonal
Bildungsprinzip: tertiär, seltener primär
Mineralklasse: Oxide, Korund-Varietät
Farbe: rot bis rotviolett
Chemische Formel, Mineralstoffe: Al_2O_3 + Cr,Fe

Mineralogie

Rubin entsteht meist bei der Kontakt- oder Regionalmetamorphose in Gneisen, Kristallinen Schiefern, Marmor oder Dolomitmarmor. Seltener auch liquidmagmatisch in aluminiumreichen Gesteinen wie Syenit oder entsprechenden Pegmatiten. Er erhält seine rote Farbe durch Einlagerung von Chrom. Orientiert eingelagerte Rutil-Nädelchen verursachen Asterismus (Stern-Bildung).

Mythologie

Rubin (lat. »rubeus« = »rot«) galt in den alten Kulturen Europas und Indiens übereinstimmend als Stein der Sonne. Er repräsentierte die Lebenskraft, das innere Feuer, Liebe und Leidenschaft.

Heilkunde

Spirituell bringt Rubin Schwung und Bewegung ins Leben. Er bringt Leidenschaft als Antrieb, verhindert jedoch als lebensfroher Stein jegliche selbstzerstörerische Tendenz.
Seelisch bringt Rubin Spannung und Dynamik. Er belebt, verjüngt, macht hitzig, reißt aus Lethargie und Erschöpfung; gleicht Hyperaktivität jedoch aus. Rubin regt zu aktiver Sexualität an.
Mental führt Rubin zu freudigem Engagement in allen gestellten Aufgaben. Er macht in Denken und Handeln wach, leistungsfähig, aktiv, mutig, impulsiv und spontan.
Körperlich regt Rubin die Milz, Nebennieren und den Kreislauf an. Er hilft bei Infektionskrankheiten, z. B. Darminfektionen, und fördert Fieber als Abwehrreaktion.

Anwendung

Rubin kann als Kette, Anhänger oder Handschmeichler am Körper getragen oder am Schambein aufgelegt werden. Letzteres setzt besonders viel »Power« in Bewegung. Intensiv wirkt auch die innere Einnahme als Edelsteinwasser oder Elixier.

Saphir (Korund)

Kristallsystem: trigonal
Bildungsprinzip: primär oder tertiär
Mineralklasse: Oxide, Korund-Varietät
Farbe: blau, schwarz, farblos, grün, gelb, rosa
Chemische Formel, Mineralstoffe: Al_2O_3 + Cr,Fe,Ti,V

Mineralogie

Saphir entsteht entweder liquidmagmatisch in Basalt, Syenit und entsprechenden Pegmatiten oder bei der Metamorphose von Gneisen, Kristallinen Schiefern, Marmor oder Dolomitmarmor. Er erhält seine Farben durch Anteile von Titan (blau), Eisen (gelb) oder Vanadium (grün). Orientiert eingelagerte Rutil-Nädelchen verursachen Asterismus (Stern-Bildung).

Mythologie

Saphir (von Sanskrit »sani« = »Saturn«) galt in den alten Kulturen Europas und Indiens als Stein des Saturns. Er repräsentierte den Himmel, die Engelswelten, Magie, Treue und Freundschaft.

Heilkunde

Spirituell bringt Saphir Geradlinigkeit und die Fähigkeit, zerstreute geistige Kräfte auf ein Ziel hin zu bündeln. Durch Saphir wird das eigene Leben prüfend betrachtet, und alles, was dieser Prüfung nicht standhält, wird verworfen. Saphir fördert den Wunsch nach Wissen und Weisheit.
Seelisch wirkt Saphir beruhigend. Er hilft bei Depressionen, psychischen Erkrankungen und Wahnvorstellungen. Saphir fördert die Glaubenskraft und die Wahrheitsliebe.
Mental fördert Saphir Nüchternheit, Kritikfähigkeit und die Ausrichtung der Gedanken. Absicht und Wille sind dabei so klar, dass sich Ideen und Gedanken extrem schnell verwirklichen.
Körperlich fördert Saphir alle Heilungsprozesse durch den geistigen Entschluss zur Gesundung. Er lindert Schmerzen, senkt Fieber und hilft besonders bei Darm-, Gehirn- und Nervenkrankheiten.

Anwendung

Saphir kann getragen, auf Bauch und Stirn aufgelegt, oder als Edelsteinwasser bzw. Elixier eingenommen werden.

Rubin, Indien; Saphir, Sri Lanka

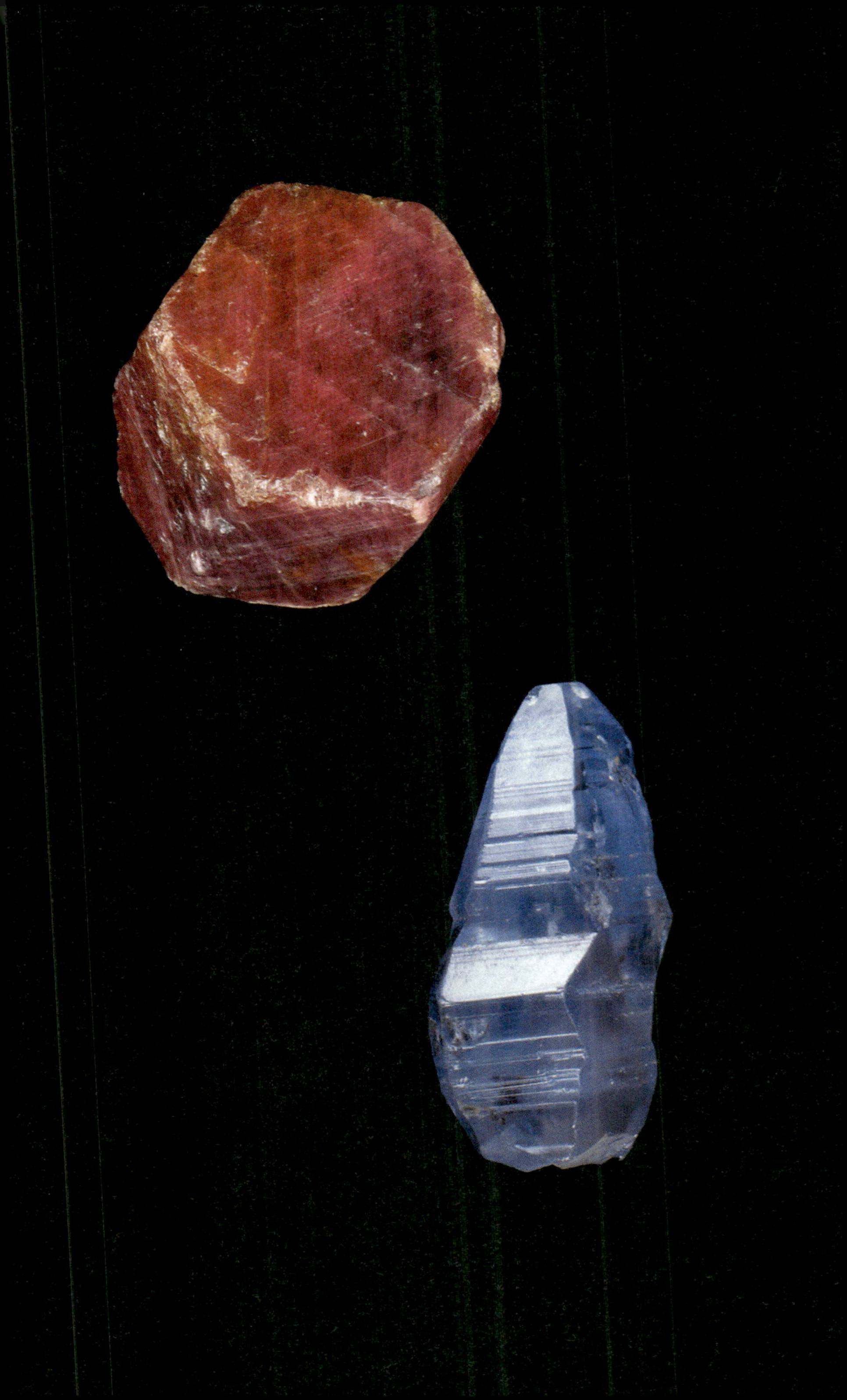

Sardonyx (Chalcedon)

Kristallsystem: trigonal
Bildungsprinzip: primär oder sekundär
Mineralklasse: Oxide/Gerüstsilikate, Quarze
Farbe: schwarz, weiß, rotbraun
Chemische Formel, Mineralstoffe: $SiO_2 \cdot H_2O$ + Mn,Fe

Mineralogie

Sardonyx ist ein durch Eisen- und Manganeinlagerungen schwarz-weiß und manchmal rotbraun gefärbter Chalcedon. Er entsteht in Gesteinshohlräumen aus magmatischen oder sedimentären Kieselsäurelösungen.

Mythologie

Sardonyx ist seit der Antike bekannt und galt bis ins Mittelalter als Stein der Fülle, Tugend, Furchtlosigkeit und Beredsamkeit. Es wurde ihm nachgesagt, Verstand und Vernunft zu verleihen. Sein Name setzt sich aus dem enthaltenen rotbraunen Sarder (Karneol) und Onyx zusammen.

Heilkunde

Spirituell regt Sardonyx das Streben nach einem sinnerfüllten Dasein an. Er fördert Selbstüberwindung, stärkt einen tugendhaften Charakter und macht freundlich und hilfsbereit.
Seelisch bringt Sardonyx Stabilität, Selbstvertrauen und Zuversicht. Er hilft, Trauer zu überwinden und bringt Freude, die sich leicht auf andere überträgt.
Mental stärkt Sardonyx die Aufnahmefähigkeit und intensiviert die Wahrnehmung. Er hilft, den Sinn dessen, was einem täglich widerfährt, besser zu verstehen.
Körperlich stärkt Sardonyx alle Sinnesorgane und verbessert die Sinneswahrnehmung. Er regt alle Körperflüssigkeiten, Immunsystem, Zellstoffwechsel und die Tätigkeit des Darms an und fördert dadurch auch Nährstoffaufnahme und Ausscheidung.

Anwendung

Sardonyx kann als Anhänger oder Handschmeichler getragen sowie als Edelsteinwasser und Elixier eingenommen werden. Körperlich wirkt er sehr stark, wenn er auf den Bauch aufgelegt wird.

Sardonyx (dreifarbiger Achat), Brasilien

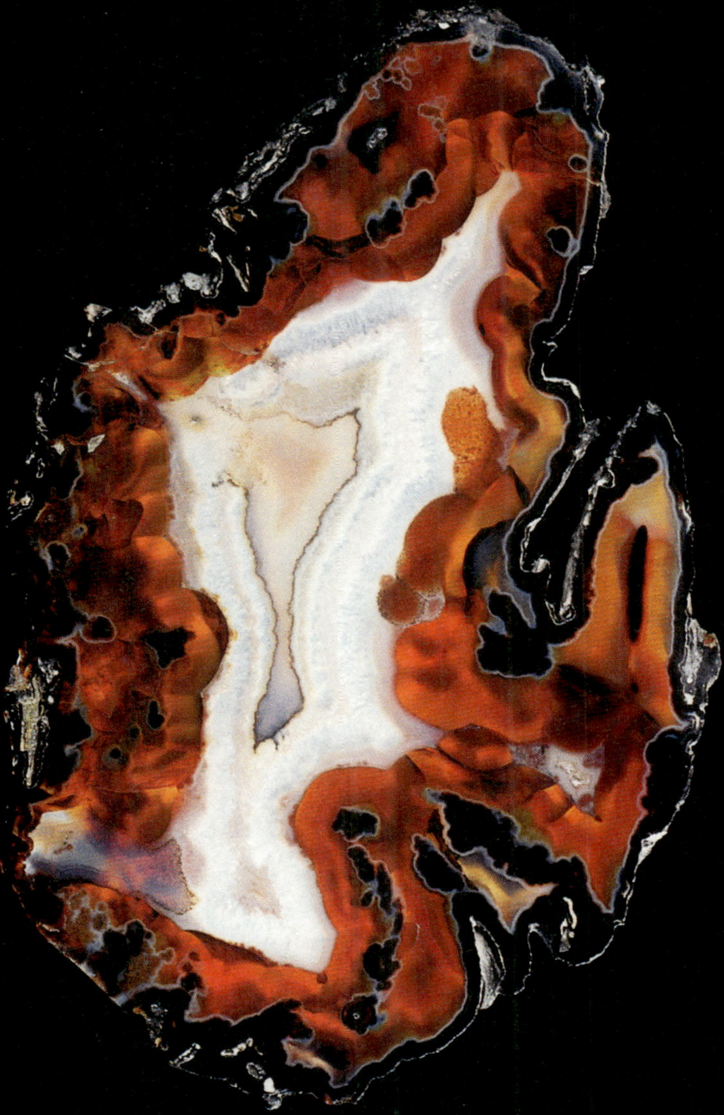

Schalenblende (Sphalerit-Wurtzit)

Kristallsystem: kubisch (Sphalerit, Galenit, Pyrit), hexagonal (Wurtzit), rhombisch (Markasit)
Bildungsprinzip: sekundär
Mineralklasse: Sulfide
Farbe: gelbe und graue Lagen
Chemische Formel, Mineralstoffe: ZnS (Sphalerit, Wurtzit) + PbS (Galenit) + FeS_2 (Pyrit, Markasit)

Mineralogie

Schalenblende besteht vor allem aus Zinksulfid (kubischem Sphalerit und hexagonalem Wurtzit) mit Beimengungen von Bleisulfid (Galenit) und Eisensulfid (Pyrit, Markasit). Sie entsteht sedimentär-hydrothermal aus einem Sulfid-Gel, das ihr den geschwungen-gebänderten Aufbau gibt.

Mythologie

Als sog. »Blende« ist Schalenblende seit dem Mittelalter im Bergbau bekannt. Überlieferungen zur Heilwirkung gibt es jedoch nicht.

Heilkunde

Spirituell bricht Schalenblende veraltete Strukturen auf und bringt Idealismus. Sie hilft, dramatische Veränderungen im Leben zu überstehen und zur sinnvollen Gestaltung besserer Lebensumstände zu nutzen.
Seelisch hilft Schalenblende gegen Erschöpfung, Schwäche, Mutlosigkeit und Angst. Sie gleicht innere Unruhe aus und hilft einzuschlafen, wenn zu viele Gedanken wachhalten.
Mental fördert Schalenblende Konzentration, abstraktes Denken, Spontaneität und Intuition sowie die Fähigkeit, zu kommunizieren. Sie hilft, fruchtloses Grübeln zu beenden.
Körperlich fördert Schalenblende die Entwicklung des Gehirns sowie des Geruchs- und Geschmackssinns. Sie stärkt die Augennetzhaut (Dämmerungssehen), fördert Regeneration und Wundheilung, unterstützt das Immunsystem und lindert Diabetes. Sie hilft bei Prostataleiden und regt die Keimdrüsen an. Schalenblende schützt den Organismus vor Schadstoffen und Strahlung.

Anwendung

Schalenblende wirkt am besten, indem sie am Körper getragen wird.

Schalenblende, Polen;
Schungit, Karelien, Russland

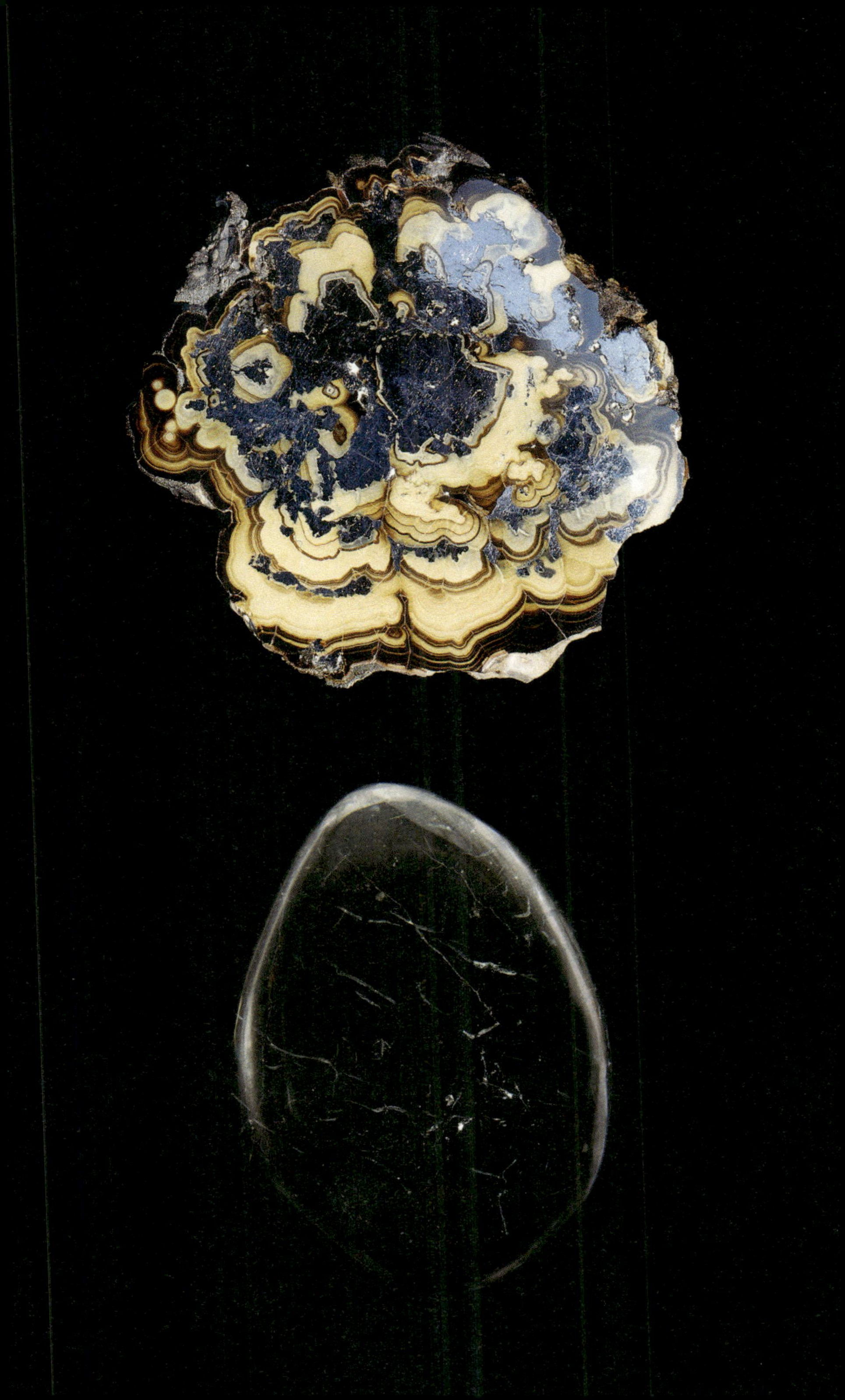

Schungit (Steinkohle)

Kristallsystem: amorph + hexagonal
Bildungsprinzip: tertiär
Mineralklasse: Organisches Gestein
Farbe: schwarz
Chemische Formel, Mineralstoffe: C_n

Mineralogie

Schungit ist eine aus Algenschlamm entstandene amorphe Kohle, die u. a. in einem metamorphen Ölschiefer bei Shun'ga, Karelien/Russland gefunden wird. Schungit enthält immer Beimengungen von hexagonalem Graphit. Außerdem soll er Fullerene enthalten, ballförmige Moleküle aus 60 Kohlenstoffen, deren Nachweis jedoch schwierig ist. Im Handel ist unter derselben Bezeichnung teils reiner Schungit, teils ein Tonschiefer erhältlich, der bis zu 15% Schungit enthält.

Mythologie

Schungit ist ein moderner »Kultstein«, um den sich viele Legenden ranken. So sollen z.B. die Armeen des russischen Zarenreiches ihr Trinkwasser mit Schungit gereinigt haben – eine Behauptung, die historisch jedoch nicht haltbar ist. Tatsache ist dagegen, dass Schungit in Russland erst in den 1990er Jahren zu einem beliebten Heilstein avancierte und dieser Trend sich im 21. Jahrhundert in den Westen ausbreitete.

Heilkunde

Spirituell unterstützt Schungit die Realisierung persönlicher Wünsche und das Schaffen einer stabilen materiellen Basis.
Seelisch hilft Schungit, Ängste vor Verlust, Isolation und materiellem Schaden zu überwinden und sich sicher zu fühlen.
Mental ermöglicht Schungit, alte Gewohnheiten und destruktive Gedanken loszulassen sowie erfolgreiche Konzepte zu festigen.
Körperlich fördert Schungit Verdauung, Stoffwechsel und Ausscheidung. Er wirkt reinigend auf den Darm und hilft daher auch bei Hautbeschwerden.

Anwendung

Schungit kann am Körper getragen, direkt auf betroffene Körperbereiche aufgelegt oder in der Umgebung aufgestellt werden. Entgegen vielen Behauptungen hat er keine reinigende Wirkung auf das Trinkwasser.

Seraphinit (Klinochlor)

Kristallsystem: monoklin
Bildungsprinzip: tertiär
Mineralklasse: Schichtsilikate, Chlorite
Farbe: gras- bis tannengrün mit Fasertextur
Chemische Formel, Mineralstoffe: $(Mg,Fe)_5Al[(Si_3Al)O_{10}(OH)_8]$ + Cr,Mn,Ni,Zn + (Ti)

Mineralogie

Seraphinit ist ein Handelsname für dendritisch gewachsenen, blättrigen bis schuppigen Klinochlor, der poliert eine auffällige Fasertextur zeigt. Seraphinit ist ein Skarn, ein kontaktmetamorphes Gestein, das im vulkanischen Umfeld und im Kontaktbereich chemisch unterschiedlicher Gesteine entsteht.

Mythologie

Seraphinit war lange Zeit als Klinochlor im Handel, fand jedoch durch den wenig gefälligen Namen kaum Aufmerksamkeit. Erst als der Stein Ende der 1990er Jahre in esoterischen Kreisen nach den Seraphim (sechsflügeligen Engeln) benannt wurde, stieß er auf größeres Interesse.

Heilkunde

Spirituell bringt Seraphinit Achtsamkeit und Kontaktbereitschaft. Er fördert die innere Sammlung und Kreativität, stärkt die Entschlossenheit und Durchsetzungskraft und öffnet für Neues.
Seelisch hilft Seraphinit, alte Muster und Leidensprogramme aufzulösen. Er lindert Stress, macht bereit zur Wandlung und Entwicklung und bringt Ausgeglichenheit, Geborgenheit und inneren Frieden.
Mental verbessert Seraphinit die Fähigkeit zur Konfliktlösung, indem er sowohl das Konfrontationsvermögen, als auch die Kompromissbereitschaft und Versöhnung fördert.
Körperlich wirkt Seraphinit leber- und nierenstärkend sowie entgiftend, entsäuernd und stoffwechselanregend. Er entspannt und stärkt zugleich das Leistungsvermögen, bringt ein gutes Körpergefühl und hilft abzunehmen.

Anwendung

Seraphinit kann am Körper getragen oder aufgelegt werden. Sehr gut wirken auch Edelsteinmassagen, Edelsteinwasser und der Aufenthalt im Steinkreis.

Serpentin (Antigorit, Chrysotil, Lizardit)

Kristallsystem: monoklin (Antigorit),
rhombisch (Chrysotil), trigonal (Lizardit)
Bildungsprinzip: tertiär
Mineralklasse: Schichtsilikate, Serpentin-Gruppe
Farbe: gelbgrün, grün, olivgrün bis schwarz
Chemische Formel, Mineralstoffe: $Mg_6[(OH)_8|Si_4O_{10}]$ + Fe,Ni,Al

Mineralogie

Serpentin entsteht bei der Metamorphose magnesiumreicher Silikate. Antigorit und Lizardit erscheinen massiv oder blättrig, Chrysotil tritt faserig auf. Transparenter Antigorit wird »Edelserpentin« genannt, »Silberauge« ist Lizardit mit Chrysotil-Lagen.

Mythologie

Serpentin (»Schlangenstein«) wurde so benannt, da er an Schlangenhaut erinnert. Bis zum Mittelalter galt er als Schutzstein, der Krankheit und Verhexung abwehrt. Zu diesem Zweck wurden »Schrecksteine« aus ihm geschnitten: Fratzenhafte Amulette, die den »Schrecken« vertreiben sollten.

Heilkunde

Spirituell hilft Serpentin, sich abzugrenzen und inneren Frieden zu finden. Er ist ein hervorragender Meditationsstein.
Seelisch gleicht Serpentin Stimmungsschwankungen aus, beruhigt bei Nervosität und Stress und schützt gegen negative energetische Einwirkungen. Er hilft Frauen, die durch Verspannung beim Sex keinen Orgasmus erleben können.
Mental regt Serpentin an, friedliche Konfliktlösungen zu suchen. Mitunter macht er »um des lieben Friedens willen« jedoch etwas zu kompromissbereit.
Körperlich hilft Serpentin bei Herzrhythmusstörungen, Nieren- und Magenbeschwerden, sowie wenn Durchfall und Verstopfung ständig abwechseln. Er gleicht Übersäuerung aus, regt den Magnesiumstoffwechsel an, wirkt krampflösend und lindert Menstruationsschmerzen.

Anwendung

Serpentin kann direkt auf der Haut getragen und aufgelegt oder als Edelsteinwasser und Elixier eingenommen werden.

Seraphinit, Ural, Russland;
Silberauge (Lizardit mit Chrysotil), Australien; Antigorit, Österreich

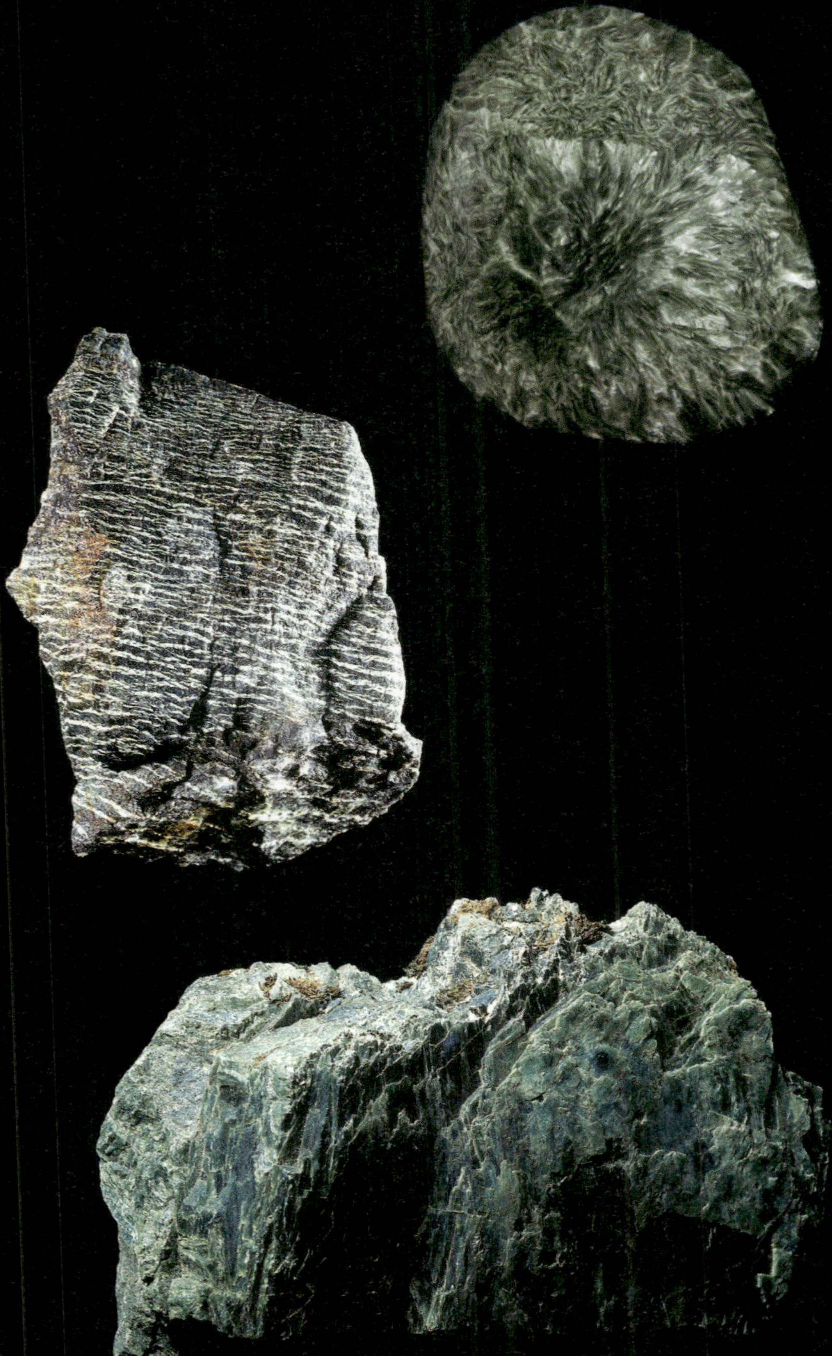

Smaragd (Beryll)

Kristallsystem: hexagonal
Bildungsprinzip: primär, sekundär oder tertiär
Mineralklasse: Ringsilikate, Beryll-Varietät
Farbe: graugrün bis intensiv smaragdgrün
Chemische Formel, Mineralstoffe: $Be_3Al_2[Si_6O_{18}]$ + K,Li,Na,Cr,V

Mineralogie

Smaragd entsteht meist metamorph im Kontakt chromhaltiger mit aluminium- und berylliumhaltigen Gesteinen. Seltener sedimentär-hydrothermal in Tonschiefer sowie magmatisch in Pegmatiten.

Mythologie

Smaragd war früher dem Merkur, dem Götterboten und Gott der Wege, des Schlafs und des Traums zugeordnet. Daher galt er als Stein für göttliche Eingebungen. In der Antike war er als Augenheilmittel, im Mittelalter gegen »alle Gebrechen des Menschen« (Hildegard von Bingen) in Gebrauch.

Heilkunde

Spirituell fördert Smaragd geistiges Wachstum, Hellsichtigkeit und den Sinn für Schönheit, Harmonie und Gerechtigkeit. Er macht aufrichtig, zielstrebig und lebensfreudig. Smaragd fördert Freundschaft, Liebe und die Einigkeit zwischen Partnern. Er hält geistig jung.
Seelisch hilft Smaragd, Schicksalsschläge zu überwinden. Er bringt Ausgeglichenheit, Offenheit, Erholung und Regeneration. Smaragd regt an, intensiv zu leben und zu genießen.
Mental bringt Smaragd Klarheit, Wachheit und Weitblick. Er verbessert die Zusammenarbeit in Gruppen, da er gegenseitiges Verstehen erleichtert.
Körperlich verbessert Smaragd die Sehkraft und heilt Entzündungen der Nebenhöhlen und oberen Atemwege. Er stärkt das Herz, regt die Leber an, wirkt entgiftend und lindert rheumatische Erkrankungen. Smaragd stärkt das Immunsystem und fördert die Genesung bei Infektionskrankheiten.

Anwendung

Smaragd kann getragen, aufgelegt oder zur Meditation verwendet werden. Sehr kräftig wirken Edelsteinwasser und Elixiere.

Smaragd, Brasilien

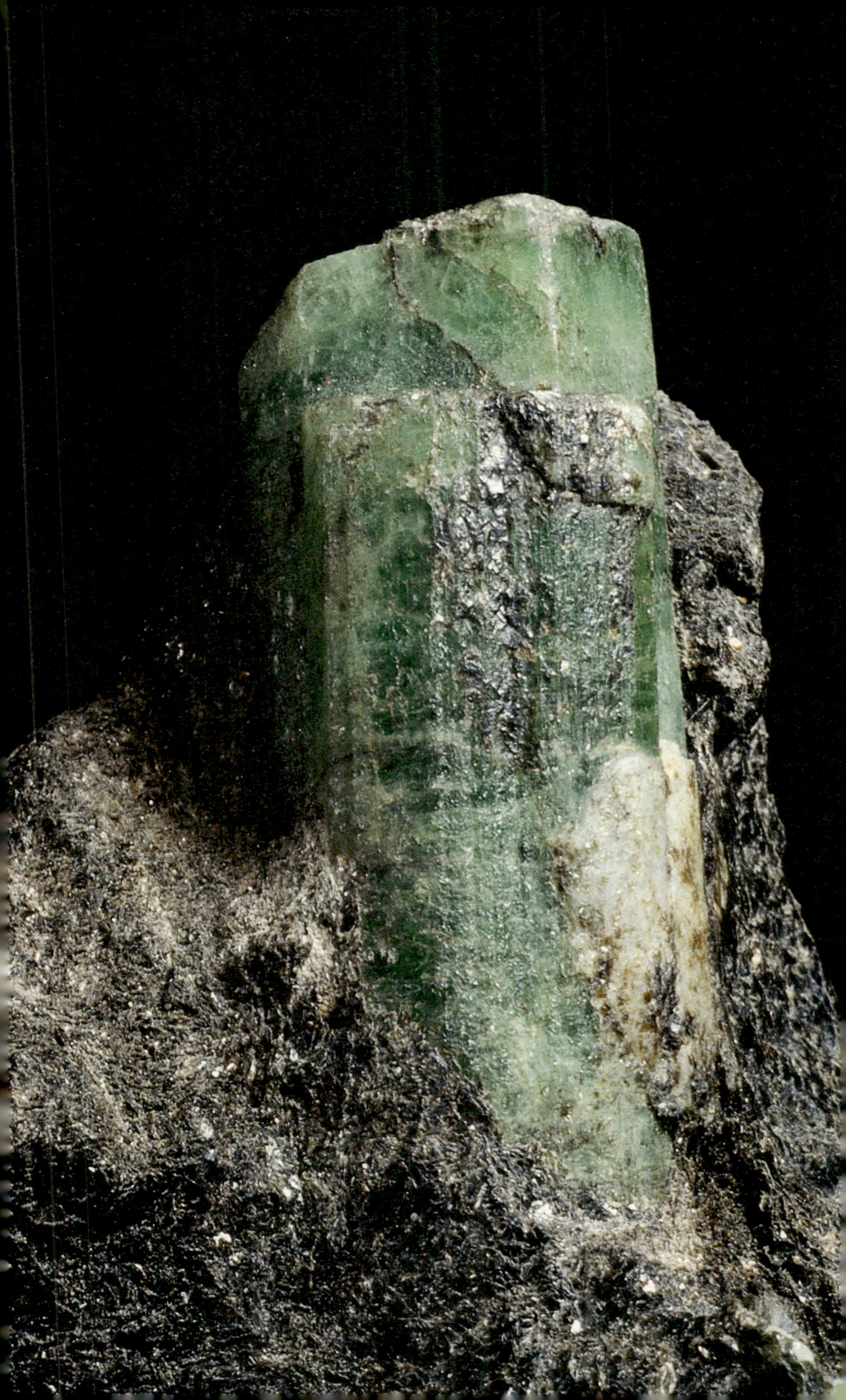

Sodalith

Kristallsystem: kubisch
Bildungsprinzip: primär, selten auch tertiär
Mineralklasse: Gerüstsilikate
Farbe: dunkelblau
Chemische Formel, Mineralstoffe: $NaAlSi_3O_8/CaAl_2Si_2O_8$ + $K,OH,Ca,Mg,Fe,Mn,CO_3,SO_4,H_2O$

Mineralogie

Sodalith entsteht in kieselsäurearmen Magmatiten und vor allem in Pegmatiten, selten auch in metamorphem Marmor.

Mythologie

Sodalith wurde 1811 nach dem enthaltenen Natrium (engl. »sodium«) benannt. Ältere Überlieferungen gibt es nicht.

Heilkunde

Spirituell fördert Sodalith Idealismus und Wahrheitsstreben. Er ermöglicht, unterdrückte Wesensanteile wertfrei zu betrachten und wieder anzunehmen. Sodalith schafft den Raum, das Leben zu leben, das man frei und bewusst gewählt hat. Er hilft, sich selbst treu zu bleiben.
Seelisch vermittelt Sodalith ein deutliches Gefühl dessen, wer man ist, und erzeugt eine starke Abneigung gegen alles, was nicht dieser Identität entspricht. Er hilft, unbewusste Mechanismen und Verhaltensmuster zu vermeiden, die man einmal als hinderlich für die eigene Entwicklung erkannt hat. Sodalith löst Schuldgefühle auf und ermöglicht, zu den eigenen Gefühlen zu stehen und sie zu leben.
Mental steigert Sodalith die Bewusstheit und hilft, Ordnung zu schaffen und der eigenen Überzeugung verbal oder in Taten Ausdruck zu verleihen. Er regt an, sich von einengenden Vorstellungen, Dogmen, Regeln und Gesetzen zu verabschieden. Sodalith verstärkt die Sehnsucht nach Freiheit.
Körperlich heilt Sodalith Beschwerden von Hals, Kehlkopf und Stimmbändern, insbesondere langanhaltende Heiserkeit. Er wirkt kühlend, senkt den Blutdruck und regt die Flüssigkeitsaufnahme im Körper an.

*Sodalith, Brasilien;
Sonnenstein, Norwegen;
Sugilith, Südafrika*

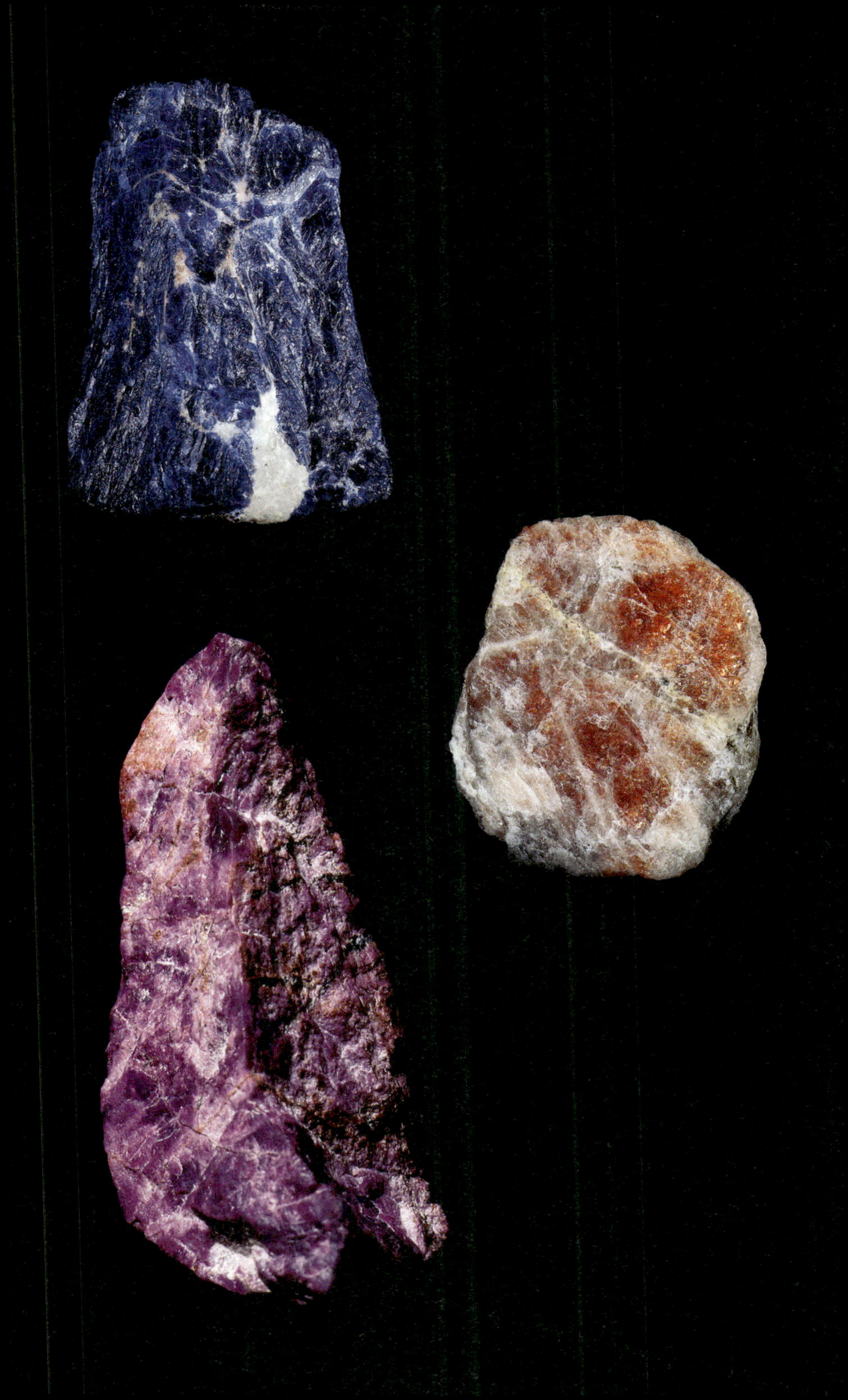

Sonnenstein (Aventurin-Feldspat)

Kristallsystem: triklin
Bildungsprinzip: primär
Mineralklasse: Gerüstsilikate, Feldspat-Gruppe
Farbe: kupferrot bis orangebraun glitzernd
Chemische Formel, Mineralstoffe: $Na[AlSi_3O_8] + Ca[Al_2Si_2O_8]$ + Fe/Cu,K,Ba,Sr,Mn,Ti

Mineralogie

Sonnenstein ist ein Plagioklas, ein Mischkristall aus Natrium- und Calcium-Feldspat, mit rotbraun glitzernden (aventurisierenden) Einschlüssen. Dabei kann es sich um einen in kieselsäurereichen Pegmatiten gebildeten Plagioklas mit Einschlüssen von braunen Hämatitplättchen handeln oder um einen vulkanisch gebildeten Plagioklas mit Einschlüssen von gediegenem Kupfer.

Mythologie

Sonnenstein wird, wie der Name sagt, der Sonne zugeordnet. Traditionelle Überlieferungen zur Heilwirkung gibt es jedoch nicht.

Heilkunde

Spirituell hilft Sonnenstein, den eigenen Wesenskern zu entdecken und zu leben. Er hilft, das eigene Leben zu bejahen und die eigenen Stärken und Sonnenseiten strahlen zu lassen. Sonnenstein bringt den Glauben an das Glück und die »guten Götter« zurück.
Seelisch bringt Sonnenstein Lebensfreude. Er wirkt stimmungsaufhellend, antidepressiv und hilft, sich von Gefühlen der Benachteiligung und des Versagens sowie Bildern einer »schlechten Welt« zu lösen. Sonnenstein steigert das Selbstwertgefühl und das Selbstvertrauen.
Mental fördert Sonnenstein Optimismus und Tatendrang. Er hilft, unseren Wahrnehmungsfilter auf positive Ereignisse einzustellen und verschafft sogar hartnäckigen Pessimisten neue Perspektiven.
Körperlich regt Sonnenstein die Selbstheilkräfte an. Er stimuliert das vegetative Nervensystem und sorgt für ein harmonisches Zusammenwirken aller Organe.

Anwendung

Sonnenstein kann am Körper getragen, als Edelsteinwasser eingenommen oder zur Meditation verwendet werden.

Sugilith

Kristallsystem: hexagonal
Bildungsprinzip: sekundär oder tertiär, selten primär
Mineralklasse: Ringilikate
Farbe: blassviolett bis intensivviolett
Chemische Formel, Mineralstoffe: $KNa_2(Fe,Mn,Al)_2Li_3[Si_{12}O_{30}]$ + Ba,Ca

Mineralogie

Sugilith entsteht meist durch die Einwirkung sedimentär- oder metamorph-hydrothermaler Lösungen (ungeklärt!) auf sedimentäre Manganerze. Viel seltener entsteht er aus magmatischen Lösungen.

Mythologie

Sugilith wurde 1944 in Japan entdeckt und nach dem Entdecker, Dr. Kenichi Sugi, benannt. Als Heilstein avancierte er Anfang der 1980er Jahre sehr schnell zum begehrten »New Age-Stein«, der das Wassermann-Zeitalter repräsentieren sollte. Er trägt auch die Handelsnamen Luvulith und Royal Azel.

Heilkunde

Spirituell hilft Sugilith, den eigenen Standpunkt zu bewahren. Er hilft, konsequent gemäß der eigenen inneren Wahrheit zu leben und sich weder durch Druck noch Versprechungen davon abhalten zu lassen.
Seelisch verbessert Sugilith die Fähigkeit, sich Unangenehmem zu stellen. Er löst seelische Spannung auf, lindert Kummer und Gram und hilft bei Ängsten, Paranoia und Schizophrenie.
Mental ermöglicht Sugilith, kompromisslos Konflikte zu bewältigen. Er hilft, Lösungen zu finden, die auf Einigung beruhen und niemanden benachteiligen.
Körperlich wirkt Sugilith harmonisierend auf Nerven und Gehirn und lindert starke Schmerzen. Er hilft bei Epilepsie, Legasthenie und motorischen Störungen.

Anwendung

Sugilith sollte am Körper getragen oder als Edelsteinwasser bzw. Elixier innerlich eingenommen werden. Bei Schmerzen kann er direkt aufgelegt oder in der Hand gehalten werden. Die spirituelle Wirkung ist erlebbar, wenn man regelmäßig mit Sugilith meditiert.

Tektit

Kristallsystem: amorph
Bildungsprinzip: tertiär
Mineralklassen: Oxide/Silikate, Gesteinsglas
Farbe: schwarz, selten olivgrün
Chemische Formel, Mineralstoffe: $SiO_2 + Al_2O_3$ + Ca,K,Fe,Mg,Na,K,Sr,Ba

Mineralogie

Tektit ist durch den Einschlag von Riesenmeteoriten geschmolzenes Gestein, das als Spritzer im Flug erkaltet und zu Gesteinsglas erstarrt ist.

Mythologie

Tektit (griech. »tektos« = »geschmolzen«) erhielt seinen Namen im Jahr 1900 durch den Wiener Geologen F. E. Suess. Steinzeitfunde belegen die Verwendung von Tektit als Steinwerkzeug, dank seiner phallischen Form diente er auch als Fruchtbarkeitssymbol. In Thailand werden Tektite noch heute als Glückssteine verehrt und als Amulette für Reisen und Pilgerfahrten benutzt.

Heilkunde

Spirituell hilft Tektit, loszulassen. Er stärkt die Hellsichtigkeit und wirkt befreiend, wenn wir uns in zu viele Dinge verstrickt haben und unser Leben dadurch zu eng und erstickend wird.
Seelisch hilft Tektit, Zukunftsängste und ständige Sorgen um Geld und Besitz abzubauen. Er vermittelt ein starkes Gefühl der Freiheit und Losgelöstheit und fördert das Einfühlungsvermögen.
Mental bringt Tektit die Erkenntnis, ein geistiges Wesen zu sein. Dadurch verändert er den Blickwinkel auf das Leben und hilft, Situationen und Ereignisse von höherer Warte zu betrachten.
Körperlich beschleunigt Tektit Heilungsprozesse, insbesondere bei Infektionskrankheiten. Außerdem hilft er, Einwirkungen von Strahlung und Elektrosmog zu kompensieren.

Anwendung

Tektit wirkt sehr stark als Edelsteinwasser oder durch Auflegen auf die Stirn. Darüber hinaus kann er als Anhänger getragen oder in der Hosentasche mitgeführt werden.

Tektit, Thailand;
Thulit und Piemontit, Norwegen

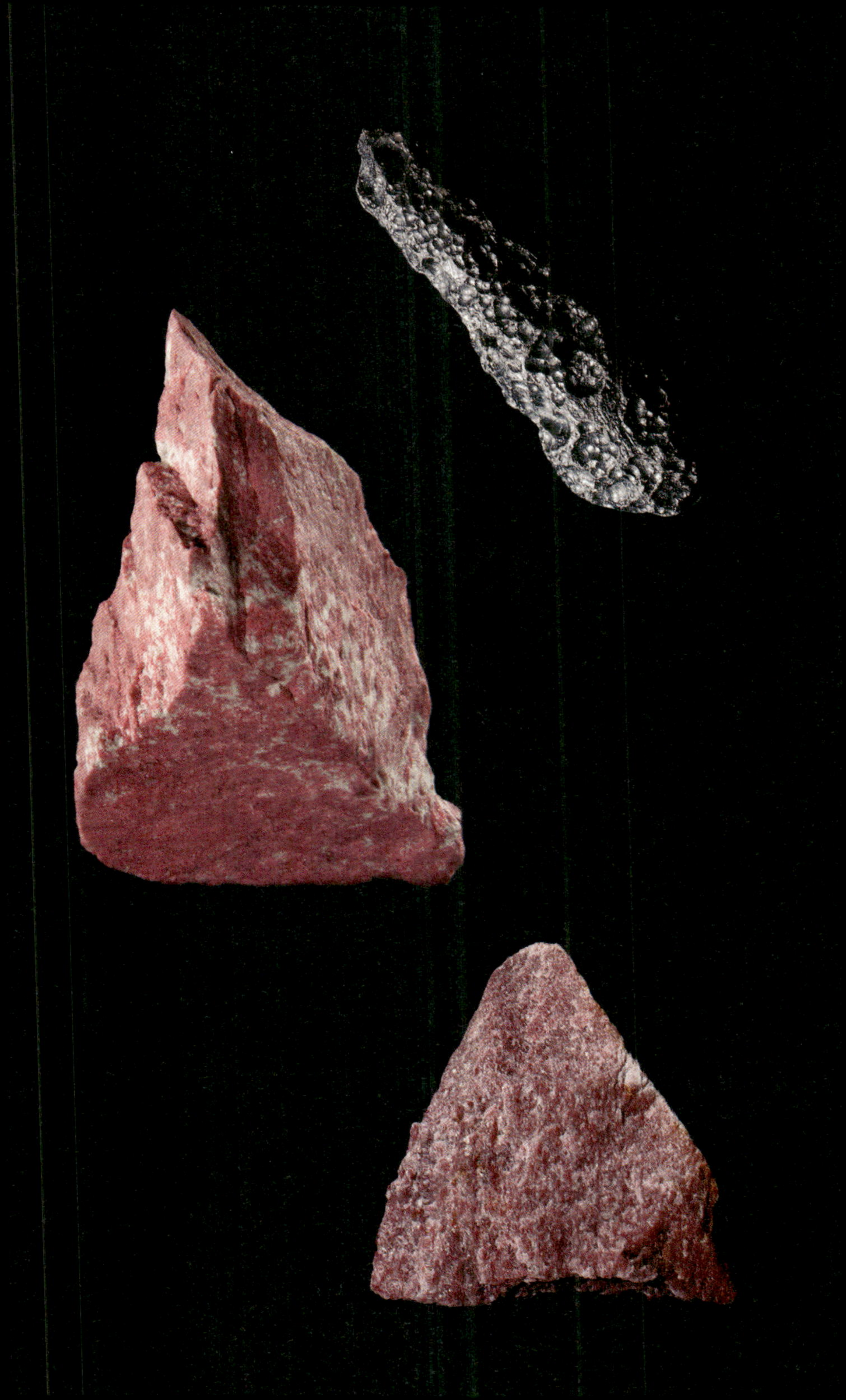

Thulit (Zoisit)

Kristallsystem: rhombisch
Bildungsprinzip: tertiär
Mineralklasse: Gruppensilikate, Zoisit-Gruppe
Farbe: altrosa, rot bis brombeerrot
Chemische Formel, Mineralstoffe: $(Ca,Mn)_2Al_3[O \mid OH \mid SiO_4 \mid Si_2O_7]$ + Na,Ba,Cr,Fe,Mg,Sr

Mineralogie

Thulit ist manganhaltiger Zoisit. Er entsteht bei der kontaktmetamorphen Umwandlung manganhaltiger Gesteine zu Kalksilikatfelsen und Kristallinen Schiefern. Er ist chemisch identisch mit dem monoklinen Piemontit, der ähnliche Wirkungen zeigt.

Mythologie

Thulit erhielt seinen Namen nach der sagenhaften Insel »Thule«, die der germanischen Überlieferung zufolge den Nordrand der Welt bilden sollte, wohl weil er zuerst in Norwegen gefunden wurde. Weitere Überlieferungen zu Heilwirkung und Verwendung gibt es leider nicht.

Heilkunde

Spirituell regt Thulit die Lebenskraft an. Er bringt Stärke und Mut für alle Unternehmungen und fördert Kreativität, die durch Widerstände und Herausforderungen gerade inspiriert wird.

Seelisch fördert Thulit Lust, Sinnlichkeit und Sexualität. Er hilft, das Leben in vollen Zügen zu genießen und in Gefühlen zu schwelgen. Schönheit, Abenteuer, Melancholie, Romantik und unheimliche Atmosphären werden gleichermaßen geliebt.

Mental stärkt Thulit die Neugier und Erfindungsgabe. Er regt an, neue Wege zur Lösung persönlicher und kollektiver Probleme zu suchen.

Körperlich fördert Thulit die Fruchtbarkeit. Er hilft bei Erkrankungen der Eierstöcke, Hoden und der Geschlechtsorgane. Thulit regt die Regeneration an, stärkt das gesamte Nervensystem und verhindert Ohnmachtsanfälle bei körperlicher Schwäche.

Anwendung

Thulit kann als Edelsteinwasser und Elixier eingenommen, am Körper getragen oder am Schambein aufgelegt werden. Äußerst interessant wirkt der Aufenthalt im Thulit-Steinkreis... (mehr wird nicht verraten!).

Tigerauge (Faserquarz)

Kristallsystem: trigonal (Quarz) +
rhombisch (Limonit)
Bildungsprinzip: sekundär
Mineralklasse: Oxide/Gerüstsilikate (Quarz) + Oxide (Limonit)
Farbe: blauschwarze und gelbbraune Trümmerstücke in farblosem Quarz
Chemische Formel, Mineralstoffe: SiO_2 (Quarz) + FeOOH (Limonit)

Mineralogie

Tigerauge entsteht aus Falkenauge durch Oxidation der ursprünglichen Krokydolith-Fasern und deren Umwandlung in Limonit. Tigerauge besteht also aus in Quarz eingebetteten Limonit-Fasern.

Mythologie

Der Seidenschimmer der Limonitfasern führt im runden Schliff zu einem Lichtlauf, der an ein Auge erinnert. Davon stammt der Name des Steins und daher rührt auch der Glaube an seine Augenheilkraft und Schutzwirkung.

Heilkunde

Spirituell hilft Tigerauge, schwierige Lebensphasen durchzustehen, ohne den Mut zu verlieren. Es hilft, den Funken Gottvertrauen zu bewahren, der einem in dunklen Momenten weiterhilft.
Seelisch gibt Tigerauge Distanz zu den von außen einstürmenden Eindrücken und hilft dadurch, von Stimmungen und Stresssituationen weniger beeinflusst zu werden.
Mental hilft Tigerauge, in unüberschaubaren und komplizierten Situationen den Durchblick zu bewahren und hilft daher auch bei Zweifeln und Entscheidungsschwierigkeiten.
Körperlich wirkt Tigerauge schmerzlindernd. Es hemmt den Energiefluss im Körper und wirkt gegen Übererregung der Nerven und Überfunktion der Nebennieren.

Anwendung

Liegen bereits Blockaden vor, kann Tigerauge den Energiefluss im Körper hemmen und zu Taubheitsgefühlen in den Gliedmaßen führen. In diesen Fällen sollte es nie länger als eine Woche ununterbrochen eingesetzt werden. Ansonsten kann Tigerauge getragen, aufgelegt oder als Wasser und Elixier eingenommen werden. Für seelisch-spirituelle Wirkungen empfiehlt sich die Meditation.

Tigereisen

Kristallsystem: trigonal (Jaspis, Tigerauge, Hämatit) + rhombisch (Limonit im Tigerauge)
Bildungsprinzip: sekundär-tertiär
Mineralklassen: Oxide/Gerüstsilikate (Jaspis, Tigerauge) + Oxide (Hämatit, Limonit)
Farbe: grau (Hämatit), gelb-braun (Tigerauge), rot bis gelb (Jaspis) gebändert
Chemische Formel, Mineralstoffe: SiO_2 (Jaspis) + $SiO_2/FeOOH$ (Tigerauge) + Fe_2O_3 (Hämatit)

Mineralogie

Tigereisen ist ein Gestein aus Jaspis, Tigerauge und Hämatit mit gebändert-gefalteter Textur, das durch die metamorphe Überprägung eisenoxid- und quarzhaltiger Sedimente entsteht.

Mythologie

Tigereisen ist erst seit den 1980er Jahren als solches bekannt und benannt (Handelsname!), eine Überlieferung zur Heilwirkung gibt es demzufolge nicht.

Heilkunde

Spirituell bringt Tigereisen neue Impulse, wenn das eigene Leben längst nach Veränderung ruft. Es lässt klar erkennen, was geistig eigentlich schon lange abgeschlossen ist, und hilft, diese Zyklen notfalls energisch abzuschließen und einen Neuanfang zu starten.
Seelisch gibt Tigereisen das Durchhaltevermögen, das notwendig ist, um typische Anfangsschwierigkeiten zu überwinden. Es bringt Kraft und Dynamik, alle Hürden zu nehmen (der sog. »Tiger im Tank«). Tigereisen hilft gegen Müdigkeit und Erschöpfung.
Mental hilft Tigereisen, ganz einfache, pragmatische Lösungen zu finden. Es klärt das Denken nach dem Motto »In der Einfachheit liegt die Wahrheit« und hilft so, zügig und entschlossen zu handeln.
Körperlich steigert Tigereisen die Vitalität, indem es die Eisenaufnahme, die Bildung der roten Blutkörperchen und den Sauerstofftransport im Blut beschleunigt. Tigereisen behebt jeglichen Energiemangel.

Anwendung

Tigereisen wirkt sehr schnell, wenn es mit Hautkontakt getragen wird. Als Handschmeichler in der Hosentasche kann es immer in die Hand genommen werden, wenn Kraft gebraucht wird.

Tigerauge, Südafrika; Tigereisen, Australien

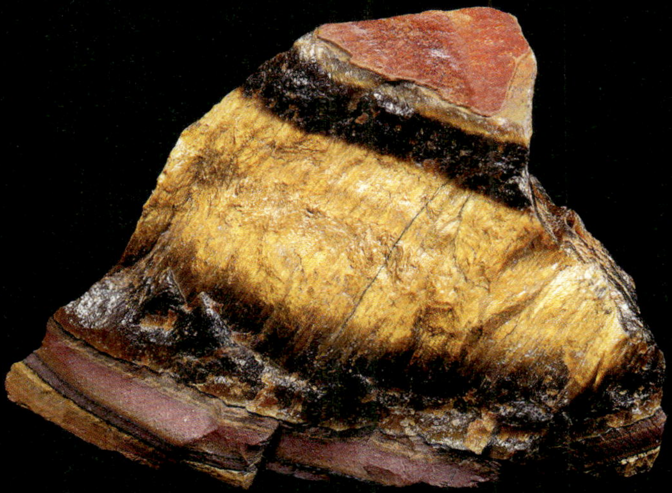
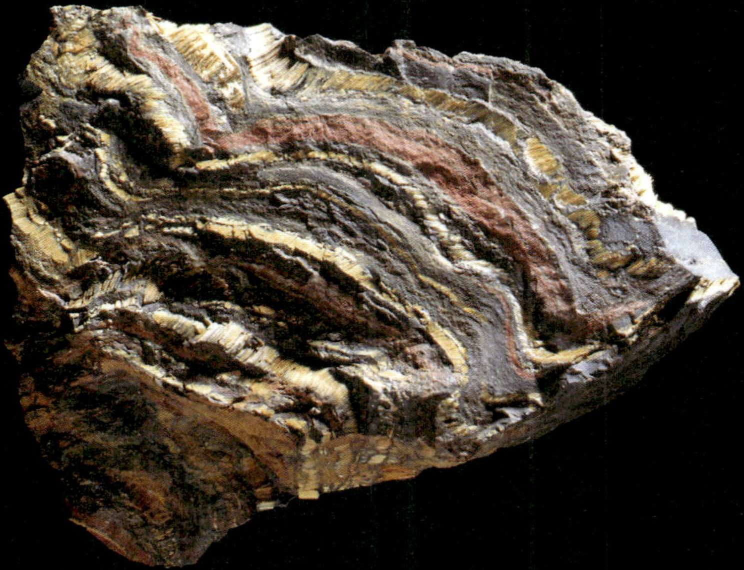

Topas

Kristallsystem: rhombisch
Bildungsprinzip: primär
Mineralklasse: Inselsilikate
Farbe: farblos, hellblau, hellbraun, hellgelb
Chemische Formel, Mineralstoffe: $Al_2[(F,OH)_2 | SiO_4]$ + Fe,Ca,Mg + (Cr,Mn)

Mineralogie

Topas entsteht pneumatolytisch bei der Einwirkung fluorhaltiger Gase auf Aluminiumsilikate in Klüften und Gängen saurer Plutonite. Seine Farben erhält er durch Spurenelemente: Chrom verursacht gelbe, Eisen hellblaue und Mangan bräunliche Farben.

Mythologie

Topas galt in den alten Kulturen Europas und Indiens übereinstimmend als Stein des Jupiter. Er repräsentierte Herrschaft über das eigene Leben, die Selbstverwirklichung und Weisheit. In Mexiko wurde er zur Wahrheitsfindung bei Streitfällen benutzt.

Heilkunde

Spirituell fördert Topas die Selbstverwirklichung und die Gestaltung des Lebens nach den eigenen Wünschen. Er ermöglicht einen Durchbruch in der geistigen Entwicklung, wenn diese lange Zeit sehr mühsam und beschwerlich war. Topas hilft, Weisheit aus den Wendungen des Schicksals zu gewinnen.
Seelisch hilft Topas den eigenen inneren Reichtum an Seelenbildern, Fähigkeiten und Wissen zu entdecken. Er fördert Offenheit, Ehrlichkeit und ein erfülltes Gefühlsleben.
Mental hilft Topas, sich der eigenen Autorität, die auf dem erarbeiteten wirklichen Wissen und Können beruht, bewusst zu werden und sie sinnvoll zu leben.
Körperlich stärkt Topas die Nerven und regt den Energiefluss in den Meridianen an. Er verbessert die Verdauung und hilft sogar bei Magersucht. Topas regt den Stoffwechsel und die Verbrennungsprozesse des Organismus an.

Anwendung

Topas sollte getragen bzw. zur Meditation wahlweise betrachtet oder auf den Kopf aufgelegt werden. Wirkungsvoll ist auch die Einnahme von Edelsteinwasser oder Elixieren.

Topas, Goldtopas/Imperialtopas/Pinktopas

Kristallsystem: rhombisch
Bildungsprinzip: primär
Mineralklasse: Inselsilikate
Farbe: goldgelb (Goldtopas), pink-gelb (Imperialtopas), pink (Pinktopas)
Chemische Formel, Mineralstoffe: $Al_2[(F,OH)_2|SiO_4]$ + Fe,Ca,Mg + (Cr)

Mineralogie

Topas entsteht pneumatolytisch bei der Einwirkung fluorhaltiger Gase auf Aluminiumsilikate in Klüften und Gängen saurer Plutonite. Goldgelbe Farbtöne entstehen durch Spuren von Chrom, die natürliche Pinkfarbe durch Spuren von Phosphor.

Mythologie

Goldtopas und Imperialtopas waren stets »Steine der Sonne«, die Licht ins Dunkel bringen. Pinktopas gilt als »Stein des Herzens«.

Heilkunde

Spirituell fördern diese Topase die Selbstverwirklichung. Sie helfen, die eigenen Fähigkeiten ins richtige Licht zu stellen und damit an die Öffentlichkeit zu gehen. Sie stärken die Selbstachtung (Goldtopas), das Selbstbewusstsein (Imperialtopas) und die Selbstliebe (Pinktopas).
Seelisch stärken diese Topase die Selbstsicherheit und das Bewusstsein der persönlichen Einzigartigkeit. Goldtopas und Imperialtopas machen großmütig und großzügig, Pinktopas bringt Charisma und Herzenswärme.
Mental fördern diese Topase die Entwicklung großer Pläne und Ideen. Sie helfen, sich über vermeintliche Grenzen hinwegzusetzen, ohne den Boden des Realismus zu verlassen.
Körperlich helfen diese Topase bei nervösen Erschöpfungszuständen. Sie stärken und aktivieren die Nerven, wodurch der gesamte Organismus reaktionsfreudiger wird. Sie regen den Appetit an und helfen selbst bei Magersucht. Als chrom- und phosphorhaltige Topase aktivieren sie die Lebensenergie, die Verbrennungsprozesse des Körpers und den gesamten Stoffwechsel.

Anwendung

Goldtopas und Imperialtopas sollten am Solarplexus, Pinktopas am Herz getragen oder aufgelegt werden. Wirkungsvoll sind auch Edelsteinwasser und Elixiere.

Türkis

Kristallsystem: triklin
Bildungsprinzip: sekundär
Mineralklasse: Phosphate
Farbe: grün, türkis, hellblau
Chemische Formel, Mineralstoffe: $CuAl_6[(OH)_2 | (PO_4]_4 \cdot 4 H_2O$ + Fe,Zn,Ca

Mineralogie

Türkis entsteht in der Oxidationszone von Kupferlagerstätten durch Einwirkung phosphathaltigen Sickerwassers oder in aluminium- und phosphathaltigen Gesteinen durch die Einwirkung kupferhaltiger Lösungen

Mythologie

Türkis hat seinen Namen von der Türkei, wo Kreuzfahrer erstmals mit ihm in Berührung kamen. Er war in vielen Kulturen ein Schutzstein gegen Schadenszauber und wurde auf Reisen als Amulett getragen. Türkis sollte seinen Träger durch Farbveränderungen vor drohender Gefahr warnen.

Heilkunde

Spirituell hilft Türkis, die Ursachen des Schicksals zu erkennen, die man selbst gesetzt hat und deren Auswirkung man später wird. Dadurch macht Türkis bewusst, dass man tatsächlich seines eigenen Glückes Schmied ist.
Seelisch gleicht Türkis extreme Stimmungsschwankungen aus und löst apathische Opferhaltung auf. Er muntert auf bei Müdigkeit, Niedergeschlagenheit und Erschöpfung und schützt bei Empfindlichkeit gegen äußere Einflüsse.
Mental macht Türkis zwar innerlich ruhig, aber trotzdem hellwach, belebt und handlungsfreudig. Er fördert eine gute Intuition und Voraussicht
Körperlich neutralisiert Türkis Übersäuerung und lindert Rheuma, Gicht, Magenbeschwerden und Virusinfektionen. Er steigert Wachstum, Muskelkraft, Wärmeerzeugung, Regenerationsfähigkeit, Gehirntätigkeit und Sinneswahrnehmung und wirkt schmerzlindernd, krampflösend, entzündungshemmend und entgiftend.

Anwendung

Türkis sollte auf dem Thymus oder Solarplexus getragen bzw. auf betroffene Körperbereiche aufgelegt werden.

Topas, Pakistan;
Topas Imperial, Brasilien; Türkis, Arizona, USA

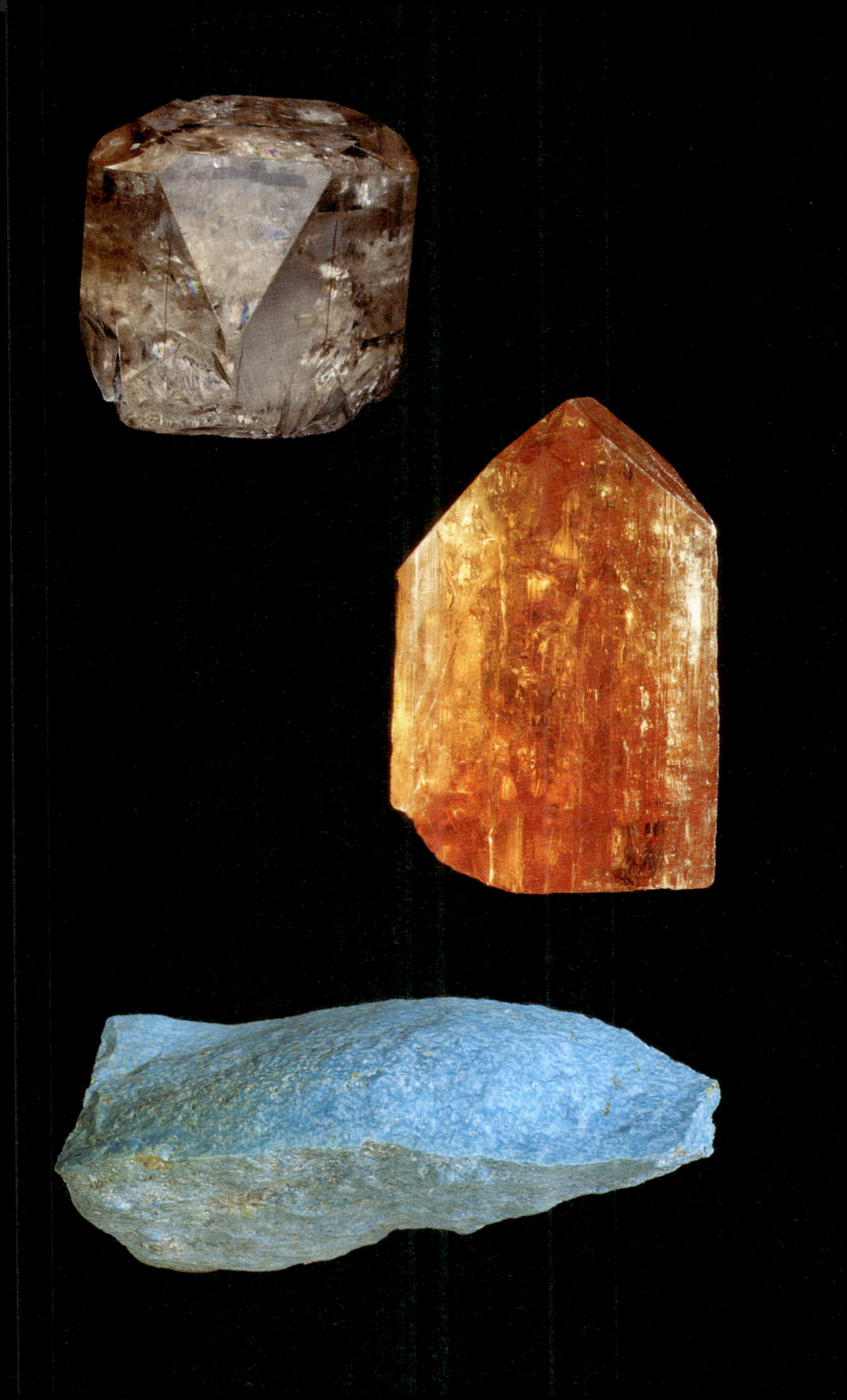

Turmalin

Kristallsystem: trigonal
Bildungsprinzip: primär oder tertiär
Mineralklasse: Ringsilikate
Farbe: farblos, blau, türkis, grün, gelb, rosa, rot, violett, braun, schwarz, auch mehrfarbig
Chemische Formel, Mineralstoffe: $Me^{+}Me^{2+}{}_{3}Me^{3+}{}_{6}[(OH,F)_4(BO_3)_2Si_6O_{18}]$

Mineralogie

Turmaline können aus kieselsäurereichem, borhaltigem Magma entstehen. In Plutoniten und deren Pegmatiten finden sich vor allem **Schörl**, **Dravit** und **Uvit**, da hier meist viel Eisen (Schörl) und Magnesium (Dravit, Uvit) vorliegt. Im pneumatolytischen und hydrothermalen Bereich treten bunte **Elbaite** und **Liddicoatite** auf, wenn genügend Lithium angereichert ist. Auch bei der Metamorphose borhaltiger Sedimente können Turmaline wie **Schörl**, **Dravit** und **Uvit** entstehen.

Turmalin besteht immer aus ein-, zwei- und dreiwertigen Metallionen im Verhältnis 1 : 3 : 6 sowie aus basischen Gruppen (Hydroxid oder Fluorid), Boratgruppen und Silikatringen im Verhältnis 4 : 2 : 1 – vereinfachte Summenformel: $Me^{+}Me^{2+}{}_{3}Me^{3+}{}_{6}[(OH,F)_4(BO_3)_2Si_6O_{18}]$ (Me = Metallion). Klassifiziert nach der chemischen Zusammmensetzung ergeben sich fünf Turmaline, die in der Steinheilkunde eine Rolle spielen:

Turmalin	Chemische Formel	Farben
Dravit	$NaMg_3(Al,Fe,Cr)_6[(OH)_4 \mid (BO_3)_3 \mid Si_6O_{18}]$	braun bis schwarz
Elbait	$Na(Li,Al)_3Al_6[(OH,F)(OH)_3 \mid (BO_3)_3 \mid Si_6O_{18}]$	alle Farben
Liddicoatit	$Ca(Li,Al)_3Al_6[FO(OH)_2 \mid (BO_3)_3 \mid Si_6O_{18}]$	alle Farben
Schörl	$NaFe_3(Al,Fe)_6[(OH,F)_4 \mid (BO_3)_3 \mid Si_6O_{18}]$	schwarz
Uvit	$CaMg_3(Al_5Mg)[(OH)_4 \mid (BO_3)_3 \mid Si_6O_{18}]$	braun bis olivgrün

In diesem Rahmen sorgen wechselnde Metallgehalte für die bunten Farben des Turmalins. Bei Elbaiten und Liddicoatiten (die meist als Mischkristalle auftreten) spielen in der Steinheilkunde vor allem vier Farbvarietäten eine Rolle:

Polychrom-Turmalin (Elbait) mit Rubellit und Verdelith, Brasilien
Indigolith (Elbait), Brasilien

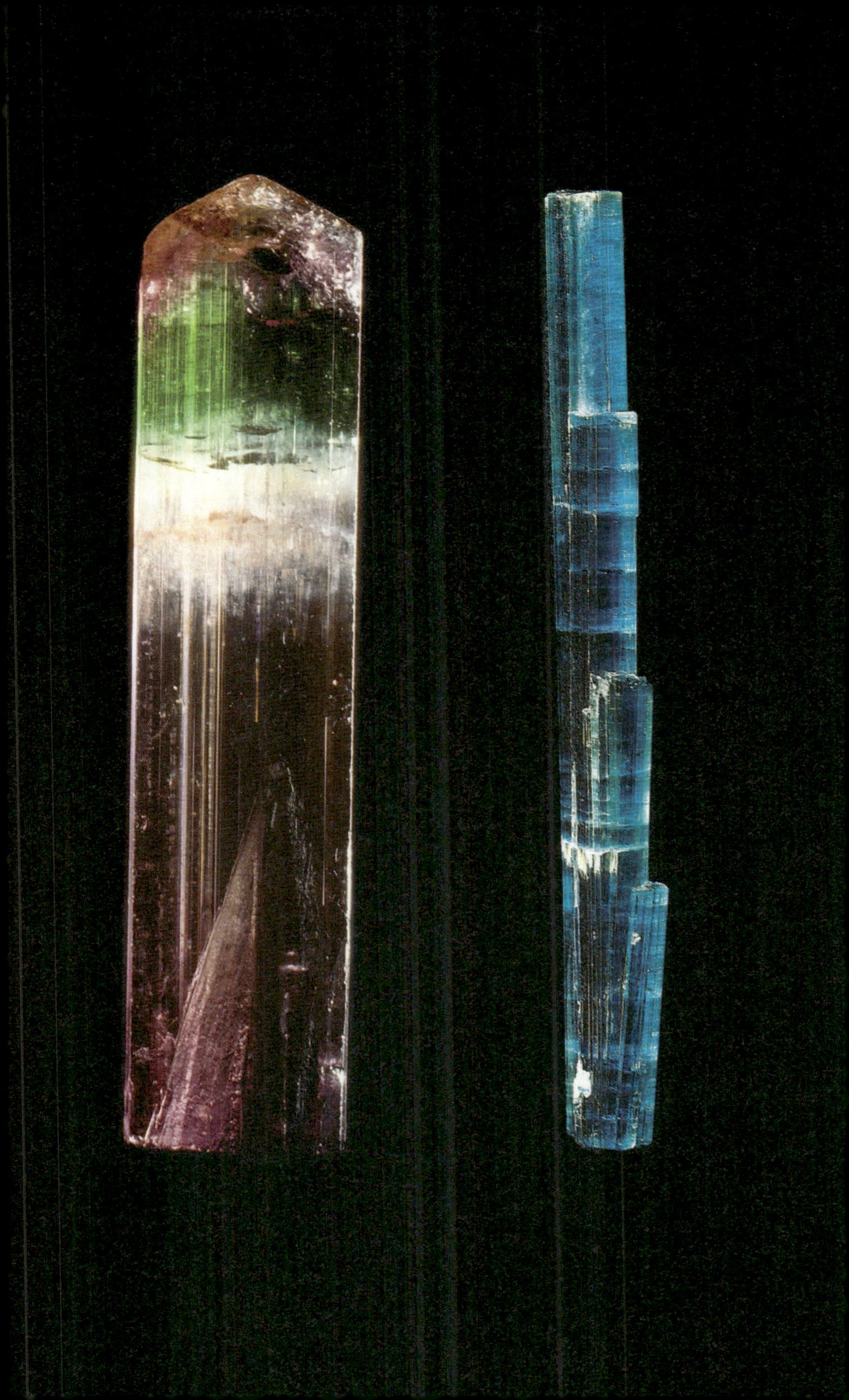

Varietät	Chemische Formel (vereinfacht)	Farbe
Indigolith	$(Na,Ca)(Li,Al,Fe)_3(Al,Fe)_6[(OH,O,F)_4 \mid (BO_3)_3 \mid Si_6O_{18}]$	blau
Rubellit	$(Na,Ca)(Li,Al,Mn)_3(Al,Mn)_6[(OH,O,F)_4 \mid (BO_3)_3 \mid Si_6O_{18}]$	rot, rosa
Verdelith	$(Na,Ca)(Li,Al,Fe)_3(Al,Cr,V)_6[(OH,O,F)_4 \mid (BO_3)_3 \mid Si_6O_{18}]$	grün
Paraiba	$(Na,Ca)(Li,Al,Cu)_3(Al,Mn)_6[(OH)_4 \mid (BO_3)_3 \mid Si_6O_{18}]$	grün bis türkis

Bei mehrfarbigen »Polychrom-Turmalinen« können sowohl verschiedene Turmalinarten als auch Farbvarietäten in einem Kristall vorliegen.

Mythologie

Turmalin war wohl bereits in der Antike bekannt, wurde jedoch je nach Farbe immer mit anderen Edelsteinen gleichgesetzt. Erst im 17. Jahrhundert erscheint er als »ein Symbol der Weisheit, die klar ist und allem Unbill des Schicksals widersteht ...« (Bernardus Caesius). – Nach arabischer Überlieferung ist Turmalin ein Stein der Sonne, der das Herz stärkt und vor Alpträumen schützt.

Heilkunde

Alle Turmaline besitzen ein sehr großes Spektrum an Heilwirkungen, das auf ihrer unfassbaren Vielfalt beruht. Im folgenden werden die einzelnen Wirkungen bestimmten Varietäten zugeordnet, die dafür prinzipiell am besten geeignet sind. Im Notfall lassen sich jedoch auch andere Varietäten verwenden. Mehrfarbige Turmaline verbinden die einzelnen Qualitäten miteinander.

Turmalin blau (Indigolith)

Spirituell stärkt Indigolith das Streben nach geistiger Freiheit und Weiterentwicklung. Er fördert Treue, Ethik und Wahrheitsliebe und inspiriert zu großen Visionen.
Seelisch löst Indigolith Trauer und blockierte Gefühle. Er hilft, die Tränen fließen zu lassen und bringt Erleichterung. Indigolith macht innerlich frei, lindert Nervosität und hilft bei Hyperaktivität.
Mental erweitert Indigolith den geistigen Horizont. Er lässt Ideen sprudeln, macht offen und tolerant und fördert das Verantwortungsbewusstsein.
Körperlich regt Indigolith den Wasserhaushalt und die Ausscheidung über Nieren und Blase an. Er lässt Brandwunden

besser verheilen (im Idealfall narbenlos), hilft bei Temperaturempfindlichkeit, lindert Verspannungen und fördert die Funktion von Augen, Ohren und allen Sinnen.

Turmalin Dravit und Uvit

Spirituell fördern Dravit und Uvit Offenheit, Gemeinschaftssinn, Fürsorge, Hilfsbereitschaft und soziales Engagement. Sie helfen, innerlich gelassen und zugleich am Leben beteiligt zu sein.
Seelisch stärken Dravit und Uvit die Fähigkeit, sich in andere einzufühlen. Sie helfen bei Familienproblemen sowie bei Beklemmungen und Konflikten in großen Gruppen.
Mental regen Dravit und Uvit eine pragmatische, einfache Kreativität an. Sie helfen, sofort zu erkennen, was notwendig ist, und vermitteln handwerkliches Geschick.
Körperlich regen Dravit und Uvit die Regeneration der Zellen, Gewebe und Haut an. Sie helfen bei Cellulite und Hautkrankheiten, fördern die Narbenheilung, lindern Krämpfe und chronische Verspannungen und helfen bei Wachstumsstörungen und Darmbeschwerden.

Turmalin grün (Verdelith)

Spirituell bringt Verdelith Erholung und Lebensfreude. Er hilft, sich neu zu orientieren, vergessene Ziele und Ideen wiederzufinden und macht dankbar für die Wunder des Lebens.
Seelisch macht Verdelith geduldig und aufgeschlossen. Er hilft, Gefühle auszudrücken und fördert das Interesse an Mitmenschen und Umwelt. Verdelith lindert Stress und hilft bei Hyperaktivität.
Mental hilft Verdelith, in jeder Situation immer eine Vielzahl möglicher Lösungen zu sehen, von welchen die beste (nach Wissen und Gewissen) ausgewählt werden kann.
Körperlich wirkt Verdelith entgiftend und entzündungshemmend. Er stärkt die Nerven, das Herz, den Darm und das Funktionsgewebe (Parenchym) vieler Organe. Verdelith hilft bei Beschwerden der Sehnen und Gelenke (Karpaltunnelsyndrom, Sehnenscheidenentzündung, Tennisellenbogen) sowie bei Rheuma, degenerativen Prozessen und Tumoren. Er fördert die Ausscheidung und hilft bei Verstopfung und Durchfall

Turmalin, Paraiba-Turmalin

Spirituell hilft Paraiba-Turmalin, die Welt und das Leben mit wohlwollen, liebevollen Augen zu betrachten und die Schönheit in allen Dingen wahrzunehmen.
Seelisch ermöglicht Paraiba-Turmalin in der Meditation das Erleben der allumfassenden Liebe zur Welt und allen Wesen. Er bringt intensive Träume und eine reiche Gefühlswelt.
Mental bringt Paraiba-Turmalin Weisheit und Gerechtigkeit bei schwierigen Entschlüssen. Er fördert ein tieferes Verständnis, klärt Verwirrung und regt die Phantasie an.
Körperlich stimuliert Paraiba-Turmalin die Hormonproduktion, weshalb er nicht zu lange und zu oft verwendet werden sollte. Er regt die Aktivität der Leber, der Nerven und des Gehirns an.

Turmalin polychrom

Spirituell hilft Polychrom-Turmalin, Geist, Seele, Verstand und Körper zu einer harmonischen Einheit zu verbinden. Aus diesem Erleben der »Ganzheit« entwickeln sich Weisheit und Kreativität.
Seelisch regt Polychrom-Turmalin die Phantasie und Bilderwelt sowie kreative Tag- und Nachtträume an. Er hilft, Gefühle frei fließen zu lassen und auszudrücken.
Mental fördert Polychrom-Turmalin das bildhafte Denken, die Aufnahmefähigkeit und Phantasie. Er hilft, Entwicklungen zu erkennen, umfassend zu verstehen und zum Wohle aller zu steuern.
Körperlich harmonisiert Polychrom-Turmalin Nerven, Stoffwechsel, Hormondrüsen und Immunsystem. Er ist daher gut bei Verspannungen, Koordinationsstörungen, Taubheitsgefühlen in den Gliedmaßen, allgemeiner Schwäche, Infektionsanfälligkeit sowie träger Verdauung und Ausscheidung.

Turmalin rot (Rubellit)

Spirituell fördert Rubellit Lebendigkeit und Engagement. Er macht dynamisch und zielstrebig, jedoch flexibel genug, die eigenen Ziele zu prüfen und notfalls zu korrigieren.
Seelisch macht Rubellit kontaktfreudig, unternehmungslustig und charmant. Er fördert ein kraftvolles Wohlbefinden sowie die Freude am Leben und an der Sexualität.

Dravit, Namibia;
Paraiba-Turmalin (Elbait), Brasilien

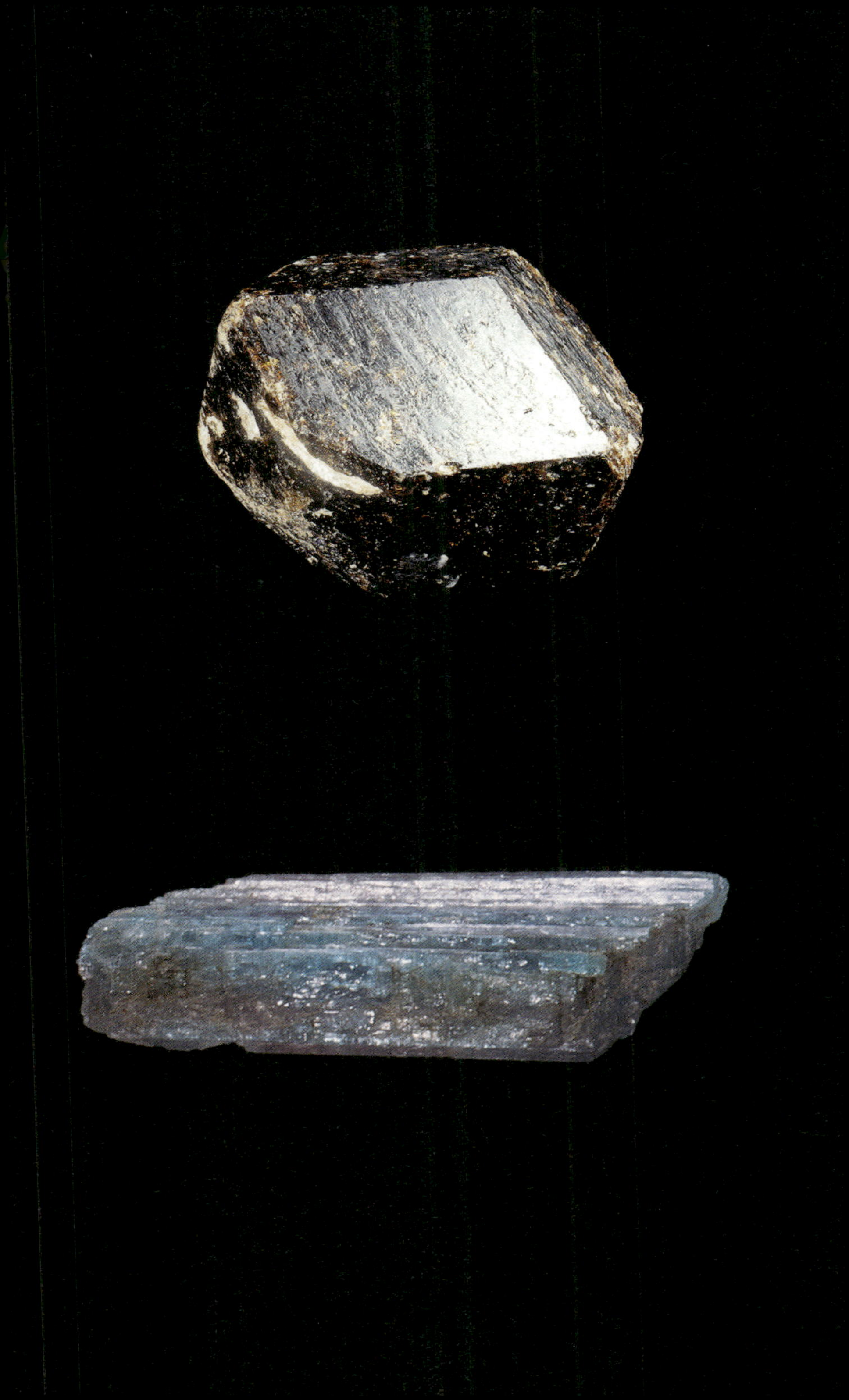

Mental hilft Rubellit, sich hingebungsvoll und aktiv einer Aufgabe zu widmen. Er hilft, Unternehmungen gut zu koordinieren und schnell voranzubringen.
Körperlich verbessert Rubellit den Energiefluss und die Leitfähigkeit der Nerven und hilft dadurch bei Nervenschmerzen (Neuralgien, Ischiasbeschwerden, Hexenschuss), motorischen Störungen und Beeinträchtigungen der Sinne. Er stärkt die Funktion der Geschlechtsorgane und fördert die Durchblutung und die Blutreinigung in Milz und Leber. Rubellit hilft, Blutgerinnsel aufzulösen (Thrombosen). Dunkelrote Varietäten regen den Kreislauf an, ohne den Blutdruck übermäßig zu erhöhen, rosafarbene Varietäten sind gut für das Herz.

Turmalin Schörl

Spirituell verbessert Schörl die Wahrnehmung und ermöglicht zugleich, bei sich zu bleiben sowie eine neutrale, distanzierte und unbeeinflussbare Haltung einzunehmen.
Seelisch fördert Schörl Gelassenheit und innere Ruhe. Er leitet Spannungen ab, hilft bei Stress und Belastungen, schützt vor negativen Einflüssen und verbessert den Schlaf.
Mental regt Schörl nüchterne, klare, logisch-rationale Gedankengänge an. Er hilft, Fehler zu erkennen, zu analysieren und folgerichtige Lösungen zu entwickeln und umzusetzen.
Körperlich wirkt Schörl allgemein schmerzlindernd und spannungslösend. Er hilft bei Verspannungen, Rückenbeschwerden und Taubheitsgefühlen in den Gliedmaßen, löst Blockaden und bringt die Lebensenergie in Fluss. Schörl neutralisiert Strahleneinflüsse und kann zur Narbenentstörung verwendet werden. Er regt die Darmtätigkeit an, lindert Blähungen und Bauchschmerzen und hilft bei Verstopfung. Außerdem stärkt Schörl die Nieren und lindert Ohrenbeschwerden.

Turmalin, Wassermelonen-Turmalin

Spirituell fördert Wassermelonen-Turmalin Verständnis, Liebe und Freundschaft. Er hilft, eine Atmosphäre zu schaffen, in der sich alle wohlfühlen.

Schörl, Brasilien;
Wassermelonen-Turmalin (Elbait), Afghanistan;
Turmalinquarz, Brasilien

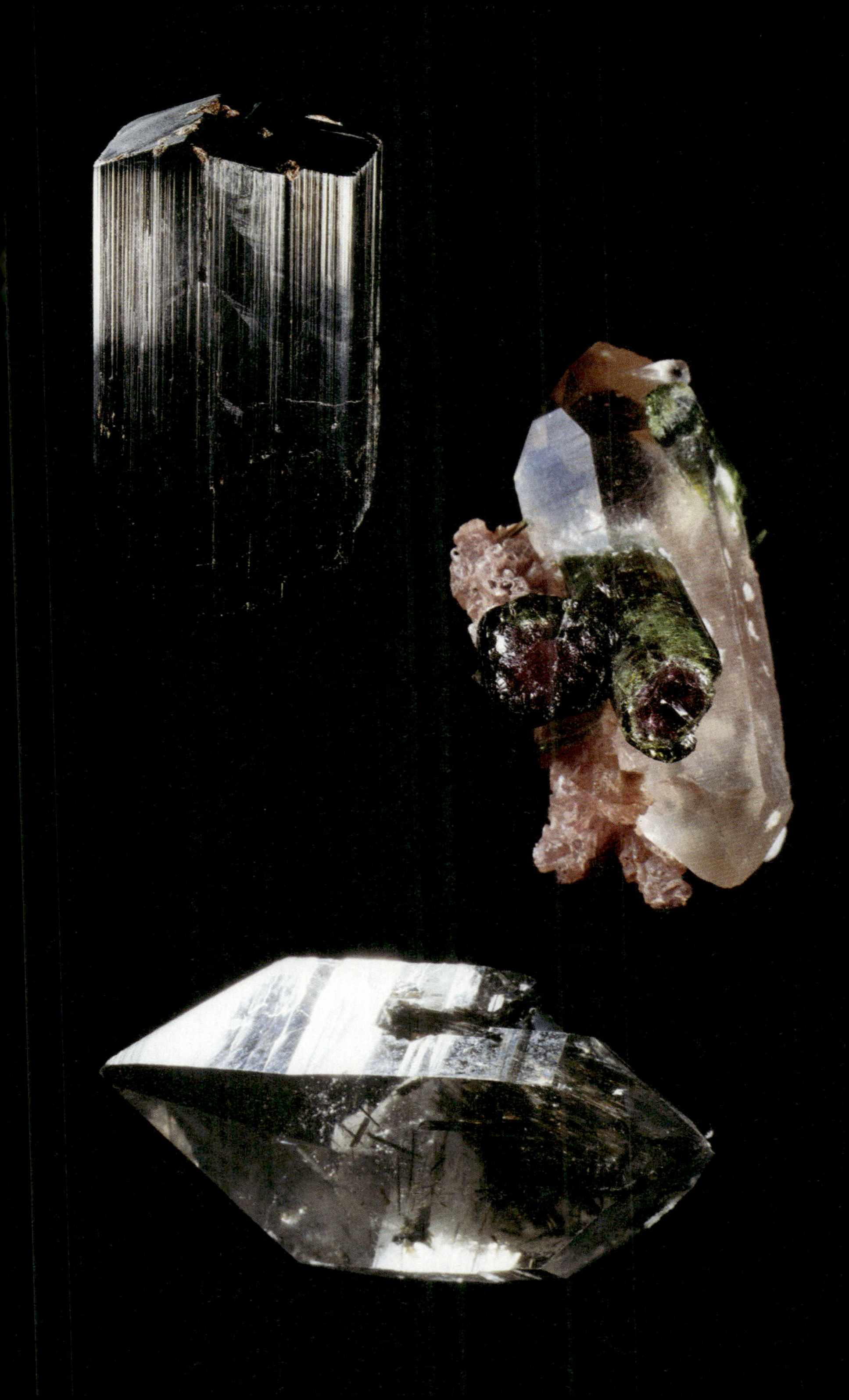

Seelisch macht Wassermelonen-Turmalin geduldig, liebevoll und zärtlich. Er lindert Depressionen und Ängste und hilft, sich zu schützen und Geborgenheit aus sich selbst heraus zu entwickeln. ***Mental*** hilft Wassermelonen-Turmalin, die eigene Absicht klar und zielgerichtet zum Ausdruck zu bringen und dabei zugleich auch die Wünsche und Bedürfnisse anderer zu berücksichtigen. ***Körperlich*** stärkt Wassermelonen-Turmalin das Herz und alle Sinne (Augen, Ohren, Geruchs-, Geschmacks- und Tastsinn). Er hilft bei Wachstumsstörungen und Taubheitsgefühlen in den Gliedmaßen, lindert Nervenschmerzen und -entzündungen, fördert die Nervenregeneration und hilft bei Lähmungen und Multipler Sklerose.

Anwendung

Turmalin kann am Körper getragen oder bei Bedarf auf bestimmte Körperregionen aufgelegt werden. Zur Anregung des Energieflusses sollten Kristalle mit der Spitze in Flussrichtung der Meridiane aufgelegt werden. Sehr stark und schnell wirken auch Edelsteinwasser und Elixiere.

Zur Linderung von Schmerzen können Turmalinkristalle aller Art strahlenförmig um den schmerzenden Bereich gelegt werden. Schmerzen entstehen durch Energiestau (an Blockaden) oder durch gravierende Energieleere. Da Turmaline den Energieausgleich fördert, können sie unspezifisch zur Schmerzlinderung eingesetzt werden, unabhängig von der Schmerzursache. Da Energiestaus die häufigste Ursache sind, werden die Kristalle zuerst so aufgelegt, dass die Spitzen vom Schmerz weg zeigen und die gestaute Energie ableiten. Eine kurze Verstärkung des Schmerzes kann dabei als Erstverschlimmerung auftreten. Steigt er jedoch langsam und beständig an, liegt wahrscheinlich eine Energieleere vor. Dann ist es besser, die Kristalle zum Schmerz hin auszurichten, um Energie zuzuführen. Die jeweiligen Effekte sind schnell wahrnehmbar, so dass die richtige Ausrichtung leicht zu ermitteln ist. Sind keine Turmalinkristalle zur Hand, können Scheiben oder Trommelsteine direkt auf die schmerzende Stelle gelegt werden. Dadurch wird automatisch der benötigte Zufluss oder Abfluss der Energie bewirkt, allerdings tritt die Wirkung meist langsamer ein, als bei korrekt ausgerichteten Kristallen.

Turmalinquarz

Kristallsystem: trigonal
Bildungsprinzip: primär oder tertiär
Mineralklasse: Oxide/Gerüstsilikate (Quarz) + Ringsilikate (Schörl)
Farbe: schwarze Turmalinkristalle in farblosem Quarz
Chemische Formel, Mineralstoffe: SiO_2 (Quarz) +
$NaFe_3(Al,Fe)_6[(OH,F)_4 | (BO_3)_3 | Si_6O_{18}]$ (Schörl)

Mineralogie

Turmalinquarz ist meist magmatisch-pegmatitischer Bildung, kann jedoch auch metamorph-hydrothermal entstehen. Bei seiner Entstehung wird zuerst gebildeter Turmalin (in der Regel schwarzer Schörl) im später entstehenden Quarz eingeschlossen.

Mythologie

Einschlüsse von schwarzem Turmalin in Quarz wurden früher als Verunreinigung betrachtet. Erst im 20. Jahrhundert fanden Turmalinquarze daher mehr Beachtung. Überlieferungen zu ihrer Heilwirkung gibt es nicht.

Heilkunde

Spirituell ermöglicht Turmalinquarz, Gegensätze in Harmonie zu bringen. Er hilft, sich einerseits so anzunehmen, wie man ist, und andererseits die eigenen Ideale zu verwirklichen.
Seelisch hilft Turmalinquarz, innere Kämpfe und Konflikte zu lösen. Er macht es möglich, »über den eigenen Schatten zu springen« sowie Ausgeglichenheit und Gelassenheit zu entwickeln.
Mental ermöglicht Turmalinquarz, die Ursachen für Missgeschicke und Misserfolge zu erkennen und zugleich wahrzunehmen, worin unsere Stärken und Erfolge begründet sind.
Körperlich führt Turmalinquarz zum richtigen Gleichgewicht zwischen Spannung und Entspannung. Er löst Schmerzen, Verspannungen und Atemblockaden, aktiviert bei Schwäche und Energielosigkeit, regt die Verdauung und Ausscheidung an, fördert die Regeneration und hält jung und vital.

Anwendung

Turmalinquarz kann als Kristall, Gruppe, geschliffener Stein, Edelsteinwasser oder Elixier verwendet werden. Sehr angenehm wirkt er auch in Edelsteinmassagen.

Variscit

Kristallsystem: rhombisch
Bildungsprinzip: sekundär
Mineralklasse: Phosphate
Farbe: blassgrün bis grasgrün
Chemische Formel, Mineralstoffe: $AlPO_4 \cdot 2\,H_2O$ + Fe,As,Cr,V

Mineralogie

Variscit entsteht sekundär nahe der Erdoberfläche in der Oxidationszone aluminiumhaltiger Gesteine durch die Einwirkung phosphathaltiger Flüssigkeiten. Dabei setzt er sich als Gesteinsüberzug oder Spaltenfüllung ab.

Mythologie

Variscit erhielt seinen Namen nach dem Fundort »Variscia«, der lateinischen Bezeichnung für das Vogtland. Überlieferungen zu seiner Heilwirkung sind nicht bekannt.

Heilkunde

Spirituell fördert Variscit Authentizität und Wahrhaftigkeit. Solange man Variscit trägt, fällt es einem sehr schwer, sich zu verstellen; man zeigt sich einfach, wie man ist. Variscit hilft außerdem, Interesse zu entwickeln und geistig anwesend zu bleiben.
Seelisch wirkt Variscit aufmunternd und stimmungsaufhellend. Er hilft gegen chronische Müdigkeit, wie z. B. Frühjahrsmüdigkeit, beruhigt andererseits jedoch bei Nervosität und innerer Unruhe.
Mental bringt Variscit Wachheit, Nüchternheit und klares, rationales Denken. Er hilft, sich klar auszudrücken und verständlich mitzuteilen und steigert die Aufnahmefähigkeit.
Körperlich regt Variscit die Energiereserven an. Er neutralisiert Übersäuerung und hilft bei Sodbrennen, Gastritis, Magengeschwüren, Rheuma und Gicht. Variscit wirkt krampflösend und beruhigt die Nerven.

Anwendung

Variscit sollte als Anhänger oder Handschmeichler längere Zeit getragen und im Bedarfsfall in der Hand gehalten werden. Auch Edelsteinwasser und Elixiere wirken sehr gut.

Variscit, USA;
Versteinertes Holz, Australien

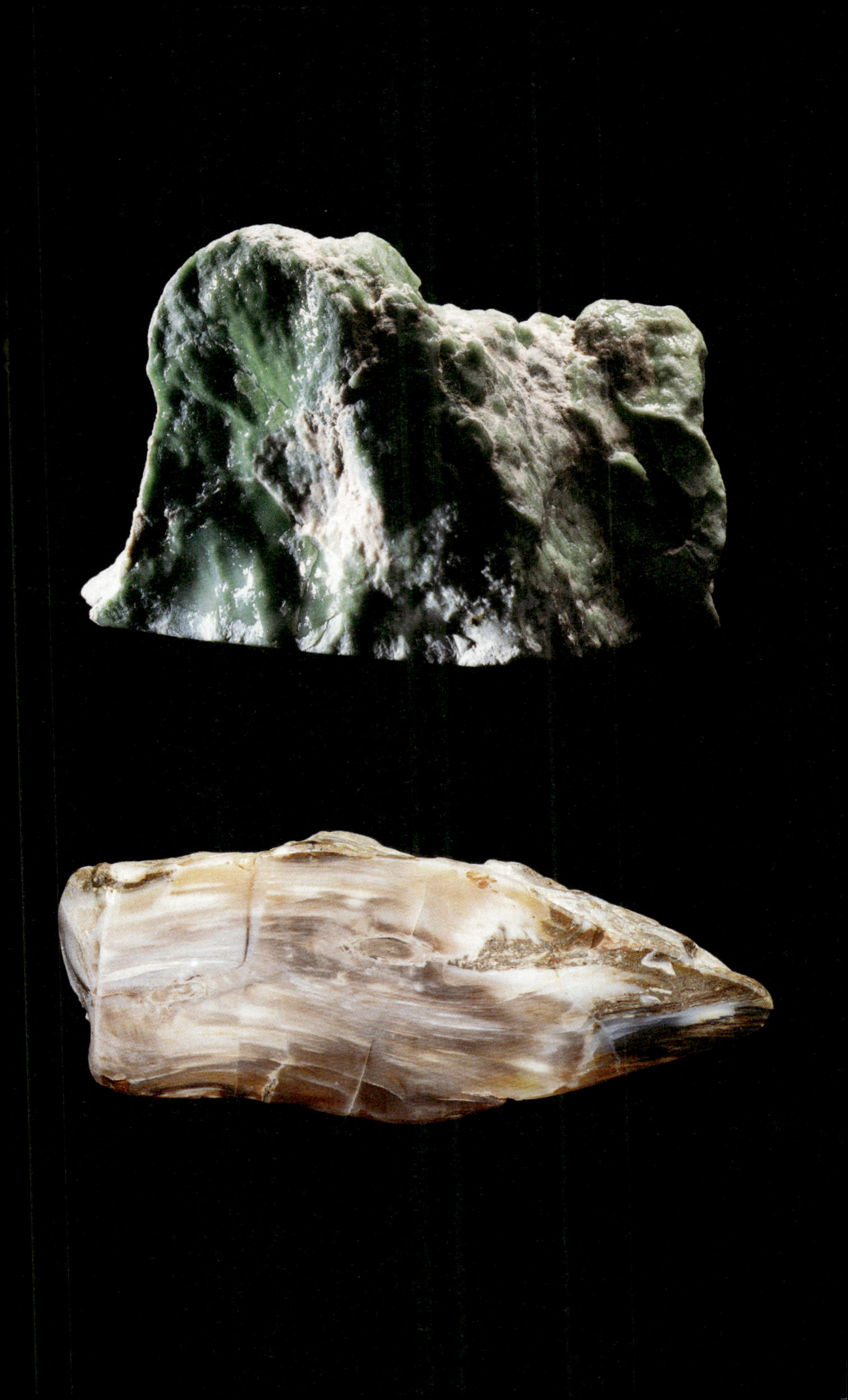

Versteinertes Holz (Chalcedon/Opal)

Kristallsystem: trigonal (Quarz) und/oder amorph (Opal)
Bildungsprinzip: sekundär
Mineralklasse: Oxide/Silikate
Farbe: gelbbraun, rotbraun, braungrau
Chemische Formel, Mineralstoffe: SiO_2 + Fe,O,OH

Mineralogie

Versteinertes Holz entsteht, wenn abgestorbenes Holz unter Luftabschluss von Kieselsäure durchtränkt wird, die anschließend durch Wasserverlust erstarrt. Je nach den genauen Entstehungsbedingungen wird die Holzsubstanz dabei durch Quarz, seltener durch Opal ersetzt.

Mythologie

Versteinertes Holz wurde als Kultobjekt schon in einem 4300 Jahre alten etruskischen Tempel gefunden. Verschiedentlich wurde versteinertes Holz früher als Riesenknochen oder Werkzeug der Götter betrachtet und daher als Kraftgegenstand zu magischen Zwecken verwendet.

Heilkunde

Spirituell bringt versteinertes Holz Erdverbundenheit und Heimatgefühle für den ganzen Planeten. Es vermittelt das Gefühl, zur richtigen Zeit am richtigen Ort zu sein.
Seelisch regt versteinertes Holz die innere Bilderwelt an. Es bringt Erholung, beruhigt, sammelt und hilft, mit beiden Beinen auf dem Boden der Realität zu verweilen.
Mental regt versteinertes Holz an, eine angenehme Atmosphäre zu schaffen, ein einfaches Leben zu leben und sich Zeit für Muße und Nachdenken zu gönnen.
Körperlich stabilisiert versteinertes Holz die Gesundheit. Es regt den Stoffwechsel an, beruhigt die Nerven, schafft Wohlbefinden und hilft bei Übergewicht, dem oftmals »mangelnde Erdung« zugrunde liegt.

Anwendung

Versteinertes Holz sollte getragen, als Edelsteinwasser und Elixier eingenommen oder als Steinkreis ausgelegt werden. Ideal zur Meditation ist eine Scheibe, die groß genug ist, um sich darauf zu setzen.

Zirkon

Kristallsystem: tetragonal
Bildungsprinzip: primär
Mineralklasse: Inselsilikate
Farbe: braun, rotbraun, rotorange
Chemische Formel, Mineralstoffe: $ZrSiO_4$ + Al,Fe,P,Hf,Th,U,Y

Mineralogie

Zirkon entsteht liquidmagmatisch aus sauren Magmen und kommt daher als Gemengteil von Graniten und Syeniten vor. Größere, meist doppelendige Kristalle bildet er in Pegmatiten. Durch die Einlagerung von ca. 2% Thorium und Uran können manche Zirkone leicht radioaktiv sein.

Mythologie

Als Hyazinth war Zirkon seit dem Altertum bekannt und auch als Heilstein in Verwendung. Er sollte Wahnsinn heilen, standhaft machen gegen Versuchungen und den Verstand fördern. Heute wird nur noch die rotbraune Varietät des Zirkon als Hyazinth bezeichnet.

Heilkunde

Spirituell hilft Zirkon, sich vom Materialismus zu lösen und zu erleben, dass es eine geistige Realität gibt. Zirkon regt an, sich mit dem Sinn des Daseins auseinanderzusetzen.
Seelisch hilft Zirkon, Verluste zu überwinden. Er hilft, Schmerzen, Trauer und Angst, sowie alles »Festhaltenwollen« loszulassen. Zirkon fördert luzide, d.h. hellsichtige Träume.
Mental macht Zirkon die Vergänglichkeit aller Dinge bewusst. Er regt an, die »wichtigen Dinge des Lebens« unter diesem Aspekt neu zu bewerten und Verhaftungen an Materie zu lösen.
Körperlich wirkt Zirkon leberanregend, schmerzlindernd und krampflösend. Er hilft bei Menstruationsbeschwerden, die durch eine verspätete Monatsblutung verursacht werden.

Anwendung

Zirkon sollte täglich nur maximal eine Stunde lang getragen oder aufgelegt werden (Ausnahme: Schmerzen und Menstruationsbeschwerden).

Zoisit

Kristallsystem: rhombisch
Bildungsprinzip: tertiär
Mineralklasse: Gruppensilikate
Farbe: braun, grau, grün
Chemische Formel, Mineralstoffe: $Ca_2Al_3[O|OH|SiO_4|Si_2O_7]$ + Ba,Cr,Fe,Mg,Mn,Sr,V

Mineralogie

Zoisit entsteht bei der Regionalmetamorphose basischer Magmatite zu Kalksilikatfelsen, Grünschiefern und Eklogiten. Meist findet er als Anyolith Verwendung, ein durch Chrom grün gefärbtes Zoisit-Gestein, das auch Rubin enthält.

Mythologie

Zoisit wurde Ende des 18. Jahrhunderts erstmals in Kärnten gefunden und nach dem Mineraliensammler Freiherr von Zois benannt. Überlieferungen zu seiner Heilwirkung gibt es nicht.

Heilkunde

Spirituell hilft Zoisit, sich aus Anpassung und Fremdbestimmung zu lösen und die eigenen Ideen und Wünsche zu verwirklichen. Er ermöglicht, destruktive Einstellungen in eine konstruktive Lebensweise umzuwandeln.
Seelisch fördert Zoisit die Erholung nach Krankheiten oder schweren Belastungen. Er hilft, verschüttete Gefühle wiederzuentdecken und allmählich zu leben und auszudrücken.
Mental macht Zoisit kreativ und schöpferisch. Er hilft, nach kürzeren oder längeren Unterbrechungen immer wieder zurückzufinden zum Ausgangspunkt dessen, was man eigentlich beabsichtigte.
Körperlich hilft Zoisit bei Erkrankungen der Hoden und Eierstöcke. Er fördert die Fruchtbarkeit und stärkt in Verbindung mit Rubin die Potenz. Zoisit entgiftet das Gewebe, neutralisiert Übersäuerung und regt die Regeneration der Zellen an. Er hemmt Entzündungen und stärkt das Immunsystem.

Anwendung

Zoisit sollte längere Zeit am Körper getragen oder regelmäßig mit Hautkontakt auf die betroffenen Körperregionen aufgelegt werden. Stark kräftigend wirkt auch die Einnahme von Edelsteinwasser und Elixieren.

Zirkon (Hyazinth), Brasilien; Zoisit mit Rubin, Tansania

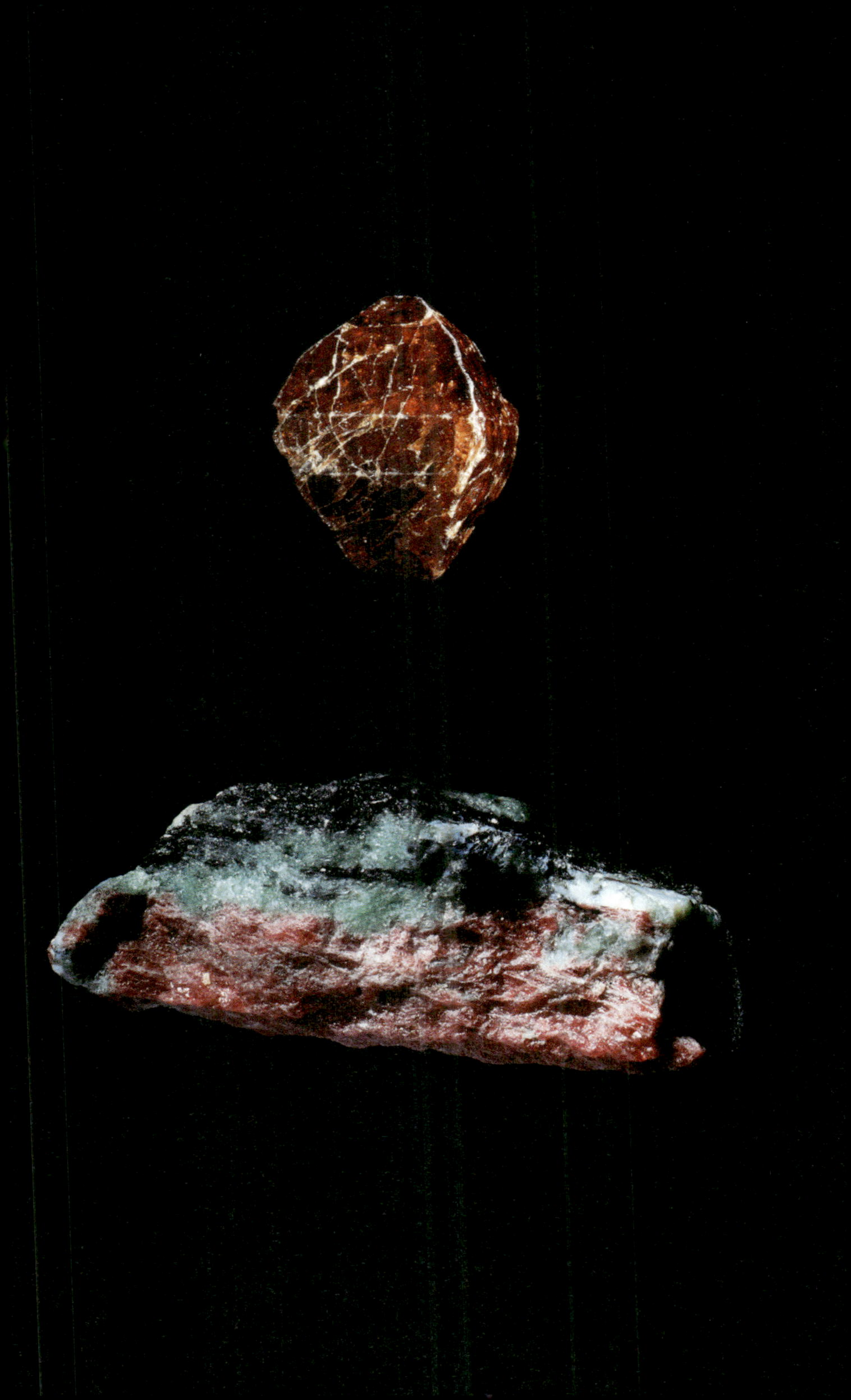

Therapeutischer Index

Der folgende Index gibt einen Überblick über die besprochenen Indikationen und Heilwirkungen in alphabetischer Reihenfolge. Bitte verwenden Sie diesen Index nur als Nachschlagewerk, nicht zur Auswahl Ihres Heilsteins! Die Zuordnung von Steinen zu bestimmten Symptomen nach Stichwortlisten ist zwar schön einfach, führt jedoch oft nicht zum gewünschten Heilerfolg. Die im Teil 1 dieses Buchs besprochenen Faktoren der Lebenssituation, des Lebensstils, der Mineralstoffe und der Farbe sollten mit einbezogen werden, um die richtige Wahl zu gewährleisten.

Schlagen Sie daher die im Index aufgefundenen Mineralien unbedingt in der detaillierten Beschreibung (Teil 3) nach und informieren Sie sich zusätzlich über die mineralogischen und therapeutischen Hintergründe (Teil 1). Nur dadurch erhalten Sie die notwendigen Informationen für eine sichere und zuverlässige Auswahl.

A

E

Gefühlsausdruck Azurit-Malachit, Lapislazuli, Malachit, Rhodochrosit, Turmalin (Paraiba, Verdelith, polychrom), Zoisit
Gefühlstiefe Chrysopal, Dioptas, Labradorit, Malachit, Mondstein, Smaragd
Gehirn Amazonit, Azurit, Bergkristall, Diamant, Disthen, Fluorit, Larimar, Malachit, Saphir, Schalenblende, Sugilith, Türkis, Turmalin (Paraiba)
Gehörsinn Onyx, Sardonyx
Geistesgegenwart Chrysopras
Geisteskrankheiten Diamant, Saphir
Gelassenheit Apophyllit, Aquamarin, Kupferchalcedon, Bronzit, Charoit, Larimar, Ozeanchalcedon, Prasem, Turmalin (Dravit, Uvit, Schörl), Turmalinquarz
Geldsorgen Moldavit, Schungit, Zirkon
Gelenke Apatit, Aragonit, Bernstein, Budstone, Fluorit, Gagat, Kunzit, Lepidolith, Onyx-Marmor, Turmalin (Verdelith)
Gelenkentzündung *(siehe Arthritis)*
Gemeinschaftssinn Chalcedon blau, Dendritenchalcedon, Dolomit, Granat, Karneol, Chrysopal, Pinkopal, Turmalin (Dravit, Uvit, Verdelith)
Genügsamkeit Versteinertes Holz
Genuss Kupferchalcedon, Pinkopal, Smaragd, Thulit
Geradlinigkeit Aktinolith, Aquamarin, Beryll, Saphir
Gerechtigkeit Amethyst, Azurit, Chrysopras, Diamant, Malachit, Smaragd, Sugilith, Turmalin (Paraiba)
Gereiztheit Budstone, Heliotrop, Jadeit, Magnesit
Geruchssinn Sardonyx, Schalenblende, Turmalin (Wassermelonen)
Geschäftigkeit Bronzit, Rhodochrosit
Geschehenlassen Larimar
Geschicklichkeit Turmalin (Dravit, Uvit)
Geschlechtsorgane Antimonit, Chalcedon blau, Feueropal, Kupferchalcedon, Jaspis, Malachit, Rosenquarz, Thulit, Turmalin (Rubellit)
Geschmackssinn Sardonyx, Schalenblende, Turmalin (Wassermelonen)
Gesetze Diamant, Sodalith
Gesundheit (Vorsorge, Stabilisierung) Achat, Baumachat, Dolomit, Hämatit, Mookait, Opal allgemein, Saphir, Versteinertes Holz
Gewebe Rosenquarz, Achat, Aventurinquarz grün, Ametrin, Calcit, Karneol, Lepidolith, Magnesit, Malachit, Marmor, Meta-Rhyolith (Leopardenstein), Nephrit, Onyx, Rhodonit, Turmalin (Dravit, Uvit), Zoisit
Gewissen Apophyllit, Olivin, Turmalin (Verdelith)
Gewohnheiten Antimonit, Dendritenchalcedon, Fluorit, Halit, Granat, Schungit
Gicht Biotit-Linse, Chiastolith, Chrysopras, Labradorit, Türkis, Variscit
Glaube Bernstein, Larimar, Obsidian schwarz, Regenbogenobsidian, Silberobsidian, Saphir, Sonnenstein
Glaukom Chalcedon blau
Gleichgewicht Chalcedon blau, Dendritenchalcedon, Dolomit, Halit, Mookait, Morganit, Turmalinquarz
Gliedmaßen Baryt, Turmalin (Schörl, polychrom, Wassermelonen)
Glück Achat, Ametrin, Aventurinquarz grün, Bernstein, Chrysopras, Granat, Malachit, Moldavit, Mondstein, Edelopal, Sonnenstein, Türkis
Gottvertrauen Amazonit, Chrysopras, Tigerauge
Gram Epidot, Sugilith
Grenzen (überwinden) Bergkristall (Phantomquarz), Larimar, Gold-/Imperial-/Pink-Topas
Grenzenlosigkeit Moldavit
Grippe Chalcedon blau, Heliotrop, Jaspis grün, Meta-Rhyolith (Regenwaldstein), Moosachat grün
Größe, geistige Alexandrit, Moldavit, Rutilquarz
Großmut / Großzügigkeit Goldtopas, Imperialtopas
Grübeln Nephrit, Schalenblende
Grüner Star *(siehe Glaukom)*
Gruppen, Probleme in Turmalin (Dravit, Uvit)
Güte Chalcedon rosa

H

Hals Chrysokoll, Lapislazuli, Larimar, Sodalith
Haltung, aufrechte Apatit, Baryt, Fluorit, Granat (Melanit), Rutilquarz
Handlungsfähigkeit/-freude Amethyst, Ametrin, Budstone, Chrysoberyll, Disthen, Feueropal, Nephrit, Onyx, Prasem, Rhodonit, Tigereisen, Türkis
Harmonie Achat, Ametrin, Azurit-Malachit, Beryll (Goldberyll, Heliodor), Kupferchalcedon, Chrysokoll, Dumortierit, Mookait, Smaragd, Sonnenstein, Sugilith, Turmalin (allgemein, polychrom), Turmalinquarz
Harnblase *(siehe Blase)*
Harnwege Nephrit, Turmalin (Indigolith)
Haut Achat, Amethyst, Antimonit, Apophyllit, Aventurinquarz grün, Baryt, Bernstein, Calcit, Chrysopras, Dumortierit, Fluorit, Gagat, Granat (Grossular), Halit, Lepidolith, Marmor, Meta-Rhyolith (Leopardenstein), Olivin, Ozeanchalcedon, Schungit, Turmalin (Dravit, Uvit)
Heilung Epidot, Granat, Rhodonit, Saphir
Heimat / Heimweh Bernstein, Chrysopal, Versteinertes Holz
Heimlichkeit Chalkopyrit, Pyrit
Heiserkeit Lapislazuli, Sodalith
Hellsichtigkeit Aquamarin, Alexandrit, Moldavit, Mondstein, Obsidian, Smaragd, Tektit, Zirkon
Hemmungen Granat, Malachit, Pinkopal
Herausforderung Baumachat, Granat, Feueropal, Thulit
Herz Amazonit, Aventurinquarz grün, Calcit, Chalcedon rosa, Charoit, Chrysopal, Dolomit, Granat (Spessartin), Heliotrop, Kunzit, Magnesit, Marmor, Mondstein, Morganit, Pinkopal, Purpurit, Rhodonit, Rosenquarz, Smaragd, Turmalin (Rubellit, Verdelith, Wassermelonen)
Herzinfarkt-Prophylaxe Aventurinquarz grün, Magnesit
Herzkranzgefäße Magnesit
Herzlichkeit Kupferchalcedon, Chalcedon rosa, Granat (Rhodolith), Pinkopal, Rosenquarz, Pinktopas
Herzneurose Chalcedon rosa, Pinkopal
Herzrhythmus Calcit, Rosenquarz, Serpentin
Heuschnupfen *(siehe auch Allergien)* Aquamarin
Hexenschuss Turmalin (Rubellit)

I

J

K

L

M

N

O

P

T

U

V

Der Autor

Michael Gienger erforscht seit über 30 Jahren die Wirkungen von Heilsteinen und leistete in dieser Zeit einen wesentlichen Beitrag zur Entwicklung der Steinheilkunde. Auf seine Initiative entstanden die *Forschungsgruppe Steinheilkunde Stuttgart* (1988), der *Steinheilkunde e.V.* (1995), die *Cairn Elen Lebensschulen* (1997), das *Cairn Elen Steinheilkunde-Netzwerk* (1998) und die *Edition Cairn Elen* bei Neue Erde (2000), in der neben eigenen Werken auch Bücher vieler KollegInnen veröffentlicht wurden.

Michael Gienger veröffentlichte über zwanzig Publikationen mit Ausgaben in insgesamt zwölf Sprachen. Aktuell arbeitet er mit einem zwölfköpfigen Team an seinem größten Werk, dem *Neuen Lexikon der Heilsteine*. Außerdem engagiert er sich seit 2008 für das Fair Trade Projekt »Honduras Opal« in Lempira/Honduras. Er ist Gründungsmitglied des *Fair Trade Minerals & Gems e.V.* (2009) und war vier Jahre in dessen Vorstand tätig.

www.michael-gienger.de, www.lexikon-der-heilsteine.de, www.fairtrademinerals.de

Die Fotografin

Ines Blersch arbeitet seit 1986 als freie Fotografin mit eigenem Fotostudio in Stuttgart-Weilimdorf. Ihre beruflichen Schwerpunkte sind Beauty/Kosmetik und Mode sowie die Illustration von Büchern in den Bereichen Wellness und Naturheilkunde. Seit über 25 Jahren arbeitet Ines Blersch eng mit Michael Gienger zusammen.

www.inesblersch.de

Dank

Ein Buch wie dieses kann nur durch Teamarbeit entstehen. Daher danke ich vor allem den Mitwirkenden der Forschungsgruppe Steinheilkunde Stuttgart und des Forschungsprojekts des Steinheilkunde e.V. sowie den Mitgliedern des Steinheilkunde-Netzwerks für das gemeinsame Erarbeiten der steinheilkundlichen Grundlagen. Für die geologische Begleitung danke ich Dr. Andreas Stucki sowie für die mineralogische und gemmologische Begleitung Bernhard Bruder vom Institut für Edelsteinprüfung (EPI) von ganzem Herzen. Ein herzlicher Dank auch an alle, die uns die schönen Steine zum Fotografieren zur Verfügung gestellt haben: Alfred, Beate und Jörg Diederich, Frauenberg; Walter von Holst, Stuttgart; Annette Jakobi, Gomaringen; Marco Schreier, Ludwigsburg; Michael Vogt, Isernhagen; Alexander Voss, Berlin; Gottfried Wonneberger, Tübingen. Für das Foto des Rogensteins (Kalkoolith) danke ich Rona Keller vielmals und für all die anderen wundervollen Fotos geht natürlich tausendfacher Dank an Ines Blersch. Von diesen Fotos lebt das Buch! Fred Hageneder danke ich herzlich für die Illustrationen und das Layout, und mein tiefster Dank geht an meinen Verleger Andreas Lentz, der vor 20 Jahren an den Erfolg dieses Buchs geglaubt hat. Es würde sonst nicht existieren!

Weiterführende Literatur

Heilsteine

M. Gienger, Heilsteine – 555 Steine von A bis Z, Neue Erde, Saarbrücken 2013
M. Gienger, Die Heilsteine der Hildegard von Bingen, Neue Erde, Saarbrücken 2004
M. Gienger, Lexikon der Heilsteine, Neue Erde, Saarbrücken 2000
M. Gienger / B. Bruder, Welcher Heilstein ist das?, Franckh-Kosmos, Stuttgart 2009
W. Kühni/W. von Holst, Enzyklopädie der Steinheilkunde, AT, Aarau 2003

Steinheilkunde

E. Dörre, Das Edelsteinfundament, Natanja Verlag, Quern/Novalis Verlag Schaffhausen 2007
M. Gienger, Die Heilsteine Hausapotheke, Neue Erde, Saarbrücken 2004
M. Gienger, Heilsteine – Ihre Kraft und Wirkung..., Franckh-Kosmos Verlag, Stuttgart 2013
M. Gienger, Reinigen – Aufladen – Schützen, Neue Erde, Saarbrücken 2008
M. Gienger / G. Glaser, Salz, Neue Erde, Saarbrücken 2003
M. Gienger / W. Maier, Heilsteine der Organuhr, Neue Erde, Saarbrücken 2007
A. Jakobi, Der Heilsteine Ratgeber, edel intermedia, Ludwigsburg 2010
B. Newerla, Heilsteine bei Elektrosmog, Neue Erde, Saarbrücken 2010
B. Newerla, Sterne und Steine, Neue Erde, Saarbrücken 2000

Edelsteinwasser und Elixiere

M. Gienger / J. Goebel, Edelsteinwasser, Neue Erde, Saarbrücken 2006
M. Gienger / J. Goebel, Wassersteine, Neue Erde, Saarbrücken 2006
R. A. Grimaître, Edelstein-Elixiere, Neue Erde, Saarbrücken 2006

Edelsteinmassagen

D. Fleck / L. Jochum, Hot Stones, Neue Erde, Saarbrücken 2006
M. Gienger u.a., Edelstein-Massagen, Neue Erde, Saarbrücken 2004
M. Gienger / U. Metz, Joya-Massagen, Neue Erde, Saarbrücken 2006
M. Gienger / U. Metz, Joya – Jeder kann massieren, Neue Erde, Saarbr. 2005
M. Grundmann, Die Edelstein-Balance, Neue Erde, Saarbrücken 2010
E. Kliegel, Massagen mit Edelsteingriffeln, Neue Erde, Saarbrücken 2008

Kontaktadressen

Weitere Informationen sowie Beratung, Seminare und Ausbildungen zur Steinheilkunde finden Sie hier:

Die Steinheilkunde
Artikel, Informationen und Neuigkeiten zur Steinheilkunde
www.steinheilkunde.de

Steinheilkunde e.V.
Steinheilkunde-Forschung, Öffentlichkeitsarbeit, Verbraucherschutz
www.steinheilkunde-ev.de

Fair Trade Minerals & Gems e.V.
Verein zur Förderung von Fairness und Humanität im weltweiten Mineralien- und Edelsteinhandel
www.fairtrademinerals.de

Cairn Elen Steinheilkunde-Netzwerk
Edelsteinberatungen, Seminare und Ausbildungen in Steinheilkunde
www.steinheilkunde-netzwerk.de

Cairn Elen Lebensschulen
Edelsteinberatungen, Seminare und Ausbildungen in Steinheilkunde
www.cairn-elen.de
www.cairn-elen-annette-jakobi.de
www.cairn-elen-dagmar-fleck.de

Crystall-Quelle
Das Freiburger Mineralien-Zentrum: Coaching, Kurse und Ausbildungen
www.crystall-quelle.de

Die Individuelle Therapie
Praxis und Netzwerk für ganzheitliche Naturheilkunde
www.individuelle-therapie.de

Edelstein-Massagen
Informationen und Kontaktadressen zu Edelsteinmassagen
www.edelstein-massagen.de

Edelstein-Balance
Seminare und Ausbildungen in Edelsteinbalance®, ganzheitliches Konzept für Gesundheit und Wellness
www.edelstein-balance.de

Akademie Lapis Vitalis®
Seminare und Vorträge zur Steinheilkunde, Ausbildungen zum Lapis-Vitalis-Therapiestein-Berater
www.lapisvitalis.de

Steinkreis
Edelsteinberatung und Seminare zur Steinheilkunde mit Walter von Holst
www.steinkreis.de

Heilsteinschule Schweiz
Vorträge, Seminare und Ausbildungen zur Steinheilkunde in der Schweiz.
www.heilsteinschule.ch

EPI – Institut für Edelstein Prüfung
Edelstein-Prüfinstitut; Kontakt zu Fachhändlern mit geprüften Steinen (GKS-Siegel). www.epigem.de

Cairn Tara Edelsteinprodukte
Pflege und Kosmetik mit Edelsteinen: Edelsteinöle, Edelsteinhydrolate und mehr… www.cairntara.de

Baubiologie/Schlafplatzuntersuchung
Barbara & Peter Newerla:
www.newerla.de
Kristallquelle Polling:
www.kristallquelle.de

Freiraum Media
Vorträge und Seminare von Michael Gienger auf DVD
www.freiraum-media.com

Der Ratgeber für zu Hause

Hier ist er, der zuverlässige, praxiserprobte Ratgeber für die Behandlung vieler häufiger Krankheiten und Beschwerden. Hier finden Sie nützlichen Rat und Hilfe durch Anwendung von Heilsteinen zu Hause. Dieses Buch ist übersichtlich, alltagstauglich und das Ergebnis jahrelanger Erfahrung.

Michael Gienger
Die Heilsteine-Hausapotheke
Hilfe von A wie Asthma bis Z wie Zahnschmerzen
Paperback mit Klappen und Fadenheftung, 320 Seiten, mit 14 Farbtafeln
ISBN 978-3-89060-078-9

Zwölf Heilsteine für die Tasche

Steinheilkunde ganz leicht gemacht: Mit nur zwölf Steinen deckt die »Heilsteine Taschenapotheke« viele Anwendungsbereiche einer Hausapotheke ab. Von Allergien bis Zahnschmerzen finden Sie für Anliegen aller Art den richtigen Stein.

Michael Gienger
Die Heilsteine-Taschenapotheke
Mit wenig Steinen viel bewirken
Paperback, Taschenformat, 64 Seiten, durchgehend farbig bebildert
ISBN 978-3-89060-613-2

Alles zum richtigen Umgang mit Heilsteinen

In diesem kleinen praktischen Ratgeber hat der Heilstein-Experte Michael Gienger alle von ihm und seinen zahlreichen Helfern vielfach erprobten Methoden zur Reinigung, Entladung und Aufladung von Heilsteinen zusammengestellt.

Michael Gienger
Reinigen – Aufladen – Schützen
Wie wir Heilsteine richtig zur Wirkung bringen
Paperback, Taschenformat, 64 Seiten
ISBN 978-3-89060-277-6

»Wassersteine« fasst die Grundlagen des »Edelsteinwasser« zusammen und dient so sowohl als kleines Nachschlagewerk für den täglichen Gebrauch, wie auch als leichter Einstieg für Neulinge.

Michael Gienger, Joachim Goebel
Wassersteine
Das Praxisbuch zum Edelsteinwasser
Paperback, Taschenformat, 96 Seiten, durchgehend farbig illustriert
ISBN 978-3-89060-260-8

NEUE ERDE im Buchhandel

Neue Erde ist ein kleiner unabhängiger Verlag, und der unabhängige Buchhandel ist unser natürlicher Partner. Wir unterstützen die Initiative »buy local«.

ERLEBE DEINE STADT
BUY LOCAL
DIE MITTELSTANDSOFFENSIVE

Sollte es Lieferschwierigkeiten bei den Büchern von NEUE ERDE geben, lassen Sie immer im VLB (Verzeichnis lieferbarer Bücher) nachsehen, im Internet unter **www.buchhandel.de**

Alle lieferbaren Titel des Verlags sind für den Buchhandel verfügbar.

Auch mobil können Sie, zum Beispiel mit LChoice, unsere Bücher beim örtlichen Buchhändler kaufen.

Sie finden unsere Bücher auch auf unserer Homepage **www.neue-erde.de** oder in unserem Gesamtverzeichnis, welches Sie gerne hier anfordern können:

NEUE ERDE GmbH
Cecilienstr. 29 · 66111 Saarbrücken
info@neue-erde.de

NEUE ERDE